T0234995

Hans Förstl (Hrsg.)

Demenzen in Theorie und Praxis

3., aktualisierte und überarbeitete Auflage

Hans Förstl (Hrsg.)

Demenzen in Theorie und Praxis

3., aktualisierte und überarbeitete Auflage

Mit 48, zum Teil farbigen Abbildungen und 52 Tabellen

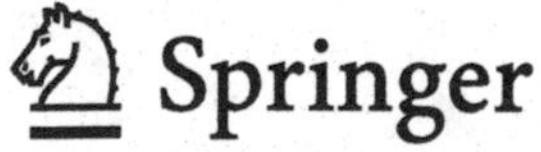

Professor Dr. med. Hans Förstl
Klinik für Psychiatrie und Psychotherapie
Klinikum rechts der Isar
Technische Universität München
Ismaninger Straße 22
81675 München

ISBN-13 978-3-642-19794-9 Springer-Verlag Berlin Heidelberg New York
Bibliografische Information der Deutschen Nationalbibliothek
Die Deutsche Nationalbibliothek verzeichnet diese Publikation in der Deutschen Nationalbibliografie; detaillierte bibliografische Daten sind im Internet über http://dnb.d-nb.de abrufbar.

SpringerMedizin
Springer-Verlag GmbH
ein Unternehmen von Springer Science+Business Media
springer.de

Planung: Renate Scheddin, Heidelberg
Projektmanagement: Renate Schulz, Heidelberg
Lektorat: Karin Dembowsky, München
Umschlaggestaltung: deblik Berlin
Coverbild: © Michael Kempf / fotolia.com
Satz: Fotosatz Detzner, Speyer

SPIN: 12787784

Gedruckt auf säurefreiem Papier 18/5135 – 5 4 3 2 1 0

Geleitwort

Die Zahl älterer Menschen und ihr Anteil an der Gesamtbevölkerung ist im Laufe des letzten Jahrhunderts erheblich angewachsen. Dies hat zu einer Zunahme von Demenzerkrankungen geführt, die schon bei jüngeren Personen auftreten können, im Alter jedoch deutlich ansteigen. Aus zahlreichen Feldstudien in verschiedenen Regionen der Welt ist bekannt, dass sich die Rate von Neuerkrankungen vom 60. Lebensjahr ab in jeder Lebensdekade verdreifacht. Bei der Mehrzahl der Demenzprozesse beträgt die mittlere Krankheitsdauer vom ersten Auftreten kognitiver Störungen an etwa 7–8 Jahre und von der sicheren Feststellung der Diagnose bis zum Tod ca. 4 Jahre. Die Gesamtrate schwerer und mittelgradig ausgeprägter Demenzerkrankungen liegt bei 65-Jährigen und Älteren in einer Größenordnung von 4 bis nahezu 8% und erreicht unter Einschluss leichterer Krankheitsformen einen Wert von 10% und mehr; bei 90-Jährigen und Älteren erhöht sich diese Rate bis auf 30% und darüber.

Unter Zugrundelegung solcher Zahlen muss davon ausgegangen werden, dass in der Bundesrepublik mindestens eine Million Menschen von einem Demenzsyndrom betroffen sind. Der größte Teil dieser Personen wird lange Zeit hindurch von Familienangehörigen betreut. Viele der zunächst in Privathaushalten lebenden Patienten müssen aber kürzere oder längere Zeit vor ihrem Lebensende in einer Pflegeeinrichtung untergebracht werden. Die Rate von Demenzkranken in Wohn-, Alters- oder Pflegeheimen liegt derzeit in Deutschland mit etwa 280.000 bei über 40%.

Diese Zahlen zeigen, dass die Verbreitung von Demenzkrankheiten in der Bevölkerung das Ausmaß einer Epidemie angenommen hat und einen außerordentlich hohen Bedarf an ärztlichen Untersuchungs-, Behandlungs- und Beratungsmaßnahmen nach sich zieht. Die hiermit verbundenen Aufgaben sind keine ausschließliche Angelegenheit von Psychiatern, Neurologen und Geriatern. Die von kognitiven Leistungseinbußen betroffenen Patienten und ihre Angehörigen wenden sich in erster Linie an ihre Hausärzte, an Internisten oder Ärzte anderer Fachrichtungen, ehe die Konsultation eines Facharztes erfolgt.

Das vorliegende Kompendium schließt eine bis heute bestehende Informationslücke und fasst das aktuelle Wissen über die Demenzerkrankungen in mehreren Beiträgen präzis und zugleich allgemein verständlich zusammen. Dabei wird nicht nur auf Ätiologie, Symptomatologie und Therapie der wichtigsten dementiellen Prozesse, sondern auch auf solche Syndrome – wie leichtere kognitive Störungen, Verwirrtheitszustände, Depression oder schizophrene Krankheitsverläufe – eingegangen, die differentialdiagnostisch in Betracht zu ziehen sind oder teilweise auch als Vorläufer oder Begleiterscheinungen von Demenzprozessen auftreten können.

Obwohl der Leser alle wissenswerten Tatsachen über die theoretischen Grundlagen der Demenz erfährt, liegt der Schwerpunkt der Darstellung zu Recht auf den praktischen Problemen, die mit der Betreuung der Patienten verbunden sind. Dabei geht es u. a. darum, welche speziellen Diagnoseverfahren bei dem Verdacht auf eine Demenzerkrankung notwendig und sinnvoll sind, welche Fragen von Patienten und Angehörigen im Rahmen von Beratungsgesprächen berücksichtigt werden müssen oder wie mit den zahlreichen sozialen und juristischen Schwierigkeiten umzugehen ist, die im Verlauf solcher Krankheiten auftauchen. Die Indikation der gegenwärtig verfügbaren Behandlungsmöglichkeiten, ihr rationeller Einsatz und die Therapie der demenzbedingten seelischen Störungen nichtkognitiver Art werden eingehend dargestellt. Der Anhang enthält zusätzliche Informationen, die für den Leser von großem Nutzen sind, wie z. B. eine Übersicht über einige in der Demenzdiagnostik häufig angewandte standardisierte Untersuchungsverfahren und eine Zusammenstellung der Adressen von Alzheimer Zentren und Selbsthilfegruppen.

Bei der Lektüre des Buches wird mir deutlich, wie sehr ein Kompendium dieser Art bisher gefehlt hat. Ich bin davon überzeugt, dass es sowohl den auf diesem Gebiet bereits erfahrenen Kollegen als wichtiges Nachschlagewerk dienen kann als auch allen in der ärztlichen Primärversorgung Tätigen eine große Hilfe sein wird. Darüber hinaus ist dieser Band aber auch für Psychologen, Sozialarbeiter, Alten- oder Krankenpflegerinnen und -pfleger oder interessierte Laien und nicht zuletzt für Angehörige von Demenzkranken geeignet.

Dieses Buch wird dazu beitragen, einem immer noch weit verbreiteten therapeutischen Nihilismus entgegen zu wirken und den vielen an einer Demenzkrankheit leidenden Patienten in ihrem Schicksal ärztlichen und menschlichen Beistand zu leisten.

Hans Lauter
München, März 2000

Vorwort zur 3. Auflage

Zur Drucklegung der 3. Auflage dieses Buches hat das US-amerikanische Nationale Alternsinstitut (NIA) gemeinsam mit der dortigen Alzheimer-Gesellschaft (AA) die Kriterien für die Diagnose von Demenz und Alzheimer-Krankheit nach fast 30 Jahren erstmals revidiert. Die Einhaltung der Deadline verdient Anerkennung. Daher geben wir die aktuellen **NIA-AA-Kriterien** für die Diagnose einer leichten kognitiven Beeinträchtigung (*mild cognitive impairment*, MCI) auf der Basis einer Alzheimer-Krankheit, eines Demenzsyndroms (allgemein) und einer Demenz auf der Basis einer Alzheimer-Krankheit im Anschluss an Kapitel 15 als Addendum (mit gelbem Randstreifen) in deutscher Übersetzung wieder. Es wäre anzunehmen, dass die Amerikaner – und nach ihnen die ganze Welt – diesen Schritt betrachten wie die erstmalige Entdeckung und Beschreibung des Eigelbs, herrschten nicht einige sehr nachdenkliche Töne v. a. hinsichtlich des Stellenwerts moderner Biomarker vor.

Die folgenden Themen werden die nächsten 20 Jahre wesentlich bestimmen:

- Erprobung verfügbarer und neuer Biomarker für neurodegenerative Erkrankungen,
- ihr Einsatz zur Identifikation von Risikogruppen für wissenschaftliche Zwecke,
- die systematische Entwicklung kausaler Interventionsstrategien ohne zu große Hoffnung auf raschen Gewinn,
- Definition geeigneter Rahmenbedingungen vom Patentrecht bis zu ethischen Standards,
- pharmakologischer Pragmatismus mit einer Rückbesinnung auf vielfältige bereits vorhandene Behandlungsmöglichkeiten,
- Sachlichkeit in der methodischen Untersuchung praktikabler Präventions-, Trainings-, Beratungs-, Pflege- u. a. Maßnahmen,
- gesamtgesellschaftliche Verantwortung – die aber voraussichtlich v. a. von Rentnern einer neuen Generation getragen wird.

Hans Förstl
München, im Mai 2011

Vorwort zur 2. Auflage

In den letzten Jahren hat sich im Bereich der Demenzen viel getan. Das öffentliche Bewusstsein ist stark angewachsen und »Alzheimer« gilt nicht mehr als eine Erkrankung von wenigen, die das Schicksal bestraft, sondern als ein großes und gemeinsames gesellschaftliches Problem. Der umfassende Zusammenhang von geistigen Reserven, der Erhaltung körperlicher Gesundheit über eine lange Lebenszeit und der Entwicklung einer Demenz im hohen Lebensalter wird immer besser verstanden. Aber selbst bei günstigen Voraussetzungen und vernünftiger Lebensführung ist niemand gegen eine Demenz gefeit. Zwar steigt die Lebenserwartung auch deshalb immer weiter an, weil die Menschen immer länger körperlich und geistig gesund bleiben, jedoch hat der Hauptrisikofaktor für viele Demenzformen – das Alter – damit noch weiter an Brisanz gewonnen. Einfache Hochrechnungen entlang der demographischen Veränderungen reichen sicher nicht aus, um die Zahl der Demenzkranken in Zukunft zuverlässig vorherzusagen.

Ganz sicher werden die Demenzen uns alle vor wachsende Aufgaben stellen. Es wird nicht damit getan sein, Alzheimer etc. symptomatisch mit Tabletten zu behandeln – so wichtig dies auch sein kann. Patienten und ihre Familien können keinen Fatalismus mehr ertragen. Durch vielfältige Behandlungsmöglichkeiten, verbesserte Verfahren in der Unterstützung von Patienten und Angehörigen bekommen Ärzte, Pflegekräfte, Sozialpädagogen und Andere sehr viel mehr zu tun. Vor besondere praktische Herausforderungen wird uns die Forschung stellen. Sie konfrontiert uns mit mehr Wissen über behandelbare Risikofaktoren, mit innovativen Verfahren zur Frühestdiagnose und neuen Konzepten, – weg vom späten klinischen Demenzsyndrom, hin zu den Ursachen.

Fanden sich Gerontopsychiater und Geriater bisher in der Rolle des Torwarts, wird die Prävention, Diagnostik und Therapie der Demenzen nun zu einer Aufgabe der gesamten medizinischen Mannschaft. Die wichtigsten Grundregeln werden in diesem Band aktuell zusammengefasst.

Hans Förstl
München, im Oktober 2008

Vorwort zur 1. Auflage

Hausärzte, also Allgemeinärzte, praktische Ärzte und Internisten tragen die Hauptlast der ärztlichen Versorgung und damit der Verantwortung für die Diagnose, Beratung und Behandlung bei Demenzerkrankungen. Hier, in der Primärversorgung, liegt die Chance zu einer Verbesserung der Früherkennung, zu rechtzeitigen und richtigen Weichenstellungen hin zu weiteren diagnostischen und therapeutischen Schritten. Hier liegt die Verantwortung zur Einleitung und Überprüfung angemessener Behandlungspläne.

In diesem Band wird der aktuelle Wissensstand über bedeutende Demenzformen dargestellt, soweit diese Erkenntnisse praxisrelevant sind. Diese Darstellung im Theorieteil orientiert sich an den gängigen Schlagwörtern »Alzheimer«, »Binswanger«, »Parkinson« und anderen gängigen Eponymen, die Eingang in die gängigen Klassifikationssysteme gefunden haben. Neben den neurodegenerativen und vaskulären Demenzformen wird auch eine Reihe von Störungen erwähnt, die mit einer Demenz verwechselt werden können. Hierzu zählen die amnestischen und deliranten Syndrome, die durch ihre Symptomatik bei genauer Betrachtung von dem Demenzsyndrom unterschieden werden können, hierzu zählen aber auch psychische Erkrankungen, die im höheren Lebensalter gelegentlich Merkmale aufweisen können, welche einer Demenz ähneln.

Im Praxisteil wird erstens das konkrete Vorgehen in der ärztlichen Praxis zur stationären Diagnostik, Beratung und Behandlung geschildert; zweitens die Überweisung zu besonderen diagnostischen und therapeutischen Maßnahmen (Labor, Bildgebung, gezielte neuropsychologische Testung, umfassende Untersuchung in Alzheimer Zentren, sozialpädagogische Unterstützung und psychotherapeutische Maßnahmen); drittens wird das Vorgehen bei der Einweisung in geriatrische und gerontopsychiatrische Stationen oder in rehabilitative Einrichtungen für Patienten und Angehörige erläutert. Am Ende des Bandes folgen Listen geriatrischer und gerontopsychiatrischer Fachabteilungen, rehabilitativer Modelleinrichtungen sowie der Deutschen und der lokalen Alzheimer Gesellschaften.

Die Kapitel des Bandes sind einzeln lesbar und verständlich. Stellenweise kommen etwas abweichende Haltungen und Erwartungen zum Ausdruck, die ich insoweit erhalten habe, als sie das Selbstverständnis bestimmter Berufsgruppen und Einrichtungen reflektieren und damit für den Umgang miteinander von Bedeutung sind.

Die folgenden Punkte wurden von mehreren Autoren immer wieder aufgegriffen:

- Dem Problem Demenz muss früher und mehr Aufmerksamkeit geschenkt werden.
- Beim Verdacht auf eine Demenzerkrankung muss eine konsequente Diagnostik und Behandlung eingeleitet werden.
- Die Behandlung ist meist nicht einfach, sondern erfordert große diagnostische Sorgfalt und eine therapeutische Nachhaltigkeit, sie sich im Allgemeinen nicht auf das Verschreiben eines Medikaments beschränken darf.

Der Erlös des Buches wird der Deutschen Alzheimer Gesellschaft zur Verfügung gestellt.

Hans Förstl
München, Sommer 2000

Inhaltsverzeichnis

Theorie

Praxis

Autorenverzeichnis

Alexopoulos, Panagiotis, Dr.
Klinik für Psychiatrie und Psychotherapie,
Klinikum rechts der Isar, Technische Universität München,
Ismaninger Straße 22, 81675 München

Bickel, Horst, Dr. Dipl.-Psych.
Klinik für Psychiatrie und Psychotherapie,
Klinikum rechts der Isar, Technische Universität München,
Ismaninger Straße 22, 81675 München

Bruder, Jens, Dr.
Heilwigstraße 120, 20249 Hamburg

Calabrese, Pasquale, Priv.-Doz. Dr.
Institut für Psychologie,
Missionsstrasse 62A, CH-4055 Basel

Danek, Adrian, Prof. Dr.
Neurologische Klinik, Klinikum Großhadern,
Marchioninistraße 15, 81377 München

Diehl-Schmid, Janine, Priv.-Doz. Dr.
Klinik für Psychiatrie und Psychotherapie,
Klinikum rechts der Isar, Technische Universität München,
Ismaninger Straße 22, 81675 München

Etgen, Thorleif, Dr.
Klinikum Traunstein, Abteilung für Neurologie,
Cuno-Niggl-Straße 3, 83278 Traunstein

Förstl, Hans, Prof. Dr.
Klinik für Psychiatrie und Psychotherapie,
Klinikum rechts der Isar, Technische Universität München,
Ismaninger Straße 22, 81675 München

Förtsch, Bettina, Dipl.-Soz. Päd.
Klinik für Psychiatrie und Psychotherapie,
Klinikum rechts der Isar, Technische Universität München,
Möhlstraße 26, 81675 München

Gratzl-Pabst, Eva, Dipl.-Soz. Päd.
Klinik für Psychiatrie und Psychotherapie,
Klinikum rechts der Isar, Technische Universität München,
Ismaninger Straße 22, 81675 München

Gutzmann, Hans, Priv.-Doz. Dr.
Gerontopsychiatrische Abteilung, Vivantes Klinikum Hellersdorf,
Krankenhaus Hellersdorf, Myslowitzer Straße 45, 12621 Berlin

Haberl, Roman, Prof. Dr.
Abt. für Neurologie, Städtisches Krankenhaus München-Harlaching,
Sanatoriumsplatz 2, 81545 München

Hartmann, Tobias, Prof. Dr.
Universitätsklinikum des Saarlandes, Klinik für Neurologie,
Kirrberger Straße, Gebäude 90, 66241 Homburg/Saar

Hentschel, Frank, Prof. Dr.
Zentralinstitut für Seelische Gesundheit, Abteilung Neuroradiologie,
Medizinische Fakultät Mannheim der Universität Heidelberg,
J5, 68159 Mannheim

Hirsch, Rolf-Dieter, Prof. Dr. Dr.
LVR-Klinik Bonn, Abt. für Gerontopsychiatrie,
Kaiser-Karl-Ring 20, 53111 Bonn

Jahn, Thomas, Priv.-Doz. Dr.
Klinik für Psychiatrie und Psychotherapie,
Klinikum rechts der Isar, Technische Universität München,
Ismaninger Straße 22, 81675 München

Kissling, Werner, Dr.
Klinik für Psychiatrie und Psychotherapie,
Klinikum rechts der Isar, Technische Universität München,
Ismaninger Straße 22, 81675 München

Kortus, Rainer, Dr.
Gerontopsychiatrische Klinik, Sonnenberg-Kliniken,
Sonnenbergstraße, 66119 Saarbrücken

Kratz, Torsten, Prof. Dr.
Evangelisches Krankenhaus Königin Elisabeth Herzberge,
Funktionsbereich Gerontopsychiatrie, Stationen P5 und P6,
Herzbergstraße 79, 10365 Berlin

Kretzschmar, Hans A., Prof. Dr.
Institut für Neuropathologie, Klinikum Großhadern,
Feodor-Lynen-Straße 23, 81377 München

Kurz, Alexander, Prof. Dr.
Klinik für Psychiatrie und Psychotherapie,
Klinikum rechts der Isar, Technische Universität München,
Ismaninger Straße 22, 81675 München

Lang, Christoph, Prof. Dr.
Neurologische Klinik, Universitätsklinikum Erlangen,
Schwabachanlage 6, 91054 Erlangen

Lautenschlager, Nicola T., Prof. Dr.
WA Centre for Health and Ageing (M573),
School of Psychiatry and Clinical Neurosciences,
University of Western Australia,
Stirling Highway, Crawley, Perth, Western Australia 6009

Leucht, Stefan, Priv.-Doz. Dr.
Klinik für Psychiatrie und Psychotherapie,
Klinikum rechts der Isar, Technische Universität München,
Ismaninger Straße 22, 81675 München

Mahlberg, Richard, Priv.-Doz. Dr.
Praxen für seelische Gesundheit,
Bayreuther Straße 28, 91054 Erlangen

Müller, Rupert, Dr.
Fachklinik Hirtenstein,
Klinik für alkohol- und nikotinabhängige Männer,
Hirtenstein 1, 87538 Bolsterlang

Natale, Bianca
Klinik für Psychiatrie und Psychotherapie,
Klinikum rechts der Isar, Technische Universität München,
Ismaninger Straße 22, 81675 München

Perneczky, Robert, Priv.-Doz. Dr.
Klinik für Psychiatrie und Psychotherapie,
Klinikum rechts der Isar, Technische Universität München,
Ismaninger Straße 22, 81675 München

Siegel, Not-Rupprecht, Dr.
Geriatrische Rehabilitationsklinik,
Bahnhofstraße B 107, 86633 Neuburg

Steenweg, Lydia, Dr.
Fritz-Reuter-Straße 4, 12623 Berlin

Theml, Tina, Dipl.-Psych.
Klinik für Psychiatrie und Psychotherapie,
Klinikum rechts der Isar, Technische Universität München,
Ismaninger Straße 22, 81675 München

Weindl, Adolf, Prof. Dr.
Neurologische Klinik,
Klinikum rechts der Isar, Technische Universität München,
Ismaninger Straße 22, 81675 München

Wohlrab, Doris
Alzheimer Gesellschaft München e.V.,
Josephsburgstraße 92, 81673 München

Wolter, Dirk K., Dr.
Fachbereich Gerontopsychiatrie, Inn-Salzach-Klinikum,
Gabersee 7, 83512 Wasserburg am Inn

Zaudig, Michael, PD Dr.
Psychosomatische Klinik, Windach GmbH & Co,
Schützenstraße 16, 86949 Windach

Zilker, Thomas, Prof. Dr.
Toxikologische Abteilung,
II. Med. Klinik und Poliklinik, Klinikum rechts der Isar,
Ismaninger Straße 22, 81675 München

Zimmer, Reinhilde, Dr.
Klinik für Psychiatrie und Psychotherapie,
Klinikum rechts der Isar, Technische Universität München,
Ismaninger Straße 22, 81675 München

Abkürzungen

A

AACD	*ageing-associated cognitive decline*
AAMI	*age-associated memory impairment*
AAT	Aachener-Aphasie-Test
ACMI	*age-consistent memory impairment*
AcoA	Arteria communicans anterior
AD	Alzheimer-Demenz
ADAS	*Alzheimer's Disease Assessment Scale*
ADL	*activities of daily living*
ApoE	Apolipoprotein E
APP	Amyloidvorläuferprotein
ASD	Allgemeiner Sozialdienst

B

BPSD	*behavioral and psychological symptoms of dementia*
BSE	bovine spongiforme Enzephalopathie
BSF	*benign senescent forgetfulness*

C

CADASIL	zerebrale autosomal-dominante Arteriopathie mit subkortikalen Infarkten und Leukenzephalopathie
CAMDEX	*Cambridge Mental Disorders of Elderly Examination*
CDR	*Clinical Dementia Rating*
GDS	*Global Deterioration Scale*
CBD	kortikobasale Degeneration
CERAD	*Consortium to Establish a Registry for Alzheimer's Disease*
CIND	*cognitively impaired not demented*
CJD	Creutzfeldt-Jakob-Erkrankung
CT	Computertomographie
CVLT	*California Verbal Learning Test*

D

DDPAC	Disinhibition-Demenz-Parkinsonismus-Amyotrophie-Komplex
DLDH	*dementia lacking distinctive histopathology*
DLK	Demenz mit Lewy-Körperchen
DRPLA	Dentatorubropallido-Luysian-Atrophie
DRS	*Dementia Rating Scale*
DTI	*diffusion tensor imaging*
DWI	*diffusion-weighted imaging*

E

EEG	Elektroenzephalographie
EKT	Elektrokrampftherapie
EP	evozierte Potenziale
EPS	extrapyramidalmotorische Störung
ET	Erinnerungstherapie

F

FFI	tödliche familiäre Insomnie
FLAIR	*fluid attenuated inversion recovery*
fMRT	funktionelle Magnetresonanztomographie
FRA	fokale retrograde Amnesie
FTD	frontotemporale Demenz
FTLD	frontotemporale Lobärdegeneneration

G

GdB	Grad der Behinderung
GDS	*Geriatric Depression Scale*
GSS	Gerstmann-Sträussler-Scheinker-Syndrom

H

HAWIE	Hamburg-Wechsler Intelligenztest für Erwachsene
HCV	Hepatitis-C-Virus
HIS	Hachinski-Ischämie-Score
HIV	humanes Immundefizienzvirus
HRV	Herzratenvariabilität
5-HT	Serotonin
HYVET-COG	*Hypertension in the Very Elderly Trial – cognitive function assessment*

I

ICBG	idiopathische Kalzifikation der Basalganglien
IPS	idiopathisches Parkinson-Syndrom

K

KZG	Kurzzeitgedächtnis

L

LKB	leichte kognitive Beeinträchtigung
LLF	*late-life forgetfulness*
LZG	Langzeitgedächtnis

M

MCI	*mild cognitive impairment*
MDK	medizinischer Dienst der Krankenkassen
MDMA	3,4-Methylendioxymethanamphetamin (Ecstasy)

MELAS *mitochondrial encephalopathy with lactic acidosis and stroke-like episodes*
MHT Multisystem-hereditäre Tauopathien
MID Multiinfarktdemenz
MTI *magnetisation transfer imaging*
MMSE *Mini-Mental State Examination*
MP Morbus Parkinson
MPD Morbus Parkinson mit Demenz
MRT Magnetresonanztomographie
MS multiple Sklerose
MSA Multisystematrophie
MT Milieutherapie

N
NAI Nürnberger Altersinventar
NBIA *neurodegeneration with brain iron accumulation,* ehemals M. Hallervorden-Spatz
NDH Normaldruckhydrozephalus
NFT *neurofibrillary tangles*
NICE *Institute for Health and Clinical Excellence*
NSE neuronenspezifische Enolase

O
OPCA olivopontozerebelläre Atrophie

P
PA progrediente unflüssige Aphasie
PCP Phencyclidin
PET Positronenemissionstomographie
PHF *paired helical filaments*
PPA primär progessive Aphasie
PPND pallidopontonigrale Degeneration
PROGRESS *Perindopril Protection against Recurrent Stroke Study*
PSP progressive supranukleäre Parese
PTA posttraumatische Amnesie
PWI *perfusion-weighted imaging*

R
ROT Realitätsorientierungstraining

S
SAE subkortikale arteriosklerotische Enzephalopathie
SCOPE *Study on Cognition and Prognosis in the Elderly*
SD semantische Demenz
SDS Shy-Drager-Syndrom

SET	Selbsterhaltungstherapie
SHEP	*Systolic Hypertension in the Elderly Program*
SIDAM	Strukturiertes Interview für die Diagnose der Demenz vom Alzheimer-Typ, der Multiinfarktdemenz und Demenzen anderer Ätiologie nach DSM III-R und ICD-10
SISCO	SIDAM-Gesamt-Score
SND	striatonigrale Degeneration
SRO	Steele-Richardson-Olszewki-Syndrom
SSPE	subakut sklerosierende Panenzephalitis
SSRI	selektive Serotoninwiederaufnahmehemmer
SPECT	*Single Photon Emission Computed Tomography*
T	
TEA	transitorische epileptische Amnesie
TECA	transitorische Elektrokonvulsionsamnesie
TGA	transitorische globale Amnesie
THC	Tetrahydrocannabinol
TIA	transiente ischämische Attacke
TPHA	*Treponema-pallidum*-Hämagglutinations-Assay
U	
UAW	unerwünschte Arzneimittelwirkung
UKZG	Ultrakurzzeitgedächtnis
V	
VD	vaskuläre Demenz
VKT	verhaltentherapeutisches Kompetenztraining
VZ	Verwirrtheitszustand
W	
WCST	Wisconsin-Card-Sorting-Test
WHIMS	*Women's Health Initiative Memory Study*

Theorie

Was ist »Demenz«?

Hans Förstl und Christoph Lang

Zum Thema

Demenz ist ein schwerwiegender Verlust der geistigen Leistungsfähigkeit aufgrund einer ausgeprägten und lang anhaltenden Funktionsstörung des Gehirns.

1.1 Diagnosekriterien nach ICD-10 und DSM-IV

Sowohl entsprechend der 10. Revision der Internationalen Krankheitsklassifikation (ICD-10) (Weltgesundheitsorganisation 2006) als auch der 4. Revision des Diagnostischen und Statistischen Manuals Psychischer Störungen (DSM-IV) (American Psychiatric Association 1994) gelten die folgenden Merkmale für die Diagnose einer »organisch« bedingten psychischen Störung:

- **Ursachennachweis:** Objektiver Nachweis (anhand körperlicher, neurologischer und laborchemischer Untersuchungen oder der Anamnese) einer zerebralen Krankheit, Schädigung oder Funktionsstörung bzw. einer systemischen Krankheit, von der bekannt ist, dass sie eine zerebrale Funktionsstörung verursachen kann.
- **Zeitkriterium 1:** Ein wahrscheinlicher Zusammenhang zwischen der Entwicklung (oder einer deutlichen Verschlechterung) der zugrunde liegenden Krankheit, Schädigung oder Funktionsstörung und der psychischen Störung, deren Symptome gleichzeitig oder verzögert auftreten.
- **Zeitkriterium 2:** Rückbildung oder deutliche Besserung der psychischen Störung nach Rückbildung oder Besserung der vermutlich zugrunde liegenden Faktoren.
- Ausschlusskriterium: Kein ausreichender und überzeugender Beleg für eine andere (psychogene) Verursachung der psychischen Störung.

Notwendig sind also der objektive Nachweis einer relevanten biologischen Krankheitsursache sowie eines plausiblen Zusammenhangs zwischen der Entwicklung von biologischer Ursache und psychischer Auswirkung. Dies gelingt bei den meisten Patienten. Das zweite Zeitkriterium ist jedoch bei z. B. chronisch degenerativ fortschreitenden Demenzformen trotz wirksamer symptomatischer Therapiemöglichkeiten nicht immer zu erfüllen. Affektive und schizophrene Erkrankungen des höheren Lebensalters können einer Demenz mitunter symptomatisch ähneln und müssen differenzialdiagnostisch erwogen werden, ehe von einer alleinigen Relevanz der nachgewiesenen organischen Grundlage ausgegangen wird.

▪ Tab. 1.1 Diagnosekriterien für ein Demenzsyndrom nach der 10. Revision der Internationalen Klassifikation psychischer Störungen (ICD-10-R, Forschungskriterien) und der 4. Revision des Diagnosemanuals psychischer Erkrankungen (DSM-IV)

Merkmal	ICD-10-R	DSM-IV
Gedächtnisstörung	Amnesie (objektivierbare Beeinträchtigung v. a. beim Lernen neuer Informationen)	Amnesie
Andere kognitive Defizite	Urteilsfähigkeit, Denkvermögen	Aphasie, Apraxie, Agnosie, dysexekutives Syndrom (Planen, Organisieren)[a]
Störungen von Erleben und Verhalten	Störung von Affektkontrolle, Antrieb oder Sozialverhalten (emotionale Labilität, Reizbarkeit, Apathie, Vergröberung des Verhaltens)[a]	–
Schwellenkriterium	(▪ Tab. 1.2)	Signifikante Beeinträchtigung der sozialen und beruflichen Leistungen (*acitivities of daily living*, ADL)
Dauer	Mindestens 6 Monate	–
Ausschluss	Verwirrtheitszustand	Keine rasch einsetzende Bewusstseinstrübung (Verwirrtheitszustand), keine Verursachung durch andere, primär psychischen Leiden (z. B. Depression, Schizophrenie)

[a] Mindestens eines der Merkmale muss erfüllt sein.

Die Diagnosekriterien für ein Demenzsyndrom werden in ICD-10 und DSM-IV – mit kleinen Abweichungen – ähnlich formuliert (▪ Tab. 1.1).

Nach der 10. Revision der Internationalen Klassifikation psychischer Störungen (ICD-10) handelt es sich um ein **Syndrom** mit den in ▪ Tab. 1.1 genannten Merkmalen.

Beim **Demenzsyndrom** handelt es sich also – im Gegensatz zur Minderbegabung – um eine sekundäre Verschlechterung einer vorher größeren geistigen Leistungsfähigkeit. Nach ICD-10 muss neben dem Gedächtnis mindestens eine weitere intellektuelle Funktion beeinträchtigt sein (z. B. Urteilsfähigkeit, Denkvermögen, Planen). Zur Abgrenzung gegen vorübergehende Leistungsstörungen wird eine Mindestdauer von einem halben Jahr gefordert. Die geistige Leistungsfähigkeit sollte nicht etwa durch einen passageren Verwirrtheitszustand herabgesetzt sein, der durch eine stärkere Beeinträchtigung des »Bewusstseins« charakterisiert ist, also durch besonders deutliche Störungen von Aufmerksamkeit und Konzentration mit auffallenden Leistungsschwankungen. Neben diesen **intellektuellen Defiziten** fallen häufig Veränderungen der **Gemütslage**, des **Antriebs** und des **Sozialverhaltens** auf.

Im DSM-IV werden Störungen des Erlebens und Verhaltens nicht als obligate Diagnosemerkmale einer Demenz aufgefasst, auch fehlt das in der ICD-10 geforderte Zeitkriterium von 6 Monaten.

> **Die Symptome müssen so schwerwiegend sein, dass sie zu einer deutlichen Beeinträchtigung der Alltagsbewältigung führen. Erst dann darf man von einer zumindest leichten Demenz sprechen.**

Die Abgrenzung der Demenzstadien nach ICD-10 ist in ◘ Tab. 1.2 zusammengefasst.

Die Schwelle zur Demenz ist überschritten, sobald ein Patient die klinischen Kriterien eines leichten Stadiums erfüllt. Die Grenze zwischen leicht dement und noch altersnormal ist jedoch keineswegs scharf zu ziehen. In den letzten Jahren wurde verstärkt versucht, Licht in diese Grauzone zwischen eindeutig gesund und eindeutig dement zu bringen. Der klare und leicht verständliche Begriff »leichte kognitive Beeinträchtigung« (*mild cognitive impairment*, MCI) darf nicht als klare nosologische Krankheitseinheit verstanden werden, sondern beschreibt das gegenwärtige Stadium der Unkenntnis.

Kompliziert wird die Welt der demenziellen Erkrankungen noch dadurch, dass es heute immer früher und besser gelingt, zugrunde liegende Dispositionen und klinisch noch stille Hirnveränderungen zu entdecken (z. B. neurodegenerative Alzheimer-Veränderungen). Auf der anderen Seite erleben durch die besseren Behandlungsmöglichkeiten immer mehr Patienten mit Erkrankungen, die bisher weniger mit Demenz assoziiert wurden, späte Stadien, in denen auch schwerwiegende kognitive Störungen auftreten können (z. B. Morbus Parkinson). Damit wird die Notwendigkeit immer deutlicher, kon-

Tab. 1.2 Schweregrade eines Demenzsyndroms in Anlehnung an ICD-10

Schweregrad	Gedächtnis und andere geistige Leistungen	Alltagsaktivitäten
Leicht	Herabgesetztes Lernen neuen Materials, z. B. Verlegen von Gegenständen, Vergessen von Verabredungen und neuer Informationen	Unabhängiges Leben möglich Komplizierte tägliche Aufgaben oder Freizeit-beschäftigungen können nicht mehr ausgeführt werden
Mittelgradig	Nur gut gelerntes und vertrautes Material wird behalten Neue Informationen werden nur gelegentlich und sehr kurz erinnert Patienten sind unfähig, grundlegende Informationen darüber, wie, wo sie leben, was sie bis vor kurzem getan haben, oder Namen vertrauter Personen zu erinnern	Ernste Behinderung unabhängigen Lebens: Selbstständiges Einkaufen oder Umgang mit Geld nicht mehr möglich Nur noch einfache häusliche Tätigkeiten möglich
Schwer	Schwerer Gedächtnisverlust und Unfähigkeit, neue Informationen zu behalten Nur Fragmente von früher Gelerntem bleiben erhalten Selbst enge Verwandte werden nicht mehr erkannt	Fehlen nachvollziehbarer Gedankengänge

zeptionell zwischen dem klinischen Demenzsyndrom und den unterschiedlichen zugrunde liegenden Erkrankungen zu trennen. Hier hält der klinische Jargon nicht Schritt mit dem wissenschaftlichen Fortschritt.

1.2 Epidemiologie

In der westlichen Welt leiden etwa 6–8% der Bevölkerung über 65 Jahre unter mittelschweren und schweren Demenzformen. Es wird geschätzt, dass sich

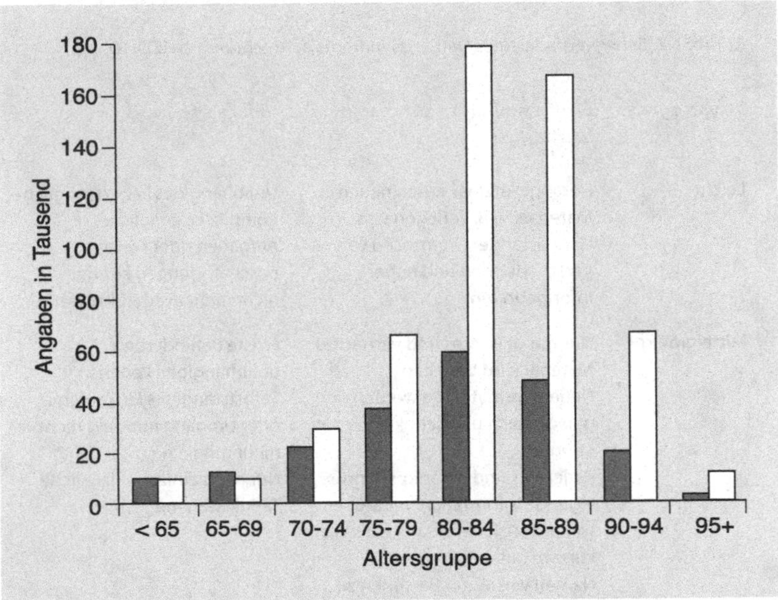

Abb. 1.1 Die Häufigkeit der Demenzen nimmt mit dem Alter exponentiell zu. Da die höchsten Altersgruppen jedoch nur schwach besetzt sind, ergibt sich für die tatsächliche Altersverteilung der Demenzerkrankungen in der Bevölkerung jedoch obiges Bild (s. auch ▶ Kap. 11). *Blau* Männer, *weiß* Frauen

noch einmal 6–8% der Altenbevölkerung in fraglichen oder leichten Demenzstadien befinden. Derzeit sind in der Bundesrepublik mehr als 1 Mio. Menschen an einer Demenz erkrankt. Mit steigender Lebenserwartung ist ein weiteres Anwachsen des Demenzproblems zu befürchten (Abb. 1.1). Das Problem Demenz betrifft in zunehmendem Maße auch die Schwellenländer. Die ökonomische Belastung durch die wachsende Zahl dementer Patienten stellt dort noch eine weit größere Herausforderung dar als im Westen.

Die **Alzheimer-Demenz** (AD) gilt als häufigste Demenzform (Dubois et al. 2009). Tatsächlich sind aber die Demenzen mit gemischten neurodegenerativen und vaskulären Hirnveränderungen weitaus häufiger als die »reine« Alzheimer-Demenz – wobei die meisten älteren dementen Patienten tatsächlich erhebliche Alzheimer-Plaques und -Neurofibrillen aufweisen (Zaccai et al. 2006).

Selbst Experten fällt es immer wieder schwer zu unterscheiden zwischen (1) dem Demenzsyndrom, (2) der AD und (3) der Alzheimer-Krankheit (= den neurodegenerativen Alzheimer-Veränderungen) als neuropathischer Grundlage einer Demenz.

Zahlenmäßig **bedeutendster Risikofaktor** der AD ist das Alter; daraus resultiert der exponentielle altersabhängige Anstieg der Demenzen insgesamt. Frühestes und zentrales kognitives Defizit der AD und einiger anderer Demenzformen ist die **Störung des Gedächtnisses**. Die anatomischen Strukturen, welche dem Gedächtnis zugrunde liegen, werden bei der AD und einigen anderen Demenzformen besonders schwer geschädigt. In ▶ Kap. 2 werden das Gedächtnis und seine Grundlagen genauer erläutert, ehe die einzelnen Demenzerkrankungen, ihre Vorstadien und ihre Differenzialdiagnose dargestellt werden. Durch neue neurobiologische Einsichten und Ideen zu einer möglichst frühzeitigen und kausalen Behandlung kommt das konventionelle Demenzkonzept ins Schwanken, so z. B. das Zeitkriterium, aber auch die zentrale Bedeutung der Gedächtnisstörung, die bei der frontotemporalen Degeneration fehlen kann (Rockwood et al. 2007).

Literatur

American Psychiatric Association (APA) (1994) Diagnostic and Statistical Manual of Mental Disorders, 4th revision (DSM-IV). APA, Washington, DC

Dubois B, Picard G, Sarazin M (2009) Early detection of Alzheimer's disease: new diagnostic criteria. Dialogues Clin Neurosci 11: 135–139

Rockwood K, Bouchard RW, Camicioli R, Leger G (2007) Toward a revision of criteria for the dementias. Alzheimer's Dementia 3(4): 428–440

Weltgesundheitsorganisation (WHO) (2006) Internationale Klassifikation Psychischer Störungen ICD-10, Kap. V (F) Forschungskriterien. Huber, Bern

Zaccai J, Ince P, Brayne C (2006) Population-based neuropathological studies of dementia: design, methods and areas of investigation – a systematic review. BMC Neurology 6: 2

Gedächtnisfunktionen und Gedächtnisstrukturen

Pasquale Calabrese, Christoph Lang und Hans Förstl

Zum Thema

»Gedächtnis« ist der Oberbegriff für eine Vielzahl sowohl zeitlich als auch inhaltlich differenzierbarer Lern- und Erinnerungsleistungen. Gedächtnis erlaubt eine Entwicklung von Wissen, eine erfolgreiche Anpassung des Verhaltens und trägt damit zur Optimierung in Individuum und Art bei. Es ermöglicht ein zeitlich geordnetes und inhaltlich kohärentes Bild von unserer Umwelt und von uns selbst. Die Bedeutung des Gedächtnisses wird durch seine Störungen bei Hirnfunktionsstörungen verdeutlicht. Dementsprechend soll diesem kognitiven Bereich eine eigene Darstellung gewidmet werden. Hierbei werden sowohl grundlegende Modell-, Struktur- und Funktionszusammenhänge als auch Aspekte von praktisch-diagnostischer Relevanz veranschaulicht.

2.1 Zeitliche Aufteilung des Gedächtnisses

Am einfachsten lassen sich die Gedächtnisfunktionen nach der zeitlichen Abfolge unterteilen, in der eingehende Informationen wahrgenommen, verarbeitet, gespeichert und abgerufen werden (Squire u. Kandel 2009). So sprechen wir von **Ultrakurzzeitgedächtnis** (UKZG), wenn wir eine im Bereich von Millisekunden liegende Informationsrepräsentation meinen. Diese Ebene beschreibt die früheste Stufe der Reizwahrnehmung über die Sensorik und die sich hieran anschließenden zentralen Hirnstrukturen. Hier finden sich Umschreibungen wie »ikonisches Gedächtnis«, »echoisches Gedächtnis« oder »akustisches Gedächtnis«, die sich zumeist an dem zugrunde liegenden sensorischen Verarbeitungsmodus orientieren.

Wenngleich die Zeitspanne in Abhängigkeit von der sensorischen Modalität variiert, ermöglicht dieser intermediäre Zustand eine Merkmalsextraktion und bereitet somit den Weg für die darauf folgende Enkodierung (d. h. die Einbettung in zeitliche und/oder räumliche und/oder semantische Relationen). Dieser Enkodierungsvorgang findet im **Kurzzeitgedächtnis** (KZG) statt. Hierbei kann diese im Sekundenbereich liegende Behaltensleistung durch den Vorgang der inneren Wiederholung (*rehearsal*) zeitlich ausgedehnt und durch sinnvolle Gruppierung von Einzelelementen in sog. *chunks* (oder Bedeutungseinheiten) auch inhaltlich erweitert werden.

Die Behaltenskapazität des Kurzzeitgedächtnisses liegt bei 7 ± 2 Bedeutungseinheiten. Die erfolgreiche Überführung und langfristige Verankerung der aufgenommenen Informationen hängt vom Verarbeitungsstil ab. Grundsätzlich gilt, dass eine Information umso besser behalten wird, je »tiefer« sie enkodiert wird (so lässt sich z. B. das Wort »Zahnarzt« nach dem Kriterium »Anzahl des Buchstaben Z im Wort« = oberflächliche Verarbeitung, oder nach dem Kriterium »Heilberuf« = tiefe Verarbeitung enkodieren). Diese »Tiefe« der Enkodierung wird über den Aufbau räumlicher, zeitlicher und semantischer Relationen zwischen dargebotenen und bereits verfestigten Inhalten gefördert. Dies ist eine »Arbeit«, die über eine reine Behaltenskapazität hinausgeht, und erfordert somit die Erstellung interner Beziehungen unter kombinatorisch-selektiven und assoziativen Gesichtspunkten. Diese Fähigkeit drückt sich im Konzept des **Arbeitsgedächtnisses** (*working memory*) aus. Hiermit ist die Fähigkeit gemeint, neue Informationen aufzunehmen und gleichzeitig objektgelöst und nötigenfalls unter Beachtung von bestimmten Sequenz- und Hierarchieregeln manipulieren zu können. Hierbei kann ggf. auch die Aktivierung bereits gespeicherter Informationen (z. B. Aktualisierung, Vergleichen, Zwischensummen bilden etc.) erforderlich sein. Sowohl die Fähigkeit zur Ableitung komplexer mathematischer Formeln als auch das Verstehen von komplexen Sätzen sowie die Problemlösefähigkeit und das intentionale Planen und Handeln hängen wesentlich von der Funktionsintegrität des Arbeitsgedächtnisses ab.

Vorausplanendes Denken und Memorieren kann sich auch auf Handlungen und Handlungspläne beziehen, die erst in nächster Zukunft relevant werden. In diesem Falle spricht man von **prospektivem Gedächtnis** (»Erinnern, sich zu erinnern«). Diese Fähigkeit scheint ebenfalls eng mit der Integrität des Arbeitsgedächtnisses verknüpft zu sein, da auch hierbei unter Berücksichtigung einer in die Zukunft reichenden chronologisch geordneten Abfolge bestimmte Verhaltenspläne zeitadäquat aktiviert werden müssen (Goldman-Rakic et al. 2000).

Schließlich steht an letzter Stelle in der Chronologie der Gedächtnisbildung das **Langzeitgedächtnis** (LZG) . In diesen Rahmen fällt die langfristige und stabile Konsolidierung des Aufgenommenen (Einbettung der enkodierten Information in das bestehende Wissensgefüge). Bezieht man sich bei der fraglichen Information auf weit zurückliegende Ereignisse, spricht man von **Altgedächtnis**. Eine entlang einer Zeitachse dargestellte Gedächtnisaufteilung findet sich in ◘ Abb. 2.1.

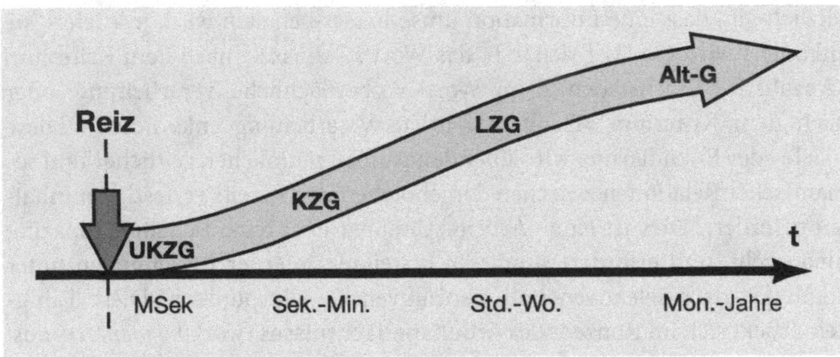

Abb. 2.1 Zeitliche Untergliederung der Gedächtnisstufen. Die Unterscheidung zwischen Langzeitgedächtnis (*LZG*) und Altgedächtnis (*Alt-G*) ist keine qualitative, sondern soll zum Ausdruck bringen, dass der letztgenannte Terminus für Ereignisse gebraucht wird, die auf der Zeitachse besonders lange (Monate bzw. Jahre) zurückliegen. *UKZG* Ultrakurzzeitgedächtnis, *KZG* Kurzzeitgedächtnis

2.2 Inhaltliche Auffächerung des Gedächtnisses

Die Tatsache, dass verschiedene Informationen unterschiedlich behalten, wiedergegeben oder vergessen werden, lässt intuitiv vermuten, dass es neben einer chronologischen Gedächtnisunterteilung auch eine nach Inhalten zu bestimmende Auffächerung geben muss.

Tatsächlich wird diese Annahme durch eine Vielzahl von Befunden gestützt, die sowohl an hirngesunden Probanden als auch an hirngeschädigten Patienten erhoben wurden. Nach dieser inhaltsorientierten Zuordnung lassen sich die Gedächtnisleistungen auch **domänenspezifisch** unterteilen (Abb. 2.2).

Demnach unterscheidet man zwischen

- **deklarativen** (oder expliziten) und
- **nichtdeklarativen** (oder impliziten) Gedächtnisleistungen.

Während man unter deklarativen Gedächtnisleistungen den willentlichen, bewussten Abruf von entweder räumlich-zeitlich eingebundener Information (**episodisches Gedächtnis**) oder aber kontextunabhängiger Wissensinhalte (**semantisches Gedächtnis** oder »Wissenssystem«) versteht, werden unter

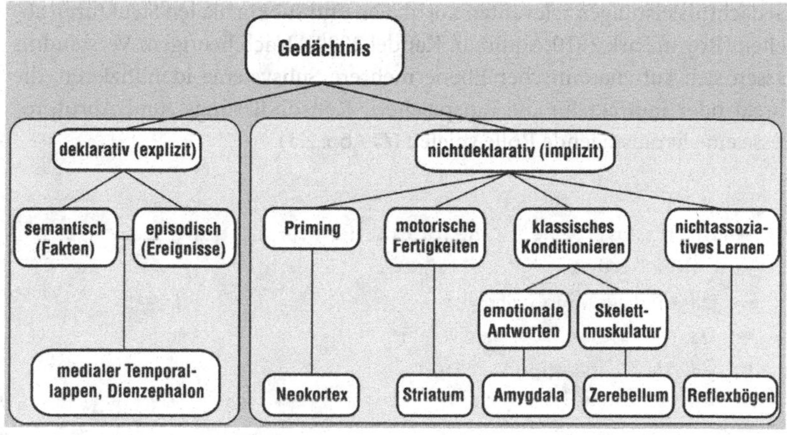

Abb. 2.2 Inhaltliche Auffächerung der Gedächtniskomponenten mit Angabe der hieran primär beteiligten neuronalen Substrate

dem nichtdeklarativen Gedächtnis jene Gedächtnisleistungen erfasst, die sich in beobachtbaren und/oder messbaren Verhaltensänderungen äußern, ohne dass die Lernepisode als solche willentlich abgerufen oder erinnert werden kann.

Nichtdeklarative Gedächtnisleistungen können sich als erhöhte Wiedererkennenswahrscheinlichkeit von wiederholt präsentierten Merkmalen oder Merkmalseigenschaften (sog. *priming*) manifestieren oder sich in Form einer erleichterten Wiedergabe motorischer Prozeduren (sog. motorisches Lernen) oder nichtmotorischer Fertigkeiten bei vorangehender, repetitiver Einübung darstellen. Einfache Konditionierungsvorgänge somatoviszeraler Reaktionen und nichtassoziative Lernvorgänge sind ebenfalls Beispiele für implizite Lernleistungen.

2.3 Funktionelle Neuroanatomie des Gedächtnisses

Durch die detaillierte neuropsychologische (Verhaltens-)Analyse der Testleistungen von gesunden Probanden und hirngeschädigten Patienten sowie mithilfe moderner statistischer und dynamischer bildgebender Verfahren lassen sich viel konkretere Aussagen hinsichtlich der für die verschiedenen

Gedächtnisleistungen relevanten kortikalen und subkortikalen Strukturen ableiten (Roy u. Park 2010, Squire u. Kandel 2009). Nach heutigem Verständnis lassen sich auf anatomischer Ebene mehrere Subsysteme identifizieren, die direkt oder indirekt für die Einspeicher-, Konsolidierungs- und Abrufprozesse eine herausragende Rolle spielen (◘ Abb. 2.3).

Wichtige Subsysteme für die Informationsverarbeitung und -speicherung

- Das mediale Temporallappensystem
- Das mediale dienzephale System
- Das basale Vorderhirnsystem
- Die präfrontale Kortexregion

Der Chronologie der Gedächtnisverarbeitung folgend soll zunächst auf das morphologische Substrat des Arbeitsgedächtnisses eingegangen werden. Anschließend werden die wichtigsten Einspeicher- und Konsolidierungssysteme genannt. Schließlich wird am Beispiel des Abrufs aus dem Altgedächtnis die hochgradige Vernetzung dieser verschiedenen Systeme untereinander demonstriert.

2.3.1 Arbeitsgedächtnis, Informationsselektion und Emotionen – präfrontaler Kortex und basales Vorderhirn

Neben der assoziativen Speicherung von Informationen müssen diese auch optional in Verbindung mit dem bereits verfügbaren Wissensbestand in rascher und flexibler, d. h. situationsangepasster Form zur Problemlösung genutzt werden können. Dies erfordert einen ständigen Austausch und Abgleich von Bewusstseinsstrom und bereits gespeicherter Information. Während im Kurzzeitgedächtnis eine in ihrem Umfang begrenzte Menge von Informationen über einen Zeitraum von nur wenigen Sekunden in statischer Form behalten werden kann, hebt sich das Konzept des Arbeitsgedächtnisses insbesondere durch die Betonung des manipulativen Aspekts hiervon ab, d. h., eine eintreffende Information kann hierdurch selektiert, zwischengelagert, chro-

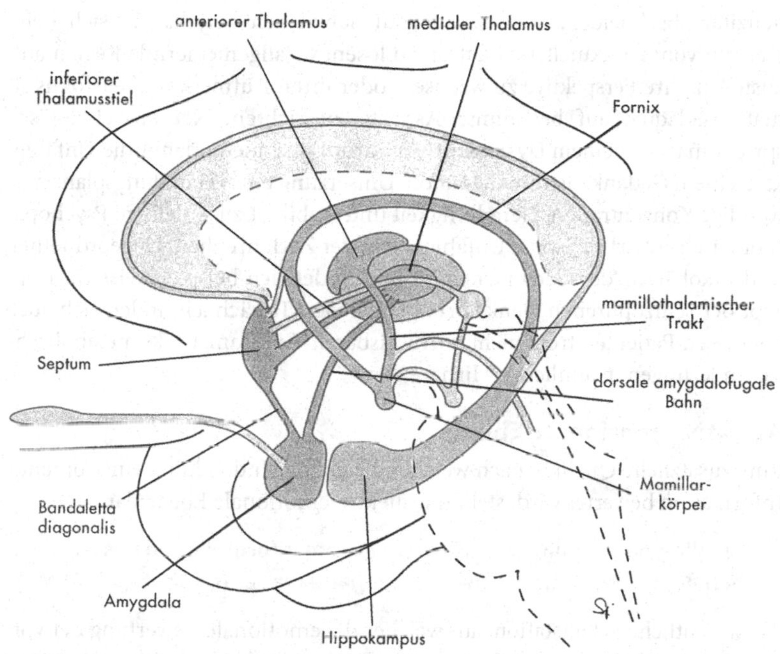

Abb. 2.3 Schematische Lateralansicht des Gehirns zur Darstellung der medialen limbischen Schleife (Hippokampus–Fornix–Mamillarkörper–mamillothalamischer Trakt–anteriorer Thalamus; *mittelblau*) und der basolateralen limbischen Schleife (Amygdala–ventrale amygdalofugale Bahn–dorsomedialer Thalamus–Septumregion–Bandaletta diagonalis; *dunkelblau*)

nologisch geordnet und intern unter Rückgriff auf bereits im Langzeitgedächtnis konsolidierte Informationen in Beziehung gesetzt, abgeglichen und integriert bzw. flexibel beantwortet werden. Somit ermöglicht das Arbeitsgedächtnis die Erstellung einer mentalen Repräsentation der Außenwelt (Goldman-Rakic et al. 2000).

Gleichzeitig ermöglicht die sorgfältige inhaltliche und chronologische Selektion und Kombination von Informationen auch die Generierung von Plänen, Strategien, Ideen, Absichten und Wünschen.

Klinisch zeigt sich, dass insbesondere Patienten mit distinkten Schädigungen oder auch degenerativen Veränderungen der präfrontalen Kortexregion bei Aufgabentypen mit hohen Anforderungen an das Arbeitsgedächtnis defizitär abschneiden. Solche Patienten haben Schwierigkeiten, sich beim Denken von der aktuellen Situation zu lösen, verallgemeinernde Regeln aufzustellen, ihre Perspektive zu wechseln oder ihren Aufmerksamkeitsfokus situationsadäquat auf bestimmte Aspekte zu richten. Neuropsychologisch spricht man von einem **Dysexekutivsyndrom** und meint damit die Unfähigkeit, einem Gedankenstrom die für die Umsetzung eines Handlungsplans notwendige Konzentration, Geradlinigkeit und Stabilität zu verleihen. Psychopathologisch äußert sich diese Unfähigkeit in der Zerfahrenheit, Ungeordnetheit und Inkohärenz des Gedankengangs und findet sich beispielsweise im Konzept der schizophrenen Denkstörungen wieder. Tatsächlich finden sich auch bei diesen Patienten trotz nicht nachweisbarem Substanzdefekt metabolische Veränderungen in ähnlichen Hirnarealen.

Affektiv-emotionale Ebene

Eine zusätzliche Qualität, nach welcher die auf das Individuum einströmende Information bewertet wird, stellt die affektiv-emotionale Ebene dar.

> **Im Allgemeinen gilt, dass affektiv getönte Informationen besser behalten werden als wertneutrale Inhalte (LaBar u. Cabeza 2006).**

Als wesentliche Schaltstation, auf welcher die emotionale Bewertung der vorverarbeiteten Information stattfindet, kann das basale Vorderhirn mit seinen kortikalen und nukleären Anteilen genannt werden. Hierfür erscheint insbesondere der mediale Anteil des basalen Vorderhirns aufgrund seiner extensiven bidirektionalen Verbindungen zu Amygdala und Hippokampus besonders geeignet. Tatsächlich finden sich bei Patienten mit Schädigungen dieser Hirnregion Persönlichkeitsveränderungen, die insbesondere die affektiv-emotionale Verhaltenskontrolle betreffen. Eine schlüssige Erklärung für dieses Verhaltensdefizit, die zugleich auf die funktionell-neuroanatomische Verschränkung von emotions- und kognitionsrelevanten Netzwerken hinweist, bietet die **Hypothese der somatischen Marker** von Antonio Damasio (1995).

Zusammengefasst besagt diese Hypothese, dass die emotionalen Anteile einer Information nur langfristig verhaltensbestimmend werden können, wenn sie zum Zeitpunkt der Informationspräsentation mit den begleitenden, spezifischen somatoviszeralen Reizantworten gekoppelt und zu einem prospektiven, möglichen Szenario in Bezug gesetzt werden können. Ist dies der Fall, dann vermögen beispielsweise bereits stattgehabte Erfahrungen auf zukünftige Entscheidungen sowohl im negativen als auch im positiven Sinne Einfluss zu nehmen (also verhaltensbestimmend zu werden). Entscheidend ist, dass die begleitenden somatoviszeralen Muster auch in der Vorstellung generiert werden und somit dieselben Empfindungen evozieren können, eine Situation positiv oder negativ somatisch markieren (z. B. Erröten bei bestimmten Vorstellungsbildern). Der ventromediale Teil des Vorderhirns wird hierbei als Konvergenzzone angesehen, innerhalb welcher dispositionale Eigenschaften bestimmter Reizkonstellationen und deren assoziierte viszerosomatische Reaktionsmuster zusammenlaufen. Im Zusammenspiel mit der Amygdala können die zu einer entsprechenden Reizsituation gespeicherten viszerosomatischen Antworten über die Vermittlung dieser Hirnregion reaktiviert werden. Wichtig ist, dass dieser Prozess sowohl bewusst als auch unbewusst ablaufen kann.

Wenn diese Reizkopplung aufgrund einer Hirnschädigung nicht realisiert werden kann, werden emotional gefärbte Informationen langfristig nicht mehr verhaltensmodifizierend wirken. Dementsprechend können sozial relevante Situationen mit entsprechendem Handlungsbedarf nicht mehr antizipiert werden. Auf Verhaltensebene wirkt sich diese Dysregulation in Form von Fehleinschätzungen emotionaler Reize, als emotionale Inadäquatheit, Affekt- und Antriebsverflachung oder -steigerung bis hin zu einer allgemeinen Enthemmung aus (Damasio 1995).

2.4 Transfer, Konsolidierung und Ablagerung in das Langzeitgedächtnis – das mediale Temporallappensystem, das mediale dienzephale System und die besondere Rolle des Hippokampus

Neben der für die emotionsrelevante Informationsverarbeitung wichtigen Rolle des basalen Vorderhirns (Area subcallosa, Septumkerne, Amygdala) spielen für die langfristige Abspeicherung mnestischer Informationen insbesondere die Kern- und Faserkomplexe des medialen Temporallappens (besonders Hippokampus und entorhinaler Kortex) und des medialen Dienzephalons (besonders medialer Thalamus) eine wichtige Rolle. Diese weitgehend dem limbischen System zuzurechnenden Hirnstrukturen bestehen aus Kernkomplexen und Fasersystemen und sind durch letztere zu neuronalen Schaltkreisen miteinander verbunden. Als wesentliche Verarbeitungsschleifen sind hier die mediale und die basolaterale limbische Schleife zu nennen (◘ Abb. 2.3). Eine beidhemisphärische Schädigung einer zu diesen Verarbeitungsschleifen gehörenden Kern- oder Faserstruktur führt zu einer Diskonnektion und hat in der Regel massive Gedächtnisstörungen zur Folge (▶ Kap. 10, Wernicke-Korsakow-Syndrom). Diese beziehen sich insbesondere auf die episodische Neugedächtnisbildung. Während es auf dienzephaler Ebene insbesondere die bilateralen thalamischen Infarkte im Versorgungsgebiet der paramedianen Arterie (mediodorsaler Nukleus) sind, welche durch Diskonnektion dieser Verarbeitungsschleifen zu persistierenden, vorwiegend anterograden Gedächtnisdefiziten führen, verhindern auf temporomedialer Ebene insbesondere die degenerativ bedingten Hirnschädigungen des hippokampalen Komplexes (Amygdala, ento- und perirhinaler Kortex und nichtentorhinaler, parahippokampaler Gyrus) eine langfristige Konsolidierung der aufgenommenen Information.

2.4.1 Der Hippokampuskomplex

Durch den hohen Vernetzungsgrad des hippokampalen Komplexes mit verschiedenen Assoziationskortizes kommt dieser Hirnstruktur eine Schlüsselrolle als Konvergenzpunkt für vielerlei vorverarbeitete Informationen zu. Es wird angenommen, dass die Rolle des Hippokampus bei der Konsolidierung von Gedächtnisinhalten zeitlich limitiert ist und dass der Konsolidierungsprozess im Rahmen einer ständigen kortikohippokampalen Rückkopplung stattfindet. Demnach wird eine aufgenommene, auf dieser Verarbeitungsstufe noch labile Information innerhalb der reziproken Verbindungen zwischen Hippokampus und Neokortex durch wiederholte synchrone Aktivierung allmählich verfestigt und langfristig implementiert (Hebb-Regel).

Wesentlich hierbei ist, dass intrinsische hippokampale Verbindungen und deren Modifikationen sich zwar schnell aufbauen, aber labil sind. Dagegen können diese Verbindungen auf kortikaler Ebene zwar nur langsam etabliert werden, sie sind dafür dort aber wesentlich beständiger. Die verhältnismäßig schnell auf- und wiederabbaubaren hippokampalen Verbindungen stellen eine ideale Anpassung unseres Gehirns dar, die ständige Flut von neu einströmenden und zu verarbeitenden Informationen zu organisieren. Die Ökonomie besteht hierbei in der in der Generierung verschiedenster reizabhängiger Feuerungsmuster im selben neuronalen Netzwerk. Stabile Verbindungen würden auf dieser Ebene die Verknüpfungsvielfalt behindern. Dagegen werden auf kortikaler Ebene kurzlebige Verbindungen »konterevolutiv«, weil ein solches System nur instabile Repräsentationen seiner Umwelt zur Verfügung stellen könnte.

2.5 Abruf aus dem Langzeitgedächtnis – frontotemporale Interaktion

Da Läsionen innerhalb der oben genannten Schleifensysteme im Regelfall nur zu geringfügigen Störungen von weiter zurückliegenden Gedächtnisinhalten (sog. Altgedächtnisstörungen) führen, ist anzunehmen, dass diese Verarbeitungsschleifen zwar für den langfristigen Transfer von Informationen wichtig sind, jedoch nicht die »Gedächtnisspeicher« selbst darstellen. Vielmehr scheint der Abruf solcher über die limbischen Verarbeitungsschleifen integrierten Informationen nach einer längeren Konsolidierungsphase (die wohl auf über ein Jahrzehnt angesetzt wird) nicht weiter von diesen »Flaschenhalsstrukturen« abhängig zu sein. Dass diese Unabhängigkeit erst allmählich erreicht wird, zeigt sich in sog. Zeitgradienten bei Patienten mit retrograden Amnesien. Ein Zeitgradient, der dem Ribotschen Gesetz (Ribot 1882) folgt (d. h., was zuletzt gespeichert wurde, wird zuerst vergessen), wird durch die Tatsache erklärt, dass die jüngst erworbenen Informationen auf neokortikaler Ebene noch nicht ausreichend verfestigt und damit noch hippokampusabhängig sind. Weiter zurückreichende Informationen können dagegen ohne eine hippokampale Indizierung abgerufen werden. Dies erklärt, warum jüngst erworbene Informationen von Patienten mit AD (bei denen Strukturen der hippokampalen Region besonders früh degenerieren) schlechter abgerufen werden als solche, die etwa Jahrzehnte zurückliegen.

2.5.1 Retrograde Amnesien

Reine Altgedächtnisstörungen (retrograde Amnesien) treten insbesondere im Zuge von kombinierten Schädigungen des anterolateralen temporalen Pols und des inferolateralen frontalen Kortex auf. Diese Regionen sind durch die Fasern des ventralen Astes des Fasciculus uncinatus miteinander verbunden. Parallel zum Enkodierungsprozess wird auch beim Abruf erneut die koordinierende Rolle des Frontalhirns in der Aktualisierung erworbener Informationen deutlich. Inhaltlich deuten sowohl klinische Studien an Hirngeschädigten als auch Untersuchungen an hirngesunden Probanden darauf hin, dass sich auch auf Altgedächtnis- bzw. Abrufebene eine Hemisphärenspezialisierung finden lässt.

Hierbei führen linkshemisphärische frontotemporale Schädigungen zu Defiziten im »Wissenssystem« bzw. im semantischen Altgedächtnis, während rechtshemisphärische Schädigungen bevorzugt zu Defiziten im episodischen (oder autobiographischen) Altgedächtnis führen (Calabrese et al. 1996, Greenberg u. Rubin 2003). Eine komplementäre Bestätigung der Wichtigkeit der frontotemporalen Interaktion für den Abruf von Altgedächtnisinhalten ergibt sich aus Untersuchungen mittels bildgebender Verfahren bei hirngesunden Probanden und Patienten mit psychogenen retrograden Amnesien ohne nachweisbaren Substanzdefekt. Hier konnten im Rahmen von Aktivierungsstudien die gleichen Regionen herausgestellt werden.

2.6 Nichtdeklarative Gedächtnisleistungen – Basalganglien und Kleinhirn

Da die nichtdeklarativen Gedächtnisleistungen von Hirnschädigungen innerhalb der vorbeschriebenen Funktionskreise nicht oder kaum beeinflusst werden, ist zu vermuten, dass deren Vermittlung an andere Hirnstrukturen gebunden ist. Tatsächlich sind für die Verarbeitung von impliziten Gedächtnisleistungen Strukturen wie die Basalganglien, das Zerebellum, aber auch der Neokortex von Bedeutung. Die im Vergleich zu subkortikal hirngeschädigten Patienten gut erhaltenen motorischen Lernleistungen von kortikal geschädigten Individuen belegen einerseits die unterschiedliche funktionelle Implementierung dieser Lern- und Gedächtnissysteme und sind andererseits in der Praxis von differenzialdiagnostischem Nutzen, beispielsweise in der Gegenüberstellung motorischer Lernleistungen von Patienten mit einem Verdacht auf AD und solchen mit vaskulär oder degenerativ bedingter, subkortikaler Schädigung (Heindel et al. 1989).

2.7 Bedeutung für die Praxis

Da das Gedächtnis als verbindendes Element zwischen den kognitiven Partialleistungen eine wesentliche Rolle spielt und somit immer direkt oder indirekt an deren Ausführung beteiligt ist, sind Gedächtnisstörungen im Rahmen von vielen Krankheitsbildern zu erwarten. Bei bestimmten Erkrankungen gelten sie als Leitsymptom bzw. definitorisches Merkmal (z. B. Demenzen). Die Tatsache, dass Gedächtnisleistungen aus der Interaktion hochgradig vernetzter neuronaler Subsysteme zustande kommen, erklärt deren häufiges Auftreten im Rahmen diffuser, aber auch distinkter Hirnschädigungen (sog. strategischer Läsionen).

▪ Fazit

Grundsätzlich lässt sich festhalten, dass unilaterale Hirnschädigungen zu materialspezifischen (verbale oder nonverbale) Gedächtnisstörungen führen, während bilaterale Hirnschädigungen globale Gedächtnisstörungen nach sich ziehen (und hier insbesondere solche, bei denen einzelne Komponenten der genannten Schleifensysteme betroffen sind). Wichtig ist auch, dass die bei den meisten Amnestikern (einschließlich bei Patienten im Frühstadium einer Demenz) erhaltene Behaltensspanne von tatsächlich bestehenden Gedächtnis(verarbeitungs)störungen ablenken kann. Andererseits ist zu berücksichtigen, dass auch Patienten mit Gedächtnisstörungen in der Lage sind, auf bereits konsolidierte Wissensinhalte zurückzugreifen bzw. bestimmte Lernleistungen zu erbringen. Dieser Umstand kann im Einzelfall von rehabilitativem Nutzen sein. Eine orientierende Untersuchung der mnestischen Leistungen (einschließlich Arbeits- und Altgedächtnis) sollte daher immer Bestandteil der psychopathologischen Befunderhebung sein, die nötigenfalls durch eine eingehende neuropsychologische Untersuchung zu ergänzen ist.

Literatur

Calabrese P, Markowitsch HJ, Durwen HF et al (1996) Right temporofrontal cortex as a critical locus for the ecphory of old episodic memory. J Neurol, Neurosurg Psychiatr 61: 304–310

Damasio AR (1995) On some functions of the human prefrontal cortex. In: Grafman J, Holoyak KJ, Boller F (eds) Structure and function of the human prefrontal cortex. Ann NY Acad Sci 769: 241–263

Goldman-Rakic P, O Scalaidhe SP, Chafee M (2000) Domain specificity in cognitive systems. In: Gazzaniga MS (ed) The new cognitive sciences. MIT, Cambridge MA, pp 733–742

Greenberg DL, Rubin DC (2003) The neuropsychology of autobiographical memory. Cortex 39(4–5): 687–728

Heindel WC, Salmon DP et al (1989) Neuropsychological evidence for multiple memory systems: a comparison of Alzheimers, Huntingtons and Parkinsons disease patients. J Neurosci 9: 582–587

LaBar KS, Cabeza R (2006) Cognitive neuroscience of emotional memory. Nature Rev Neurosci 7(1): 54–64

Ribot T (1882) Diseases of memory. Kegan Paul, Trench, London

Roy S, Park NW (2010) Dissociating the memory systems mediating complex tool knowledge and skills. Neuropsychologia 48: 3026–3036

Squire L, Kandel ER (2009) Die Natur des Erinnerns, 2. Aufl. Spektrum Akademischer Verlag, Heidelberg

»Leichte kognitive Beeinträchtigung« im Alter

Michael Zaudig

Zum Thema

Da mehr als 80% der gefährdeten Älteren regelmäßig ihren Hausarzt konsultieren, nimmt dieser eine Schlüsselstellung in der Diagnostik und v. a. bei der Früherkennung demenzieller Prozesse ein. Dies trifft in besonderem Maße auf die leichte kognitive Beeinträchtigung (LKB) zu, die ein besonders hohes Risiko für die Entwicklung einer Demenz darstellt. Im angloamerikanischen Sprachraum hat sich der Begriff *mild cognitive impairment* (MCI) durchgesetzt.
Die LKB ist eine kognitive Störung mit besonderen Problemen im Bereich des Kurzzeitgedächtnisses, der Auffassung und Aufmerksamkeit. Die Patienten klagen darüber, ohne dass sich dies in besonderer Weise in einer Beeinträchtigung der psychosozialen Kompetenz zeigt. Diese Störung im Alter muss unterschieden werden von anderen psychischen Störungen, wie z. B. der Depression oder anderen spezifischen organischen Ursachen.
Die LKB ist entweder als ein Vorläuferstadium einer sich später entwickelnden Demenz anzusehen oder als eine gutartige, sich nicht weiter verschlechternde Altersvergesslichkeit.
Die Prävalenz dieser Störung liegt bei 13–19% aller über 65-Jährigen. Patienten mit LKB haben ein Risiko von über 50%, nach 5 Jahren eine Demenz zu entwickeln.
Es gibt einfache, auch im Praxisalltag einsetzbare Diagnoseverfahren wie das Strukturierte Interview für die Diagnose der Alzheimer-Demenz, der Multiinfarktdemenz und Demenzen anderer Ätiologie nach DSM-IV und ICD-10 (SIDAM, ► Anhang A5).
Bisher gibt es überwiegend kasuistische Hinweise darauf, dass Antidementiva sehr effektiv in der Behandlung der LKB sein könnten. Gleiches gilt für Verhaltenstherapie.

3.1 Definition und Synonyma

Der »Übergangsbereich« der LKB wurde erst in den 1990er Jahren als eine besonders wichtige diagnostische Gruppe erkannt, da das Risiko dieser Gruppe, später eine Demenz zu entwickeln (über 50% in 5 Jahren) sehr hoch ist (Bickel u. Cooper 1994, Gauthier et al. 2006).

Um diese Gruppe der LKB genauer definieren zu können, ist zum einen die Abgrenzung vom normalen kognitiven Altern notwendig, zum anderen aber auch die Abgrenzung zu den frühen Stadien einer Demenz. Die Früherkennung von Demenzprozessen ist eine unerlässliche Voraussetzung für die Erprobung und Evaluation von therapeutischen Interventionsmaßnahmen und kann dazu beitragen, zeitig die Weichen für eine angemessene Versorgung zu stellen (Zaudig 1999, Burns u. Zaudig 2002, Gauthier et al. 2006).

Versuche, die Grenze zwischen normaler kognitiver Alterung und Demenz bzw. diesen Zwischenbereich zu beschreiben, finden in der Literatur viele Bezeichnungen. Bereits 1913 beschrieb Kraepelin z. B. die Presbyophrenie als eine leichtergradige kognitive Beeinträchtigung, die einerseits auch gut abgrenzbar sei von frühen Formen der Alzheimerschen Erkrankung und andererseits vom »Altersblödsinn«. Für die LKB gibt es derzeit unterschiedliche Definitionen und Beschreibungen. Mehr als 25 Termini sind vorgeschlagen worden, darunter erstmalig im deutschsprachigen Raum der Begriff **»leichte kognitive Beeinträchtigung«** (Zaudig 1995). Unter LKB werden kognitive Störungen im Alter verstanden, über die Patienten klagen, ohne dass sich dies in besonderer Weise in einer Beeinträchtigung der psychosozialen Kompetenz zeigt. Psychische Störungen als Ursache sind ausgeschlossen, z. B. Depression, ebenso spezifische organische Ursachen, und die Kriterien für eine Demenz sind nicht erfüllt. Dieses beschriebene Störungsbild ist entweder als Vorläuferstadium einer sich später entwickelnden Demenz anzusehen oder als eine gutartige, sich nicht weiter entwickelnde Altersvergesslichkeit (Zaudig 1999).

In der Allgemeinarztpraxis entsteht nicht selten folgende Problemsituation:

» Herr Doktor, ich komme heute nicht wegen der Hüftschmerzen. Ich habe Angst! Angst, ich könnte ‚Alzheimer' bekommen. Seit Monaten habe ich verstärkt Probleme, mir Telefonnummern und Namen zu merken bzw. brauche ich oft länger, um mich an diese zu erinnern. Ich verlege häufiger die Hausschlüssel – was früher nie der Fall war – und bin auch irgendwie weniger konzentriert, weniger aufmerksam und muss mich mehr bemühen, bei der Sache zu bleiben. Meine Frau bemängelt dies ebenfalls. «

Eine nicht ganz seltene Situation. Der Hausarzt kennt den Patienten gut und lange und weiß, dass der Patient sicherlich keine Demenz hat. Aber ist dies, was der Patient schildert, normal oder üblich für sein Alter? Ohne Zweifel weist der Patient kognitive Beeinträchtigungen auf. Der Hausarzt testet ihn mit der inzwischen sehr gebräuchlichen und verbreiteten Mini-Mental State

Examination (MMSE), und der Patient erreicht 28 von 30 möglichen Punkten, d. h. das Testergebnis ist unauffällig! Im SIDAM-Test, der auch für LKB sensitiv ist, hat er 46 von 55 möglichen Punkten erreicht, und es wird die Diagnose einer LKB gestellt. Aufgrund des bekannten körperlichen Befundes sowie aktueller Laborwerte ergeben sich keine Hinweise auf eine organische Verursachung dieser LKB.

3.1.1 Was ist eine leichte kognitive Beeinträchtigung?

Einen Überblick über die derzeit gebräuchlichen Termini und Definitionen gibt die folgende Übersicht:

Unterschiedliche Konzepte und Synonyma der leichten kognitiven Beeinträchtigung im Alter (Zaudig 1999)

- Vorzeitiger Versagenszustand im Alter (Behringer u. Mallison 1949)
- *Benign senescent forgetfulness*/gutartige Altersvergesslichkeit (Kral 1962)
- *Limited dementia* (Gurland et al. 1977, 1982)
- *Questionable dementia* (Hughes et al. 1982)
- *Mild cognitive decline* (Reisberg et al. 1982)
- *Mild dementia* (Henderson u. Huppert 1984)
- *Minimal dementia* (Roth et al. 1986)
- *Age-associated memory impairment* (AAMI, Crook et al. 1986)
- *Age-consistent memory impairment* (ACMI, Blackford u. LaRue 1989)
- *Late-life forgetfulness* (LLF, Blackford u. LaRue 1989)
- Leichte kognitive Beeinträchtigung (LKB)/*mild cognitive impairment* (MCI, Zaudig et al. 1991, Zaudig 1992, 1995, 1999)
- Leichte Vergesslichkeit/*mild forgetfulness* (Cooper et al. 1992)
- *Ageing-associated cognitive decline* (AACD, Levy 1994)
- *Cognitively impaired not demented* (CIND, Ebly et al. 1995)
- *Sub-clinical senescent cognitive disorder* (Ritchie et al. 1996)
- *Mild cognitive impairment* (MCI, Petersen et al. 1999)
- *Amnestic MCI* (Petersen et al. 2001)

Auch die beiden derzeit gebräuchlichen Klassifikationssysteme ICD-10 (Internationale Klassifikation Psychischer Krankheiten, WHO 1992, Dilling et al. 1991) und DSM-IV-TR (Diagnostisches und Statistisches Manual Psychischer Erkrankungen, American Psychiatric Association 2000, Saß et al. 2003) tragen der Bedeutung dieser »Zwischengruppe« Rechnung, indem sie Experimentalkategorien anbieten (◘ Tab. 3.1).

3.2 Klinische Diagnosekriterien

Grundsätzlich gibt es mindestens drei mögliche Ätiologien für die Entstehung kognitiver Beeinträchtigung im Alter (Zaudig 1999).

3.2.1 Spezifische organische Ursachen

In ICD-10, Kap. F06.7 wird die Kategorie der »leichten kognitiven Störung« beschrieben. Gefordert wird eine eindeutige organische Ätiologie sowie Reversibilität der Störung. Die Diagnose der leichten kognitiven Störung nach ICD-10 ist nicht auf das Alter beschränkt. Kognitive Störungen aufgrund einer schweren Virusinfektion, einer dekompensierten Herzinsuffizienz, im Rahmen einer Hypothyreose usw. fallen ebenfalls hierunter (◘ Abb. 3.1).

Nach DSM-IV-TR wird analog die Experimentalkategorie der »leichten neurokognitiven Störung« beschrieben. Es gibt eine Ähnlichkeit zur leichten kognitiven Störung nach ICD-10 (F06.7): Die leichte neurokognitive Störung nach DSM-IV-TR wird jedoch nicht als reversibel definiert, allerdings wird gefordert, dass die Störung mindestens 2 Wochen andauert. Auch bei dieser Kategorie sollten eindeutige oder objektivierbare organische Ursachen vorliegen. Ist das nicht der Fall, wird darauf hingewiesen, dass die DSM-IV-TR-Diagnose des »altersbedingten kognitiven Abbaus« (780.9) erwogen werden sollte. Hierbei handelt es sich um eine Restkategorie, die nur dann berücksichtigt werden muss, falls es keine expliziten organischen Ursachen für einen leichten kognitiven Abbau gibt.

Tab. 3.1 Klinische Konzepte der leichten kognitiven Beeinträchtigung im Alter in den Klassifikationssystemen ICD-10 und DSM-IV-TR

WHO, ICD-10, F07.8b	Persönlichkeits- und Verhaltensstörung aufgrund einer Erkrankung, Schädigung oder Funktionsstörung des Gehirns
WHO, ICD-10, F06.7	Leichte kognitive Störung (reversibel)
DSM-IV-TR, 780.9	Altersbedingter kognitiver Abbau
DSM-IV-TR, 294.9	Kognitive Störung, nicht näher bezeichnet
DSM-IV-TR, Experimentalkriterien	Leichte neurokognitive Störung

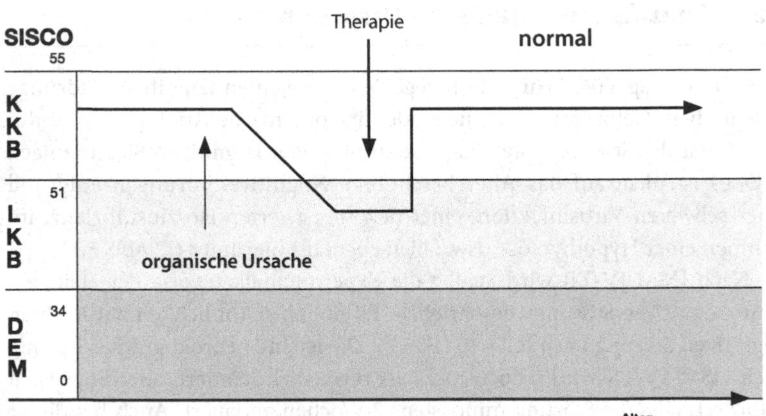

Abb. 3.1 Leichte (reversible) kognitive Störungen nach ICD-10 (F06.7). *KKB* keine kognitive Beeinträchtigung, *LKB* leichte kognitive Beeinträchtigung, *DEM* Demenz, *SISCO* SIDAM-SCORE 0 (Minimum bis 55: Maximum)

DSM-IV-TR-Forschungskriterien für die leichte neurokognitive Störung (Saß et al. 1996)

A. Das Vorhandensein von zwei (oder mehr) der folgenden Beeinträchtigungen der kognitiven Funktionen, die die meiste Zeit innerhalb einer Periode von mindestens 2 Wochen andauern (wie durch den Betroffenen oder eine andere zuverlässige Person berichtet wird):
1. Gedächtnisbeeinträchtigung gekennzeichnet durch eine reduzierte Fähigkeit beim Erlernen oder Wiedergeben von Informationen
2. Störungen von Exekutivfunktionen (z. B. Planen, Organisieren, Reihenfolgen bilden, Abstrahieren)
3. Störung der Aufmerksamkeit und der Informationsverarbeitungsgeschwindigkeit
4. Beeinträchtigung der perzeptiven motorischen Fähigkeiten
5. Beeinträchtigung der Sprache (z. B. Verstehen, Wortfindung)

B. Aufgrund der körperlichen Untersuchung oder von Laborbefunden (einschließlich bildgebender Verfahren) besteht der objektive Nachweis eines neurologischen oder medizinischen Krankheitsfaktors, der als ätiologisch für die kognitive Störung beurteilt wird.

C. Aufgrund neuropsychologischer Tests oder quantifizierender kognitiver Messverfahren besteht der Nachweis einer Abnormalität oder eines Abfalls der Leistung.

D. Die kognitiven Defizite führen zu deutlichem Leiden oder Beeinträchtigungen in sozialen, beruflichen oder anderen wichtigen Funktionsbereichen und stellen einen Abfall gegenüber dem bisherigen Leistungsniveau dar.

E. Die kognitive Störung erfüllt nicht die Kriterien für ein Delir (= einen Verwirrtheitszustand), eine Demenz oder eine amnestische Störung und kann nicht durch eine andere psychische Störung besser erklärt werden (z. B. eine Störung im Zusammenhang mit psychotropen Substanzen, *major depression*).

3.2.2 Frühsymptomatik einer Alzheimer-Demenz

Definitionen, die diese »Zwischengruppe« als ein Vorstadium einer künftigen Demenz ansehen, sind z. B. die von Petersen et al. mit der Bezeichnung *mild cognitive impairment* (MCI) (► 3.2.3). Eine Vielzahl von Studien weisen darauf hin, dass die Diagnose einer MCI ein hohes Risiko für die Entwicklung einer Alzheimer-Demenz (AD) darstellt (◘ Abb. 3.2).

3.2.3 Nichtprogrediente und auch nicht durch spezifische organische Ursachen bedingte gutartige Altersvergesslichkeit

Viktor Kral prägte 1962 den Terminus *benign senescent forgetfulness* (BSF, gutartige Altersvergesslichkeit). Kral sah diese Störung als eine nichtprogrediente und damit gutartige kognitive Beeinträchtigung an, die sich im Alter entwickeln kann und die sich nicht weiter zur Demenz entwickelt. Patienten mit BSF sind schusseliger und vergesslicher, haben Probleme, unwichtige Daten und Erfahrungen aus neuerer Zeit abzurufen und zu speichern, sie sind sich ihrer Beeinträchtigungen bewusst und versuchen Gedächtnislücken zu umschreiben und haben keine Probleme, sich diese auch einzugestehen (Kral 1962, ◘ Abb. 3.3).

In der Nachfolge von Krals Gedanken einer gutartigen kognitiven Störung im Alter entwickelten Crook et al. das Konzept des *age-associated memory impairment* (AAMI) und später Levy die altersassoziierte kognitive Beeinträchtigung (*ageing-associated cognitive decline*, AACD).

Aus den o. g. Überlegungen heraus liegt einer LKB mindestens eine der o. g. ätiologischen Hypothesen zugrunde. Auf syndromaler Ebene ist allen Ätiologien die im Vordergrund stehende kognitive Beeinträchtigung gemeinsam, insbesondere die Vergesslichkeit und Schusseligkeit und geringe Schwierigkeiten beim Problemlösen oder mit dem Sprachverständnis.

Zusammenfassend gesehen, lässt sich auch heute noch nicht zuverlässig vorhersagen, ob, wann oder welche Art einer Demenz sich entwickeln könnte. Aufgrund der aktuellen Studienlage (Übersicht in Zaudig 2005, Gauthier et al. 2006) liegt die Wahrscheinlichkeit für die Entwicklung einer Demenz im Zeitraum von 5 Jahren bei 50%.

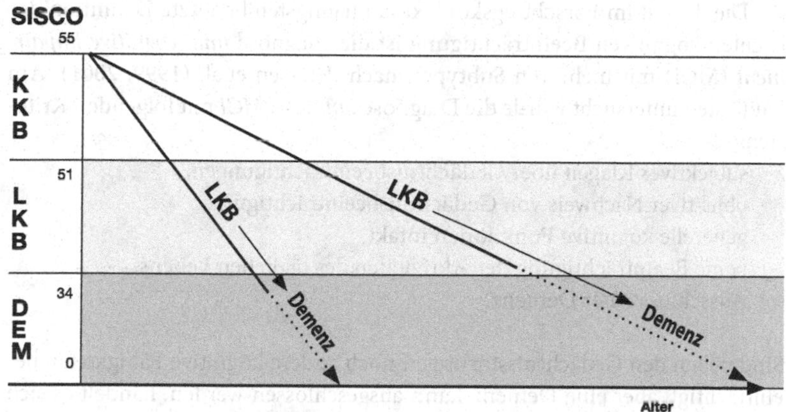

Abb. 3.2 Die leichte kognitive Beeinträchtigung (*LKB*) als Frühsymptomatik einer Demenz. *KKB* keine kognitive Beeinträchtigung, *DEM* Demenz, *SISCO* SIDAM-SCORE 0 (Minimum bis 55: Maximum)

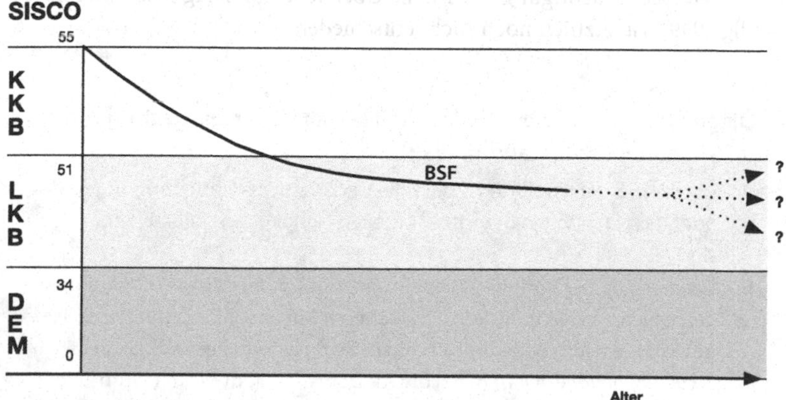

Abb. 3.3 Die gutartige Altersvergesslichkeit (*BSF*). *KKB* keine kognitive Beeinträchtigung, *LKB* leichte kognitive Beeinträchtigung, *DEM* Demenz, *SISCO* SIDAM-SCORE 0 (Minimum bis 55: Maximum)

Die derzeit im Forschungskontext am häufigsten benutzte Definition der leichten kognitiven Beeinträchtigung ist die Diagnose *mild cognitive impairment* (MCI) mit mehreren Subtypen nach Petersen et al. (1999, 2001). Am häufigsten untersucht wurde die Diagnose *amnestic MCI* mit folgenden Kriterien:

- subjektives Klagen über Gedächtnisbeeinträchtigungen,
- objektiver Nachweis von Gedächtnisbeeinträchtigung,
- generelle kognitive Funktionen intakt,
- keine Beeinträchtigung der Aktivitäten des täglichen Lebens,
- Ausschluss einer Demenz.

Sind neben den Gedächtnisstörungen noch andere kognitive Fähigkeiten beeinträchtigt, aber eine Demenz kann ausgeschlossen werden, handelt es sich nach Petersen et al. (2001) um eine *multiple-domain amnestic MCI*. Unterschieden werden ein *non-amnestic mild cognitive impairment* unterteilt in einen Single-domain- und einen Multiple-domain-Typ. Inwieweit eine derartige »Parzellierung« (Subkategorisierung) der leichten kognitiven Beeinträchtigung mehr Sinn macht als eine einzige umfassende Definition der leichten kognitiven Beeinträchtigung (s. unten, Übersicht zur Diagnose einer LKB, Zaudig 1999), ist letztlich noch nicht entschieden.

Diagnostische Kriterien der leichten kognitiven Beeinträchtigung im Alter (mod. nach Zaudig 1999)

A. Für die LKB wird gefordert, dass die Gedächtnisbeeinträchtigung und/oder das Nachlassen der intellektuellen Fähigkeiten objektivierbar sind.

B. Das Ausmaß der kognitiven Beeinträchtigung beeinflusst die Fähigkeit, den psychosozialen Alltag zu bewältigen nur in sehr leichter Weise, ist gut kompensierbar und erfüllt **nicht** die Kriterien einer ADL-Skala (*activities of daily living*, ADL), die für Demenzen entwickelt wurde.

C. Eine Verschlechterung der emotionalen Kontrolle, des Sozialverhaltens oder des Antriebs besteht **nicht** oder nur in sehr leichter Ausprägung.

D. Der SIDAM-Score (SISCO) sollte im Bereich von 34–51 liegen oder der SIDAM-MMSE zwischen 23 und 28 **und/oder** sollte ein GDS-Wert von 3 oder ein CDR-Wert von 0,5 bestehen. ▶

E. Eine Demenz nach ICD-10 oder DSM-IV muss ausgeschlossen werden.
F. Andere **psychische** Störungen wie z. B. depressive Störungen, Delir oder eine Bewusstseinsstörung müssen ausgeschlossen sein, und es gibt keine objektiven Hinweise auf eine spezifische **organische** Ursache für die LKB.
G. Niedrige Intelligenz und mangelnde Bildung sind ausgeschlossen bzw. berücksichtigt.
H. Die Störung (Kriterien A, B, C) besteht mindestens für einen Zeitraum von 2 Wochen.

3.3 Symptomatik, Differenzialdiagnostik und Verlauf

3.3.1 Symptomatik

Subjektiv erleben die Patienten häufig schleichend eine Veränderung bzw. Verschlechterung ihrer Gedächtnisleistung, unwichtige Ereignisse werden nicht wieder erinnert und häufig nicht gespeichert. Dies zeigt sich z. B. im Verlegen von Gegenständen, Vergessen von (meist unwichtigen) Daten, Telefonnummern, politischen Ereignissen. Nicht selten tritt eine Verlangsamung im kognitiven Bereich auf (Abnahme der Informationsverarbeitungsgeschwindigkeit). Angehörige und Freunde bemerken, dass der Betroffene weniger aufmerksam ist, irgendwie nicht mehr richtig zuhört usw. Auch der Patient merkt dies, aber erst, wenn man ihn direkt darauf anspricht. Im Bereich der fluiden Intelligenz, d. h. im Bereich der Abstraktionsfähigkeit, Urteilsfähigkeit, besteht häufig ebenfalls eine leichte Verschlechterung. Die Patienten erleben sich als ungeduldiger, aufbrausender, unkontrollierter, stimmungslabiler, auch depressiver als in früheren Episoden ihres Lebens. Konzentrationsstörungen sind nicht selten. Die Symptomatik manifestiert sich insbesondere bei anspruchsvoller Tätigkeit und im gesellschaftlichen Rahmen (Zaudig 1995, 1999).

Diese Symptomatik wird häufig nicht ernst genommen, und nach wie vor herrscht die verbreitete Annahme vor, kognitive Leistungseinbußen der o. g. Art seien eine normale Folge des Alterns. Nach Ausschluss einer spezifischen organischen Ursache wird die Diagnose einer LKB gestellt.

Die Diagnose einer LKB weist auf ein deutlich erhöhtes Risiko hin, im Zeitraum von 5 Jahren eine Alzheimer-Demenz oder eine andere Form einer Demenz entwickeln zu können.

3.3.2 Differenzialdiagnostik

Von größter Bedeutung für die Diagnose einer LKB ist der Nachweis einer deutlich unter der Altersnorm liegenden Gedächtnisleistung (Kurz 1999). Hierfür eignen sich besonders Gedächtnistests, die das Kurzzeitgedächtnis beinhalten, die die Wortflüssigkeit und Aufmerksamkeit prüfen. Große Bedeutung hat auch die Unterscheidung zu einer leichten Demenz. Auch hier eignen sich Testverfahren, wie z. B. SIDAM (Zaudig u. Hiller 1996) oder *Cambridge Mental Disorders of Elderly Examination* CAMDEX (Roth et al. 1986).

Wichtig ist auch eine Unterscheidung bzw. Abgrenzung gegenüber dem prämorbiden Intelligenzniveau. Eine LKB im o. g. Sinne ist stets neu erworben und nicht Ausdruck einer lebenslang bestehenden Intelligenzminderung. Am besten eignet sich die Einschätzung der prämorbiden Intelligenz aufgrund der Berufsausübung und Schulbildung. Als Hinweis auf eine später entstehende AD kommen mehrere biologische Krankheitsindikatoren in Betracht: Der Nachweis einer erhöhten Konzentration des neuronalen Tau-Proteins in Verbindung mit einer verminderten Konzentration von β-Amyloid im Liquor (Kurz 1999, Hampel et al. 2004).

Die Abgrenzung zu den Frühformen einer vaskulären Demenz ist ebenfalls notwendig und insbesondere auch zu Depressionen im Alter. Die Differenzialdiagnose zur Depression stellt sicherlich eine der schwersten klinischen Aufgaben dar. Meist lässt sich eine exakte Differenzierung erst durch den Verlauf der Erkrankung ermöglichen. Grundsätzlich ist immer abzuklären, ob eine vorübergehende, allgemein internistische (z. B. Virusinfektion oder Exsikkose) Störung vorliegt oder ein spezifischer neurologischer zerebraler Infekt (z. B. Meningitis). Beispielsweise kann auch bei einer schweren Virusgrippe eine deutliche kognitive Störung auftreten, die jedoch in der Regel reversibel ist. Für diese Zustände wird nach ICD-10 der Begriff »leichte kognitive Störung« (ICD-10, F06.7) gebraucht. Wesentliches Merkmal der leichten kognitiven Störung ist die Reversibilität im Gegensatz zur »leichten kognitiven Beeinträchtigung« (ICD-10, F07.8).

3.3.3 Verlauf

Unterschiedliche Definitionen von LKB erweisen sich als reliabel und valide. Typischerweise verschlechtern sich Patienten mit bereits bestehender LKB in den Bereichen Orientierung, Kurz- und Langzeitgedächtnis, verbale/rechnerische Fähigkeiten, Konstruktionsfähigkeiten und Aphasie/Apraxie (Zaudig u. Hiller 1996). Hinweisend auf die Entwicklung einer Demenz erscheinen eine leichte Störung der Aphasie/Apraxie, zusätzlich auch Veränderungen in der Orientiertheit. Patienten mit LKB haben nach den Ergebnissen auch von Bickel u. Cooper (1994) ein hohes Risiko, eine Demenz zu entwickeln, es wird von den Autoren empfohlen, nach 30 Monaten eine Wiederholungsuntersuchung durchzuführen, da dies der durchschnittliche Zeitverlauf ist, in dem Patienten mit LKB eine leichte Demenz entwickeln können. Es ist daher sowohl im ambulanten wie im stationären Bereich dringend zu empfehlen, diagnostische Screening-Instrumente, die auch den kognitiven Status quantifizieren können, anzuwenden. Besonders geeignet dafür sind SIDAM (Zaudig u. Hiller 1996) oder CAMDEX (Roth et al. 1986).

Die meisten Verlaufsstudien der letzten Jahre zeigen, dass sich die Gruppe der LKB nach einigen Jahren doch in Richtung Demenz entwickelt. Bowen und Mitarbeiter konnten in einem 4-Jahres-Follow-up bei Patienten mit isoliertem Gedächtnisverlust bzw. -beeinträchtigung in 49% die Entwicklung einer Demenz feststellen (◘ Tab. 3.2). Die meisten der in ◘ Tab. 3.2 aufgeführten Verlaufsstudien zeigen eine jährliche Progressionsrate in Richtung Demenz von durchschnittlich 10% der Patienten mit LKB/MCI. Obwohl die Diagnosedefinitionen der LKB leicht unterschiedlich waren, weisen fast alle Untersuchungen ähnliche Veränderungsraten auf. Ein weiteres Ergebnis vieler Verlaufsstudien ist auch der Befund, dass eine stärkere kognitive Beeinträchtigung schneller zur Demenz führt. Weitere Zusammenfassungen über den aktuellen Stand der Verlaufsstudien finden sich in Gauthier et al. (2006) und Zaudig (2005). Das wichtigste Ergebnis aller Verlaufsstudien ist das hohe Konversionsrisiko von mehr als 50% nach 5 Jahren in Richtung einer Demenz.

Aufgrund der Verlaufsdaten und vielfacher Hinweise aus der Literatur ist zu fordern, dass Patienten mit LKB mindestens alle 6–12 Monate sorgfältig untersucht und getestet werden sollten, um eine Entwicklung in Richtung Demenz frühzeitig festzustellen. Für die Testung in der Allgemeinarztpraxis erscheint das SIDAM besonders geeignet.

Tab. 3.2 Verlaufsstudien bei leichter kognitiver Beeinträchtigung (LKB)

Autoren	LKB-Definition	Follow-up (Jahre)	Demenz-entwicklung (%)	Jährliche Konversionsrate (%)
Tierney et al. (1996)	Memory impairment	2	28	14
Zaudig u. Hiller (1996)	CDR 0,5	1	10	10
Zaudig u. Hiller (1996)	GDS 3	1	11	11
Bowen et al. (1997)	Isolated memory loss	4	48	12
Wolf et al. (1998)	MCI	3	20	6,7
Krasucki et al. (1998)	MCI	4,5	100	22
Petersen et al. (1999)	MCI	1	10–15	10
Daly et al. (2000)	MCI	3	18	6
Ritchie et al. (2001)	AACD	3	28,6	9,5
Bozoki et al. (2001)	MCI (*multiple domains*)	2	50	25
Morris et al. (2001)	MCI	5	20–60[a]	4–12
Waite et al. (2001)	MCI (mit EPS) (mit vaskulären Zügen)	3	21 34 38	7 11,3 12,7
Tabert (2002)	MCI	2	25	12,5
Palmer et al. (2002)	CIND	3	35	11,7

[a] Abhängig von der jeweiligen Definition.
MCI *mild cognitive impairment*, EPS *extrapyramidalmotorische Symptome*, AACD *age-associated cognitive decline*.

3.3.4 Diagnose- und Messverfahren sowie Wertebereiche

In den meisten internationalen Studien wird die MMSE herangezogen, um den Grad der kognitiven Beeinträchtigung quantitativ darzustellen, zusätzlich sehr häufig eine Reihe neuropsychologischer Tests. Beispielsweise benutzten Welsh et al. eine neurologische Testbatterie (*Consortium to Establish a Registry for Alzheimer's Disease*, CERAD), um die LKB besser erfassen zu können. Die Patienten mit sehr leichten kognitiven Beeinträchtigungen (in dieser Studie als *mild Alzheimer's disease* bezeichnet) wurden mithilfe der MMSE quantifiziert, Werte von 24 und mehr wurden für die LKB zugrunde gelegt. In dieser Studie wurde u. a. belegt, dass die Erfassung des **Kurzzeitgedächtnisses** entscheidend ist in der Differenzierung »leichter kognitiver Beeinträchtigungen« von normalen Kontrollfällen. Zaudig (1995) konnte u. a. zeigen, dass für die Gruppe »0.5« ein durchschnittlicher MMSE-Wert von 25,8 vorliegt, für die »GDS-Gruppe 3« (Schweregraderfassung der Demenz anhand der *Global Deterioration Scale*, GDS) ein MMSE von 24,8. Für »GDS 2« wurde ein MMSE-Wert von 26,9 gefunden.

Die MMSE ist das am häufigsten benutzte quantitative Maß zur Einschätzung der kognitiven Beeinträchtigungen, aber im Allgemeinen für die Gruppe der LKB wenig brauchbar (nur im Zusammenhang mit anderen Untersuchungsverfahren wie z. B. SIDAM oder CAMDEX). Die MMSE ist nur im Bereich der Demenz reliabel.

Nach Zaudig u. Hiller (1996) und Zaudig (1995) können – unter Anwendung des SIDAM (ICD-10) – folgende Wertebereiche für LKB mit MMSE und SISCO (SIDAM-Gesamt-Score) angegeben werden (▫ Tab. 3.3):
- MMSE: 23–28 Punkte,
- SISCO: 34–51 Punkte.

Für die Erfassung einer LKB hat sich im Praxisalltag das SIDAM bzw. der Leistungsteil des SIDAM besonders bewährt. Für die Durchführung benötigt man durchschnittlich 15 Minuten (wobei der Test auch an geschulte Sprechstundenhilfen oder Pflegekräfte delegiert werden kann).

Tab. 3.3 Wertebereiche für SIDAM-MMSE und SISCO (Zaudig 1995)

	MMSE[a]	SISCO[b]
Keine kognitive Beeinträchtigung (KKB)	29–30	52–55
Leichte kognitive Beeinträchtigung (LKB)	23–28	34–51
Demenz (DEM)	0–22	0–33

[a] *Mini-Mental State Examination*
[b] SIDAM-Gesamtwert

3.4 Epidemiologie

Die Daten zur Prävalenz der LKB sind aufgrund unterschiedlicher Definitionen noch heterogen (Zaudig 2005). Im Rahmen der interdisziplinären Langzeitstudie für Erwachsene (ILSE) wurden die Prävalenzraten von 4 Konzepten der LKB verglichen (Kratz et al. 1998). Die Autoren fanden unterschiedliche Prävalenzraten für die AAMI (*age-associated memory impairment*), die ACMI (*age-consistent memory impairment*), die LLF (*late-life forgetfulness*) und für den AACD (*ageing-associated cognitive decline*).

Aufgrund unterschiedlicher Definitionen schwanken entsprechend die Prävalenzzahlen für LKB zwischen 2% und 23% (Kratz et al. 1998, Abb. 3.4) und 19% und 29% bei über 85-Jährigen. Nach Häfner (1991) liegt die Prävalenz für LKB bei 14% bei den über 65-Jährigen (5% bei mittleren und schweren Demenzen).

Die durchschnittliche Überlebenszeit bei Patienten nach Diagnose einer AD beträgt weniger als 10 Jahre. Die Überlebensrate von Patienten mit jeglichem Grad einer kognitiven Beeinträchtigung ist umgekehrt proportional zum Grad der Beeinträchtigung. Das heißt, je stärker die kognitive Beeinträchtigung, desto höher die Wahrscheinlichkeit einer niedrigeren Überlebensrate. Dieses Ergebnis wurde in den allermeisten epidemiologischen Studien übereinstimmend gefunden (Bickel u. Cooper 1994, Zaudig 2005).

Wie aus dem oben Genannten bereits hervorgeht, handelt es sich bei Patienten mit LKB um eine ätiologisch heterogene Gruppe. Bis zu 50% (Petersen

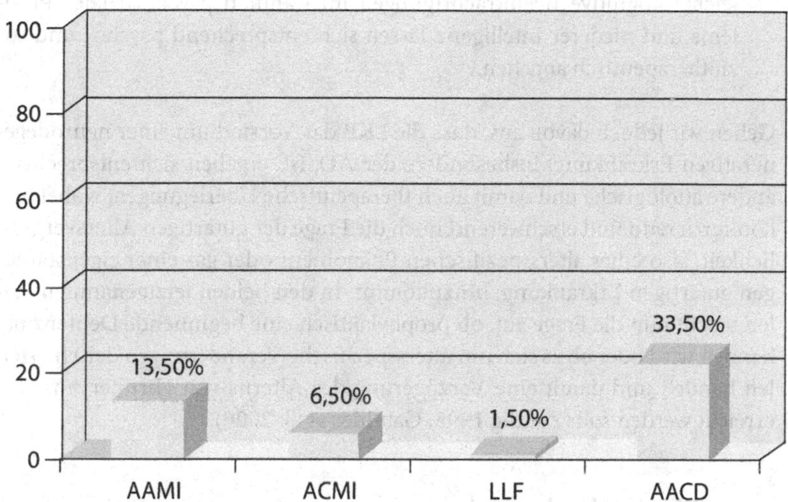

Abb. 3.4 Prävalenz (%) der LKB bei über 65-Jährigen (Kratz et al. 1998). *AAMI age-associated memory impairment, ACMI age-consistent memory impairment, LLF late-life forgetfulness, AACD ageing-associated cognitive decline*

et al. 2001) der Patienten entwickeln innerhalb weniger Jahre eine AD. Damit treten auch entsprechende neurobiologische Risikofaktoren und genetische Ursachen als Hinweise für die spätere Entwicklung einer Demenz auf (Kurz 1999).

3.5 Therapie

Die Pharmakotherapie der LKB im eigentlichen Sinne (d. h. wissenschaftlich gesichert) existiert noch nicht. Ohne eine eindeutige und auch auf die Ätiologie bezogene Diagnostik kann es keinen sinnvollen Einsatz von Medikamenten geben. Wie bereits oben ausgeführt, ergeben sich mehrere Möglichkeiten einer ätiologischen Zuordnung für die LKB:

- eindeutig definierbare körperliche Erkrankungen, die dann auch entsprechend spezifisch behandelt werden können;
- psychische Erkrankungen, wie z. B. depressive Störungen; auch diese können spezifisch behandelt werden;

- leichte kognitive Beeinträchtigungen im Rahmen psychosozialer Probleme und niederer Intelligenz lassen sich entsprechend psycho- und soziotherapeutisch angehen.

Gehen wir jedoch davon aus, dass die LKB das Vorstadium einer neurodegenerativen Erkrankung, insbesondere der AD, ist, ergeben sich entsprechend andere ätiologische und damit auch therapeutische Überlegungen; wobei hier konkurrierend und erschwerend noch die Frage der gutartigen Altersvergesslichkeit, also eines altersspezifischen Phänomens oder gar einer eigenständigen gutartigen Erkrankung, hinzukommt. In den beiden letztgenannten Fällen taucht nun die Frage auf, ob prophylaktisch eine beginnende Demenz behandelt wird oder ob es sich um altersspezifische Veränderungen der Hirnzellen handelt und damit eine Verzögerung des Alterns von Hirnnervenzellen erreicht werden soll (Zaudig 1995, Gauthier et al. 2006).

3.5.1 Pharmakotherapie

Die erste Welle klinischer Untersuchungen der symptomatischen Behandlung der leichten kognitiven Beeinträchtigung mit Donepezil, Galantamin, Rivastigmin, Memantin mit Behandlungszeiten von 6 Monaten bis 3 Jahren waren wenig erfolgreich (Petersen u. Morris 2005, Petersen et al. 2005). Zumindest waren die Ergebnisse sehr heterogen und zeigten keine übereinstimmende Reduzierung der Progressionsrate zur Demenz. Weitere Studien über einen längeren Follow-up sind geplant. Kontrastierend dazu gibt es allerdings eine große Zahl von kasuistischen Berichten über gute Effekte verschiedener älterer, aber auch neuerer Antidementiva bei LKB, wobei hier immer zugrunde gelegt werden muss, dass sehr oft diffuse diagnostische Konzepte vorlagen. Meist wurde bei diesen Patienten eine leichte Hirnleistungsstörung festgestellt. Selbst wenn viele klinische Prüfungen der 1960er und 1970er Jahre mit den entsprechenden Nootropika aus heutiger Sicht methodisch unzureichend sind, fällt die Einheitlichkeit der positiven Ergebnisse ins Auge. Es liegt daher nahe, die Substanzgruppe der älteren Nootropika, Vitamin C und E, aber auch der neueren Antidementiva bei LKB zu erproben.

Die wichtigsten z. Z. für die Indikation für das Demenzsyndrom zur Verfügung stehenden Antidementiva sind (Förstl 2008):

- Donepezil,
- Rivastigmin,
- Galantamin,
- Memantin.

Grundsätzlich sollte bei Verdacht auf früh beginnende neurodegenerative Erkrankung eine pharmakologische Therapie eingeleitet werden.

3.5.2 Verhaltenstherapie

Neben der Pharmakotherapie der LKB gibt es eine Reihe erfolgreicher verhaltenstherapeutischer (kognitiver) Interventionen und Trainingsprogramme. Im Prinzip ist das ganze Spektrum verhaltenstherapeutischer Methodik einsetzbar. Natürlich sollten die Akzente anders gesetzt sein als bei dementen Patienten, bei denen sich verhaltenstherapeutische Kernelemente wie Realitätsorientierung, Erinnerungstherapie und Remotivation etabliert haben. Kognitiv-verhaltenstherapeutische Therapieverfahren sollten sich bewusst und gezielt nicht nur auf den kognitiven Anteil beziehen, sondern auch auf Emotionalität und Förderung der Kreativität der Patienten mit LKB.

Leider gibt es auch in diesem Bereich noch zu wenige kontrollierte Untersuchungen, die sich speziell mit der Gruppe der LKB befasst hätten. Zusammenfassend kann hier gesagt werden, dass sich Interventionseffekte nicht nur auf gedächtnisbezogenes Training beziehen sollten, sondern das gesamte Umfeld des Patienten mit einbeziehen müssen im Sinne von Bewältigungsstrategien, Entspannungsverfahren, emotional aktivierenden Verfahren. Dies scheint den besten prophylaktischen Effekt zu gewähren. Zu fordern bleibt genauso wie im pharmakologischen Bereich die Etablierung von Vergleichsstudien mit entsprechend langem Follow-up. Der Vergleich sollte sowohl eine Warte- und Plazebogruppe als auch pharmakologisch behandelte Patienten mit einbeziehen (Zaudig 1999).

3.5.3 Soziotherapie

Neben medizinischen, psychiatrischen und psychologischen Interventionen können soziotherapeutische Maßnahmen wichtig sein. Ähnlich wie bei Demenzen können insbesondere bei sehr frühen Formen der AD Kunst-, Musik- und Tanztherapie und psychosoziales Training nützlich sein. Die Auswirkungen dieser Interventionen auf die Entwicklung der LKB sind mangels Studien nicht bekannt. Aufgaben des Allgemeinarztes im Rahmen eines soziotherapeutischen Settings sind insbesondere stützende Gespräche (die Sorgen und Nöte des Patienten ernst zu nehmen) und, soweit vom Patienten gewünscht, Einbeziehung von Angehörigen. Darüber hinaus könnten auch bei LKB Angehörigengruppen, Problemlösegruppen für Patienten und Verstärkung sozialer Aktivitäten von Nutzen sein.

Literatur

American Psychiatric Association (APA) (2000) Diagnostic and Statistical Manual of Mental Disorders, 4th edition, text revision – DSM-IV-TR. American Psychiatric Association, Washington, DC

Bickel H, Cooper B (1994) Incidence and relative risc of dementia in an urban elderly population: Findings of a prospective field-study. Psychol Med 24: 179–1992

Burns A, Zaudig M (2002) Mild cognitive impairment in older people. Lancet 360: 1963–1965

Cooper B, Bickel H, Schäufele M (1992) Demenzerkrankungen und leichtere kognitive Beeinträchtigungen bei älteren Patienten in der ärztlichen Allgemeinpraxis. Ergebnisse einer Querschnittsuntersuchung. Nervenarzt 63: 551–560

Dilling H, Mombour W, Schmidt MH (Hrsg) (1991) Internationale Klassifikation der Krankheiten in der 10. Revision (ICD-10): Psychische und Verhaltensstörungen (Kapitel F). Klinisch-diagnostische Leitlinien. Huber und Hogrefe, Bern Göttingen

Förstl H (2008) Behandlungs- und Versorgungsstrategien bei Alzheimer und verwandten Demenzen. Nervenarzt 79: 617–628

Folstein MF, Folstein SE, McHugh PR (1975) Mini-Mental-State: A practical method for grading the cognitive state of patients for the clinician. Psychiat Res 12: 189–198

Gauthier S, Reisberg B, Zaudig M et al (2006) Mild cognitive impairment. Lancet 367: 1262–1270

Häfner H (1991) Seelische Erkrankungen des höheren Lebensalters: Häufigkeit, Ursachen, Vorbeugung und Behandlung. In: Häfner H (Hrsg) Psychiatrie: Ein Lesebuch für Fortgeschrittene. Fischer, Stuttgart Jena, S 63–96

Hampel H, Buerger K, Zinkovski R et al (2004) Measurement of phosphorylated Tau epitopes in the differential diagnoses of Alzheimer's disease. A comparative cerebrospinal fluid study. Arch Gen Psychiatry 61: 95–102

Kral VA (1962) Senescent forgetfulness: Benign and malignant. Canad Med Assoc 86: 257–260

Kratz B, Schröder J, Pantel J et al (1998) Leichte kognitive Beeinträchtigung im Alter. Ergebnisse einer gerontologischen Untersuchung. Nervenarzt 69: 975–982

Kurz A (1999) Andere organische psychische Störungen, die leichte kognitive Störung. In: Möller HJ, Laux G, Kapfhammer H-P (Hrsg) Psychiatrie und Psychotherapie. Springer, Berlin Heidelberg New York

Lauter H, Kurz A (1989) Demenzerkrankungen im mittleren und höheren Lebensalter. In: Kisker KP, Lauter H, Meyer JE, Müller C, Strömgren E (Hrsg) Psychiatrie der Gegenwart, Bd 8. Alterspsychiatrie. Springer, Berlin, S 135–200

O'Connor DW, Pollitt PA, Jones BJ et al (1991) Continued clinical validation of dementia diagnosed in the community using the Cambridge Mental Disorders of the Elderly Examination. Acta Psychiatr Scand 83: 41–45

Petersen RC, Morris JC (2005) Mild cognitive impairment as a clinical entity and treatment target. Arch Neurol 62: 1160–1163

Petersen RC, Smith EE, Waring SC et al (1999) Mild cognitive impairment: clinical characterization and outcome. Arch Neurol 56: 103–300

Petersen RC, Stevens JC, Ganguli M et al (2001) Practice parameter: early detection of dementia: mild cognitive impairment (an evidence-based review). Report from the Quality Standards Subcommittee of the American Academy of Neurology. Neurology 56: 1133–1142

Petersen RC, Thomas RG, Grundman M et al (2005) Vitamin E and donezepil for the treatment of mild cognitive impairment. N Engl J Med 352: 2379–2388

Reisberg B, Ferris SH, Leon MJ, de Crook T (1982) The Global Deterioration Scale (GDS): an instrument for the assessment of Primary Degenerative Dementia (PDD). Am Psychiatry 139: 1135–1139

Reischies FM (1997) Normales Altern und leichte Demenz. Auswirkungen normalen Alterns auf kognitive Leistungen und die Differenzierung von der leichten Demenz. In: Förstl H (Hrsg) Lehrbuch der Gerontopsychiatrie. Enke, Stuttgart, S 366–377

Roth M, Tym E, Mountjoy CQ et al (1986) CAMDEX. A standardized instrument for the diagnosis of mental disorders in the elderly with special reference to the early detection of dementia. Brit Psychiatry 149: 698–709

Saß H, Wittchen HU, Zaudig M (1996) Diagnostisches und statistisches Manual psychischer Störungen. DSM-IV. Deutsche Bearbeitung und Einführung. Hogrefe, Göttingen Bern Toronto Seattle

Saß H, Wittchen HU, Zaudig M, Houben I (2003) Diagnostisches und statistisches Manual psychischer Störungen – Textrevision – DSM-IV-TR. Deutsche Bearbeitung und Einführung nach der Textrevision der amerikanischen Originalpublikation der American Psychiatric Association. Hogrefe, Göttingen

Zaudig M (1995) Demenz und leichte kognitive Beeinträchtigung im Alter. Diagnostik, Früherkennung und Therapie. Huber, Bern

Zaudig M (1999) Die »Leichte Kognitive Beeinträchtigung« im Alter. In: Müller WE (Hrsg) Dementielle Erkrankungen: Erkennen und Behandeln. Lingua Med, Neu-Isenburg, S 35–62

Zaudig M (2005) Prodromes and early detection of Alzheimer's disease. In: Maj M, Lobez-Ibor JJ, Sartorius N, Sato M, Okasha A (eds) Early detection and management of mental disorders. Wiley, Chichester, 276–294

Zaudig M, Hiller W (1996) SIDAM-Handbuch. Strukturiertes Interview für die Diagnose einer Demenz vom Alzheimer Typ, der Multi-Infarkt- (oder vaskulären) Demenz und Demenzen anderer Ätiologien nach DSM-III-R, DSM-IV und ICD-10. Huber, Bern

Alzheimer-Demenz

Hans Förstl, Alexander Kurz und Tobias Hartmann

Zum Thema

Die Diagnose Alzheimer-Demenz (AD) wird bei etwa zwei Dritteln der klinisch untersuchten dementen Patienten gestellt. Bei genauerem Hinsehen würde man bei vielen dieser Patienten eine gemischte Demenz mit gleichzeitig vorhandenen vaskulären und anderen Hirnveränderungen erkennen. Die neuropathologischen Korrelate der AD – Alzheimer-Plaques, Neurofibrillen und Verlust funktionsfähiger Neuronen – werden in meist geringerer Ausprägung auch bei anderen Demenzformen und bei nichtdementen alten Menschen nachgewiesen. Das Lebensalter ist der Hauptrisikofaktor für die Manifestation einer AD. Die seltenen, vor dem 65. Lebensjahr auftretenden Alzheimer-Erkrankungen beruhen z. T. auf bereits bekannten autosomal-dominanten Mutationen. Medikamentös stehen derzeit mit den »Antidementiva« symptomatisch wirksame Behandlungsmöglichkeiten zur Verfügung.

4.1 Terminologie

Alzheimer-Demenz, Demenz vom Alzheimer-Typ, wahrscheinliche Alzheimer-Krankheit, primär degenerative Demenz sind gängige Bezeichnungen für die klinische Erscheinungsform; Alzheimer-Krankheit bezeichnet die zugrunde liegenden Hirnveränderungen. Nicht immer werden die Hirnveränderungen terminologisch klar von der klinischen Erscheinungsform unterschieden.

Alois Alzheimer beschrieb 1906 und 1907 eine präsenile, vor dem 65. Lebensjahr auftretende degenerative Demenz mit Neurofibrillen, Alzheimer-Plaques und Nervenzellverlust. Die extrazellulären Plaques der damals bereits bekannten senilen Demenz waren schon 1898 von Redlich beschrieben worden, die intraneuronalen Neurofibrillen im Jahr 1906 von Fuller. Da keine überzeugende symptomatische und neurobiologische Grenze zwischen der präsenilen und der senilen degenerativen Demenz zu ziehen ist, erfuhr der Begriff Alzheimer-Demenz (AD), der ursprünglich für die kleine Gruppe der präsenilen degenerativen Demenzen reserviert war, eine Erweiterung auf die Gesamtgruppe der degenerativen Demenzen mit Plaques und Neurofibrillen und wurde damit zur einheitlichen Bezeichnung für die insgesamt häufigste Demenzform. Ausdrücklich zu warnen ist vor der umgangssprachlich häufigen Vermischung von Demenz (Syndrom) und AD (Differenzialdiagnose, Krankheitsform).

4.2 Diagnosekriterien

Nach ICD-10 wird die AD bei Vorliegen eines Demenzsyndroms diagnostiziert, wenn kein ausreichender Hinweis auf eine andere relevante Ursache besteht (andere Hirnerkrankungen, systemische Erkrankungen und Alkohol- oder Drogenmissbrauch), die ebenfalls die Symptome erklären könnten.

Kriterien für die klinische Diagnose einer Alzheimer-Demenz (gekürzt nach den ICD-10-Forschungskriterien)

1. Die allgemeinen Demenzkriterien müssen erfüllt sein.
2. Anamnese und Untersuchung ergeben keine Hinweise auf andere potenzielle Demenzursachen wie Hirnerkrankungen (z. B. vaskuläre Hirnerkrankungen, HIV-Infektion, Morbus Parkinson, Chorea Huntington, Normaldruckhydrozephalus), systemische Erkrankungen (z. B. Hypothyreose, Vitamin-B_{12}- oder Folsäuremangel, Hyperkalzämie) oder Alkohol- und Drogenmissbrauch.

Die folgenden Fragen müssen also geklärt werden, um eine AD klinisch zu diagnostizieren und damit das Vorliegen einer AD mit neuropathologisch nachweisbaren Alzheimer-Plaques, Neurofibrillen und Neuronenverlust wahrscheinlich zu machen (◘ Tab. 4.1).

Erst wenn ein Demenzsyndrom nachgewiesen ist und alle anderen Fragen sowie CT bzw. MRT keinen ausreichenden Hinweis auf eine andere maßgebliche Demenzursache ergeben, liegen den Störungen wahrscheinlich vorwiegend Alzheimer-Hirnveränderungen mit ihrer typischen topographischen Verteilung zugrunde. Umgekehrt ist jedoch mit keiner klinischen Standarduntersuchung auszuschließen, dass bei einem Demenzsyndrom und Hinweisen auf vaskuläre oder andere Hirn- und systemische oder Abhängigkeitserkrankungen keine Alzheimer-Veränderungen zu den Störungen beitragen.

Seit einiger Zeit lassen sich allerdings mit radioaktiv markierten Farbstoffen Alzheimer-typische zerebrale β-Amyloid-Ablagerungen sowie molekulare Veränderungen in der Zerebrospinalflüssigkeit (β-Amyloid-Abnahme und eine Zunahme von Gesamt-Tau sowie Phospho-Tau) bei Personen nachweisen, die (noch) keine Symptome einer Demenz zeigen (◘ Abb. 4.1). Die Alzheimer-typischen Liquorveränderungen finden sich bei etwa 90% der Patien-

Tab. 4.1 Praktisches Vorgehen zur Diagnose einer AD nach den ICD-10-Kriterien

Fragen	Befunde in Stichworten	Antworten
Liegt eine Demenz vor?	(Fremd-)Anamnese, Testung	Ja
Vaskuläre Hirnerkrankung?	Anamnese, neurologische Symptome und Zeichen, CT oder MRT?	Nein
Morbus Parkinson?	Rigor, Hypokinese, Tremor, auffallende Bradyphrenie	Nein
Chorea Huntington?	Positive Familienanamnese, Chorea	Nein
Normaldruckhydrozephalus?	Fluktuierender Verlauf, Gangstörungen, Inkontinenz, CT oder MRT?	Nein
Andere Hirnerkrankungen?	Infektion, Tumor etc., CT oder MRT?	Nein
Systemische Erkrankungen?	Klinische Hinweise? Laborprogramm: T_4, TSH, Vitamin B_{12}, Folsäure, Elektrolyte, Glukose etc.	Nein
Alkohol-, Drogen- oder Medikamentenabhängigkeit?	Genaue Alkoholanamnese, Benzodiazepine etc.	Nein

ten mit manifester AD, bei mehr als zwei Dritteln der Patienten mit leichter kognitiver Beeinträchtigung und bei einem Drittel älterer unbeeinträchtigter Kontrollpersonen (De Meyer et al. 2010).

Der neurodegenerative Prozess setzt also viele Jahre vor der Manifestation ein, und damit bestünde prinzipiell die Chance zu einer Frühintervention. Diese wissenschaftlich spannenden Diagnoseverfahren sind derzeit jedoch nicht zu einer zuverlässigen Individualprognose geeignet – außerdem stehen noch keine wirksamen kausalen Therapieverfahren zur Verfügung.

Für die Diagnose einer »Alzheimer-Krankheit« wurden neue Forschungskriterien vorgeschlagen, die von einem traditionellen Demenzkonzept abweichen (Dubois et al. 2007, Tab. 4.2).

Die Diagnose einer prädemenziellen »Alzheimer-Krankheit« kann nach Dubois et al. (2007) gestellt werden, wenn entsprechende Defizite des deklarativen Gedächtnisses vorliegen und entweder Alzheimer-typische strukturelle

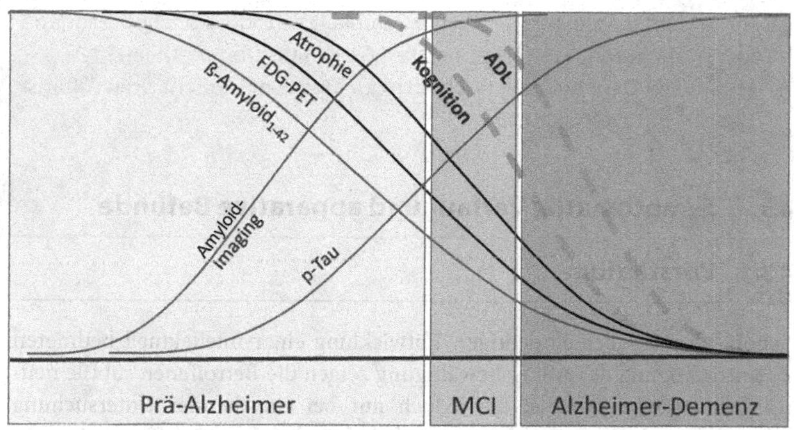

Abb. 4.1 Die biologischen Krankheitsprozesse mit einer β-Amyloid-Ablagerung im Gehirn und molekularen Veränderungen im Liquor cerebrospinalis gehen strukturellen Hirnveränderungen und den klinischen Funktionsstörungen um viele Jahre voraus. *ADL activities of daily living*, Alltagsbewältigung, *FDG-PET* Positronenemissionstomogramm, *MCI mild cognitive impairment*, leichte kognitive Beeinträchtigung, *p-Tau* Phospho-Tau

Tab. 4.2 Forschungskriterien für die »Alzheimer-Krankheit«. (Mod. nach Dubois et al. 2007)

1. Hauptkriterium	Störung des episodischen Gedächtnisses
2. Zusatzkriterien (mindestens eines muss erfüllt sein)	– Mediotemporale Hirnatrophie – Hypoperfusion oder Hypometabolismus parietotemporal – Abnahme von β-Amyloid 1–42, Zunahme von Phospho-Tau oder Gesamt-Tau im Liquor – Familiäre Alzheimer-Mutation

oder funktionelle Hirnveränderungen oder entsprechende Liquorveränderungen oder eine autosomal-dominante familiäre Alzheimer-Mutation vorliegen (Details zu diesen Merkmalen ► 4.4.3 und ► 4.5).

Besondere diagnostische Aufmerksamkeit erfordern Risikopersonen mit erkrankten Angehörigen ersten Grades und/oder mit leichten kognitiven Defiziten, die noch nicht zu einer beeinträchtigten Alltagsbewältigung geführt haben.

4.3 Symptomatik, Verlauf und apparative Befunde

4.3.1 Vorstadium

Schon Jahre vor der eindeutigen Entwicklung einer intellektuell bedingten Beeinträchtigung der Alltagsbewältigung zeigen die Betroffenen subtile neuropsychologische Defizite, die jedoch nur bei eingehender Untersuchung erkennbar und prognostisch wenig reliabel sind: Schwierigkeiten beim Abspeichern neuer Informationen, beim planvollen Handeln oder dem Rückgriff auf semantische Gedächtnisinhalte. Die Differenzierung zwischen einer beginnenden AD und einer reversiblen Störung (z. B. Demenzsyndrom der Depression) bzw. einem benignen, nichtprogredienten Gedächtnisdefizit ist unzuverlässig. Patienten können in diesem Stadium Gedächtnisstützen und andere supportive Strategien zum Ausgleich ihrer Schwierigkeiten nutzen, sodass sich die leichten Defizite nur bei anspruchsvolleren Aufgaben bemerkbar machen. Retrospektiv wird oft deutlich, dass sich die Patienten schon Jahre vor der Ausprägung eindeutiger Defizite verstimmt zurückziehen, Herausforderungen meiden, Alltagsaufgaben nachlässiger bearbeiten und versuchen, Probleme zu kaschieren. Dies kann dazu verleiten, den Patienten eine typische »Alzheimer-Persönlichkeit« zu unterstellen.

4.3.2 Leichtes Demenzstadium

Schwierigkeiten mit dem Lernen und der Erinnerung prägen bei den meisten Patienten das klinische Bild im Stadium einer **leichten AD**. Im Vergleich zum Neugedächtnis sind das Ultrakurzzeitgedächtnis (**Immediatgedächtnis**), das Kurzzeitgedächtnis (»Behaltensspanne 7 Sekunden, 7 Bedeutungseinheiten«) sowie sehr alte deklarative Gedächtnisinhalte und das implizite Gedächtnis weit weniger beeinträchtigt. Die kognitiven Defizite machen sich nun auch bei alltäglichen Aufgaben bemerkbar, die planvolles Handeln, organisatorisches

Geschick und vernünftiges Urteil erfordern. Das Vokabular nimmt ab, die Sprache wird stockend und weniger präzise, selbst wenn die Patienten oberflächlich immer noch einen beredten Eindruck erwecken. In einfachen neuropsychologischen Untersuchungen können Wortfindungsstörungen und eine Abnahme in der freien Wiedergabe von Wortlisten nachgewiesen werden. Konstruktive Schwierigkeiten können bei speziellen Zeichenaufgaben demonstriert werden. Die beeinträchtigte räumliche Orientierung stört das Fahrverhalten, weil die Patienten immer weniger imstande sind, Abstände und Geschwindigkeiten einzuschätzen. In diesem Stadium können die Patienten noch fähig sein, viele Stunden allein zurechtzukommen oder allein zu leben. Bei anspruchsvolleren organisatorischen Aufgaben (Behördengängen, Geldgeschäften) benötigen sie jedoch Unterstützung. Sogenannte »nichtkognitive Störungen«, wie etwa depressive Symptome, können in diesem leichten Stadium große Bedeutung gewinnen. Im Allgemeinen sind diese Störungen wechselhaft und leicht. Ausgeprägt depressive Episoden können jedoch gelegentlich auftreten und sind teilweise als nachvollziehbare emotionale Reaktionen auf die eingeschränkte Leistungsfähigkeit zu verstehen (◻ Abb. 4.2).

4.3.3 Mittelschweres Demenzstadium

Ein mittelschweres Demenzstadium entwickelt sich durchschnittlich 3 Jahre nach Diagnosestellung. Das Neugedächtnis ist nunmehr schwerwiegend beeinträchtigt, auch Störungen des logischen Denkens, Planens und Handelns, Wortfindungsstörungen, Paraphasien etc. nehmen deutlich zu. Jährlich ist in dieser Phase im Mittel eine Verschlechterung von 3–4 Punkten im sog. Mini-Mental-State-Test (*Mini-Mental State Examination*, MMSE) bzw. 7–9 Punkten im sog. ADAS-cog.-Test (*Alzheimer Disease Assessment Scale*, kognitiver Testteil) zu erwarten. Bei 10–20% der Patienten kann zeitweise ein Stillstand oder sogar eine leichte spontane Verbesserung beobachtet werden. Die Patienten sind im Allgemeinen stärker ablenkbar und verlieren die Einsicht in ihre Störung. Komplexere Handlungsabläufe wie Aufgaben im Haushalt, die Fähigkeit, sich anzuziehen oder zu essen, gehen verloren. Die räumliche Desorientierung nimmt zu, optische und akustische Umgebungsreize werden häufig verkannt. Etwa 20% der Patienten entwickeln vorwiegend optische Halluzinationen. Die emotionale Kontrolle leidet, und Ausbrüche verbaler oder physischer Aggression können auftreten. Ziel- und ruheloses Umher-

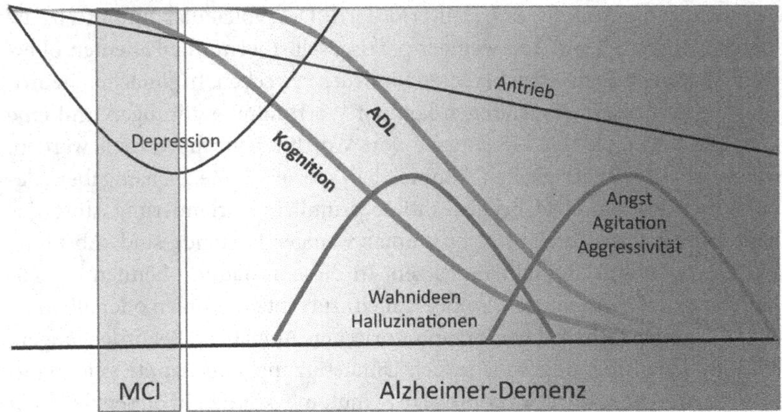

Abb. 4.2 Beeinträchtigungen von Antrieb, Stimmung und Leistungsfähigkeit sowie das Auftreten von Störungen des Erlebens und Verhaltens (*behavioral and psychological symptoms of dementia*, BPSD) sind stadienabhängig. *ADL activities of daily living*, Alltagsbewältigung, *MCI mild cognitive impairment*, leichte kognitive Beeinträchtigung

wandern, Sammeln und Sortieren sind zu beobachten. In diesem Demenzstadium können die Patienten nicht mehr ohne umfassende Supervision alleine überleben. Nur durch ein engmaschiges System sozialer Hilfen kann die Aufnahme in ein Krankenhaus oder Pflegeheim vermieden oder verzögert werden. In dieser Erkrankungsphase ist der Druck, bedingt durch die Störungen des Verhaltens und die vielfältigen körperlichen Beschwerden des Patienten, auf die pflegenden Angehörigen oder andere Pflegekräfte am höchsten. Aggressivität, Ruhelosigkeit, Desorientierung und Inkontinenz sind die häufigsten Ursachen für ein Zusammenbrechen der häuslichen Pflege und damit Risikofaktoren für eine Heimaufnahme.

4.3.4 Schweres Demenzstadium

Im Mittel 6 Jahre nach Diagnosestellung befinden sich die Patienten mit AD in einem schweren Stadium mit ausgeprägter Beeinträchtigung aller kognitiver Funktionen. Es sind auch frühe Erinnerungen kaum mehr abrufbar, die Sprache ist reduziert auf simple Phrasen oder einfache Wörter. Die einfachsten Bedürfnisse können nicht mehr artikuliert werden. Emotionale Signale jedoch werden von den Patienten weiterhin wahrgenommen. Sie sind vollkommen abhängig von einer umfassenden Pflege. Aggressive Reaktionen treten möglicherweise auf, wenn die Patienten sich durch Pflegehandlungen bedroht fühlen. Ein Teil der Patienten behält stereotype motorische Abläufe bei (Schreien, Umherwandern). Neben einer tiefgreifenden Störung der zirkadianen Rhythmik, die sich bei den Patienten insbesondere durch eine vermehrte Unruhe in den frühen Abendstunden bemerkbar macht (sog. *sundowning*), können Rastlosigkeit und Aggressivität auch Ausdruck von Schmerz sein, den der Patient nicht mehr adäquat auszudrücken vermag. Die Patienten brauchen intensive Unterstützung bei einfachsten Handlungen, z. B. bei der Essensaufnahme. Harn- und Stuhlinkontinenz treten in zunehmendem Maße auf. Neurologische Störungen (Myoklonie, epileptische Anfälle, parkinsonoider Rigor) können auftreten. Aufgrund der jetzt vielfach einsetzenden Bettlägerigkeit entwickeln die Patienten Kontrakturen und Dekubitalgeschwüre sowie sekundäre Muskelatrophien und eine negative Elektrolytbilanz. Das Thrombose- und Embolie-Risiko ist deutlich erhöht. Die häufigsten Todesursachen sind Pneumonie, gefolgt von Myokardinfarkt und Sepsis. Die Lebenserwartung der Patienten mit AD ist nach der klinischen Diagnosestellung um ein Drittel reduziert, dies entspricht einer mittleren Lebenserwartung von weiteren 5–8 Jahren. Die Mortalität wird verständlicherweise durch längere Krankheitsdauer, spätes Krankheitsstadium, hohes Alter und physische Erkrankungen erhöht.

4.3.5 Apparative Befunde

Ein »Normalbefund« oder die Feststellung einer »altersassoziierten Hirnatrophie« im kranialen Computertomogramm (cCT) oder Magnetresonanztomogramm (MRT) ist mit der klinischen Diagnose einer AD vereinbar. Radiologen sind nicht immer ambitioniert genug, um spezifischere Hirnveränderungen, etwa im Bereich des Mediotemporallappens, herauszuarbeiten. Findet sich kein Hinweis auf andere spezifische und ausreichende Demenzursachen (Hirninfarkt, Subduralhämatom, Normaldruckhydrozephalus, Hirntrauma, Tumor, Lobäratrophie, z. B. Morbus Pick), kann aus radiologischer Sicht der klinische Verdacht auf eine AD nicht zurückgewiesen werden. Auch ausgeprägte Marklagerveränderungen (Leukoaraiose) sind mit einer AD vereinbar. Ein sorgfältiger neuroradiologischer Befund kann jedoch auch verraten, dass sich neben anderen z. B. vaskulären Veränderungen auch Hinweise auf eine AD-typische Hippokampusatrophie bzw. Temporalhornaufweitung zeigen.

In der funktionellen Bildgebung mit der *Single-Photon-Emission Computed Tomography* (SPECT) oder der Positronenemissionstomographie (PET) finden sich bei einer typischen AD asymmetrische temporoparietale Veränderungen von Perfusion oder Metabolismus, die im Verlauf der Erkrankung zunehmen.

Im Elektroenzephalogramm (EEG) nimmt während des Krankheitsverlaufs die normale α-Aktivität ab und die langsamere θ- und δ-Aktivität zu. Schwere EEG-Veränderungen im frühen oder mittleren Stadium einer Demenz sprechen gegen eine AD bzw. für das zusätzliche Vorliegen einer anderen metabolischen oder Hirnerkrankung.

Welche neueren Entwicklungen Eingang in die Routinediagnostik der AD finden werden, muss sich zeigen: Dies wären z. B. Messungen von EEG-Kohärenz und -Synchronizität, der Corpus-callosum-Stärke, des Metabolismus im posterioren Gyrus cinguli, der Acetylcholinesteraseaktivität im Kortex, der Acetylcholinrezeptordichte, der Cholinkonzentration oder auch der intravitalen Ablagerung von β-Amyloid-Plaques im Gehirn.

4.4 Epidemiologie, Risikofaktoren und Genetik

4.4.1 Häufigkeit

Derzeit gibt es in der Bundesrepublik etwa 1 Mio. manifest Demenzkranker. Bei 70–90% der Erkrankten wird angenommen, dass der Demenz Alzheimer-Veränderungen zugrunde liegen, die zum Teil durch andere pathologische Hirnveränderungen überlagert werden. Bei mehr als der Hälfte der Patienten mit AD werden weitere Demenzerkrankungen in der Familie gefunden. Ein eindeutig dominanter Erbgang kann allerdings nur selten nachgewiesen werden: Dies gelingt bei weit weniger als 5% der Patienten.

4.4.2 Risikofaktoren

Risikofaktor Nummer eins für die Mehrzahl der Patienten ist das **Lebensalter**, mit dem die altersbezogene Prävalenz der Demenzen exponentiell ansteigt. Die geschätzte Verteilung der jährlichen Anzahl von Neuerkrankungen an Demenz allgemein und AD im Besonderen zeigt ◘ Abb. 4.3. Daneben wird eine Reihe anderer Faktoren diskutiert, wie etwa eine Vorschädigung des Gehirns durch z. B. Schädel-Hirn-Traumata sowie somatische Störungen, z. B. eine Hypothyreose, Östrogenmangel, Hypercholesterinämie oder psychische Erkrankungen, z. B. eine Depression. In den Überlegungen der Kliniker und in der bisherigen Forschung wird die Risikosteigerung durch andere, z. B. vaskuläre Hirnerkrankungen, die zu einem Diagnosewechsel führen und daher nicht als Risikofaktor für die frühere Manifestation einer AD verstanden werden, vernachlässigt. Ein frühzeitiger Aufbau kognitiver Reserven, etwa durch eine bessere Schulbildung und eine anspruchsvolle Berufstätigkeit mit vielen sozialen Kontakten, kann möglicherweise das Auftreten einer Demenz verzögern, jedoch können diese Eigenschaften auch mit einer bestimmten genetischen Ausstattung assoziiert sein.

4.4.3 Genetik

Eine belastete Familienanamnese mit weiteren neurodegenerativen Erkrankungen (Morbus Parkinson, AD) oder Mongolismus erhöht das statistische Erkrankungsrisiko.

Etwa 15% der Allgemeinbevölkerung sind Träger von Apolipoprotein-E4-Allelen (**ApoE4**) auf Chromosom 19. Dieser häufige Polymorphismus führt bei Heterozygotie (ein ApoE4-Allel) zu einem etwa 3-fachen, bei Homozygotie (zwei ApoE4-Allele) zu einem etwa 10-fachen Risiko, in einem bestimmten Alter an einer AD zu erkranken. Etwa 60% der Patienten mit klinisch diagnostizierter AD sind hetero- oder homozygote ApoE4-Träger. ApoE4 führt zu einer stärkeren Amyloidablagerung (Grimmer et al. 2010) und ist zusätzlich ein Risikofaktor für Gefäßkrankheiten, also auch für vaskuläre Hirnveränderungen, für die es jedoch weder eine notwendige noch eine hinreichende Voraussetzung darstellt. Dies gilt in gleichem Maß für die degenerativen Hirnerkrankungen. Vermutlich werden in den nächsten Jahren noch weitere relevante Polymorphismen entdeckt.

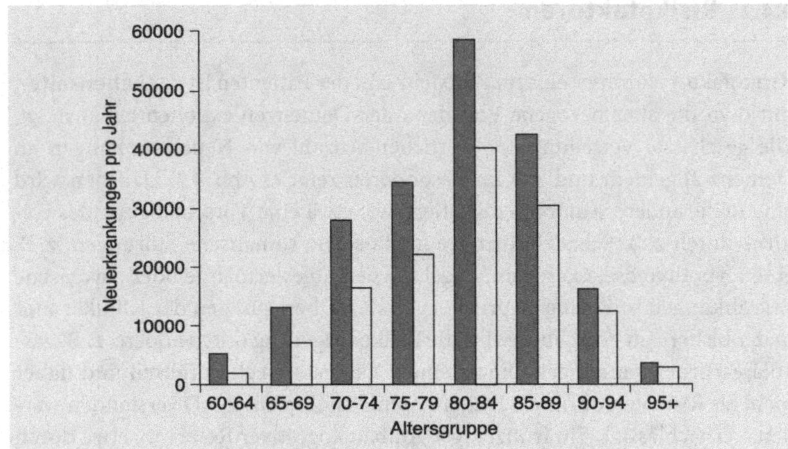

Abb. 4.3 Geschätzte Verteilung der jährlichen Anzahl von Neuerkrankungen (Inzidenz) an Demenz im Allgemeinen und Alzheimer-Demenz im Besonderen; *blau* Demenzsyndrom, *weiß* Alzheimer-Demenz. (Mod. nach Bickel et. al. 2006)

Bei einem Teil der Patienten mit familiärer, meist präsenil auftretender AD konnten **autosomal-dominante Mutationen** mit hoher Manifestationsrate (Penetranz) identifiziert werden (Tab. 4.3). Bisher waren international bei über 100 Familien insgesamt mehr als 100 Mutationen im Bereich des Präsenilin-1-Gens auf Chromosom 14 nachzuweisen und bei über 10 Familien Mutationen im Bereich des Präsenilin-2-Gens auf Chromosom 1. Mutationen im Gen für das Amyloidvorläuferprotein (**Amyloidvorläuferprotein, APP**) auf Chromosom 21 fanden sich bei mehr als 20 Familien. Diese bisher bekannten Mutationen fördern die Überproduktion von β-Amyloid aus APP, dem aus 42 Aminosäuren bestehenden Grundbaustein der Alzheimer-Plaques.

4.5 Neurobiologie der Alzheimer-Demenz

Das Membranprotein APP wird zum überwiegenden Teil innerhalb der β-Amyloid-Sequenz gespalten. Im ungünstigen Fall entsteht entweder durch eine höhere Gendosis, wie bei der Trisomie 21 (Morbus Down), oder durch

Tab. 4.3 Missense-Mutationen als Ursachen und Polymorphismen als Risikofaktoren einer Alzheimer-Demenz

	Chromosom	Risiko	Relevanz
Autosomal-dominante (Missense-)Mutationen			**Sehr selten!**
Amyloidvorläuferprotein	21	Nahe 100%	Familiäre, meist präsenile Erkrankungen[a]
Präsenilin 1	14	Nahe 100%	
Präsenilin 2	1	Nahe 100%[a]	
Polymorphismen			**Sehr häufig**
ApoE-Polymorphismus	19	Relative Risikosteigerung	Vor allem sporadische und senile Erkrankungen
α_2-Makroglobulin	12	Relative Risikosteigerung	

[a] Diese Erkrankungen können sich auch im Senium manifestieren.

eine vermehrte Spaltung der APP an den Enden des 42 Aminosäuren langen Amyloidbereichs zusätzliches β-Amyloid. Die ursprünglich nur vermuteten APP-spaltenden Sekretasen wurden inzwischen teilweise identifiziert (Abb. 4.4). β-Amyloid entfaltet seine toxische Wirkung vermutlich bereits innerhalb der Neurone und ist extraneuronal weitgehend unschädlich. Die physiologische Funktion des APP und der Amyloid-Peptide ist weitgehend ungeklärt. Die Abwesenheit von APP führt im Tiermodell zu einer verstärkten Cholesterinbildung, und dies weist auf ganz andere metabolische Wirkungen von APP und β-Amyloid hin, die nicht direkt mit Hirnfunktion und Neurodegeneration zu tun haben.

4.5.1 Plaques

Plaques (»senile Drusen«) bestehen zum großen Teil aus extrazellulär aggregiertem β-Amyloid sowie Apolipoprotein E, Präsenilin, Ubiquitin und ande-

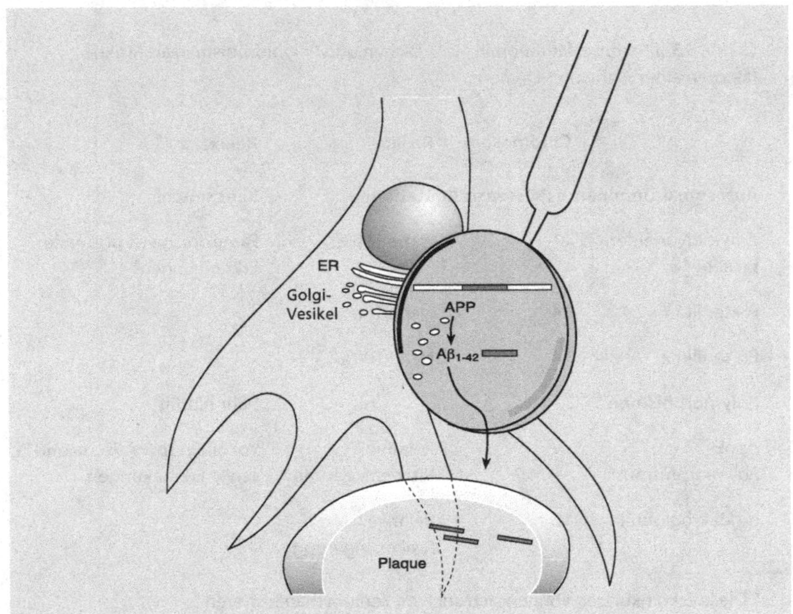

■ **Abb. 4.4** Spaltung des Amyloidvorläuferproteins (*APP*) durch die α- oder β- und γ-Sekretase im Golgi-Apparat, *ER* endoplasmatisches Retikulum

ren Bausteinen. Sie sind als diffuse Ablagerungen bereits Jahrzehnte vor Eintreten einer Demenz in der Großhirnrinde nachzuweisen. Diffuse Plaques konnten auch akut nach Hirntraumata gezeigt werden. Im Verlauf des degenerativen Krankheitsprozesses finden sich in den Plaques vermehrt dystrophe Neuriten, also Ausläufer degenerativ veränderter Neurone. Volumen und Dichte der Plaques nehmen zu. Der Randbereich neuritischer Plaques besteht aus aktivierter Mikroglia und Astrozyten sowie molekularen Entzündungsindikatoren (Zytokine, C-reaktives Protein und andere). Amyloid lagert sich nicht ausschließlich in Form der Plaques ab, sondern bei fast allen Patienten mit AD auch perivaskulär. Diese Gefäßamyloidose (kongophile Angiopathie) kann zu neuroradiologisch darstellbaren Marklagerveränderungen (Leukoaraiose) beitragen.

4.5.2 Neurofibrillen

Neurofibrillen stellen sich elektronenmikroskopisch als paarige, helikale Strukturen dar (*paired helical filaments*, PHF) und bestehen v. a. aus dem hyperphosphorylierten Tau-Protein, einem pathologisch veränderten, mikrotubulären Transporteiweiß. Neurofibrillen treten sowohl bei der AD als auch bei zerebrovaskulären Erkrankungen, der Boxerdemenz und der subakut sklerosierenden Panenzephalitis (SSPE) auf. Die Ausbreitung der neurofibrillären Veränderungen folgt bei der AD meist einem typischen Muster, das von Braak u. Braak (1991) akribisch beschrieben wurde und von großer Bedeutung für das Verständnis der klinischen Symptomatik ist. In den präklinischen Stadien I und II sind die intraneuronalen Neurofibrillen auf die Regio transentorhinalis begrenzt; in den Stadien III und IV sind die Regio ento- und transentorhinalis noch stärker verändert, während der Prozess zusätzlich weitere Teile des limbischen Systems erfasst. Messbare klinische Defizite treten erst in den Stadien V und VI auf, sobald über den Allokortex hinaus eine Neurofibrillenablagerung auch in den Assoziationsarealen der Großhirnrinde erfolgt. Kognitive Defizite sind also meist erstens mit einer Neurofibrillenablagerung im Bereich der polymodalen neokortikalen Assoziationsareale verbunden und zweitens mit einem Nachweis weniger streng lokalisierter Amyloid-Plaques. Neurofibrillen sind nach dem Absterben und der Auflösung der Neuronen noch als schwer lösliche Filamente im Neuropil zu erkennen (*ghost tangles*).

4.5.3 Synapsen- und Neuronenfunktion

Synapsen- und Neuronenfunktion sind unmittelbar entscheidend für die intellektuelle Leistung. Dementsprechend eng sind die Korrelationen zwischen reduzierter Synapsendichte und abnehmender Testleistung bzw. zunehmendem Demenzstadium. Die Beziehungen zwischen Lokalisation der Hirnveränderungen und klinischer Symptomatik sind gut belegt. Die Kausalkette und die Vernetzungen zwischen β-Amyloid, β-Amyloid-Plaques, hyperphosphoryliertem Tau, Neurofibrillen und neuronaler Funktion sind im Detail noch zu klären.

4.5.4 Neuropathologische Aspekte

Neuropathologisch ist die klinische Verdachtsdiagnose einer AD mit operationalisierten Kriterien post mortem angeblich bei mehr als 80% der Patienten zu bestätigen. In neueren neuropathologischen Diagnosekriterien wird klargestellt, dass es sich bei der neuropathologischen Validierung ebenfalls nur um eine Wahrscheinlichkeitsaussage und nicht um eine kategoriale Richtig-Falsch-Entscheidung handeln kann (Hyman u. Trojanowski 1997, ◘ Tab. 4.4). In jüngster Zeit mehren sich die Hinweise darauf, dass bei dieser Betrachtung die Komorbidität mit anderen Hirnerkrankungen meist unterschätzt wurde; Plaques und Neurofibrillen waren zwar in ausreichender Zahl vorhanden, um die Verdachtsdiagnose einer AD weiter zu erhärten, jedoch wurden andere vaskuläre oder degenerative Veränderungen meist nicht dokumentiert.

4.5.5 Funktionelle Neuroanatomie

Funktionell führen diese ausgeprägten Hirnveränderungen)

1. zu einer De-Afferenzierung und -Efferenzierung des limbischen Systems,
2. zu einer nachhaltigen Schädigung neokortikaler Feedforward- und Feedback-Systeme (Verschaltungen von niedrigeren zu höheren Assoziationsarealen und zurück),
3. zu einer cholinergen Denervation des Neokortex (Teipel et al. 2006).

Der cholinerge Nucleus basalis Meynert des basalen Vorderhirns ist verantwortlich für die cholinerge Versorgung des gesamten Neokortex, des Nucleus amygdalae und des Nucleus reticularis thalami. Die Nuclei des diagonalen Bandes (Broca) und des Septums liefern die cholinerge Versorgung des Hippokampus. Im Neokortex führt Acetylcholin zu einer Reduktion des Kaliumruhepotenzials und damit zu einer höheren neuronalen Erregbarkeit. Gleichzeitig wird die Aktivität GABAerger Interneurone gesteigert und damit die kortikale Exzitation stärker fokussiert. Überdies dämpft Acetylcholin die Aktivität thalamischer Schrittmacherneurone. Diese drei Effekte erleichtern eine geordnete neokortikale Verarbeitung sensorischer oder endogener Exzitation, und sie erhöhen die Aufmerksamkeit. Die cholinergen Kerngruppen des basalen Vorderhirns können damit als prominenter Teil des aufsteigenden retikulären aktivierenden Systems (ARAS) angesehen werden. Acetylcholin trägt

Tab. 4.4 Neuropathologische Kriterien zur Einschätzung der Wahrscheinlichkeit für das Vorliegen einer Alzheimer-Demenz. (Mod nach Hyman u. Trojanowski 1997)

Wahrscheinlichkeit für das Vorliegen einer AD	Dichte der Plaques	Dichte der Neurofibrillen	Braak-Stadium: Ausbreitung der Neurofibrillen
Gering	+	+	I/II: (trans)entorhinaler Kortex
Mittel	++	++	III/IV: limbisches System
Hoch	+++	+++	V/VI: Neokortex

wesentlich zu den Resonanzeigenschaften jener ausgedehnten hippokampo-neokortikalen Schwingkreise bei, die für Abspeichern und Abruf von Gedächtnisinhalten verantwortlich sind. Bei der AD und anderen degenerativen Hirnerkrankungen, etwa dem Morbus Parkinson, erleiden der Nucleus basalis Meynert und andere cholinerge Zellverbände des basalen Vorderhirns einen erheblichen Zelluntergang von bis zu 80%, der durch intensive, aber aberrante dendritische Sprossungsprozesse unzureichend kompensiert wird. Neben dem Nucleus basalis Meynert sind jedoch eine Reihe wichtiger aminerger Kerngebiete des Hirnstamms betroffen und weisen einen erheblichen Neuronenverlust auf (Abb. 4.5). Veränderungen im dopaminergen, noradrenergen und serotonergen System tragen möglicherweise zu den Störungen von Antrieb und Affekt bei.

4.6 Pharmakotherapie – Cholinesterasehemmer und Memantin

Derzeit zielt die Pharmakotherapie der AD auf die Ebene der Neurotransmitter, und zwar v. a. auf die Kompensation eines cholinergen Defizits und die Modulation der glutamatergen Neurotransmission. Im Stadium der manifesten Demenz sind jedoch zahlreiche weitere Neurotransmittersysteme betroffen.

Während durch die neurodegenerative Schädigung der cholinergen Kerngebiete die Acetylcholinproduktion beim Übergang von leichten kognitiven Störungen zur manifesten Demenz zurückgeht, wird das noch vorhandene

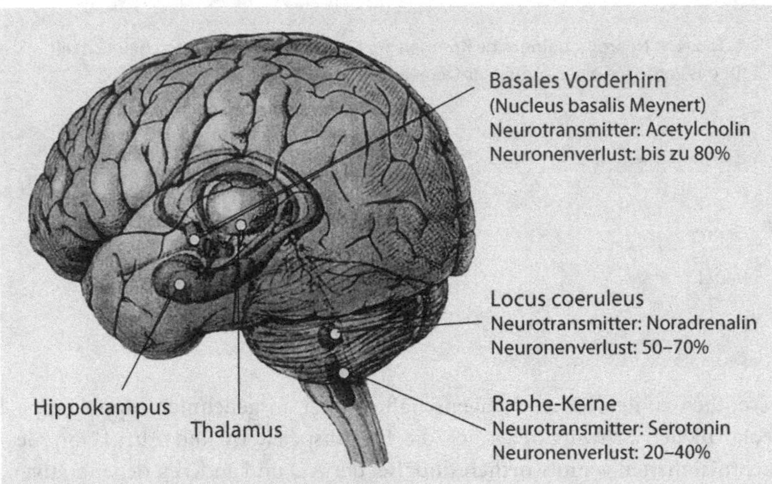

Abb. 4.5 Schematische Darstellung der subkortikalen cholinergen, noradrenergen und serotonergen Kerngebiete, die mit ihren langen Axonen den Neokortex und das limbische System innervieren und die bei der Alzheimer-Demenz von ausgeprägten neurodegenerativen Veränderungen betroffen sind. (Mod. nach Arendt 1999)

Acetylcholin im synaptischen Spalt durch unvermindert leistungsfähige Cholinesterasen gespalten. Die Aktivität dieser Cholinesterasen wird durch **Cholinesteraseinhibitoren** reduziert. Die drei wichtigsten, zur Behandlung der leichten und mittelschweren AD zugelassenen, Cholinesterasehemmstoffe sind in Tab. 4.5 aufgeführt. **Memantin** ist ein Modulator der glutamatergen Neurotransmission und für die Behandlung der mittelschweren und schweren AD zugelassen (Tab. 4.5).

Cholinesterasehemmer und Memantin führen zu einer **Parallelverschiebung der Symptome** um mehrere Monate (Abb. 4.6). Dabei ist der »natürliche« Symptomverlauf eines unbehandelten Patienten individuell nicht vorherzusagen. Das Fortschreiten des neurodegenerativen Prozesses mit einer resultierenden klinischen Verschlechterung darf nicht mit der Unwirksamkeit der Medikamente verwechselt werden. Deshalb ist die Unterscheidung von vermeintlichen »Respondern«, die auf die Therapie ansprechen, und »Non-Respondern« in der Praxis nicht sinnvoll. Umso wichtiger ist es angesichts der im Einzelfall nur unzuverlässig nachweisbaren, »fühlbaren« Wirkung mit großer Sorgfalt auf Kontraindikationen, Interaktionen und Nebenwirkungen zu achten (Tab. 4.5).

Bei den Cholinesterasehemmern und Memantin gibt es eine Reihe mehr oder weniger günstiger Voraussetzungen dafür, dass die Substanzen ihre pharmakologische Wirkung zeigen können.

Bedingungen für eine pharmakologische Wirksamkeit von Antidementiva

Vorteilhaft sind:

- Adhärenz
- Zuverlässige Betreuungsperson
- Wahrscheinliche Alzheimer-Demenz (mit möglichst geringer Komorbidität)
- Mittelschweres Stadium (hier sind Veränderungen meist deutlicher wahrzunehmen und zu messen)
- Bisher rasche Verschlechterung
- Rasches subjektives Ansprechen
- »Cholinopathie-Merkmale« (vorteilhaft bei der Gabe von Cholinesterasehemmern: Aufmerksamkeitsstörungen, fluktuierender Verlauf, visuelle Halluzinationen, Verwirrtheitszustände; für wissenschaftliche Zwecke: allgemeinverändertes quantitatives EEG, schmächtiger Nucleus basalis Meynert)
- Apolipoprotein E4

Tab. 4.5 Symptomatisch wirksame Antidementiva – Cholinesterasehemmer und Memantin

	Donepezil	Galantamin	Rivastigmin	Memantin
Chemie	Piperidin	Phenanthren-alkaloloid	Phenyl-carbamat	Aminoadamantin
Prinzip	Cholinesterasehemmer			Glutamat-modulator
	Reversibler, selektiver AChE-I mit regional unterschied-licher G1- bis G4-Affinität	Präsynaptisch nikotinerger Agonist, steigert ACh-Freisetzung; spezifischer AchE-I	Pseudoirrever-sibler BuChE-I > AChE-I mit höherer Affi-nität zur G1-Form der ChE	Nichtkompeti-tiver NMDA-Antagonismus Antioxidativ, steigert BDNF-Produktion
Rezeptoren	↑ Noradrena-lin- und Dopaminver-fügbarkeit	Allosterische Nikotinrezep-torstimula-tion	Keine Interaktionen	s. oben
Anfangsdosis (mg/Tag)	5	8	3/4,6	10
Zieldosis (mg/Tag)	10	24	12	20
Darreichungs-form	Tbl.	Tbl., Lösung	Tbl., Lösung, Pflaster	Tbl., Lösung
Zulassung	AD, l + m	AD, l + m	AD, l + m PDD	AD, m + s
Kontra-indikationen	Bradykardie, Sick-Sinus-Syndrom, AV-Block, kardiale Reizleitungsstörungen Asthma, chronisch-obstruktive Atemwegser-krankung, Emphysem, Magenulkus, Prostata-hyperplasie, zerebrale Anfälle Allergie auf die jeweilige Substanz			Schwere Nieren-insuffizienz, Harnwegsinfekt, tubuläre Azidose, zerebrale Anfälle Memantin-Über-empfindlichkeit
Bioverfügbar-keit	99%	90%	40%	100%
Plasmaeiweiß-bindung	96%	18%	40%	45%

■ **Tab. 4.5** Fortsetzung

	Donepezil	Galantamin	Rivastigmin	Memantin
Metabolisierung, hepatisch	CYP2D6, CYP3A4, Glukuronidierung		Kaum	Kaum
Elimination, renal	60%	20%	97%	99%
Elliminationshalbwertszeit	70 h	7 h	1,5 h/12 h[a]	60–100 h
Interaktionen	Cholinergika und Anticholinergika Kardiaka (kardiale Reizleitungsstörungen!) Nichtsteroidale Antirheumatika (Ulkus!); Carbamazepin, Erythromycin, Ketoconazol, Kortison, Paroxetin, Phenobarbital, Phenytoin, Quinidin, Rifampizin (Cytochromoxidasen!) Neuroleptika (vermehrte EPMS)			Amantadin, Dextromethorphan, Ketamin (NMDA-Rezeptorantagonisten); Triamteren, Cimetidin, Nikotin, Ranitidin, Quinidin, Natriumbikarbonat (Konkurrenz bei tubulärer Exkretion und Alkalisierung)
Internistische Nebenwirkungen	Appetitlosigkeit, Erbrechen, Diarrhö/Obstipation, Dehydrierung, Schwindel, Muskelkrämpfe, Erschöpfung, Herzrhythmusstörungen, Hypotonie, Nykturie			Hypertonus, Ödeme, Schwindel, Kopfschmerzen
Intoxikationen	Cholinerges Syndrom mit Übelkeit, Erbrechen, Schwitzen, Bradykardie, AV-Block, Synkopen Antidot: Atropin i.v.			Halluzinationen, Verwirrtheit, Bewusstseinsverlust Therapie: Azidifizierung des Urins

[a] Hier ist es mit dem Pflaster und seinen pharmakokinetischen Vorteilen gelungen, das Präparat weit besser verträglich und damit erst richtig anwendbar zu machen.

Ach Acetylcholin, *AchE-I* Acetylcholinesterasehemmer, *BuChE-I* Butyrylcholinesterasehemmer, *BDNF brain-derived neurotrophic factor*, *AD* Alzheimer-Demenz, *l* leicht, *m* mittelschwer, *s* schwer, *PDD* Demenz bei Morbus Parkinson, *CYP* Cytochromoxidasen, *EPMS* extrapyramidalmotorische Nebenwirkungen.

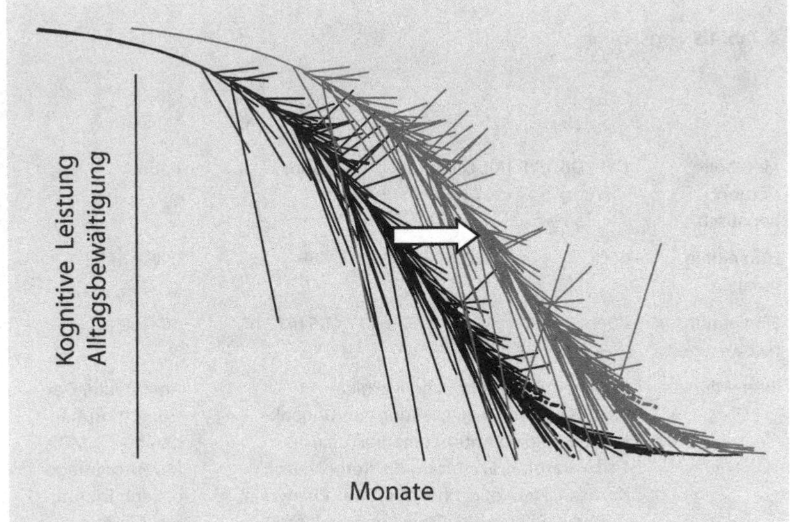

Abb. 4.6 Der »natürliche« Symptomverlauf einer unbehandelten AD ist individuell heterogen und nicht vorherzusagen. Wie in den Zulassungsstudien nachgewiesen, kann im Vergleich von großen Patientengruppen eine Parallelverschiebung der Symptome um mehrere Monate durch die Antidementiva erreicht werden. Der durchschnittliche Verlauf der kognitiven oder lebenspraktischen Fähigkeiten lässt sich meist in einer *sigmoiden Kurve* darstellen; in dieser Abbildung sind auch die individuellen Entwicklungen über jeweils etwa ein Jahr als *Striche* skizziert. Daraus ist ersichtlich, dass sich individuell die Effekte einer Intervention (Response versus Non-Reponse) nicht zuverlässig abschätzen und nicht messen lassen

Bedingungen für eine pharmakologische Wirksamkeit von Antidementiva

Nachteilig sind:

- Zerstörte Hoffnung
- Depression
- Fehlende Krankheitseinsicht (auch von Angehörigen und Behandlern)
- Somatische und zerebrale Multimorbidität (Ausnahme: Doppelpathologie von Alzheimer- und Parkinson-Veränderungen, also die sog. Demenz mit Lewy-Körperchen, bei der Cholinesterasehemmer aufgrund des besonders ausgeprägten Acetylcholinmangels überdurchschnittlich helfen)

▶

- Polypharmazie, v. a. mit anticholinerg wirksamen Substanzen
- Unübersichtliche Verordnung
- Unregelmäßige Medikamenteneinnahme
- Und selbstverständlich Kontraindikationen und schwerwiegende Nebenwirkungen

Empfehlungen zur Behandlung der AD mit Antidementiva sind in ▣ Tab. 4.6 zusammengefasst.

4.7 Kausale Interventionen

Kausale Therapie- oder Präventionsverfahren werden derzeit mit großem Nachdruck entwickelt (aktive und passive Immunisierung, Sekretase-Modulatoren u. v. a.) und haben teilweise bereits ihre neurobiologische Wirksamkeit gezeigt (z. B. Holmes et al. 2008). Die Nebenwirkungen waren in einigen Studien erheblich und die symptomatischen Effekte bei Patienten mit manifester AD bisher wenig überzeugend. Möglicherweise wird es in 20 Jahren gelingen, nichtdemente Risikopersonen zuverlässig und rechtzeitig zu identifizieren, die dann einer vertretbaren kausalen Frühintervention zugeführt werden können.

4.8 Psychosoziale Interventionen

Die »nichtpharmakologische« Förderung und Unterstützung der Patienten mit AD sind selbstverständlich notwendig, und in den letzten Jahren wurden zahlreiche Versuche unternommen, diese Verfahren wissenschaftlich weiterzuentwickeln und zu untersuchen. Noch sind die vorhandenen Daten nicht annähernd so robust wie die Evidenz für die Effektivität pharmakologischer Behandlungsansätze aus randomisierten, doppelt verblindeten, fallkontrollierten Studien (RDC). Persönliche Interventionen sind nicht verblindbar. Gerade weil es methodisch so schwierig ist und weil in diesem Bereich die wissenschaftliche Arbeit bisher grob vernachlässigt wurde, besteht hier ein besonders hoher Forschungsbedarf (Kurz et al. 2008; Rieckmann et al. 2009).

Tab. 4.6 Empfehlungen zur Behandlung der Alzheimer-Demenz mit Antidementiva nach der deutschen S3-Leitlinie Demenzen (DGPPN u. DGN, 2009) und dem Konsensus-Statement der österreichischen Alzheimer-Gesellschaft (Schmidt et al. 2010)

Antidementivum	D	AU
Cholinesterasehemmer		
Leichtes und mittelschweres Stadium	B	1a, A
Schweres Stadium – Donepezil	1b, B	1b, A
Schweres Stadium – Galantamin	1b, B	–
Absetzen der Therapie im schweren Demenzstadium ist abzulehnen	–	1a, A
Tägliche Einmalgabe vorteilhaft	–	1a, A
Höchste Dosis soll angestrebt werden	1a, A	–
Fortlaufende Gabe bei guter Verträglichkeit	B	2a, A
Therapieunterbrechungen sind zu vermeiden	–	2b, A
Keine eindeutige Überlegenheit eines bestimmten Präparats	B	1b, B
Versuch eines Präparatewechsels bei Unverträglichkeit empfohlen	2b, B	A
Versuch eines Präparatewechsels bei Zweifeln an Wirksamkeit	–	C
Bei ungünstigem Verhältnis Wirkung/Nebenwirkungen Absetzversuch erwägen	B	–
Memantin		
Im mittelschweren und schweren Stadium	1a, B	1a, B
Tägliche Einmalgabe vorteilhaft	–	1b, A
Bei Unverträglichkeit von Cholinesterasehemmern im leichten Stadium	–	1a, B
Bei v. a. Unwirksamkeit von Cholinesterasehemmern im leichten Stadium	–	2b, B

Tab. 4.6 Fortsetzung

Antidementivum	D	AU
Kombination von Cholinesterasehemmern und Memantin		
Bei mittelschwerer und schwerer Demenz anzustreben	–	1b, A
Bei v. a. mangelnder Wirksamkeit von Cholinesterasehemmern	–	2b, B
Im schweren Stadium der Monotherapie überlegen	1b, C	–
Bei der derzeitigen Unsicherheit pharmakoökonomischer Modelle ist es unverantwortlich, Entscheidungen über die Erstattung von in qualitativ hochwertigen Studien als wirksam ausgewiesenen Antidementiva auf der Basis von ökonomischen Argumenten zu treffen, die auf Vermutungen basieren	–	A

D Deutsche S3-Leitlinie Demenzen, *AU* Konsensus-Statement der österreichischen Alzheimer-Gesellschaft.

Evidenzgrade: *1a* mehrere randomisierte Studien, *1b* eine randomisierte Studie, *2a* kontrollierte Studie, *2b* quasi-experimentelle Studie, *3* Beobachtungsstudie.

Empfehlungsstärke: *A* »soll«, *B* »sollte«, *C* »kann«.

Literatur

Arendt T (1999) Pathologische Anatomie der Alzheimer-Krankheit. In: Förstl H, Bickel H, Kurz A (Hrsg) Alzheimer-Demenz – Grundlagen, Klinik und Therapie. Springer, Berlin Heidelberg New York, S 87–106

Braak H, Braak E (1991) Neuropathological staging of Alzheimer related changes. Acta Neuropathol 82: 239–259

Bickel H, Mosch E, Seigerschmidt E et al (2006) Prevalence and persistence of mild cognitive impairment among elderly patients in general hospitals. Dementia Geriatr Cogn Disord 21(4): 242–250

De Meyer G, Shapiro F, Vanderstichele H et al (2010) Diagnosis-indepenent Alzheimer disease biomarker signature in cognitively normal elderly people. Arch Neurol 67(8): 949–956

DGPPN, DGN (2009) S3-Leitlinie »Demenzen« (http://www.dgppn.de/fileadmin/user_upload/_medien/download/pdf/kurzversion-leitlinien/s3-leitlinie-demenz-kf.pdf)

Dubois B, Feldman HH, Jacova C et al (2007) Research criteria for the diagnosis of Alzheimer's disease: revising the NINCDS-ADRDA criteria. Lancet Neurol 6(8): 734–746

Egert S, Wagenpfeil S, Förstl H (2007) Cholinesterase-Inhibitoren und Alzheimer Demenz: Metaanalyse zu Wirksamkeitsnachweis, Ursprung und Ergebnisverzerrung in publizierten Studien. Dt Med Wochenschr 132: 1207–1213

Förstl H (2008a) Antidementiva – wem nützen sie wirklich. Internist 49: 353–359

Förstl H (2008b) Behandlungs- und Versorgungsstrategien bei Alzheimer und verwandten Demenzen. Nervenarzt 79: 617–629

Grimm MO, Grimm HS, Hartmann T (2007) Amyloid beta as a regulator of lipid homeostasis. Trends Mol Med 13: 337–344

Grimmer T, Tholen S, Yousefi BH et al (2010) Progression of cerebral amyloid load is associated with the apolipoprotein E4 genotype in Alzheimer's disease. Biol Psychiat 15: 879–884

Holmes C, Boche D, Wilkinson D et al. (2008) Long-term effects of Aβ42 immunisation in Alzheimer's disease: follow-up of a randomised, placebo-controlled phase I trial. Lancet 372: 216-223

Hyman BT, Trojanowski JQ (1997) Editorial on consensus recommendations for the postmortem diagnosis of Alzheimer disease from the National Institute of Aging and the Reagan Institute Working Group on diagnostic criteria for the neuropathological assessment of Alzheimer disease. J Neuropathol Exp Neurol 56: 1095–1097

Kurz A, Cramer B, Egert S et al (2008) Neuropsychologisch fundierte kognitive Verhaltenstherapie für Patienten mit Alzheimer Krankheit im Frühstadium. Die KORDIAL Studie. Z Gerontopsychol -psychiatr 21: 157–161

Petersen RC (2010) Alzheimer's disease: progress in prediction. Lancet Neurol 9: 4–5

Rieckmann N, Schwarzbach C, Nocon M et al (2009) Pflegerische Versorgungskonzepte für Personen mit Demenzerkrankungen. Schriftenreihe Health Technology Assessment, Bd 80. DIMDI, Köln

Schmidt R, Marksteiner J, dal Bianco P et al (2010) Konsensusstatement »Demenz 2010« der Österreichischen Alzheimer Gesellschaft. Neuropsychiatrie 24: 67–87

Teipel SJ, Flatz WH, Heinsen H et al (2006) Measurement of basal forebrain atrophy in Alzheimer's disease using MRI. Brain 128: 2626–2644

Tschäpe J, Hartmann T (2006) Therapeutic perspectives in Alzheimer's disease. Rec Pat CNS Discov 1: 119–127

Alzheimer-Demenz mit präsenilem Beginn – Besonderheiten in Diagnostik, Therapie und Management

Bianca Natale, Doris Wohlrab, Bettina Förtsch, Hans Förstl, Alexander Kurz und Janine Diehl-Schmid

Zum Thema

Die präsenile Demenz bei Alzheimer-Krankheit, bei der Patienten vor dem 65. Lebensjahr an einer Alzheimer-Demenz erkranken, ist insgesamt vergleichsweise selten, nimmt aber in Spezialambulanzen doch einen Anteil von ca. 30% aller Alzheimer-Demenzen ein. Präsenile und senile Demenz bei Alzheimer-Krankheit unterscheiden sich nicht nur ätiologisch und vermutlich auch pathophysiologisch, sondern auch klinisch. Betroffene mit präseniler Demenz und deren Angehörige haben zudem ganz besondere Bedürfnisse, denen man im Rahmen des therapeutischen Managements gerecht werden muss.

5.1 Einführung

Alois Alzheimer et al. beschrieben 1906 und 1907 mehrere Patienten mit einer präsenilen, vor dem 65. Lebensjahr auftretenden, degenerativen Demenz mit Neurofibrillen, Plaques und Nervenzellverlust. Etwa zur gleichen Zeit wurden auch in den Gehirnen älterer, dementer Patienten Plaques und Neurofibrillen nachgewiesen. Die von Alzheimer beschriebene präsenile Demenz wurde in der Folge als Erkrankung – als »Alzheimer-Krankheit« – angesehen, wogegen die »senile Demenz« als normaler Alterungsprozess betrachtet wurde.

Erst in der 2. Hälfte des letzten Jahrhunderts wurde mehr und mehr offenkundig, dass die senile Demenz als »normale Alterserscheinung« zu wenig Beachtung erfuhr. Mit der steigenden Lebenserwartung hatte die Prävalenz der senilen Demenz deutlich zugenommen, und es war offensichtlich geworden, dass diese – sei sie nun ein normaler Alterungsprozess oder eine Erkrankung – die Lebensqualität der Betroffenen stark einschränkt und dementsprechend als Krankheit anzusehen ist.

Mit diesen Erkenntnissen und der Auffassung, dass sich letztlich keine überzeugende symptomatische oder neurobiologische Grenze zwischen der präsenilen und der senilen degenerativen Demenz ziehen lässt, erfuhr der Begriff »Alzheimer-Krankheit«, der ursprünglich für die kleine Gruppe der präsenilen Erkrankungen reserviert war, eine Erweiterung auf die Gesamtgruppe der präsenilen und senilen degenerativen Demenzen mit Plaques und Neurofibrillen.

Mittlerweile wird hinsichtlich Diagnostik und medikamentöser Behandlung in der klinischen Praxis auch längst nicht mehr zwischen präseniler und seniler Demenz unterschieden – obwohl das in Deutschland üblicherweise angewendete Diagnoseklassifikationssystem Internationale statistische Klassifikation der Krankheiten und verwandter Gesundheitsprobleme (ICD-10) der Weltgesundheitsorganisation eine Unterscheidung zwischen Alzheimer-Krankheit mit frühem (ICD-10-Nr. F00.1) und spätem Beginn (ICD-10-Nr. F00.2) vorsieht.

5.2 Epidemiologie

Im Gegensatz zu den häufig auftretenden senilen Demenzen, die weltweit Gegenstand einer großen Zahl von epidemiologischen Studien waren, ist über das Vorkommen und die Verteilung der präsenilen Demenzen immer noch sehr wenig bekannt. Eine große Untersuchung in den USA kam zu dem Ergebnis, dass die **Prävalenz** der präsenilen Demenzen in der Altersgruppe zwischen 45 und 64 Jahren etwa 80–100 von 100.000 beträgt, dies entspricht etwa 0,1% der 45- bis 64-jährigen Bevölkerung. Die Prävalenz jenseits des 65. Lebensjahres ist dagegen erheblich höher mit ungefähr 1,5% zwischen dem 66. und dem 75. Lebensjahr bzw. 3% zwischen dem 76. und dem 85. Lebensjahr.

Eine Untersuchung, in der Konsultationsinzidenz und Krankheitscharakteristika der präsenilen Demenz in Memory-Kliniken/Gedächtnissprechstunden in München und Umland untersucht wurden, zeigte sich, dass die Alzheimer-Demenz (AD) mit 67% die am häufigste diagnostizierte Ursache für eine vor dem 65. Lebensjahr beginnende Demenzerkrankung ist, gefolgt von der frontotemporalen Demenz mit 13,5%. Zu den seltenen Nicht-Alzheimer-Demenzen mit Beginn vor dem 65. Lebensjahr zählen die vaskuläre Demenz und die Alkoholdemenz. M. Parkinson und Chorea Huntington als Ursachen einer früh beginnenden Demenz sind ausgesprochen selten.

Die meisten Neuerkrankungen vor dem 65. Lebensjahr traten in dieser Untersuchung in der Altersgruppe der 60- bis 64-Jährigen auf, das mittlere Erkrankungsalter betrug 58,4 Jahre (Bickel et al. 2006). Im Zentrum für Kognitive Störungen an der Psychiatrischen Klinik der TU München, einer der größten Gedächtnisambulanzen Deutschlands, stellten sich in den Jahren 2007 und 2008 350 Patienten mit der Diagnose einer Demenz bei Alzheimer-Krankheit ambulant vor. Bei 249 (71%) hatten die ersten Symptome nach dem 65. Lebensjahr begonnen, bei 101 Patienten (29%) waren die ersten Symptome vor dem 65. Lebensjahr aufgetreten (Diehl-Schmid, unveröffentlichte Daten). Dieser hohe Anteil der präsenilen AD erklärt sich aus der Tatsache, dass gerade diese Patienten zur Diagnostik und Weiterbehandlung an spezialisierte Zentren überwiesen werden.

5.3 Genetische und klinische Aspekte

Trotz der seit 1976 angestrebten Einheit von präsenilen und senilen Formen der AD weist die präsenile Variante sowohl genetische als auch klinische Besonderheiten auf.

Bei der präsenilen AD finden sich genetische Ursachen viel häufiger als bei der senilen AD. Es handelt sich dabei um autosomal-dominante Mutationen mit einer hohen Manifestationsrate (Penetranz) des **Präsenilin-1-Gens** (PSEN1) auf Chromosom 14 bzw. seltener des **Präsenilin-2-Gens** (PSEN2) auf Chromosom 1. Weitere Mutationen finden sich im **Gen für das Amyloidvorläuferprotein** (APP) auf Chromosom 21. Alle bislang bekannten Mutationen fördern die Bildung von toxischem β-Amyloid aus APP, dem aus 42 Aminosäuren bestehenden Grundbaustein der Alzheimer-Plaques.

Das Auftreten der senilen AD unterliegt dagegen anderen genetischen Einflüssen: die ApoE4-Allelform des **Apolipoprotein-E(ApoE)-Gens** auf Chromosom 19 erhöht die Wahrscheinlichkeit des Auftretens einer AD (Kim et al. 2009).

Hinsichtlich der klinischen Symptomatik konnten mehrere Studien Unterschiede zwischen präseniler und seniler AD nachweisen. Patienten mit präseniler AD zeigen neben ihren mnestischen Defiziten eher Störungen von Sprache, konstruktiver Praxis und Exekutivfunktionen. Die Erkrankung ist bei den jüngeren Patienten rascher progredient (Van der Vlies et al. 2009). Bei der senilen AD stehen vor allen Dingen Gedächtnisprobleme im Vordergrund (Shinagawa et al. 2007). Wahnhafte Symptome sind bei der präsenilen AD wiederum seltener als bei der senilen AD (Toyota et al. 2007). Zudem ist der Verlauf bei Patienten mit präseniler AD rascher progredient als bei den älteren Patienten (Van der Vlies et al. 2009). Andererseits leiden weniger Patienten mit präseniler AD an den typischen Begleiterkrankungen älterer Patienten wie arteriellem Hypertonus oder Diabetes und sind seltener multimorbid.

5.4 Klinische Fallbeispiele

In der klinischen Praxis zeigt sich ganz eindeutig, dass sich bei Patienten mit präseniler AD nicht nur besondere Probleme im diagnostischen Prozess ergeben können, sondern vor allem, dass Patienten mit präseniler Demenz und deren Angehörige ganz besondere Bedürfnisse haben, denen man im therapeutischen Umgang gerecht werden muss. Diese Besonderheiten sollen im Folgenden am Beipsiel von zwei Patienten erläutert werden. Die Patientennamen sind anonymisiert. Beide Patienten gaben im Vorfeld die informierte Zustimmung zur Veröffentlichung ihrer Krankheitsgeschichte.

5.4.1 Fallbeispiel 1

Herr B., 55 Jahre, stellte sich in unserer Memory-Klinik ambulant auf Veranlassung des behandelnden Arztes einer psychosomatischen Klinik vor, in welcher der Patient wegen einer Depression und eines psychovegetativen Syndroms behandelt worden war.

Zum Zeitpunkt der Erstvorstellung war er Berufsschullehrer, sei 6 Monaten arbeitsunfähig geschrieben, verheiratet, zwei Töchter (22 und 25 Jahre). Außer zahlreichen Sportverletzungen, einem Bandscheibenprolaps LWK4/5 und einer Helicobacter-positiven Gastritis mit Eradikationstherapie in der Vorgeschichte waren keine somatischen Erkrankungen bekannt. Er nahm bei Erstvorstellung keine Medikamente ein.

Herr B. gab an, dass er sich in seinem Beruf als Berufsschullehrer für Mathematik und Physik immer sehr engagiert habe. Seit 1982 sei er Fachbereichsleiter. Er habe sich aber in letzter Zeit der Belastung nicht mehr gewachsen gefühlt. Seit 4 Jahren bemerke er eine schleichend zunehmende Einschränkung der Konzentration und des Gedächtnisses sowie eine ausgeprägte Ermüdbarkeit. Er könne den Inhalt von Zeitungsartikeln meistens nicht behalten und habe Schwierigkeiten, sich Namen und Telefonnummern zu merken. Ihm fielen im Gespräch manchmal nicht die richtigen Worte ein oder er verdrehe sie. Des Weiteren sei ihm aufgefallen, dass er längere Zeit brauche, um die Zeit von seiner Armbanduhr abzulesen. Die geschilderten Probleme seien nach einem Zusammenbruch am Ende des letzten Schuljahres vor einem halben Jahr aufgetreten. Er habe zuvor unter großem Druck gestanden und sei dann eines Tages plötzlich bewusstlos vom Stuhl gekippt. Zuletzt habe er im

Unterricht Formeln an der Tafel nicht mehr zu Ende bringen können, Fremdwörter nicht mehr richtig ausgesprochen. Zudem habe er Existenzängste entwickelt und darunter gelitten, dass er in seiner Funktion als Lehrer nicht die volle Leistung habe erbringen können. Er sei zunehmend reizbar geworden, was zu familiären Problemen geführt habe. Weiterhin habe er unter Schlafstörungen mit nächtlichem Beklemmungsgefühl, Schwitzen, Früherwachen und Magenkrämpfen gelitten.

Auch die Ehefrau bestätigt die Angaben des Patienten über seine zunehmenden kognitiven Einschränkungen, die vor 4 Jahren begonnen hätten. Mittlerweile sei er überfordert mit bürokratischen Angelegenheiten. Sein Arbeitszimmer sei nicht mehr so ordentlich wie früher. Unter Druck werde er rasch nervös, er könne er sich auch nicht auf mehrere Dinge gleichzeitig konzentrieren.

Zur psychiatrischen Vorgeschichte war zu erfahren, dass Herr B. seit 6 Monaten in ambulanter Psychotherapie bei einem niedergelassenen Facharzt für Psychiatrie, Neurologie und psychotherapeutische Medizin sei mit der Diagnose einer »mittelschweren depressiven Episode mit ausgeprägter Denkhemmung« und einem »schweren, chronifizierten psychovegetativen Erschöpfungssyndrom«. Deswegen sei eine vierwöchige, stationäre Behandlung in einer psychosomatischen Klinik veranlasst worden.

Während des Aufenthalts in der psychosomatischen Klinik sei eine kraniale Kernspintomographie durchgeführt worden, die als unauffällig befundet worden war.

Zur Familienanamnese gab Herr B. an, dass sein 8 Jahre älterer Bruder bereits an einem Pankreaskarzinom verstorben sei. Dieser sei bis zu seinem Tod kognitiv gesund gewesen. Der Vater sei 65-jährig an Magenkrebs verstorben, die Mutter 72-jährig an Darmkrebs. Eine Großmutter habe möglicherweise im hohen Alter an einer Demenz gelitten.

Er habe noch nie geraucht, trinke täglich etwa 0,25 l Bier zum Abendessen, habe noch nie Drogen eingenommen.

Diagnostik

In der körperlichen Untersuchung in unserer Ambulanz zeigten sich keine Auffälligkeiten.

In der neuropsychologischen Untersuchung mittels *Consortium to Establish a Registry for Alzheimer's Disease* – Neuropsychologische Testbatterie (CERAD-NP) erreichte Herr B. durchschnittliche Ergebnisse (innerhalb 1,5

Standardabweichungen vom Mittelwert des Normkollektivs) in den Subtests

- Benennen (14 von 15),
- Visuokonstruktion (10 von 11),
- Figuren Abruf (10 von 11),
- Wortliste verzögerter Abruf (8 von 10).

Unterdurchschnittlich waren die Leistungen in den Subtests

- Wortflüssigkeit (18 Tiere),
- *Mini-Mental State Examination* (MMSE) (26 von 30),
- Wortliste lernen (17 von 30; Lernkurve 4-6-7),
- Wortliste wiedererkennen (17 von 20).

Im Beck-Depressions-Inventar (BDI) erreichte Herr B. 7 Punkte, was gegen das Vorliegen signifikanter depressiver Symptomatik spricht.

Die Routinelaboruntersuchung inklusive Vitamin B_{12}, Folsäure, TSH basal, Lyme-Serologie, TPHA, HbA_{1c}, Homocystein zeigte keine Abweichungen von der Norm.

Die Neurodegerationsparameter im Liquor waren hingegen diskret auffällig:

- Tau-Protein: 362 ng/l (Referenz < 252),
- Aβ42: 659 ng/l (Referenz > 643).

In der kranialen 18-FDG-Positronenemissionstomographie zeigte sich ein Hypometabolismus beidseitig parietal sowie beidseits temporal und frontal sowie ein Hypometabolismus im posterioren Zingulum beidseits.

▪ **Diagnose**

Alle erhobenen Befunde sprachen für das Vorliegen einer leichtgradigen Demenz bei Alzheimer-Krankheit mit frühem Beginn.

Therapeutisches Vorgehen

Nach Abschluss der Diagnostik erfolgte zunächst eine behutsame Aufklärung des Patienten über die Diagnose im Beisein der Ehefrau. Sowohl Patient als auch Ehefrau reagierten sehr betroffen, wobei beide angaben, im Vorfeld geahnt zu haben, dass eine Demenzerkrankung vorliege. Der Patient selbst verspürte eine gewisse Erleichterung darüber, eine Erklärung für seine »Fehlleistungen« gefunden zu haben. Im Rahmen einer Wiedervorstellung nach wenigen Tagen wirkte er auch wieder sehr gefasst und vergleichsweise guter Dinge, während seine Ehefrau nach wie vor sehr bestürzt war.

Nach der Durchführung eines EKG wurde bei unauffälligem Befund eine pharmakologische Therapie mit einem Cholinesterasehemmer begonnen, wobei das Ehepaar hier über die realistischen Ziele der Therapie, nämlich in erster Linie eine vorübergehende Stabilisierung, aufgeklärt wurde.

Weiterhin erfolgte eine ausführliche Beratung im Hinblick auf finanzielle und rechtliche Angelegenheiten. Es wurde zum Abschluss einer umfassenden Vorsorgevollmacht geraten. Ferner erfolgte die Empfehlung, einen Antrag auf Frühberentung zu stellen. Allerdings sollte dies hinausgezögert werden, sodass so lange wie möglich eine Krankschreibung erfolgen könnte, um den Bezug von Krankengeld zu ermöglichen. Weiterhin wurde dem Patienten die Teilnahme an einer multizentrischen Studie empfohlen, die den Effekt einer kognitiv-verhaltenstherapeutischen, ressourcenorientierten Therapie bei Patienten mit sehr leichtgradiger Demenz (KORDIAL) untersuchte, woran der Patient schließlich auch teilnahm.

Schließlich wurde der Kontakt zur Alzheimer-Gesellschaft München hergestellt. Weitere Hilfsmaßnahmen schienen entbehrlich. Herr B. hatte nach der Diagnosestellung angegeben, nun zusammen mit seiner Ehefrau seiner Sportleidenschaft, insbesondere dem Wandern, frönen zu wollen, wofür es aus unserer Sicht keine Kontraindikation gab.

5.4.2 Fallbeispiel 2

Frau D., 49 Jahre, stellte sich in der Ambulanz wegen seit 2 Jahren zunehmender Schwierigkeiten mit der Merkfähigkeit vor. Sie verlege häufig Gegenstände. Sie sei meist weder zum Datum noch zum Wochentag orientiert. Sie habe sich sogar schon in bekannter Umgebung verlaufen. Die Alltagsaktivitäten, insbesondere der Haushalt, bereiteten zunehmend Schwierigkeiten. Die finanziellen Angelegenheiten und die Großeinkäufe habe der Ehemann übernommen. Beim Kochen habe sie Schwierigkeiten, da sie mehr und mehr die Rezepte vergesse. Auch das Bedienen von Herd, Mikrowelle und anderen technischen Geräten sei erschwert. Sie habe bis 2006 die Buchhaltung für die Geschwister übernommen, dies habe sie dann aber aufgrund ihrer Vergesslichkeit aufgegeben. Sie habe die Programme am PC nicht mehr bedienen und nicht mehr rechnen können.

Vom Ehemann ist zu erfahren, dass seine von jeher »psychisch labile« Gattin in der letzten Zeit noch empfindlicher geworden sei. Aus Scham wegen ihrer Gedächtnisbeeinträchtigung habe sie sich aus sozialen Kontakten zunehmend zurückgezogen.

Frau D. ist verheiratet, Mutter einer 10-jährigen Tochter. Der Ehemann arbeitet als Schreiner. Nach Abschluss der mittleren Reife hatte sie eine Lehre zur Steuergehilfin absolviert und bis zur Geburt der Tochter (künstliche Befruchtung) in diesem Beruf gearbeitet. An Vorerkrankungen sind bekannt: eine Hyperlipoproteinämie, eine 40%ige Arteria-carotis-interna-Stenose und ein Schädel-Hirn-Trauma vor 27 Jahren mit folgender kurzer Bewusstlosigkeit über wenige Sekunden.

Bei Erstvorstellung nahm die Patientin Acetylsalicylsäure 100 mg sowie Escitalopram 30 mg ein.

Zur psychiatrischen Vorgeschichte ist zu erfahren, dass Frau D. sich vor 3 Jahren erstmalig ambulant vorgestellt hatte, da sie bei sich Probleme mit dem Gedächtnis festgestellt hatte. Damals hatte sie angegeben, in letzter Zeit zunehmend vergesslich zu sein, dabei auch traurig. Sie habe große Angst, an einer Demenz zu erkranken. Sie habe bis zum letzten Jahr ihre demenzkranke Mutter gepflegt, die vor einem Jahr verstorben sei. Mittels CERAD-NP war eine kognitive Störung vor 3 Jahren ausgeschlossen worden. Es wurde eine leichte depressive Episode diagnostiziert. Knapp 2 Jahre später erfolgte eine stationäre psychosomatische Behandlung. Bei Aufnahme berichtete die Patientin über starke Gedächtnis-, Aufmerksamkeits- und Orientierungsstörungen sowie deutlich reduzierten Antrieb. Sie sei rascher erschöpft und leide unter Stimmungsschwankungen. Sie schaffe die Hausarbeit und die Betreuung ihrer Tochter kaum noch. Es wurde eine schwere depressive Episode diagnostiziert, die sich unter Therapie gebessert habe. Während des stationären Aufenthalts erfolgte eine ausführliche kognitive Testung. Es wurde die Diagnose einer leichten kognitiven Störung gestellt, wie sie im Rahmen der depressiven Symptomatik gesehen wird. Als mögliche (Mit-)Ursache wurde eine jahrzehntelange sexuelle Belästigung durch einen entfernten Angehörigen angesehen. Im Entlassbericht wurde eine weitere neurologische Abklärung der Gedächtnisstörungen empfohlen.

Die Mutter von Frau D. verstarb 74-jährig an einer Demenz, die etwa ab dem 65. Lebensjahr begonnen hatte. Frau D. hat 5 Geschwister ohne Gedächtnisprobleme, eine Schwester leide an Epilepsie. Der Vater sei noch am Leben und kognitiv gesund. Ein Onkel habe sich suizidiert, zwei Tanten mütterlicherseits seien im höheren Lebensalter dement gewesen.

Diagnostik

In der körperlichen Untersuchung fanden sich beeinträchtigte posturale Reflexe und eine leicht ausgeprägte Bradydysdiadochokinese beider Hände, ansonsten keine weiteren Auffälligkeiten. Der Blutdruck war mit 160/95 mmHg auffallend erhöht, sodass eine weitere Abklärung veranlasst wurde, die zu der Diagnose einer arteriellen Hypertonie führte.

In der neuropsychologischen Untersuchung mittels der CERAD-NAB erreichte Frau D. durchschnittliche Ergebnisse (innerhalb 1,5 Standardabweichungen vom Mittelwert des Normkollektivs) in den Subtests

- Benennen (5 von 15)
- Wiedererkennen (19 von 20).

Unterdurchschnittlich waren die Leistungen in den Subtests

- Wortflüssigkeit (12 Tiere),
- *Mini-Mental State Examination* (MMSE) (19 von 30),
- Wortliste lernen (13 von 30; Lernkurve 3-5-5,
- Visuokonstruktion (6 von 11),
- Wortliste verzögerter Abruf (2 von 10),
- Visuokonstruktion Abruf (1 von 11).

Der Uhrentest war pathologisch, Frau D. war nicht in der Lage, die Ziffern korrekt einzuzeichnen.

Die Routinelaboruntersuchung (Blutbild, Serumchemie) sowie TSH, Vitamin B_{12}, Lyme- und TPHA-Serologie ergab keine von der Norm abweichenden Befunde.

Die Liquordiagnostik ergab hinsichtlich Zellzahl, Glukose, Proteinen, oligoklonalen Banden und Lyme-Serologie ein unauffälliges Ergebnis.

Neurodegerationsparameter:

- Das Tau-Protein war mit 279 ng/l leicht erhöht (Referenz: < 252),
- Aβ42 mit 341 ng/l erniedrigt (Referenz: > 643)

In der kranialen Kernspintomographie zeigte sich eine geringe, temporal betonte, generalisierte Hirnatrophie sowie bihemisphärisch ausgeprägte T2-hyperintense, punktförmige Marklagerläsionen im peri- und paraventrikulären Marklager sowie subkortikal und subenpendymal, vereinbar mit einer Mikroangiopathie.

In der kranialen 18-FDG-Positronenemissionstomographie fand sich ein Hypometabolismus beidseitig parietal sowie weniger ausgeprägt beidseits temporal und frontal sowie im posterioren Zingulum beidseits.

▪ Diagnose

Die vorliegenden Befunde sprachen für das Vorliegen einer Alzheimer-Krankheit mit gleichzeitiger vaskulärer Pathologie (»Alzheimer-Krankheit, gemischte Form« nach ICD-10).

Therapeutisches Vorgehen

Es erfolgte eine vorsichtige Aufklärung der Patientin und mit ihrem Einverständnis auch des Ehemannes in einer Sitzung. Sowohl die Patientin wie auch der Ehepartner waren tief bestürzt, weinten. Beide hatten mit dieser Diagnose nicht gerechnet, v. a. der Ehemann war überzeugt gewesen, die Gedächtnisstörungen seien durch Depressionen bzw. im Sinne einer Belastungsreaktion infolge der sexuellen Belästigung durch einen Familienangehörigen verursacht worden.

Wir behandelten die Patientin mit einem Cholinesterasehemmer, nachdem ein EKG durchgeführt und als unauffällig befundet wurde.

Bei einer Wiedervorstellung nach wenigen Tagen wirkte der Ehemann dann aber – wenn auch betroffen – sehr gefasst. Er berichtete von einer Zunahme der depressiven Symptomatik bei der Ehefrau mit Schlafstörungen, Grübelneigung und Weinen, sodass beschlossen wurde, die antidepressive medikamentöse Therapie zu verändern. Wir stellten von Escitalopram auf Citalopram in einer Dosis von 20 mg/Tag um. Eine verhaltenstherapeutisch orientierte Psychotherapie, welche die Patientin im Vorfeld der Vorstellung bei uns gemacht hatte, wurde von dem Ehepaar als ineffizient erlebt, sodass die Patientin die Empfehlung einer weiteren Psychotherapie nicht annahm.

Von den Ehepartnern kam die Bitte, dass auch die 10-jährige Tochter durch einen Arzt aufgeklärt werden solle, da das Ehepaar sich dies nicht zutrauen würde. Die Tochter habe durchaus bemerkt, dass es der Mutter nicht gut gehe. Es habe im Vorfeld mehrfach Konflikte gegeben, da die Tochter geklagt habe, dass ihr die Mutter nicht ausreichend bei den Hausaufgaben habe helfen können. Die Tochter erhielt im Beisein der Eltern eine sehr einfach gehaltene Aufklärung dahingehend, dass bei der Mutter Veränderungen des Gehirns nachweisbar seien und dass das Gehirn daher nicht mehr so gut arbeiten könne wie zuvor. Für die Tochter schien dies gut nachvollziehbar, eine ausgeprägte emotionale Reaktion war nicht spürbar. Angesprochen wurde, dass die Tochter nun aber nicht in der Pflicht sei, ständig Rücksicht auf die »kranke Mutter« zu nehmen, sondern dass sie das Recht habe, »Tochter« zu sein und ihre Bedürfnisse klar formulieren solle, dass die Mutter trotz ihrer Erkrankung durchaus konfliktfähig sei. Dem Vater, der sich gewünscht hatte, die Tochter kotherapeutisch einzusetzen, z. B. indem sie mit der Mutter zusammen die Hausaufgaben machen sollte, um die Mutter geistig zu aktivieren, wurde hiervon abgeraten.

Der Familie wurden die Kontaktdaten eines Kinder- und Jugendpsychotherapeuten und einer Familienberatungsstelle gegeben, an die sie sich bei Bedarf wenden sollte. Es wurde Kontakt mit dem zuständigen Jugendamt aufgenommen wegen »Hilfe zur Erziehung« nach dem Sozialgesetzbuch (z. B. Hausaufgabenbetreuung) in krankheitsbedingter Notsituation. Der Antrag auf Finanzierung einer Haushaltshilfe durch die Krankenkasse wurde abgelehnt mit der Begründung, dass dies bei chronischen Erkrankungen nicht möglich sei. Das Ehepaar wurde zudem an die regionale Alzheimer-Gesellschaft verwiesen. Weitere konkrete Hilfsangebote (z. B. ehrenamtlicher Helfer, Tagesstrukturierung durch Kunst, Sport, Musik etc.) wurden abgelehnt.

5.5 Besonderheiten in der Diagnostik der präsenilen Alzheimer-Demenz

Bis zur korrekten Diagnose einer Alzheimer-Demenz bei jungen Patienten, die unter kognitiven Beeinträchtigungen leiden, vergehen – so zumindest zeigt es die klinische Praxis – mehrere Jahre. Der Zeitraum zwischen Auftreten der ersten Symptome und Konsultation eines Arztes ist bei präsenilen Demenzen signifikant länger als bei senilen Demenzen (Shinagawa et al. 2007). Ursächlich ist hierfür, dass jüngere Betroffene und deren Angehörige kognitive Symptome nicht im Kontext einer Erkrankung einordnen, sondern sie suchen, wie im Fallbeispiel 1 (► 5.4.1), Erklärungen wie Überarbeitung oder führen die Symptome auf außergewöhnliche Belastungen wie einen Hausbau, einen Aufstieg im Beruf, finanzielle Schwierigkeiten oder Eheprobleme zurück. Die lange diagnostische Latenz ergibt sich auch dadurch, dass v. a. Nichtfachärzte bei vergleichsweise jungen Patienten nicht an die Möglichkeit einer demenziellen Erkrankung als Ursache der Beschwerden denken und daher keine dahingehend weiterführende Diagnostik einleiten.

Dabei muss eine weiterführende Diagnostik immer durchgeführt werden, wenn ein Patient über anhaltende kognitive Beeinträchtigungen klagt, selbst wenn die Betroffenen in Demenz-Screening-Tests, z. B. MMSE, unauffällig abschneiden.

Zur Diagnostik gehört obligat eine ausführliche Erhebung von Anamnese und Fremdanamnese möglichst von einer Bezugsperson des Patienten, eine neurologische und neuropsychiatrische Untersuchung sowie eine neuropsychologische Testung mit geeigneten Tests, z. B. CERAD-NP. Weiterhin werden Laboruntersuchungen durchgeführt (Blutbild, Serumchemie, Schilddrüsenparameter, Vitamin B_{12}, Folsäure, Borrelien- und Syphilis-Serologie), und es wird nach vaskulären Risikofaktoren gesucht (Cholesterinspiegel, Blutdruck, Diabetes mellitus, z. B. Hb A_{1c}, Homocystein-Spiegel).

Eine strukturelle Bildgebung sollte bei jedem Patienten mit kognitiven Beeinträchtigungen, deren Ursache nicht eindeutig festgestellt werden kann, durchgeführt werden. Einige Studien konnten zeigen, dass bei Patienten mit präseniler AD eine stärker ausgeprägte kortikale Atrophie nachweisbar ist, vor allen Dingen im parietalen Kortex, im posterioren Zingulum und im Praecuneus (Ishii et al. 2006). Andererseits kann eine präsenile AD vorliegen, obwohl in der strukturellen kranialen Bildgebung keinerlei Auffälligkeiten nachweisbar sind, wie im Fallbeispiel 1 (▶ 5.4.1). Zur Diagnostik bei jungen Patienten zählen, wenn die bislang erhobenen Befunde nicht zu einem eindeutigen Ergebnis geführt haben, Verfahren der funktionellen Bildgebung (PET oder SPECT). Bei Patienten mit präseniler AD ist in der PET eine stärkere Reduktion des zerebralen Stoffwechsels frontal, temporal und parietal nachweisbar verglichen mit Patienten mit seniler AD (McMurtray et al. 2008).

Eine Liquordiagnostik muss gerade bei jungen Patienten nicht nur mit der Bestimmung von β-Amyloid, Gesamt-Tau und Phospho-Tau, sondern auch im Hinblick auf möglicherweise vorliegende entzündliche, infektiöse Prozesse oder ggf. auch paraneoplastisches Geschehen erfolgen, die ggf. die demenzielle Symptomatik verursachen könnten.

Sollte dieses Assessment die Kapazitäten des niedergelassenen Facharztes übersteigen, muss frühzeitig eine Überweisung an eine spezialisierte Gedächtnisambulanz erfolgen, wo im Zweifelsfall noch ausführlichere, meist zeitaufwendige neuropsychologische Tests wie z.B. der *California Verbal Learning Test* (CVLT) oder spezifische Sprachtests wie der Aachener Aphasie-Test

(AAT) durchgeführt werden können. Solche Tests können nötig werden, wenn beispielsweise die Leistungen in der CERAD-NP (nahezu) unauffällig oder aber bestimmte Teilleistungen, wie z. B. Sprache, vornehmlich betroffen sind.

Häufigste Fehldiagnosen, die bei Patienten mit präseniler AD im Vorfeld gestellt werden

- Psychovegetative Erschöpfung bzw. Burnout-Syndrom wie im Fallbeispiel 1 (► 5.4.1)
- Depression wie im Fallbeispiel 2 (► 5.4.2)
- Anpassungsstörung
- Dysthymie

Hierbei handelt es sich häufig nicht um Fehldiagnosen im engeren Sinne, sondern es wird beispielsweise eine vorhandene Depression diagnostiziert, das demenzielle Syndrom aber übersehen, da die kognitiven Beeinträchtigungen mit der Depression erklärt werden. Depressive Störungen zählen zu den frühen Symptomen der AD bzw. können als Reaktion auf eine ständige Überforderung und auf Fehlleistungen entstehen. Gerade berufliche Belastung bei gleichzeitig nachlassenden kognitiven Fähigkeiten kann zu einem Burnout-Syndrom führen, das dann wiederum Alkoholabusus oder Beruhigungsmittelmissbrauch nach sich zieht.

Die differenzialdiagnostische Abgrenzung zwischen Depression und Demenz erweist sich (nicht nur bei jungen Patienten) in der Praxis oft als schwierig.

In der Abgrenzung zu rein affektiven Erkrankungen ist hilfreich, die exakte Abfolge der Symptome zu rekonstruieren. In der ersten Kasuistik (► 5.4.1) hatten bei dem Patienten ganz eindeutig zunächst Störungen der Konzentration und des Gedächtnisses vorgelegen, erst im späteren Verlauf entwickelte sich ein Burnout-Syndrom, wohl infolge der ständigen Anstrengungen des Betroffenen, zu kompensieren.

In der Differenzialdiagnose zwischen AD und Depression ist auch eine Analyse der Einzelleistungen oftmals erhellend. Das deklarative, insbesondere episodische Gedächtnis, die Visuokonstruktion und die Sprachsemantik sind in der Abgrenzung von Depression und Demenz von differenzialdiagnostischer Relevanz. In diesen Bereichen sind Patienten mit Depression also allenfalls leichtgradig beeinträchtigt, Patienten mit AD dagegen deutlich. Anders verhält es sich bei exekutiven Funktionen und Aufmerksamkeit, diese Fähigkeiten können auch bei Patienten mit Depressionen deutlich eingeschränkt sein. In der Praxis bedeutet dies, dass z. B. Probleme beim Abzeichnen eines Würfels oder beim Zeichnen des Zifferblatts einer Uhr oder auch das gehäufte Auftreten semantischer Paraphasien mit der Verdachtsdiagnose einer »reinen« Depression nicht vereinbar sind. In seltenen Fällen, bei denen weder die Befunde der strukturellen und funktionellen Bildgebung noch die Ergebnisse der Liquoruntersuchung richtungweisend sind, muss eine intensive Behandlung der affektiven Störung erfolgen. Sollten nach deutlicher Besserung der affektiven Symptome immer noch signifikante kognitive Beeinträchtigungen vorliegen, fällt die Diagnostik leichter.

Die Wichtigkeit einer raschen Abklärung kann nur betont werden. Noch mehr als bei älteren ist es bei jungen Patienten wichtig, rasch die richtige Diagnose zu stellen. Die kognitiven Beeinträchtigungen führen nicht nur zu einer Überforderung, sondern Fehler im Beruf oder bei finanziellen Angelegenheiten können schwerwiegende Folgen haben.

Die im Anschluss an die abgeschlossene Diagnostik erfolgende Aufklärung des Patienten und – mit Einverständnis des Patienten – auch des Angehörigen, ist oft ein sehr schwieriges Thema. Unserer klinischen Erfahrung nach ist die Diagnose einer AD bei jungen Patienten und deren Angehörigen mit ungleich stärkeren Emotionen verbunden als bei Patienten im fortgeschrittenen Alter. Nur manche Patienten ahnen im Vorfeld selbst, welche Erkrankung vorliegen könnte, sind schon vorbereitet und erhalten dann die Bestätigung. Die meisten Patienten und v. a. deren Angehörigen sind von der Diagnose aber zumeist schockiert. Sie realisieren die Bedeutung einer solchen Diagnose mit allen Konsequenzen. Häufig wird von Patienten und Angehörigen aber auch berichtet, dass sich mit der Stellung der Diagnose eine Art »Erleichterung« einstellt, dass sich familiäre Konflikte und die Anspannung der Betroffenen reduzieren, wenn der Grund für die Veränderungen bekannt ist.

Trotz der Konsequenzen einer Aufklärung ist diese gerade bei jungen Patienten von extremer Wichtigkeit. Eine Aufklärung, in der auch dargelegt wird, dass es sich um eine fortschreitende Erkrankung handelt,

ist Voraussetzung dafür, dass die Patienten bzw. ihre Familien rechtzeitig ihre Angelegenheiten erledigen, z. B. im Beruf die notwendigen Konsequenzen ziehen oder finanzielle Dinge regeln.

5.6 Besonderheiten in Therapie und Management

Grundsätzlich umfasst die Behandlung der Demenz – unabhängig vom Alter des Betroffenen – mehrere Elemente. An erster Stelle muss eine allgemeinmedizinische Basistherapie stehen. Dazu gehören die Behandlung von körperlichen systemischen Erkrankungen und die Prävention von Risikofaktoren, v. a. eine regelmäßige Kontrolle und konsequente Einstellung des Blutdrucks. Die spezifische Demenztherapie umfasst medikamentöse und nichtmedikamentöse Strategien ebenso wie die Betreuung der Angehörigen.

5.6.1 Pharmakotherapie

Unabhängig davon, ob die AD im Präsenium oder im Senium beginnt, wird nach den gültigen Leitlinien eine antidementive Medikation empfohlen, im leichtgradigen Stadium mit einem Cholinesterasehemmer. Bislang gibt es keine Analysen dahingehend, ob die Art der Wirkung oder auch die Art und Schwere der Nebenwirkungen in der Gruppe der Patienten mit präseniler Demenz andersartig ist als bei älteren Patienten. Zumeist gestaltet sich die Medikation mit einem Cholinesterasehemmer bei jüngeren Patienten problemloser, da weniger Komorbiditäten vorliegen. Dies gilt auch für die medikamentöse Therapie von depressiver Verstimmung oder Verhaltensauffälligkeiten. Zudem haben die jüngeren Patienten meist weniger Komedikation, sodass es zu weniger Wechselwirkungen kommt. Hinsichtlich der Teilnahme an Medikamentenstudien der Phasen II–IV zeigt sich in unserer Ambulanz, dass die Beteiligung von Patienten mit präseniler Demenz überproportional groß ist. So waren z. B. zum Stichtag Ende August 2009 von allen in unserem Zentrum in Medikamentenstudien eingeschlossenen Patienten über die Hälfte präsenil erkrankt. Jüngere Patienten und deren Angehörige sind offensichtlich eher geneigt, sämtliche Angebote zu nutzen, die eine Besserung bewirken könnten. Zudem leiden sie seltener unter somatischen Begleiterkrankungen, die ein Hindernis für den Einschluss in eine Medikamentenstudie darstellen könnten. Zudem sind junge Patienten und die meist ebenfalls jüngeren Angehörigen schlicht mobiler. Auf der anderen Seite stellt sich bei den jüngeren Patienten allerdings das Problem, dass einigen Patienten keine Teilnahme an Medikationsstudien angeboten werden kann, da ihr junges Alter ein Ausschlusskriterium darstellt oder da die Postmenopause noch nicht eingesetzt hat.

5.6.2 Nichtmedikamentöse Therapie

Gerade die nichtmedikamentöse Therapie muss die besondere Situation jüngerer Patienten mit Demenz und deren Angehöriger berücksichtigen.

Im frühen Stadium der Erkrankung kann es sinnvoll sein, dass Erkrankte – je nach Symptomatik – an einer neuropsychologischen oder psychosomatischen Rehabilitationsmaßnahme teilnehmen, in der sie beim Aufbau von Gedächtnishilfen oder bei der emotionalen Bewältigung der Krankheit Unterstützung finden. Manchmal kann auch eine psychologische Einzeltherapie bei einem spezialisierten Psychotherapeuten hilfreich sein, der nicht nur bei der Krankheitsverarbeitung zur Seite steht, sondern den Patienten auch alltagsnah begleitet. Die Inanspruchnahme einer ambulanten Ergotherapie hat sich bewährt, um beispielsweise den Einsatz von Gedächtnishilfen zu erlernen. Außerdem kann die Aufrechterhaltung alltagspraktischer Fähigkeiten, wie z. B. Einkaufen, Orientierung im Stadtviertel, gefördert werden. Da die meisten Patienten spätestens mit Stellung der Diagnose nicht mehr arbeiten, sollte mit ihnen eine realistische Abschätzung der Ressourcen getätigt werden und entsprechend ihrer Neigungen der Versuch unternommen werden, Hobbys zu finden oder zu reaktivieren, die zum einen helfen, den Tag zu strukturieren, zum anderen die soziale Einbindung bzw. geistige und körperliche Aktivität gewährleisten. Bei Patienten mit Störungen der sprachlichen Fähigkeiten sollte frühzeitig eine logopädische Therapie erfolgen.

Anders als in angloamerikanischen Ländern gilt hierzulande eine Demenzerkrankung nach wie vor als »Angehörigenkrankheit«, bei der v. a. die Angehörigen vielfältigen Belastungen ausgesetzt sind. Die Betroffenen, so die häufige Meinung, litten selbst gar nicht so sehr unter ihrer Erkrankung, da sie selbst nichts von der Erkrankung mitbekämen. Zur Unterstützung von Angehörigen wurden deshalb bereits viele Angebote entwickelt, z. B. Angehörigenseminare, -gruppen, Beratungsstellen für pflegende Angehörige, Pflegekurse.

Für Angehörige gibt es in vielen Städten Angehörigenseminare oder -gruppen, manchmal auch speziell für Angehörige jüngerer Erkrankter. Hier finden Angehörige Verständnis für ihre Situation, sie erhalten Informationen und können sich über hilfreiche Tipps im Umgang mit den Erkrankten austauschen. Fühlen sich Angehörige sehr stark belastet, können sie auch psychologische Unterstützung in einer Einzeltherapie erhalten.

Spezielle Angebote für Kinder von Patienten mit Demenz sind äußerst selten. Um Kinder und Jugendliche in einer solchen Situation zu unterstützen, können Familienberatungsstellen und Kinderpsychologen einbezogen werden. An einigen psychiatrischen Kliniken gibt es spezielle Angebote für Kinder von psychisch Kranken, wie z. B. Kunsttherapie, die möglicherweise für betroffene Kinder und Jugendliche geeignet sein könnten. Gesetzlich verankert (§ 20 SGB VIII) ist die »Hilfe zur Erziehung«, die eine Stabilität der Erziehung in krankheitsbedingten Notsituationen gewährleisten soll und sich nach dem Bedarf im Einzelfall richtet.

Wichtige Informationen, z. B. bezüglich Möglichkeiten des Verbleibs am Arbeitsplatz, Schwerbehindertenausweis, Einbezug von Integrationsfachdiensten, Krankengeldbezug, Erwerbsminderungsrente, Vorsorgevollmacht, Patientenverfügung, Pflegeversicherung, Rehabilitationsmaßnahmen und weiteren Unterstützungsmöglichkeiten erhalten Betroffene und Angehörige bei verschiedenen Beratungsstellen, z. B. Sozialdiensten an Kliniken, Alzheimer-Gesellschaften, Beratungsstellen für pflegende Angehörige, VdK oder Integrationsfachdiensten.

Im frühen Stadium der Erkrankung sind die Betroffenen in der Regel körperlich nicht pflegebedürftig, erhalten folglich auch keine Pflegestufe. Es kann jedoch ein Antrag auf Leistungen bei erhöhtem Betreuungsbedarf nach § 45a/b SGB XI gestellt werden (Pflegestufe 0). Mit diesen Geldern kann beispielsweise der Einsatz ehrenamtlicher Begleiter finanziert werden, die es beispielsweise Betroffenen mit Orientierungsschwierigkeiten ermöglichen, Ausflüge ohne ihre Angehörigen zu unternehmen.

5.7 Diskussion

Die präsenile und die senile Demenz unterscheiden sich nicht nur im Hinblick auf Ätiologie und Pathophysiologie. Auch die Diagnostik und v. a. die Therapie muss die Besonderheiten, die sich aus dem jungen Alter der Betroffenen ergeben, berücksichtigen.

Eine Zusammenfassung der präsenilen und der senilen Demenz erscheint nicht nur in der klinischen Praxis fragwürdig, sondern stellt ein echtes Hindernis für die Forschung dar. Erst die gezielte Untersuchung der Pathophysiologie der präsenilen AD – mit und ohne genetische Ursache – unter Berücksichtigung der Umwelteinflüsse wird das Verständnis der Ursachen von Demenzerkrankungen ermöglichen.

Im Hinblick auf die Entwicklung kausal wirkender Medikamente dürfte die strikte Unterscheidung präseniler und seniler Fälle auch von entscheidender Wichtigkeit sein: Aufgrund der Ergebnisse zahlreicher Untersuchungen an Patienten mit familiärer AD, also an Patienten mit Mutation im PSEN1-, PSEN2-, oder APP-Gen, ist davon auszugehen, dass die präsenile AD primär eine »Amyloidose« darstellt, d. h., es wird durch Fehler in der Amyloid-Kaskade zu viel β-Amyloid im Gehirn abgelagert, das dann wiederum zum Neuronenuntergang führt. Diese Ergebnisse wurden relativ kritiklos auf die senile AD übertragen. Allerdings wird von einigen Forschern vermutet, dass bei der senilen AD der Weg umgekehrt abläuft, dass dort nämlich eine altersbedingte Neurodegeneration (oxidativer Stress, mitochondriale Dysfunktion) sekundär zur Ablagerung der Amyloid-Plaques führt. Folglich sollten kausal wirkende Medikamente, die in die Amyloid-Kaskade eingreifen, wie z. B. die aktive oder passive Amyloid-Immunisierung, eher bei Patienten mit präseniler Demenz effektiv sein, während bei der senilen Demenz Mechanismen erfolgreich sein dürften, die den Alterungsprozess beeinflussen können (z. B. Antioxidanzien).

Da die Prävalenz der präsenilen AD vergleichsweise gering ist, können nur in multizentrischen Studien größere Patientenkollektive zusammengestellt werden, an denen sich die drängenden Fragen der Forschung beantworten lassen werden.

Literatur

Bickel H, Bürger K, Hampel H et al (2006) Präsenile Demenz in Gedächtnissprechstunden. Nervenarzt 77: 1079–1085

Ishii K, Soma T, Kono AK et al (2006) Automatic volumetric measurement of segmented brain structures on magnetic resonance imaging. Radiat Med 24(6): 422–430

Kim J, Basak JM, Holtzman DM (2009) The role of apolipoprotein E in Alzheimer's disease. Neuron 63: 287–303

McMurtray AM, Licht E, Yeo T et al (2008) Positron emission tomography facilitates diagnosis of early-onset Alzheimer's disease. Eur Neurol 59(1–2): 31–37

Shinagawa S, Ikeda M, Toyota Y et al (2007) Frequency and clinical characteristics of early-onset dementia in consecutive patients in a memory clinic. Dement Geriatr Cogn Disord 24: 42–47

Toyota Y, Ikeda M, Shinagawa S et al (2007) Comparison of behavioral and psychological symptoms in early-onset and late-onset Alzheimer's disease. Int J Geriatr Psychiatry 22(9): 896–901

Van der Vlies AE, Koedam EL, Pijnenburg YA et al (2009) Most rapid cognitive decline in APOE espilon4 negative Alzheimer's disease with early onset. Psychol Med 39: 1907–1911

Morbus Binswanger und andere vaskuläre Demenzen

Roman L. Haberl

Zum Thema

Nach der Alzheimer-Demenz (AD) sind zerebrale Durchblutungsstörungen die zweithäufigste Demenzursache in Europa. Aufgrund der Heterogenität des Krankheitsbildes sind die Einordnung und die Klassifikation uneinheitlich. Begriffe wie chronische zerebrovaskuläre Insuffizienz, Binswanger-Erkrankung oder Multiinfarktsyndrom werden ohne klare Abgrenzung verwendet.

6.1 Definition

Unter dem zuletzt weitgehend anerkannten Oberbegriff »vaskuläre Demenz« (VD) werden unter Berücksichtigung klinischer, radiologischer, neuropathologischer und genetischer Kriterien im Folgenden alle demenziellen Syndrome, die auf Erkrankungen der Hirngefäße basieren, zusammengefasst.

Angelehnt an die NINDS-AIREN-Kriterien (Román et al. 1993) stützt sich die hier angewandte Definition der vaskulären Demenz auf drei Hauptpunkte:

Kriterien zur Diagnose einer vaskulären Demenz

1. Vorhandensein eines demenziellen Syndroms nach ICD-10-Kriterien
2. Anamnestischer, klinischer oder radiologischer Nachweis einer zerebrovaskulären Erkrankung
3. Zeitlicher Zusammenhang von 1. und 2.

6.1.1 Erläuterungen zu den Diagnosekriterien »vaskuläre Demenz«

Nach der ICD-10-Klassifikation erfordert die Diagnose Demenz das Vorliegen einer alltagsrelevanten Abnahme von Gedächtnisleistung und kognitiven Fähigkeiten, die durch Anamnese und/oder neuropsychologische Testung verifiziert werden kann. Bei dem Verdacht auf eine VD müssen delirante Syndrome, Bewusstseinsveränderungen jeglicher Ursache sowie Aphasien, die keine zuverlässige Beurteilung erlauben, ausgeschlossen werden.

Nach NINDS-AIREN-Kriterien müssen neben Störungen der mnestischen Funktionen mindestens zwei der folgenden kognitiven Bereiche betroffen sein: Orientierung, Aufmerksamkeit, Sprache und Ausdruck, visuospatiale Funktionen, Kalkulation, exekutive Funktionen, Motorik, Abstraktion und Urteilsvermögen.

Die Diagnose einer zerebrovaskulären Erkrankung wird zum einen klinisch durch das plötzliche Auftreten fokalneurologischer Zeichen wie Hemiparese oder zentrale Fazialisparese gestellt. Zum anderen weist eine positive Anamnese für Schlaganfälle sowie der Nachweis ischämischer oder hämorrhagischer Läsionen in der zerebralen Bildgebung auf das Vorliegen einer zerebrovaskulären Erkrankung hin.

Ein zeitlicher Zusammenhang (3 Monate) zwischen zerebrovaskulären Ereignissen und demenzieller Entwicklung macht eine vaskuläre Genese wahrscheinlich. Zusätzlich sollte bei einer plötzlichen und/oder schubförmigen Verschlechterung kognitiver Fähigkeiten ohne klinisch manifesten Schlaganfall differenzialdiagnostisch auch eine vaskuläre Erkrankung berücksichtigt und eine zerebrale Bildgebung veranlasst werden.

6.2 Epidemiologie

Aufgrund der Heterogenität des Krankheitsbildes sowie uneinheitlicher Diagnosekriterien sind epidemiologische Daten zu den VD nur eingeschränkt verfügbar und valide.

In Europa und Nordamerika stehen zerebrale Durchblutungsstörungen als Ursache einer demenziellen Entwicklung mit 10–30% an zweiter Stelle, in Asien mit mehr als 50% angeblich an der Spitze. Eine breit angelegte europäische Studie zeigte eine kontinuierliche Zunahme der Prävalenz vaskulärer demenzieller Syndrome mit fortschreitendem Alter. Jenseits des 80. Lebensjahres liegt sie zwischen 3% und 16%. Die Inzidenz wird auf 1–7 Neuerkrankungen pro 1000 Personen pro Jahr geschätzt. Im Gegensatz zur AD sind Männer in fast allen Altersklassen häufiger betroffen als Frauen (Román et al. 1993).

Die Prognose ist individuell und je nach Grunderkrankung verschieden, insgesamt liegt die durchschnittliche Überlebensdauer bei den VD aber deutlich unter der von Patienten mit AD.

Der weit verbreitete angloamerikanische Terminus *mixed dementia* bzw. »gemischte Demenz« beschreibt ein demenzielles Syndrom, das sich aus Komponenten einer neurodegenerativen (z. B. AD) und einer zerebrovaskulären Erkrankung zusammensetzt (Gorelick 1997).

6.3 Klinische Symptomatik

Trotz der verschiedenen Subtypen der VD mit unterschiedlicher Pathogenese gibt es gruppenübergreifende charakteristische klinische Merkmale (Caplan 1995, Román et al. 1993; ► 6.4.1).

6.4 Unterformen vaskulärer Demenzen

Vaskuläre Demenzen entstehen durch Infarkte im Versorgungsgebiet großer hirnzuführender Arterien oder im Rahmen einer Mikroangiopathie. Die Ursachen dieser Infarkte, und damit die ursächlich bezogene Therapie, sind unterschiedlich (▫ Tab. 6.1).

6.4.1 Große hirnzuführende Arterien

Multiple kortikale Infarkte (»Multiinfarktdemenz«)

Multiple kortikale Hirninfarkte können eine Demenz verursachen. Die Diagnose wird durch das kraniale Computertomogramm (cCT) gestellt (multiple Territorialinfarkte mit kortikaler, keilförmiger Lokalisation). Typische Ursachen für multiple Hirngefäßverschlüsse sind eine persistierende kardiale Emboliequelle (z. B. unbehandeltes Vorhofflimmern, Herzwandaneurysma, rheumatische Klappenerkrankung, Mitralstenose, Vorhofmyxom, Endocarditis lenta) oder eine arterioarterielle Emboliequelle (hochgradige Karotisstenosen, v. a. wenn beidseits vorhanden). Multiple kortikale Infarkte kommen auch bei Gerinnungsstörungen (Protein-S- oder Protein-C-Mangel, Antithrombinmangel, aktivierte Protein-C-Resistenz bei Faktor-V-Leiden, Kardiolipin-IgG-Antikörpersyndrom) vor. Klinisch zeigen sich in Abhängigkeit von der Lokalisation kortikale Funktionsstörungen wie Aphasie, Apraxie oder verschiedene Neglekt-Syndrome.

Tab. 6.1 Unterformen vaskulärer Demenzen

Läsionsort	Große Arterien		Kleine Arterien	
Infarkttyp	Multiple territoriale Infarkte	Strategische territoriale Infarkte	Strategische lakunäre Infarkte	Multiple lakunäre Infarkte
Pathogenese	Kardiale Embolie Arterioarterielle Embolie Karotisstenose	Arterioarterielle Embolie Kardiale Embolie In-situ-Thrombose	Hyalinose Amyloidose Vaskulitis	M. Binswanger CADASIL
Therapieprinzip	Antikoagulation Operation	Thrombozytenfunktionshemmer Antikoagulation Operation	Antihypertensiva Antidiabetika Immunsuppressiva	Antihypertensiva Antidiabetika

CADASIL zerebrale autosomal-dominante Arteriopathie mit subkortikalen Infarkten und Leukenzephalopathie

Charakteristische klinische Merkmale der vaskulären Demenz

1. **Plötzliches Auftreten** von kognitiven Störungen im zeitlichen Zusammenhang mit einer zerebrovaskulären Erkrankung und im Verlauf fluktuierender oder schubförmiger Ausprägung, weist auf eine vaskuläre Genese hin, ist jedoch keine notwendige Bedingung.
2. Schon im frühen Krankheitsstadium kommt es zu **Gangstörungen** mit kleinschrittigem, engbasigem, teilweise schlurfendem oder auch spastischem Gangbild mit gehäuften **Stürzen**.
3. **Miktionsstörungen** im Sinne einer Frequenzzunahme, vermehrter Urge-Symptomatik bis hin zur Dranginkontinenz sind Frühsymptome.
4. In der klinisch-neurologischen Untersuchung finden sich **fokalneurologische Zeichen**, die je nach Lokalisation der Ischämie bzw. vaskulärem Subtyp variieren können: ▼

- Typisch sind **pyramidale** Symptome wie Hemiparese und/oder zentrale Fazialisparese mit positivem Babinski-Zeichen sowie **extrapyramidale** Symptome mit Tonussteigerung und Akinese. Häufig kommt es zum Auftreten eines **pseudobulbären** Syndroms, das durch Sprech- und Schluckstörungen sowie affektive Labilität mit pathologischem Weinen und Lachen gekennzeichnet ist.

5. In der neuropsychologischen Beurteilung sind v. a. Veränderungen des Antriebs und der Affektivität im Sinne eines **Frontalhirnsyndroms** auffällig. Die Patienten wirken zurückgezogen, teilnahmslos und gleichgültig. Es kommt vermehrt zu Stimmungsschwankungen mit depressiv gefärbter Grundstimmung.
   - Inwieweit bestimmte kognitive Symptome im Vordergrund stehen, hängt von der Lokalisation, Größe, Anzahl und Ursache der vaskulären Läsionen ab.
   - **Kortikale vaskuläre Demenzen**, meist Folge von atherothrombotischen oder kardiogen-embolischen Schlaganfällen, sind durch plötzlich auftretende Lähmungen, sensible Störungen und aphasische Syndrome charakterisiert.
   - Subkortikale vaskuläre Demenzen dagegen bieten Pseudobulbärhirnsymptome, isolierte Pyramidenbahnzeichen, Haltungs- und Tonusanomalien sowie Frontalhirnsyndrome mit Verlangsamung, Interessenverarmung, Perseverationen und Aufmerksamkeitsstörungen.

Strategische Einzelinfarktdemenz

An entsprechender Stelle lokalisiert können auch einzelne ischämische Infarkte ein demenzielles Syndrom verursachen. Folgende Lokalisationen sind beschrieben:

- Gyrus-angularis-Infarkte (hinterer Mediateilinfarkt der dominanten Hemisphäre),
- A.-cerebri-posterior-Infarkte mit Beteiligung des medialen Temporallappens,
- mediale frontale Infarkte (A. cerebri anterior) ,
- Ischämie im Bereich des Nucleus caudatus, v. a. linksseitig,
- bilaterale oder linksseitige paramediane Thalamusinfarkte (■ Abb. 6.1).

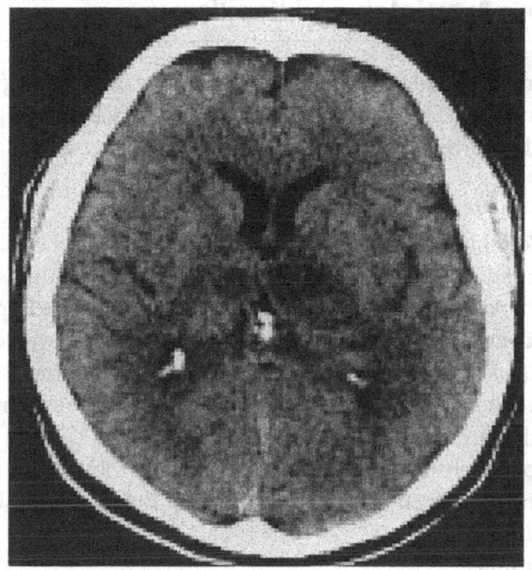

Abb. 6.1 Computertomogramm mit bilateralen paramedianen Thalamusinfarkten als Ursache für eine Demenz durch strategisch gelegene Hirninfarkte

- Diese Thalamusanteile werden z. T. unpaarig, d. h. beidseits durch eine Arterie aus dem Gabelungsbereich der A. basilaris versorgt, sodass ein einzelner Gefäßverschluss (meist eine Basilariskopfthrombose) einen beidseitigen Infarkt und eine Demenz häufig mit amnestischem Syndrom (»thalamische Demenz«) verursachen kann.

Ursache dieser strategisch ungünstig gelegenen Infarkte können Arteriosklerose (In-situ-Thrombose), arterioarterielle Embolien oder kardiale Embolien sein.

Grenzzonenischämien

Infarkte im sog. Grenzzonengebiet zwischen zwei Hirnarterien können ein demenzielles Syndrom verursachen, v. a. wenn sie **bilateral** und im **vorderen Grenzzonengebiet** (zwischen dem Versorgungsgebiet der vorderen und mittleren Hirnarterie) auftreten. Ursache sind hochgradige Stenosen oder Verschlüsse der A. carotis interna mit unzureichender Kollateralversorgung.

6.4.2 Kleine Arteriolen und Kapillaren

Häufiger werden vaskuläre Demenzen durch eine Erkrankung der kleinen und kleinsten Hirngefäße verursacht, v. a. der Endabschnitte langer penetrierender Marklagerarterien.

Multiple lakunäre Infarkte

Durch den Verschluss kleiner zerebraler Endarterien entstehen sog. Lakunen, d. h. kleine, runde oder ovaläre Infarkte bis zu 1,5 cm Durchmesser und einer bevorzugten Lokalisation in den Stammganglien (v. a. innere Kapsel), in Thalamus, Brücke und periventrikulärem Marklager. Lakunen werden durch das CT und weitaus sensitiver durch das MRT (Magnetresonanztomogramm) diagnostiziert. Sie verlaufen z. T. asymptomatisch oder aber werden klinisch durch sog. lakunäre Syndrome erkennbar:

- Paresen ohne sensible Beteiligung (*pure motor stroke*),
- Sensibilitätsstörungen eines Armes und/oder Beines ohne Lähmung (*pure sensory stroke*),
- Hemiballismus,
- Artikulationsstörungen mit Feinmotorikstörungen (»Dysarthria-clumsy-hand-Syndrom«) oder halbseitige Zeigeataxien mit nur geringer Armparese (*atactic hemiparesis*).

Eine demenzielle Entwicklung beginnt häufig erst dann, wenn Lakunen konfluieren (»Status lacunaris«) und sich in der zerebralen Bildgebung als periventrikuläre, fleckige Dichteminderungen darstellen (in der T2-gewichteten Sequenz sind dies hyperintense, d. h. helle Marklagerläsionen, die auch als »**Leukoaraiose**« bezeichnet werden). Patienten mit Lakunen haben meist mehrere vaskuläre Risikofaktoren, v. a. arterielle Hypertonie > 140/90 mmHg und Diabetes mellitus.

Morbus Binswanger (Synonym: Subkortikale arteriosklerotische Enzephalopathie, SAE)

Dieses 1894 erstmals beschriebene Syndrom stellt eine Sonderform einer mikroangiopathischen vaskulären Demenz dar, deren Eigenständigkeit und Abgrenzbarkeit zu multiplen lakunären Infarkten nicht allgemein anerkannt ist. Die Patienten haben eine schleichend beginnende, chronisch progrediente Symptomatik mit kognitiver Beeinträchtigung, Frontalhirnzeichen wie Antriebsverlust und Verlangsamung, Gangstörungen, Blaseninkontinenz und Zeichen der Pseudobulbärparalyse (Caplan 1995). In der Bildgebung – am sensitivsten ist die Kernspintomographie – zeigen sich periventrikuläre Dichteminderungen (»Leukoaraiose«) sowie eine Erweiterung der Ventrikel. Die klinische Abgrenzung zum Status lacunaris, manchmal auch zum Normaldruckhydrozephalus (Trias Demenz, Gangstörung, Blaseninkontinenz) ist unscharf.

Die kernspintomographisch darstellbaren Marklagerveränderungen sind unspezifisch und können in ähnlicher Weise altersbedingt ohne neurologische Symptome, bei lakunären Infarkten mit oder ohne Demenz, bei CADASIL (s. unten), bei zerebralen Vaskulitiden oder bei Entmarkungskrankheiten (z. B. multiple Sklerose, Leukodystrophien oder Neuroborreliose im Stadium III) auftreten.

Pathologisch zeigen sich ischämische Läsionen im periventrikulären Grenzzonenbereich, mit Erweiterung der perivaskulären Räume, Elongation der medullären Arteriolen, Arteriolosklerose und sekundären Demyelinisierungsherden.

Patienten mit der Binswanger-Erkrankung haben meist vaskuläre Risikofaktoren. Besonders ungünstig waren langfristig erhöhte Blutdruckwerte, hypertensive Krisen und das Fehlen des zirkadianen nächtlichen Blutdruckabfalls. Bei manchen Patienten mit Binswanger-Erkrankung wurden erhöhte Fibrinogenwerte im Blut, Hyperviskosität, Thrombozytenaggregation oder eine Aktivierung der Gerinnungskaskade während der Krankheitsprogression festgestellt – eine der theoretischen Grundlagen für Behandlungsversuche mit Substanzen wie Pentoxifyllin oder Propentofyllin.

CADASIL (zerebrale autosomal-dominante Arteriopathie mit subkortikalen Infarkten und Leukenzephalopathie)

Eine Demenz bei jüngeren Patienten (ab 30–40 Jahre) ohne vaskuläre Risikofaktoren mit kernspintomographischen Charakteristika des M. Binswanger sollte an CADASIL denken lassen. Seit der erstmaligen Beschreibung als genetisch bedingte Krankheitsentität 1993 sind in Deutschland etwa 100 CADASIL-Fälle bekannt geworden, die Prävalenz liegt vermutlich jedoch viel höher. Es handelt sich um eine autosomal-dominant vererbte (Chromosom 19p13.1, Mutation im Notch-3-Gen), nichtarteriosklerotische Erkrankung der leptomeningealen und penetrierenden Mikrogefäße im Gehirn ohne

Amyloidablagerungen. Möglicherweise liegt eine Schädigung der elastischen Fasern der Gefäßwände zugrunde. Die jungen Patienten fallen klinisch durch episodisch auftretende affektive Störungen (30%) z. T. mit Wahn und Halluzinationen, Migräneattacken mit Aura (40%), epileptische Anfälle (10%) und im Verlauf progrediente Demenz (Benisty et al. 2008) auf. Kernspintomographisch zeigen sich in der T2-gewichteten Sequenz bei allen symptomatischen Genträgern konfluierende Dichteminderungen periventrikulär, im Marklager und später im gesamten Hirn unter Aussparung des Kortex und des Kleinhirns (◘ Abb. 6.2). Die Krankheit schreitet langsam fort und ist bislang nicht behandelbar. Zur Diagnosesicherung eignet sich neben der direkten DNS-Analyse eine Hautbiopsie, da elektronenmikroskopisch in der Basalmembran der Haut charakteristische osmophile Granula nachgewiesen werden können.

Amyloidangiopathie

Demenzen bei älteren, nichthypertensiven Patienten können auch auf einer Amyloidangiopathie beruhen. Amyloidablagerungen in zerebralen Gefäßen führen einerseits zu intrazerebralen Blutungen wie Mikro- und Lobärhämatomen, andererseits auch zu ischämischen Mikroinfarkten mit konsekutiver demenzieller Entwicklung. Betroffen sind (im Gegensatz zu M. Binswanger und CADASIL) die Arteriolen und Kapillaren von Leptomeningen und zerebralem Kortex – nur in geringem Maße auch von Marklagerarterien. Durch fibrinoide Nekrosen und Gefäßverschlüsse führt dies zu kleinen, kortikal gelegenen Ischämien. Ätiologisch unterscheidet man sporadische von autosomal-dominant vererbten Formen (isländischer oder holländischer Typ).

Zerebrale Vaskulitiden

Multiple Hirninfarkte im Rahmen von Vaskulitiden mit zerebraler Beteiligung können ebenfalls ein demenzielles Syndrom bedingen: beispielsweise im Rahmen von Kollagenosen (v. a. Lupus erythematodes, seltener Panarteriitis nodosa, Wegenersche Granulomatose), der Arteriitis cranialis Bing Horton, einiger infektiöser Gefäßentzündungen (z. B. Lues cerebrospinalis, Heubnersche Endarteriitis bei Tuberkulose, Herpes zoster, Lyme-Borreliose) oder als paraneoplastisches Syndrom. Die entsprechenden serologischen Tests gehören zum erweiterten diagnostischen Repertoire vaskulärer Demenzen (antinukleäre Antikörper, Anti-DNS-Antikörper, antizytoplasmatische Antikörper, Komplementkomponenten C3 und C4, Blutsenkung, TPHA (*Trepone-*

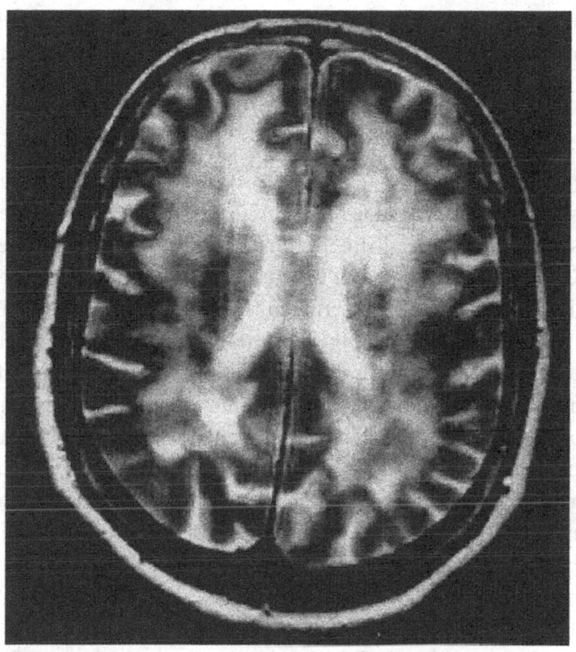

Abb. 6.2 Kernspintomogramm eines Patienten mit zerebraler autosomal-dominanter Arteriopathie mit subkortikalen Infarkten und Leukenzephalopathie (CADASIL). Ähnlich wie bei M. Binswanger zeigen sich in der T2-gewichteten Sequenz multiple periventrikuläre Dichteminderungen

ma-pallidum-Hämagglutinations-Assay), Lyme- und Zoster-Antikörper in Serum und Liquor, Liquorpunktion). Größere diagnostische Schwierigkeiten bereitet die »**isolierte Angiitis des zentralen Nervensystems**«. Diese immer wieder sporadisch auftretende Vaskulitis ausschließlich der kleinen leptomeningealen und kortikalen parenchymatösen Hirngefäße verursacht eine rasch progrediente Demenz, typischerweise ohne alle o. g. Laborauffälligkeiten. Die angiographische Gefäßdarstellung ist meist normal, Computertomogramm und Kernspintomogramm zeigen unspezifische, subkortikal gelegene Infarkte. Zur Diagnosesicherung wird eine leptomeningeale und kortikale Hirnbiopsie benötigt, die in Anbetracht der therapeutischen Konsequenz – mit Remissionen unter Kortikosteroiden und Cyclophosphamid – auch immer dann durchgeführt werden sollte, wenn eine anderweitig ungeklärte, rasch progrediente Demenz mit zusätzlichen, plötzlichen fokalneurologischen Zeichen auftritt.

Mitochondriale Enzephalopathien (MELAS)

Mitochondrial encephalopathy with lactic acidosis and stroke-like episodes (MELAS) ist eine z. T. maternal vererbte, z. T. sporadisch auftretende enzymatische Funktionsstörung der Mitochondrien und stellt eine seltene Ursache für in der Kindheit oder bei jungen Erwachsenen beginnende Demenzen dar. Die Erkrankung verursacht Sehstörungen (Hemianopsie, kortikale Blindheit) durch okzipitale Infarkte, epileptische Anfälle und eine progrediente Demenz – seltener Ataxien, Ophthalmoplegie und Retinitis pigmentosa. Der Verdacht entsteht durch eine positive Familienanamnese, die Symptomenkonstellation Sehstörungen, Epilepsie und Demenz sowie erhöhte Laktatspiegel in Ruhe und schließlich den mikroskopischen Nachweis von *ragged red fibers* in der Muskelbiopsie. Der Verdacht kann durch Nachweis einer Punktmutation im mitochondrialen Genom mittlerweile aus Blutproben molekulargenetisch bestätigt werden.

Gemischte Demenz (mixed dementia)

Seit langem ist bekannt, dass viele Patienten vor Ausbruch einer AD entweder klinisch stumme oder auch symptomatische Schlaganfälle hatten. Bis zu 60% der Patienten mit AD haben kernspintomographisch oder autoptisch periventrikuläre Marklagerläsionen wie bei M. Binswanger. Nach einem Schlaganfall in jungen Jahren verdoppelt sich das Risiko, innerhalb der nächsten 25 Jahre eine AD zu bekommen (Pasquier u. Leys 1997). Diese tritt dann meist früher auf als ohne vorangegangene vaskuläre Ereignisse, was zu der Hypothese geführt hat, dass die Prävention von Schlaganfällen auch einen Schutz vor AD darstellt.

Es stellt sich die Frage, warum nur ein Teil von Patienten mit multiplen kortikalen oder subkortikalen Hirninfarkten eine Demenz entwickelt und viele andere mit dem gleichen Bildbefund asymptomatisch bleiben. Als demenzbegünstigender Faktor wird neben dem Lebensalter immer wieder ein niedriges Ausbildungsniveau diskutiert. Biologische und v. a. genetische Faktoren werden vermutet, sind jedoch noch nicht identifiziert. Obwohl das **Apolipoprotein E** (ApoE) sowohl mit Arteriosklerose als auch mit AD assoziiert ist, konnte bislang kein Zusammenhang zwischen Trägern der Isoform ApoE und der Ausbildung einer VD hergestellt werden. Ebenso ungesichert ist, ob bestimmte Diätformen einen schützenden Effekt haben. Sicher scheint nur zu sein, dass das Risiko für eine VD mit der Zahl der Schlaganfälle, dem Volumen des infarzierten Hirngewebes und der daraus resultierenden zerebralen Atrophie steigt (Gorelick 1997, Ott et al. 1998, Ross et al. 1999).

6.5 Diagnostik

Einen diagnostischen Algorithmus beinhaltet ◘ Abb. 6.3, der die meisten der in ◘ Tab. 6.1 aufgeführten vaskulären Demenzformen erfasst.

6.5.1 Kognitive Screening-Tests

Der weit verbreitete Mini-Mental-State-Test (*Mini-Mental State Examination,* **MMSE**)) ist bei ausreichender Spezifität und Sensitivität zur Schweregradeinschätzung und Verlaufsbeurteilung wertvoll. Leichtere Demenzformen werden jedoch übersehen oder schwerere Aphasien fehlklassifiziert. Daher ist er für eine erste Screening-Untersuchung nicht zu empfehlen. Das strukturierte Interview zur Diagnose der Alzheimer- und Multiinfarktdemenz (**SIDAM**) stellt hingegen einen guten Screening-Test dar. Mit der *Dementia Rating Scale* (**DRS**) nach Mattis können vaskuläre und nicht vaskuläre Demenzformen recht zuverlässig unterschieden werden)). Der ursprünglich zur Abgrenzung vaskulärer von degenerativen Demenzformen entwickelte Hachinski-Ischämie-Score (**HIS**) sollte zur Gewährleistung einer ausreichenden Trennschärfe nur noch in einer modifizierten Form (z. B. nach Loeb u. Gandolfo 1983) angewandt werden.

Zur genaueren Klassifizierung neuropsychologischer Defizite sind spezielle Testsysteme, beispielsweise der Aachener-Aphasie-Test (**AAT**), erforderlich. Wesentlich ist, dass gerade ein Einzeltest einem demenziellen Syndrom nicht in allen Aspekten gerecht werden kann, insbesondere bei dem komplexen Bild der VD (► Kap. 19).

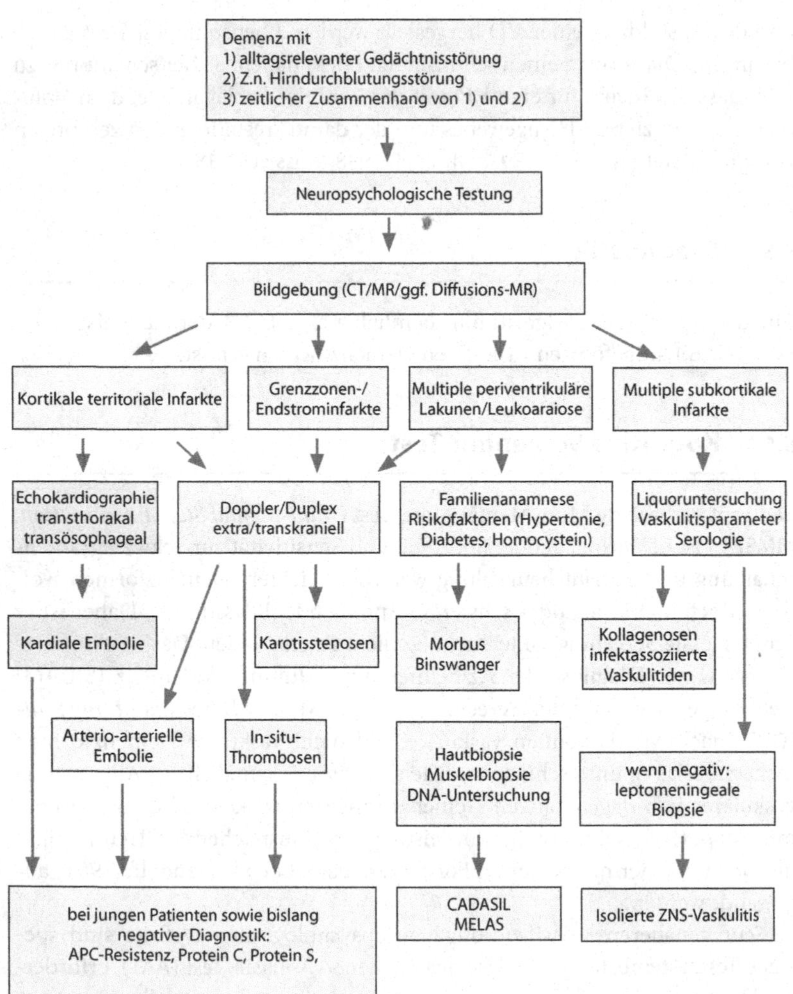

Abb. 6.3 Diagnostische Prinzipien bei vaskulärer Demenz

6.5.2 Zerebrale Bildgebung

Die verschiedenen Unterformen VD erfordern zur diagnostischen Einordnung grundsätzlich eine zerebrale Bildgebung, besonders dringlich dann, wenn

- herdneurologische Symptome akut oder früher aufgetreten sind,
- die Demenz akut einsetzt, schubförmig, fluktuierend oder rasch progredient verläuft,
- eine positive Familienanamnese vorliegt.

Aufgrund der höheren Sensitivität bei mikroangiopathischen und demyelinisierenden Prozessen ist das MRT dem CT überlegen – wenn auch für keine der genannten Erkrankungen spezifisch. Durch diffusionsgewichtete Aufnahmen ist es zudem in der Lage, zwischen neu aufgetretenen (1–2 Wochen alten) und älteren Läsionen zu unterscheiden. Die sog. FFE- oder T2*-gewichteten Sequenzen sind sensitiv für Blutungen, insbesondere auch für die auf dem Computertomogramm nicht erkennbaren Mikroblutungen, die bei subkortikaler vaskulärer Demenz häufig zu finden sind (Seo et al. 2007)

Zusätzlich dient die zerebrale Bildgebung dem Ausschluss anderer Hirnerkrankungen, die sich klinisch mit dem Bild einer VD manifestieren können (z. B. langsam wachsende Hirntumore wie Meningeome oder niedermaligne Astrozytome, chronisch subdurale Hämatome oder ein Normaldruckhydrozephalus). Eine funktionelle Bildgebung durch **PET** (Positronenemissionstomographie) und/oder **SPECT** (*Single-Photon Emission Computed Tomography*), über die Aussagen zum regionalen zerebralen Blutfluss und zum Glukoseverbrauch gemacht werden können, sind nicht Bestandteil der Basisdiagnostik und sollten nur unter gleichzeitiger Berücksichtigung der strukturellen Bildgebung speziellen Zentren vorbehalten bleiben.

6.6 Differenzialdiagnosen

6.6.1 Alzheimer-Demenz

Bei den degenerativen Demenzformen muss v. a. die AD differenzialdiagnostisch abgegrenzt werden. Diese zeichnet sich klinisch durch einen meist schleichenden Beginn ohne manifeste fokalneurologische Defizite aus. Es kommt schon im Frühstadium zu Gedächtnisstörungen bei meist fehlender Krankheitseinsicht. Patienten mit einem vaskulären demenziellen Syndrom zeigen dagegen ein recht gut erhaltenes Langzeitgedächtnis mit im Vordergrund stehender Störung exekutiver Funktionen. CT und MRT bei AD zeigen neben periventrikulären Marklagerläsionen im Verlauf auch eine Hirnatrophie mit Zunahme der inneren und äußeren Liquorräume. Wie bereits beschrieben, sind Mischformen einer vaskulären Demenz mit einer AD (sog. *mixed-dementia*) mit sich überlagernder Symptomatik häufig (Looi et al. 1999).

6.6.2 Hypertensive Enzephalopathie

Bei der **hypertensiven Enzephalopathie** kommt es im Rahmen von Blutdruckspitzen zum Versagen der zerebrovaskulären Autoregulation mit perivaskulärem Flüssigkeits- und Eiweißaustritt, die sich in der Bildgebung als diffuse oder fokale Marklagerveränderungen demarkieren. Klinisch kann es neben Kopfschmerzen, Übelkeit und Erbrechen auch zu kognitiven, mit einem demenziellen Syndrom zu vereinbarenden Störungen kommen. Im Gegensatz zur VD erfolgt im Rahmen einer Blutdrucknormalisierung eher rasch eine Rückbildung der klinischen und radiologischen Veränderungen.

6.6.3 Normaldruckhydrozephalus

Differenzialdiagnostisch ebenfalls berücksichtigt werden muss der **Normaldruckhydrozephalus**. Die klassische klinische Trias ist gekennzeichnet durch Gangstörungen, Inkontinenz und ein demenzielles Syndrom. In der Bildgebung zeigt sich eine überproportionale Erweiterung der inneren Liquorräume bei nur geringer äußerer Atrophie. Etwa 50% der Patienten – in der Mehrheit sind Männer betroffen – profitieren von einer Shunt-Anlage. Ein positiver Liquorablassversuch, d. h. Besserung des Gangbildes oder der kognitiven Leistung einige Stunden nach Ablassen von 30–50 ml Liquor, unterstützt die Indikation zur operativen Shunt-Anlage.

6.7 Therapeutische Prinzipien

Aufgrund der Heterogenität der VD (◘ Tab. 6.1) mit verschiedensten Subtypen lässt sich kein allgemeingültiges Behandlungsschema ableiten. Prinzipiell kann man jedoch zwischen einer Primärprophylaxe, die gruppenübergreifend ist und in erster Linie die Verhinderung kardiovaskulärer Risikofaktoren bedeutet, und sekundärprophylaktischen Maßnahmen, die z. T. von dem zugrunde liegenden vaskulären Subtyp abhängig sind, unterscheiden.

6.7.1 Symptomatische Pharmakotherapie

Cholinesterasehemmer (Donepezil, Galantamin) und Memantin haben in klinischen Studien eine gewisse Wirksamkeit gegen die Progredienz kognitiver Defizite bei leichter bis mittelschwerer VD und positive Effekte auf Verhalten und Aktivitäten des täglichen Lebens gezeigt (Erkinjuntti et al. 2004, Malouf u. Birks 2004, Areosa et al. 2004) . Fortgeschrittene Stadien der vaskulären Demenz und eine Behandlungsdauer über 24 Monate wurden bislang noch nicht ausreichend untersucht. Es liegt keine spezifische Zulassung dieser Medikamente für den gezielten Einsatz bei VD vor. Da gemischte Demenzen, also Demenzen mit vaskulären und degenerativen Anteilen, auch in diesen Studienkollektiven häufig sind, ist ungeklärt, ob die genannten Substanzen auf den degenerativen oder den vaskulären Anteilen der Demenz wirken. Mischdemenzen werden wie eine AD kodiert und können entsprechend mit Cholinesterasehemmern oder Memantin behandelt werden.

Primärprophylaxe bei vaskulären Demenzen

- Optimierung der Blutdruckeinstellung mit Zielwerten < 140 mmHg systolisch und < 90 mmHg diastolisch. Gestützt wird diese Annahme durch neue Studien, in denen medikamentöse Blutdrucksenkung nicht nur zu einer 40%igen Reduktion der Schlaganfälle führte, sondern das Neuauftreten einer AD um 50% (von 7,7 auf 3,8 Fälle pro 1000 Patienten über 5 Jahre Behandlungszeit) verringerte (Forette et al. 1998)
- Diätetische und medikamentöse Senkung erhöhter Blutfette mit LDL-Cholesterinwerten zwischen 100 mg/dl und 150 mg/dl ▼

- Nikotinabstinenz
- Optimierung der Diabeteseinstellung anhand von HbA_{1c}-Verlaufskontrollen (< 7%)
- Vitaminsubstitution: Eine große asiatische Studie hat gezeigt, dass die tägliche Einnahme von Vitamin E und Vitamin C die Ausbildung einer VD reduzieren kann. Bestätigende Studien stehen allerdings bislang noch aus (Ross et al. 1999). Die Substitution von Folsäure und Vitamin B_{12} hat in einer Studie keine Verbesserung der kognitiven Funktionen erbracht (McMahon et al. 2006). In einer anderen Studie verbesserte die tägliche Gabe von 800 µg Folsäure Teilbereiche der kognitiven Funktionen bei älteren Patienten (Durga et al. 2007).

Sekundärprophylaxe bei vaskulären Demenzen

Je nach zugrunde liegendem Infarkttyp werden unterschiedliche Behandlungsstrategien angewandt:

- Kardiogene Embolien: Bei fortbestehendem Risiko für Embolien, z. B. Vorhofflimmern oder Klappenfehlern, sollte antikoaguliert werden.
- Arteriosklerotische Makroangiopathie: Symptomatische und hochgradige (> 70% Einengung) extrakranielle Karotisstenosen werden operiert; ansonsten sind Thrombozytenaggregationshemmer und (bei LDL > 100 mg/dl) Statine indiziert.
- Zerebrale Mikroangiopathie einschließlich M. Binswanger: Priorität hat die Normalisierung des Blutdrucks. Zusätzlich werden Thrombozytenaggregationshemmer, Statine und Antidiabetika angewandt. Studien mit dem Ziel, die bei M. Binswanger erhöhte Plasmaviskosität zu senken (beispielsweise mit der Protease Ancrod), zeigten keine Wirksamkeit.
- Amyloidangiopathie: Auf Thrombozytenaggregationshemmer sollte wegen der Hirnblutungsgefahr verzichtet werden. Nootropika und Kalziumantagonisten sind eine Option ohne gesicherten Effizienznachweis.

▶

- Hereditäre Mikroangiopathien: Eine kausale Therapie für CADASIL oder MELAS existiert nicht. Im Vordergrund steht die symptomatische Behandlung von Komplikationen.
- Zerebrale Vaskulitiden: Eine Vaskulitis im Rahmen einer Kollagenose erfordert eine spezifische Therapie. Bei unbekannter Zuordnung oder isolierter ZNS-Vaskulitis wird eine Remission durch Steroide (z. B. 100 mg Methylprednisolon über 5 Tage mit anschließender schrittweiser Dosisreduktion) – ggf. ergänzt durch Cyclophosphamid-Therapie – angestrebt.

Depressive Störungen sollten vorsichtig einschleichend an Verhaltensauffälligkeiten orientiert mit Antidepressiva behandelt werden. Funktionelle Verfahren wie Krankengymnastik, Ergo- und Logotherapie spielen neben psychosozialer Patienten- und Angehörigenbegleitung eine wesentliche Rolle.

Literatur

Areosa SA, McShane R, Sheriff F (2004) Memantine for dementia. Cochrane Database Syst. Rev. 18, CD 003154

Benisty S, Hernandez K, Viswanathan A et al (2008) Diagnostic criteria of vascular dementia in CADASIL. Neurology 39: 838–844

Caplan LR (1995) Binswanger´s disease – revisited. Neurology 45: 626–633

Durga J, van Boxtel MPJ, Schouten EG et al (2007) Effect of 3 year folic acid supplementation on cognitive function in older adults in the FACIT trial: a randomised, double blind, controlled trial. Lancet 369: 208–216

Erkinjuntti T, Roman G, Gauthier S et al (2004) Emerging therapies for vascular dementia and vascular cognitive impairment, Stroke 35: 1010–1017

Forette F et al (1998) Prevention of dementia in randomised double-blind placebo-controlled Systolic Hypertension in Europe (Syst-Eur) trial. Lancet 352: 1347–1351

Gorelick PB (1997) Status of risk factors for dementia associated with stroke. Stroke 28: 459–463

Loeb C, Gandolfo C (1983) Diagnostic evaluation of degenerative and vascular dementia. Stroke 14: 399–401

Looi JCL et al (1999) Differentiation of vascular dementia from AD on neuropsychological tests. Neurology 53: 670–678

Malouf R, Birks J (2004) Donezepil for vascular cognitive impairment. Cochrane Database Syst Rev 18, CD 004395

McMahon JA, Green TJ, Skeaff CM et al (2006) A controlled trial of homocysteine lowering and cognitive performance. New Engl J Med 354: 2764–2772

Ott A et al (1998) Smoking and risk of dementia and Alzheimer's disease in a population-based cohort study: the Rotterdam study. Lancet 351: 1840–1843

Pasquier F, Leys D (1997) Why are stroke patients prone to develop dementia? J Neurol 244: 135–142

Román GC et al (1993) Vascular dementia: Diagnostic criteria for research studies, Report of the NINDS-AIREN International Workshop. Neurology 43: 250–260

Ross GW et al (1999) Characterization of risk factors for vascular dementia, The Honolulu-Asia Aging Study. Neurology 53: 337–343

Seo SW, Lee BH, Kim EJ et al (2007) Clinical significance of microbleeds in subcortical vascular dementia. Stroke 38: 1949–1951

»Parkinson Plus«/Demenz mit Lewy-Körperchen, Chorea Huntington und andere Demenzen bei Basalganglienerkrankungen

Adolf Weindl

Zum Thema

Bei Basalganglienerkrankungen stehen Bewegungsstörungen im Vordergrund der Symptomatik. Obwohl initial meist weniger ausgeprägt, treten im Verlauf zunehmend psychische Veränderungen auf. Diese umfassen neben kognitiven (exekutive Funktionen, Gedächtnis, Sprache, räumlich-visuelle Funktion, Praxie) auch andere psychische Störungen (Depression, Manie, Persönlichkeitsveränder ungen, Zwangsstörungen, Angst, Schlaf- und Sexualstörungen), deren klinische Bedeutung in den letzten Jahren zunehmend besser erkannt wurde.

7.1 Das Syndrom der subkortikalen Demenz

Demenz bei Basalganglienerkrankungen wird im Gegensatz zur kortikalen Demenz bei der Alzheimer-Demenz (AD) als **subkortikal** bezeichnet. Trotz Kontroversen hinsichtlich kortikaler und subkortikaler Demenz hat sich diese Unterteilung zur Unterscheidung klinischer Phänomene als nützlich erwiesen. Unter Berücksichtigung der Beeinträchtigung der drei nichtmotorischen kortiko-striato-thalamo-kortikalen Schaltkreise (◘ Abb. 7.1) bei Basalganglienerkrankungen wurde auch der Begriff frontosubkortikale Demenz (Demenz vom dysexekutivem Typ) vorgeschlagen. Exekutive Dysfunktion betrifft die Beeinträchtigung von Umstellungsfähigkeit, Aufmerksamkeit und planerischem Denken.

7.1.1 Neuronale Substrate der subkortikalen Demenz

Neuronale Aktivitätsänderungen subkortikokortikaler Projektionen kortiko-striato-pallido-subthalamo-thalamo-kortikaler Schaltkreise werden als Substrat der bei Basalganglienerkrankungen auftretenden Bewegungsstörungen und subkortikalen Demenz angesehen. Das Striatum erhält exzitatorische glutamaterge Projektionen von nahezu allen Kortexarealen. Von Caudatum und Putamen projizieren inhibitorische GABA-/Substanz-P-Neurone zu Globus pallidus internus/Substantia nigra pars reticulata (direkter Pfad) und inhibitorische GABA-/Enkephalin-Neurone zum Globus pallidus externus. Von dort projizieren inhibitorische GABA-Neurone zum Nucleus subthalamicus. Dessen exzitatorische glutamaterge Neurone projizieren zu inhibitorischen GABA-Neuronen in Globus pallidus internus/Substantia nigra pars reticulata

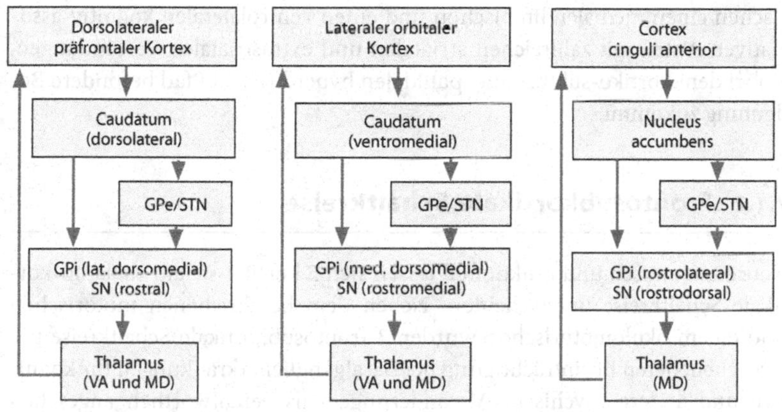

Abb. 7.1 Schema der drei nichtmotorischen, verhaltensrelevanten frontosubkortikalen Schaltkreise. Indirekter Pfad von Globus pallidus externus/Nucleus subthalamicus (*Gpe/STN*) zu Globus pallidus internus/Substantia nigra (*GPi/SN*). *MD* Nucleus mediodorsalis, *VA* Nucleus ventralis anterior des Thalamus. (Mod. nach Alexander u. Crutcher 1990)

(indirekter Pfad). Diese hemmen exzitatorische glutamaterge Projektionsneurone im Thalamus (Nucleus ventrolateralis VL, Nucleus ventralis anterior VA, Centrum medianum), die zu supplementärmotorischer Area, prämotorischem und motorischem Kortex ziehen und je nach Grad der exzitatorischen Aktivität Hyper- bzw. Hypokinesen über unterschiedliche Aktivierung der Pyramidenbahnneurone bewirken. Zum Neostriatum projizierende dopaminerge Substantia-nigra-Neurone hemmen über Dopamin-2-Rezeptoren striatale Enkephalin-/GABA-Neurone des indirekten Pfades und aktivieren über Dopamin-1-Rezeptoren GABA-/Substanz-P-Neurone des direkten Pfades. Weitere dopaminerge Neurone der ventralen tegmentalen Area von Tsai projizieren zu zahlreichen Arealen von Neokortex und limbischem System. Ihre Degeneration bei Morbus Parkinson (MP) führt zu kognitiven und anderen psychischen Veränderungen. Putamenläsionen werden wegen Verbindungen überwiegend zu motorischen Rindenarealen mit Bewegungsstörungen, Caudatumläsionen hingegen wegen Verbindungen zum Frontalhirn mit neuropsychiatrischen, kognitiven und demenziellen Veränderungen korreliert. Das Modell des direkten und indirekten Pfades wurde erweitert durch Erkenntnisse, die u. a. durch therapeutische Stimulation des Nucleus subthalamicus gewonnen wurden. Dieser Kern hat außer dem dorsolateralen sensomotorischen einen medialen limbischen und einen ventrolateralen kognitiv-assoziativen Anteil mit zahlreichen striatalen und extrastriatalen Verbindungen, wobei dem kortiko-subthalamo-pallidalen hyperdirekten Pfad besondere Bedeutung zukommt.

7.1.2 Frontosubkortikale Schaltkreise

Neuroanatomisch und funktionell lassen sich 5 kortiko-striato-thalamo-kortikale Schaltkreise unterscheiden. Neben dem beschriebenen motorischen und einem okulomotorischen wurden 3 frontosubkortikale Schaltkreise beschrieben, deren Beeinträchtigung bei Basalganglienerkrankungen für kognitive und andere psychische Veränderungen als verantwortlich angesehen wird: dorsolateraler präfrontaler, lateraler orbitopräfrontaler und anteriorer zingulärer frontosubkortikaler Schaltkreis (■ Abb. 7.1). Diese Schaltkreise erhalten noch weitere Afferenzen von anderen Kortexarealen.

■ Dorsolateraler präfrontaler Schaltkreis

Er zieht von der Konvexität des Frontallappens und Parietallappens zum dorsolateralen Caudatumkopf, von dort zu lateralen Anteilen von dorsomedialem Globus pallidus internus und rostraler Substantia nigra; deren Neurone projizieren zu Thalamusneuronen (VA, Nucleus mediodorsalis, MD) und diese zurück zum präfrontalen Kortex. Eine Beeinträchtigung dieses Schaltkreises führt zum Syndrom des dorsolateralen präfrontalen Kortex mit Störung exekutiver Funktionen, des Arbeitsgedächtnisses und komplexer motorischer Programme. Solche Patienten zeigen Schwierigkeiten im Beibehalten und Wechsel von Reaktionsbereitschaft, im Entwickeln von Strategien, im Wiedererkennen sowie reduzierten Wortfluss. Zur Testung geeignet ist der Wisconsin-Card-Sorting-Test (WCST). Dieses Syndrom wird bei Chorea Huntington mit primärer Beteiligung des Nucleus caudatus und bei MP, besonders bei Beeinträchtigung medialer Projektionen von Substantia nigra zum Nucleus caudatus, beobachtet.

■ Lateraler orbitofrontaler Schaltkreis

Er führt vom inferolateralen präfrontalen Kortex zum ventromedialen Nucleus caudatus, über dorsomedialen Globus pallidus internus und rostromediale Substantia nigra und über den Thalamus (VA, MD) zurück zum orbitofrontalen Kortex. In Striatum und Pallidum liegen diese Strukturen medial zu denen des dorsolateralen präfrontalen Schaltkreises. Der Schaltkreis ist wichtig für die Steuerung von Affekten, die Aufrechterhaltung von Antwortunterdrückung und Selbstkontrolle. Läsionen führen zu ausgeprägten Persönlichkeitsveränderungen mit im Vordergrund stehender Enthemmung und Reizbarkeit, z. B. in Frühstadien von Chorea Huntington (mediale Caudatumatrophie). Bei Patienten mit ventralen Caudatumläsionen wurde Enthemmung, Euphorie und unangemessenes Verhalten beobachtet. Ähnliche Veränderungen zeigten sich bei Caudatumläsionen infolge idiopathischer Basalganglienverkalkungen oder Choreoakanthozytose.

- **Anteriorer zingulärer mediofrontal-limbischer Schaltkreis**

Projektionen von limbischen Strukturen inklusive Hippokampus, Amygdala, ento- und perirhinalem Kortex, Cingulum anterius, medialem orbitofrontalem und temporalem Kortex ziehen zum ventralen (limbischen) Striatum (Nucleus accumbens, Tuberculum olfactorium). Im Nucleus accumbens werden vermehrt Dopamin-3-Rezeptoren gefunden mit gutem Ansprechen auf atypische Neuroleptika , z. B. Clozapin. Vom ventralen Striatum ziehen Fasern zu ventralem und rostrolateralem Pallidum und rostrodorsaler Substantia nigra. Deren Neurone projizieren zu paramedianen Bereichen des Nucleus mediodorsalis thalami, von dort projizieren Neurone zum Gyrus cinguli anterior. Läsionen führen zum Syndrom des medialen Frontalhirns und anterioren Cingulum mit Apathie, Motivations- und Antriebsminderung. Bei bilateralen Gyrus-cinguli-anterior-Läsionen tritt akinetischer Mutismus mit schwerer Apathie auf. Störung des anterioren Cingulum und orbitofrontalen Schaltkreises wird in Zusammenhang gebracht mit Zwangsverhalten und Apathie bei einer Reihe von Bewegungsstörungen.

7.1.3 Symptomatik

Literaturangaben über die Häufigkeit von Demenz bei Basalganglienerkrankungen variieren sehr stark, da motorische Störungen häufig die intellektuellen Defizite maskieren und der Demenzaspekt häufig einer einseitigen neurologischen Betrachtung zum Opfer fällt.

Entscheidende Aspekte der subkortikalen Demenz sind psychomotorische Verlangsamung, Aufmerksamkeit, Reizbarkeit, reduziertes Wiedererinnern, reduzierte Informationsverarbeitung, Veränderungen von Stimmung, Persönlichkeit und Sprechen. Aphasie, Apraxie, Agnosie und Amnesie fehlen in der Regel. Patienten können einzelne Aspekte einer Aufgabe korrekt lösen, scheitern aber bei der Integration aller erforderlichen Schritte und Komponenten. Affekt- und Persönlichkeitsstörungen betreffen am häufigsten Depression und Mangel an Motivation oder Initiative. Kognitive Einschränkungen bzw. Demenzen treten bei klassischen Basalganglienerkrankungen auf (z. B. MP, Parkinson-plus-Syndrome, Chorea Huntington) und zeigen die Merkmale einer subkortikalen Demenz. Zusätzlich zur subkortikalen Demenz kann auch eine gemischte kortikale-subkortikale Demenz bei Bewegungsstörungen beobachtet werden. Beispielsweise ist MP assoziiert mit verschiedenen Demenztypen,

- der typischen subkortikalen Demenz,
- der kortikalen Demenz, klinisch und neurologisch nicht abgrenzbar von der AD,
- einer Störung, die als Demenz mit Lewy-Körperchen (Synonyme: diffuse Lewy-Körperchen-Krankheit, Lewy-Körperchen-Variante der Alzheimer-Demenz, kortikale Lewy-Körperchen-Demenz) bezeichnet wird,
- der frontotemporalen Demenz, Demenz bei M. Pick und Demenz ohne spezifische histologische Veränderungen (*dementia lacking distinct histology*, DLDH; ◻ Abb. 7.2). Mit verbesserter immunhistochemischer Ubiquitin-Nachweistechnik konnte ein großer Teil von DLDH-Fällen als frontotemporale Degeneration erkannt werden.

7.2 Überwiegend hypokinetische Störungen und Demenz

Einen Überblick über Bewegungsstörungen und Demenz geben ◻ Tab. 7.1 und die Zusammenfassung hypokinetischer Bewegungsstörungen (► 7.2.4).

7.2.1 Morbus Parkinson

Bei Morbus Parkinson (MP; Synonym: Parkinson-Krankheit, idiopathisches Parkinson-Syndrom) degenerieren pigmentierte melaninhaltige Dopaminneurone der Substantia nigra, die zu Putamen und Nucleus caudatus projizie-

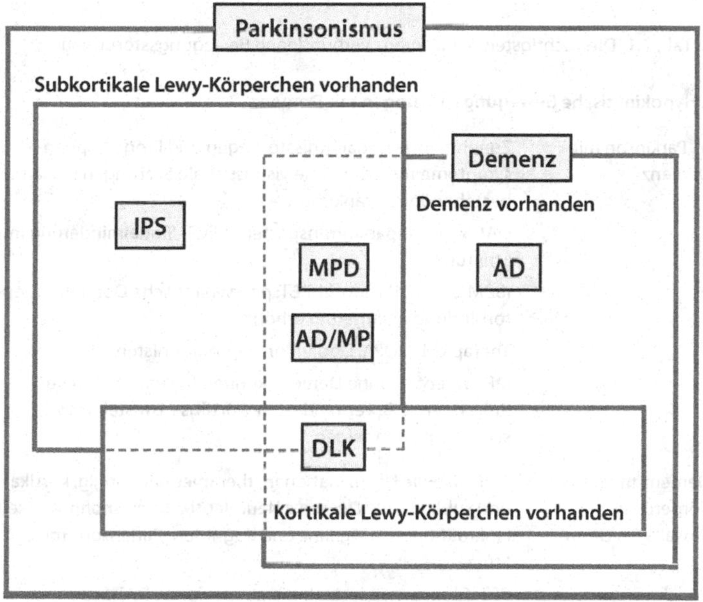

Abb. 7.2 Demenz mit Parkinsonismus. Nicht durch Alzheimer-Demenz (*AD*) verursachter Parkinsonismus tritt auf bei idiopathischem Parkinson-Syndrom (*IPS*), Demenz mit Lewy-Körperchen (*DLK*), progressiver supranukleärer Parese (*PSP*) und kortikobasaler Degeneration (*CBD*). Bei IPS, PSP und Chorea Huntington zeigt die Demenz ein subkortikales Muster. Bei anderen Formen ist der Kortex beteiligt (Amnesie und Apraxie stehen im Vordergrund). Die meisten Demenzen mit Parkinsonismus sind verursacht durch IPS, AD, DLK oder eine Kombination dieser Erkrankungen. 30–50% der AD-Patienten haben leicht ausgeprägte extrapyramidale Zeichen. Neuropathologisch haben 20–25% der AD-Patienten subkortikale Veränderungen charakteristisch für IPS, und bis zu 20% zusätzlich kortikale Lewy-Körperchen. Bei AD-Patienten ohne diese Veränderungen sind die extrapyramidalen Zeichen durch die AD bedingt. 20–40% von IPS-Patienten entwickeln Demenz ohne Überlagerung durch Alzheimer-Pathologie oder kortikale Lewy-Körperchen. Eine geringe Zahl kortikaler Lewy-Körperchen tritt bei vielen IPS-Fällen auf. DLK ist gekennzeichnet durch Lewy-Körperchen in kortikalen Neuronen und ist gewöhnlich assoziiert mit subkortikalen Lewy-Körperchen und mäßigem Parkinsonismus mit Ansprechen auf L-DOPA. Lewy-Körperchen können parallel zu NFT (*neurofibrillary tangles*) und senilen Plaques auftreten, ohne dass deren Anzahl für die Diagnosestellung AD ausreicht. Diese Überlappung pathologischer Veränderungen von DLK mit AD hat zu Begriffsverwirrungen wie »senile Demenz vom Lewy-Körperchen-Typ« oder »Lewy-Körperchen-Variante der AD« geführt; die derzeit bevorzugte Bezeichnung ist Demenz mit Lewy-Körperchen; *MPD* M. Parkinson mit Demenz. (Mod. nach Grabowski u. Damasio 1998)

Tab. 7.1 Die wichtigsten mit Demenz verbundenen Bewegungsstörungen

I. Hypokinetische Bewegungsstörungen mit Demenz	
M. Parkinson mit Demenz	Zunehmende Gedächtnisstörungen und Frontallappensymptome mit oder ohne visuospatiale Störungen bei länger bestehender Erkrankung DAT-Scan, Dopamintransporter-SPECT: Signalminderung im Striatum IBZM-SPECT, Racloprid-PET: postsynaptische Dopaminrezeptorbindung im Striatum erhöht Therapie: L-DOPA, Dopaminrezeptoragonisten MP-Patienten ohne Demenz können frontale kognitive Störungen, z. B. verminderten Wortfluss, Umstellungsschwierigkeiten zeigen
Demenz mit Lewy-Körperchen (Kosaka Syndrom)	Früh visuelle Halluzinationen, therapieunabhängig; kortikale und subkortikale Demenz; Neuroleptikaüberempfindlichkeit; Fluktuationen in Vigilanz und Kognition, Parkinsonismus, Stürze PET: Glukosehypometabolismus okzipital; DAT-Scan: Signalminderung im Striatum (Förstl et al. 2008) Therapie: Acetylcholinesterasehemmer, L-DOPA
Pick-Komplex (frontotemporale Lobärdegeneration)	Bestehend aus: – Frontotemporaler Demenz (FTD): Atrophie des Frontallappens Progrediente schwere frontale Verhaltensbeeinträchtigung, Veränderung von Persönlichkeit, Sozialverhalten (Gleichgültigkeit, Takt-, Distanzlosigkeit, Fehleinschätzung, verminderte Impulskontrolle, Enthemmung, Hyperphagie, Echolalie, Überaktivität, Unruhe, Antriebsmangel, Interesselosigkeit, Schwierigkeiten in Planung und Umstellung, stereotypes, perseverierendes, auch vermehrt stimulusabhängiges Verhalten. Primitivreflexe, Inkontinenz MRT: asymmetrische Frontal-/Temporallappen-, oft auch Caudatum- und Putamenatrophie FDG-PET: Hypometabolismus Seltene Sonderform: Kombination mit amyotropher Lateralsklerose

■ **Tab. 7.1** Fortsetzung

Pick-Komplex (frontotemporale Lobärdegeneration)	– Primär progressiver Aphasie (PPA): Atrophie der motorischen Sprachregion links Erschwerte Sprachproduktion, stockende Ausdrucksweise, phonologische und grammatikalische Fehler, verminderte Wortflüssigkeit, Wortfindungsstörung. Übergang zu FTD – Semantischer Demenz (SD): Bilaterale Temporallappenatrophie Progredienter Wissensverlust über Bedeutung von Wörtern, Gegenständen, Gesichtern. Familiäre Häufung (autosomal-dominant) – Frontotemporaler Demenz mit Parkinson-Syndrom mit pallidopontonigraler Degeneration (PPND) bei Chromosom-17-Mutation (FTD-P17) (früheres Synonym: hereditäre dysphasische Demenz): neben frontalen Defiziten Parkinsonismus, psychotische Symptome – Kortikobasaler Degeneration (CBD): Beginn um 60. Lebensjahr. Hochgradige Gliose, ballonierte achromatische Neurone, Tau-positive filamentöse Einschlüsse (H1-Tau-Haplotyp) in Neuronen und Glia, oligodendrogliale coiled bodies in frontalem, parietalem Kortex und Basalganglien Frontale und parietale Hirnleistungsschwäche, akinetisch-rigides Syndrom, keine Besserung durch L-DOPA, Beginn einseitig, verminderte Stellreflexe, Hypominie, hypophone Dysarthrie, Arm-Dystonie, Tremor irregulär (6–8 Hz), Myoklonus-Überlagerung, ideomotorische und/oder ideatorische Apraxie, Alien-hand/limb-Phänomen, progrediente Aphasie, sensorischer und visueller Neglekt, Astereognosie, supranukleäre Blickparese, Pyramidenbahnzeichen MRT: asymmetrische frontoparietale Atrophie
Progrediente supranukleäre (Blick-)Parese	Progrediente schwere frontale kognitive Störung, z. B. verminderter Wortfluss, erschwerte Umstellungsfähigkeit, Planung, Durchführung sequenzieller Aufgaben, Verhaltensstörungen (z. B. Apathie, Enthemmung), Bradyphrenie mit oder ohne leichte Gedächtnis- oder visuospatiale Störung, frühes Auftreten, posturale Instablilität mit Stürzen, axiale Dystonie, axialer Parkinsonismus, Pseudobulbärparalyse, supranukleäre vertikale Blickparese CT, MRT: Mittelhirnatrophie (»Mickey-Mouse-Zeichen«)

Tab. 7.1 Fortsetzung

Vaskuläre Demenz	Schrittweises Auftreten fokaler kognitiver und motorischer Defizite, Schlaganfälle in der Vorgeschichte CT, MRT: multiple Infarkte und/oder Lakunen Subkortikale arteriosklerotische Enzephalopathie (SAE): Gangstörung, Pseudoparkinsonismus der Beine (*lower body parkinsonism*) mit erhaltenem Armschwingen, »Magnet- oder Bügeleisengang«, Dysarthrie, Pyramiden- und Kleinhirnzeichen, Demenz, Bluthochdruck CT, MRT: Leukoaraiose, Lakunen Differenzialdiagnose: Normaldruckhydrozephalus (NDH) Therapie der vaskulären Risikofaktoren
Creutzfeldt-Jakob-Erkrankung	Subakute spongiforme Enzephalopathie in Folge Prionenerkrankung (Mutation auf Codon 178 des PRNP-Gens bei familiärer Form 15%), ferner sporadisches Auftreten, iatrogene Übertragung sowie Variante CJD Demenz mit raschem Beginn und Verlauf über Monate, selten Jahre, durchschnittliche Dauer 4,5 Monate bei sporadischer, 20,5 Monate bei familiärer Form Parkinsonismus nicht häufig, jedoch Myoklonien, Ataxie, Gang-, Kleinhirn- und Sehstörungen, akinetischer Mutismus EEG: scharfe und triphasische Potenziale CT, MRT: Signaländerungen früh in Basalganglien, Thalamus (Pulvinar), später in Großhirnrinde Liquor: Nachweis Protein 14–3-3
Alzheimer-Demenz	Progrediente anterograde Gedächtnis-, Sprach-, Sehstörungen, Apraxie; nach Ausschluss anderer relevanter Erkrankungen einschließlich Delir, Parkinsonismus kann in späten Stadien auftreten Neuropathologie: extrazelluläre Ablagerung von Aβ-Protein in Amyloid-Plaques, auch in Gefäßwänden (Amyloid-Angiopathie). Neurofibrillenbündel (paarige helikale Filamente aus phosphorylierten Tau-Protein) Bei familiärer Form bisher Gene auf Chromosom 21, 14, 1, 12 sowie 19 (Suszeptibilitätsgen) gefunden CT, MRT: Atrophie von Assoziationskortex, Hippokampus Therapie: zentrale Cholinesterasehemmer

Tab. 7.1 Fortsetzung

Normaldruckhydrozephalus (Synonym: kommunizierender oder chronischer Hydrozephalus)	Trias: subkortikale Demenz, Inkontinenz, apraktische Gangstörung Ganginitiierungshemmung, «magnetische Ataxie« CT, MRT: Ventrikelerweiterung, temporal betont, verengte Sulci im Vertexbereich Therapie: ventrikuloatrialer, ventrikuloperitonealer Shunt
II. (Überwiegend) hyperkinetische Störungen mit Demenz	
Chorea Huntington	Choreatische Hyperkinesen, subkortikale Demenz mit früh auftretenden Persönlichkeits-und Stimmungsänderungen, Depression, Angst, sozialen Rückzugstendenzen, zunehmend kognitive Störungen (Wiedererinnern, exekutive Funktionen), verlangsamte Kognition, Antriebsstörung, später kortikale Demenzzeichen CT, MRT: zunehmende Atrophie von Caudatum und vorwiegend frontalem, okzipitalem und insulärem Kortex, Bicaudatum-Index < 1,8 FDG-PET: kaudataler und frontaler Hypometabolismus Gentest: CAG-Triplet-Expansion > 36 auf Chromosom 4p16.3 bei autosomal-dominantem Erbgang Therapie: Sulpirid, Tetrabenazine, Tiaprid, Alprazolam
Dentatorubropallido-Luysiane-Atrophie (DRPLA)	Bei juvenilem Beginn: Myoklonus-Epilepsie, Ataxie, Chorea, Demenz Bei adultem Beginn: Ataxie, Chorea, ferner Wahn und Halluzinationen, Sakkadenverminderung, Dyskinesien, Rigor, Bradyphrenie, Hyperreflexie Vorwiegend in Japan auftretend Gentest: CAG-Repeat-Verlängerung auf Chromosom 12p13.3 bei autosomal-dominantem Erbgang
McLeod-Syndrom	Defekt des XK-Gens auf X-Chromosom Xp21; defektes XK-Protein (Membranprotein) mit Kell-Protein verbunden, das Endothelin spaltet

Tab. 7.1 Fortsetzung

McLeod-Syndrom	Multisystemerkrankung: Erythrozytenmembranproteinstörung, Erythrozytenüberlebenszeit verkürzt, Akanthozytose, hämolytische Anämie, Myopathie, Muskelatrophien (CK erhöht), Kardiomyopathie, axonale Neuropathie, motorische Unruhe, häufiger Haltungswechsel, Schulterzucken, Blinzeln (»Zappeligkeit«), später Chorea, Anfälle, gesteigerte Angst, Depressionen, subkortikale Demenz MRT: Caudatum- und Putamenatrophie FDG-PET: Glukosehypometabolismus im Striatum
M. Wilson (hepatolentikuläre Degeneration)	Hyperkinesen (Flügelschlagtremor, Asterixis, Dystonie, Dysarthrie, Dysphonie, Dysphagie, Chorea), Parkinsonismus, kognitive Störungen, intellektuelle Beeinträchtigung mild, Persönlichkeitsveränderungen treten früh auf Bei juvenilem Beginn Schulschwierigkeiten, Erinnerungsvermögen vermindert, Konzentrationsstörungen, Besserung unter Kupferelimination Autosomal-rezessive Vererbung, Gendefekt auf Chromosom 13q14.3, Defekt der kupfertransportierenden ATPase (ATP7B) Kayser-Fleischer-Kornealring, pathologische Leberveränderungen MRT: T2-Hyperintensität in Nucleus lentiformis, Thalamus, Hirnstamm, Kleinhirn Differenzialdiagnose: hepatische Enzephalopathie bei Leberzirrhose Therapie: D-Penicillamin, Triethylentetramin, Zinksulfat/-acetat, kupferarme Diät

ren, pigmentierte noradrenerge Neurone des Locus coeruleus, Neurone des dorsalen Vaguskerns, serotonerge Neurone des dorsalen Raphekerns. Ferner degenerieren dopaminerge Neurone der ventralen tegmentalen Area von Tsai, die zu zahlreichen kortikalen Regionen projizieren. Der dadurch verursachte Dopaminmangel im Striatum und in kortikalen Arealen wirkt sich in kognitiven und affektiven Störungen aus.

Demenz bei MP wird bei durchschnittlich 40%, bei zunehmender Krankheitsdauer bis 80% der Patienten beschrieben. Die Entwicklung einer Demenz bei Patienten mit MP innerhalb von 3–5 Jahren ist etwa 4-mal häufiger als bei altersgleichen Kontrollen. Dominierender Rigor und später Krankheitsbeginn sind Risikofaktoren für die Entwicklung einer Demenz bei MP. Depression und Angst werden bei 40% der MP-Patienten beschrieben. Therapie: zentrale Cholinesterasehemmer (Mollenhauer et al. 2010).

Klinische Subtypen

Klinische Subtypen von MP mit Demenz korrelieren mit unterschiedlichen neuropathologischen Veränderungen. Leichte kognitive Veränderungen sind bei MP nahezu immer vorhanden. Demenz bei MP ist meist leicht bis mäßig ausgeprägt mit reduzierter Informationsverarbeitungsgeschwindigkeit (Bradyphrenie), beeinträchtigtem Wiedererinnern, Aufmerksamkeitsstörung, Beeinträchtigung von Wechsel und Aufrechterhaltung eines Musters, Perseveration, Störung intern generierter Handlungspläne, Störungen bei Sequenzierungs- und Zeitgitteraufgaben, Problemlösen, verminderter räumlich-visueller Funktion, verringerter Leistung bei Wortlistenaufgaben und betonten Stimmungsveränderungen. Stärker ausgeprägte Demenz bei MP kann auftreten bei Fehlen von AD-typischen Veränderungen in Nucleus basalis Meynert oder Cortex cerebri. Eine Kombination von MP- und AD-Pathologie tritt je nach neuropathologischen Untersuchungen in 10–60% auf und zeigt die Merkmale subkortikaler und kortikaler Demenz.

Demenz bei MP korreliert mit dem Grad des Neuronenverlusts der medialen Substantia nigra. Eine Kombination dopaminerger und cholinerger Defizite ist wahrscheinlich von Relevanz; weitere Neurotransmitter scheinen jedoch eine Rolle zu spielen.

Ein weiterer Typ von Demenz bei MP ist die **Demenz** mit **Lewy-Körperchen** (Kosaka-Syndrom, Demenz mit kortikalen Lewy-Körperchen, diffuse Lewy-Körperchen-Erkrankung). Durch die Anwendung von Anti-Ubiquitin-Färbungen zum Lewy-Körperchen-Nachweis im Kortex sind die Demenzen mit Lewy-Körperchen die zweithäufigsten nach AD (15–25%). Mit dieser Technik ließen sich Lewy-Körperchen subkortikal bei 100% der Patienten mit MP nachweisen. Als weitere Kriterien wurden REM-Schlaf-Verhaltensstörung, Depression und α-Synuklein-Nachweis in Lewy-Körperchen vorgeschlagen (McKeith et al.1999, 2000, 2005). Das Auftreten von Demenz innerhalb eines Jahres nach Beginn der Parkinson-Symptome spricht für Demenz mit Lewy-Körperchen. Auch wenn ein Konsens zwischen neuropathologischen und klinischen Befunden für die Demenzen mit Lewy-Körperchen aussteht, legt die klinische Charakterisierung zwei Typen nahe:

1. »Reine« Demenz mit Lewy-Körperchen ohne Alzheimer-Pathologie, die klinisch ausgeprägten Rigor und erst in späteren Phasen Demenz zeigt. Beginn meist nach dem 70. Lebensjahr, Gedächtnisstörungen zu Beginn oft diskret, starke Vigilanz- und Aufmerksamkeitsschwankungen, detaillierte optische Halluzinationen, früh Parkinsonismus, unerklärliche Stürze oder Synkopen, schwere autonome Dysfunktion, Neuroleptikaüberempfindlichkeit, Depression. EEG: Grundrhythmusverlangsamung. FP-CIT-SPECT: verminderte Dopamintransporterbindung. Lewy-Körperchen in Substantia nigra, entorhinalem Kortex, Cingulum, Hippokampus, Amygdala, Frontal- und Temporalkortex.
2. »Gewöhnliche« Demenz mit Lewy-Körperchen mit Alzheimer-Pathologie (Amyloid-Plaques, Neurofibrillenbündel), kognitiven und neuropsychiatrischen Veränderungen sowie milderen, jedoch eindeutigen Bewegungsstörungen (30–90%). Klinische Kriterien zur Unterscheidung von Demenz mit Lewy-Körperchen und AD sind fluktuierendes kognitives Defizit, psychotische Symptome mit komplexen optischen Halluzinationen und paranoiden Wahnvorstellungen, spontane extrapyramidalmotorische Zeichen (EPMS), ausgeprägte Neuroleptikaüberempfindlichkeit und Stürze ungeklärter Genese. Diese Veränderungen treten jedoch nicht bei allen Demenzen mit Lewy-Körperchen auf. Die näheren Beziehungen zu AD und MP und die Rolle der Lewy-Körperchen bei kognitiven Störungen bedürfen weiterer Untersuchungen. Therapie: zentrale Cholinesterasehemmer. Es wird diskutiert, dass Demenz mit Lewy-Körperchen, M. Parkinson und M. Parkinson mit Demenz wahrscheinlich der gleichen Krankheitsentität (Lewy-Körperchen-Krankheit) angehören.

7.2.2 »Parkinson-Plus-Syndrome« mit Demenz

Neurodegenerative Formen

Alzheimer-Demenz (AD) und Demenz mit Lewy-Körperchen (DLK, diffuse Lewy-Körperchen-Krankheit)

Neuropathologisch zeigt AD abnormes Tau-Protein und Amyloidablagerungen. Klinisch kann AD nicht nur kognitive, sondern auch EPMS-Symptome in späteren Phasen hervorrufen. Schwierigkeiten bestehen, AD von DLK zu unterscheiden, da beide nebeneinander auftreten können und DLK auch ohne Parkinsonismus vorkommt.

Morbus Pick

(► Kap. 9)

Progrediente supranukleäre Parese (PSP), supranukleäre Blickparese, Steele-Richardson-Olszewski-Syndrom

Die progrediente supranukleäre Parese ist ein Beispiel für eine Erkrankung mit rein subkortikalen Veränderungen, die zu einer Demenz führen. PSP führt früh zu posturaler Instabilität und Stürzen nach hinten, breitbasigem, langsamem und unsicherem Gang, symmetrischer Bradykinese, axial betontem Rigor, Hyperextension im Nacken, Pseudobulbärparalyse (leise Dysarthrie und Dysphagie), supranukleärer vertikaler, später auch horizontaler Blickparese, verlangsamten vertikalen Sakkaden, starrem erstauntem Blick (Oberlid retrahiert, Cowper-Zeichen), Blepharospasmus, Lidöffnungsapraxie, Doppelbildern, Schluckstörungen und Frontallappensymptomen. Neuropathologisch finden sich neurofibrilläre Knäuel (*neurofibrillary tangles*, NFT) und Fäden im Neuropil von Basalganglien und Hirnstamm mit Ablagerung einer Tau-Isoform (4-Repeat-H1-Tau-Haplotyp). Die meisten Patienten entwickeln ausgeprägte kognitive Defizite und Persönlichkeitsveränderungen. Alle drei frontosubkortikalen Schaltkreise sind betroffen. Kognitive Defekte bei PSP zeigen verlangsamte Informationsverarbeitung, verminderten Wortfluss, vermindertes konkretes Denken, vermindertes Urteilsvermögen, mangelnde Einsicht, Schwierigkeiten des Wiedererinnerns oder der Aufmerksamkeitsaufrechterhaltung, gestörte Ausführung von Sequenzaufgaben und Umstellungsschwierigkeiten. Das Verhalten ist mehr von der Umgebung als vom eigenen mentalen Zustand abhängig. Bei etwa 60% der Patienten werden 3 Jahre nach Krankheitsbeginn die Kriterien einer Demenz erfüllt. Exekutive Funktionsstörungen und verlangsamte Informationsverarbeitung treten früh auf und sind relativ schwer; sie sind hilfreich bei der Differenzialdiagnose. Aufmerksamkeit und Gedächtnis sind geringer betroffen. Diese kognitiven Defizite werden auf frontale Deafferenzierung infolge subkortikaler Läsionen zurückgeführt. Es werden jedoch auch präfrontale, frontale und hippokampale Läsionen beschrieben. PSP-Patienten zeigen ferner Apathie, ein Drittel mäßige bis schwere Enthemmung. Depression ist nur gering ausgeprägt. Glukosehypometabolismus im FDG-PET ist ein Hinweis auf Demenz infolge Beeinträchtigung frontosubkortikaler Schaltkreise. Im MRT zeigt sich die charakteristische Mittelhirnatrophie (Mickey-Mouse-Zeichen, Kolibri-Zeichen sowie frontale Atrophie.). L-DOPA ist gering wirksam.

Von der klassischen PSP, auch als **Richard-Syndrom** (PSP-RS) bezeichnet, werden die **PSP vom Parkinson-Typ** (PSP-P) und die weniger häufigen **PSP mit purer Akinesie und Gang-Freezing** (PSP-PAGF), **PSP mit kortikobasalem Syndrom** (PSP-CBS) sowie **PSP mit progredienter nichtflüssiger Aphasie** (PSP-PNFA) abgegrenzt (Respondek et al. 2010). Bei der **vaskulären PSP** infolge im MR nachweisbarer vaskulären Läsionen in Basalganglien und Thalamus und H_2-Tau-Haplotyp-Ablagerungen sind die Symptome asymmetrisch; Stürze treten erst im 2. Jahr auf.

Multisystematrophie (MSA)

Diese umfassen striatonigrale Degeneration (SND, MRT: paradoxe Eisenablagerung in Striatum und Pallidum mit Hypointensität im dorsolateralen Putamen, hyperintensem Randsaum zwischen Putamen und Claustrum), Dysautonomie (Shy-Drager-Syndrom) und olivopontozerebelläre Atrophie (OPCA und Hot-cross-Bun-Zeichen im MRT) und Pyramidenbahndysfunktion. Derzeit werden MSA-P (80%) mit Überwiegen von Parkinson-Symptomatik und MSA-C (20%) mit Überwiegen von Kleinhirnsymptomatik unterschieden. Familiäres Auftreten von OPCA liegt den autosomal-dominanten spinozerebellären Ataxien (SCA 1–30) zugrunde, bei denen unterschiedlich weitere Symptome auftreten, z. B. bei SCA 3 mit CAG-Expansion auf Chromosom 14q32, Dystonie, Spastik, Polyneuropathie, Parkinson-Demenz vom subkortikalen Typ. Die Parkinson-Symptomatik spricht nur bei ca. 30% auf L-DOPA an. Dysautonomie zeigt sich bei ca. 40% in Impotenz bei Männern, verminderter genitaler Erregbarkeit bei Frauen, Harninkontinenz, orthostatischer Hypotonie mit Schwindel, Synkopen beim Aufrichten. Ferner kommt es zu früher Gangunsicherheit, häufigen Stürzen, ausgeprägter hypophoner Dysarthrie, Dystonie (Antecollis, Extremitätendystonie), atypischem irregulärem Ruhe-, Halte-/Aktionstremor, stimulussensitivem Myoklonus, Schlafstörungen (REM-Schlaf-Verhaltensstörung), Temperaturregulierungsstörung, inspiratorischem Stridor, Schmerzen, Depression. Frontallappendysfunktion (verlangsamte Informationsverarbeitung, Apathie, exekutive Funktionsstörung, verminderte visuokonstruktive Leistungen, emotionale Inkontinenz) wurden beschrieben. Kognitive Einbußen sind leichter als bei PSP und ähnlich denen bei MP in frühen Stadien und erfüllen die Kriterien einer Demenz meist nicht. Neuropathologisch werden Neuronenverlust und Gliose in Striatum, Globus pallidus, Substantia nigra bei MSA-P, in den unteren Oliven, pontinen Kernen, im Zerebellum bei MSA-C, in der intermediolateralen Zellsäule, im Nucleus

Onuf des Rückenmarks, im pontinen Miktionszentrum bei Dysautonomie beschrieben. Oligodendrozyten und Neurone enthalten α-Synuklein-, Ubiquitin-, Tau-positive gliale zystoplasmatische Einschlüsse (Papp-Lantos-Körperchen). PET/SPECT: Im Striatum sind Glukosemetabolismus, L-DOPA-Aufnahme und Dopamin-2-Rezeptorbindung vermindert. Therapie: Parkinsonismus wird mit L-DOPA, Amantadin, Dystonie mit Botulinumtoxin, orthostatische Hypotonie mit Midodrin, Fludrocortison, Etilefrin, Blaseninkontinenz mit Oxybutynin, erektile Dysfunktion mit Yohimbin, Sildenafil behandelt.

7.2.3 Parkinsonismus-Demenz und Motoneuronerkrankungen

Parkinson-Demenz-ALS-Komplex von Guam, M. Lytico-Bodig

Diese endemische neurodegenerative Erkrankung der eingeborenen Chamorros auf Guam manifestiert sich im Allgemeinen in der 5.–7. Dekade. Klinisch können Parkinsonismus-Demenz (M. Bodig) oder ALS (amyotrophe Lateralsklerose, M. Lytico) im Vordergrund stehen. Die Bodig-Variante manifestiert sich mit Bradykinesie, Rigor, Tremor, kleinschrittigem Gang mit Festination, Pyramidenbahnzeichen, supranuklärer Blickparese. Retinale Pigmentepitheliopathie tritt in 56% der Fälle auf. Detaillierte Untersuchungen über die Demenz liegen nicht vor. Neuropathologisch finden sich sehr viele NFT (3R- und 4R-Tau) ähnlich wie bei AD, jedoch keine Amyloid-Plaques. Die NFT-Verteilung gleicht der bei PSP. Auch wenn N-Methylamino-L-Alanin aus *Cycas circinalis* als Neurotoxin postuliert wurde, ist die exakte Ursache noch ungeklärt. Die Prävalenz von ALS und Parkinsonismus, nicht die von Demenz bei älteren Frauen nimmt ab.

Multisystem-hereditäre Tauopathien (MHT), Disinhibition-Demenz-Parkinsonismus-Amyotrophie-Komplex (DDPAC)

Die unterschiedlichen MHT sind charakterisiert durch ein «Parkinson-Demenz-plus-Syndrom«. Rasch progredienter autosomaler Parkinsonismus und Demenz mit pallidopontonigraler Degeneration (PPND) und Disinhibition-Demenz-Parkinsonismus-Amyotrophie-Komplex (DDPAC) sind unterschiedliche Erkrankungen mit unterschiedlichen Mutationen eines Gendefekts auf Chromosom 17q21–22.

Wilhelmsen-Lynch-Krankheit

Die Wilhelmsen-Lynch-Krankheit ist eine hereditäre Tauopathie mit den klinischen Merkmalen Frontallappendemenz, Parkinsonismus und Amyotrophie. Durchschnittlicher Krankheitsbeginn liegt bei 45 Jahren, die Dauer bei 13 Jahren. Das volle klinische Bild entwickelt sich innerhalb von 5–10 Jahren. Enthemmung, Rückzugstendenzen, Hyperphagie sind Frühsymptome und treten später bei den meisten Patienten auf. Neuropsychologische Tests zeigen Gedächtnisminderung, Anomie, konstruktive Apraxie mit anfangs erhaltener Orientiertheit, Sprache und Rechenvermögen. Alle Patienten entwickeln Parkinsonismus (Rigor, Bradykinese), gewöhnlich L-DOPA-resistent, und posturale Instabilität, in späteren Stadien Amyotrophie. Neuropathologisch zeigen sich schwere frontotemporale Atrophie, spongiforme Veränderungen, Neuronenverlust und Gliose in Substantia nigra und Amygdala, jedoch keine NFT, Lewy-Körperchen oder Amyloid-Plaques. Diese Erkrankung unterscheidet sich von familiärem Parkinsonismus, Demenz mit NFT, familiärer Multisystem-Tauopathie mit präseniler Demenz und abundanten neuronalen und glialen Tau-Filamenten, fakultativ mit supranukleärer Blickparese.

Familiäre Parkinsonismus-Demenz mit NFT

Familiäre Parkinsonismus-Demenz mit NFT ist gekennzeichnet durch frühen Beginn (3. Dekade), Augenmuskelparesen, L-DOPA-resistenten Parkinsonismus (Bradykinese, Rigor, feiner posturaler Tremor), posturale Instabilität, Frontallappendemenz (Schweigsamkeit, Bradyphrenie), Pseudobulbärparalyse (Dysarthrie und -phagie), vertikale supranukleäre Blickparese, stimulusinduzierten Blepharospasmus, okulogyre Krisen, Pyramidenbahnzeichen. Neuropathologisch zeigen sich NFT in Hippokampus, Pallidum, Substantia nigra, periaquäduktalem Grau, Augenmuskelkernen, Nucleus ruber, Locus coeruleus, dorsalem Vaguskern und medialem retikulärem Grau. Neuronenverlust und Gliose nur in Substantia nigra, periaquäduktalem Grau und Colliculi superiores. Putamen, Caudatum und Nucleus subthalamicus sind unverändert. Neuritische Plaques und Lewy-Körperchen fehlen.

Pallidopontonigrale Degeneration, frontotemporale Demenz mit Parkinson Syndrom bei Mutation auf Chromosom 17 (FTD-P17)

Pallidopontonigrale Degeneration ist eine autosomal-dominante rasch fortschreitende Erkrankung, gekennzeichnet durch Parkinson-Demenz, Dystonie, Pyramidenbahnzeichen und okuläre Störungen. Der durchschnittliche Krankheitsbeginn liegt im 43. Lebensjahr, die durchschnittliche Dauer beträgt 8,6 Jahre. Die Patienten zeigen zuerst entweder Parkinsonismus (asymmetrische Extremitätenbradykinese und -rigor) oder frontale Demenz, später posturale Instabilität, axialen Rigor, gelegentlich leichten Tremor, ferner Dysarthrie und -phagie, Augenbewegungsstörungen (vertikale supranukleäre Blickparese), Lidapraxie und im Spätstadium Dystonie. Neuropathologisch zeigen sich Neuronenverlust und Gliose in Substantia nigra, Pallidum, Pons, Mesenzephalon, keine NFT, Plaques oder Lewy-Körperchen. Differenzialdiagnostisch unterscheidet sich das Krankheitsbild von PSP durch das familiäre Auftreten, frühen Beginn, axialen und Extremitätenparkinsonismus.

Kortikobasale Degeneration (CBD)

CBD, eine Tauopathie (Prävalenz des H1-Tau-Haplotyps stark erhöht), tritt in der klassischen, überwiegend akinetisch-rigiden Variante und einer M. Pick-ähnlichen Variante mit Sprech-, Verhaltensänderungen und Demenz auf. Die akinetisch-rigide Verlaufsform manifestiert sich um das 60.–65. Lebensjahr initial mit Ungeschicklichkeit, Steifheit, kortikalen sensorischen Störungen eines Arms, später mit gestörten Stellreflexen, Gangstörung, Hypomimie, hypophoner Dysarthrie, Dystonie (Flexion von Hand, Unterarm, Adduktion des Oberarms), irregulärem Aktionstremor überlagert von stimulussensitiven Myokloni, Phänomen der fremden Hand/Gliedmaße, ideomotorischer und ideatorischer Apraxie, hemispatialen Defiziten, Astereognosie, progredienter Aphasie, Zeichen einer frontotemporalen Demenz, supranukleärer Blickparese, Pyramidenbahnzeichen. Im MR-Bild frontotemporal und parietal betonte asymmetrische Atrophie. Neuropathologisch werden achromatische, ballonierte Neurone, oligodendrogliale Tau-positive *coiled bodies* (α-Synuklein-negativ), astrozytäre Plaques (Amyloid-negativ) gefunden in Kortex, Basalganglien, Thalamus, Amygdala, Nucleus subthalamicus, Substantia nigra, Nucleus ruber, Nucleus dentatus, Hirnstamm. Therapie: Versuch mit L-DOPA (1000 mg/d), Clonazepam bei Myoklonien, Physiotherapie.

Idiopathische Kalzifikation der Basalganglien (ICBG)

Diese Erkrankung tritt familiär auf ohne begleitende Kalzium- und Phosphat-Serumveränderungen, manifestiert sich mit choreatischen oder Parkinson-Symptomen, bei früher Manifestation mit Psychose, bei späterer Manifestation (etwa 50. Lebensjahr) mit Bewegungsstörungen Ataxie, Dysarthrie und subkortikaler Demenz (Wiedererinnerungsdefizite und Konzentrationsstörungen), epileptischen Anfällen. Basalganglien-, Thalamus-, zerebelläre (Nucleus dentatus) und subkortikale Marklagerverkalkungen (M. Fahr) wurden bei einer Familie mit autosomal-dominantem Erbgang (Chromosom 4q13.1.21.1) gefunden. Es besteht genetische Heterogenität. Als weitere Ursache kommen in Betracht idiopathischer Hyperparathyreoidismus, Mitochondriopathien, Intoxikationen (Blei, CO, Zyanide, Methanol, Methotrexat), Strahlentherapie, Infektionen (Herpes, EBV, AIDS), Lupus erythematodes.

7.2.4 Sekundärer Parkinsonismus

Infektiöse und postinfektiöse Ursachen

Sekundärer Parkinsonismus nach HIV-Infektion

Demenz sekundär nach HIV-Infektion zeigt frontale kognitive (Vergesslichkeit, Verlangsamung, Konzentrationsstörungen, erschwertes Problemlösen) und Verhaltensstörungen (Apathie, sozialer Rückzug). Zusätzlich kann Parkinsonismus auftreten (Tremor, Bradykinese, Rigor) und posturale Imbalance, Ataxie, Hypertonie, Hyperreflexie, positives frontales Release-Phänomen, Sakkaden und Augenfolgestörungen. Im Liquor findet sich leicht erhöhtes Protein und leichte Lymphozytose mit HIV-Nachweis. Opportunistische Infektionen (z. B. Toxoplasmose, Zytomegalievirus, Kryptokokkose, Tuberkulose, Syphilis) oder Tumoren (z. B. primäres ZNS-Lymphom) können mit Parkinson-Demenz-Syndrom bei HIV auftreten und müssen ausgeschlossen werden. Neuropathologisch zeigen sich diffuse multifokale Läsionen der weißen Substanz und subkortikale Läsionen.

Morbus Whipple

Dies ist eine seltene Multisystemerkrankung, die durch den gramnegativen Bazillus *Tropheryma whipelii* hervorgerufen wird, der häufig wandernde Polyarthralgien, gastrointestinale Störungen (Diarrhö), Lymphadenopathie und unklares Fieber erzeugt. ZNS-Beteiligung tritt in Frühphasen (5%) auf, insgesamt in 43% der Fälle mit kognitiven und Bewegungsstörungen (Myoklonus, Ataxie, okulomastikatorische und okulofazioskeletale Myorrhythmien), selten Parkinsonismus, ferner supranukleäre Blicklähmung, Bewusstseinsstörung, obere Motoneuronzeichen, hypothalamische Störungen, Insomnie, Hirnnervenanomalien, Anfälle, Sensibilitätsstörungen, progrediente Demenz.

Die Diagnosesicherung geschieht mittels Darmbiopsie und PCR, Liquor. Die Therapie umfasst Tetrazykline, Trimethoprim-Sulfmethoxazol, Chloramphenicol, Ceftriaxon.

Postenzephalitischer Parkinsonismus

Der postenzephalitische Parkinsonismus kann sich als Parkinsonismus und Frontallappensyndrom manifestieren; eine Demenz wurde nicht berichtet. Die akute Phase (Encephalitis lethargica) dauert gewöhnlich mehrere Wochen und kann starke Somnolenz, Fieber, Müdigkeit, Kopfschmerzen, Augenmuskellähmungen und Verwirrtheit verursachen. Weniger häufig treten Brady-, Dyskinesie oder Myoklonien auf. Das Influenza-A-Virus wird als Erreger diskutiert. Monate oder Jahre später treten Parkinson-Syndrom, Frontallappenstörungen, psychiatrische Störungen, okulogyre Krisen, Augenlähmungen, Bulbärparalyse, Standataxie und Stürze auf. Neuropathologisch finden sich NFT, Neuropilfäden in Basalganglien und Hirnstamm ähnlich wie bei PSP. Optomotorischer Komplex und Brückenfuß enthalten weniger, Kortex und Hippokampus mehr NFT als bei PSP.

Prionenerkrankung (Creutzfeldt-Jakob-Erkrankung, Gerstmann-Sträussler-Scheinker-Syndrom, ▸ Kap. 8)

Vaskuläre Ursachen

Subkortikale arteriosklerotische Enzephalopathie (SAE, ▸ Kap. 5)

Patienten mit vaskulärer Demenz können einen vorwiegend auf die Beine beschränkten Pseudoparkinsonismus zeigen. Zusätzlich zu Gangstörungen (kleinschrittig, *freezing*, jedoch mit erhaltenem Armschwingen) und posturaler Instabilität können Pseudobulbärparalyse, Dysarthrie, Demenz, Pyramidenbahn- und Kleinhirnzeichen auftreten, Ruhetremor fehlt. In einer »Lower-body-parkinsonism-Untersuchung« waren ältere Frauen mehr betroffen mit kürzerer Dauer der Symptomatik, höherer Pflegebedürftigkeit, L-DOPA-Resistenz, höherem Blutdruck als bei MP, jedoch ohne progrediente Demenz. Patienten mit lakunären Infarkten können eine progrediente Demenz zeigen, fokale Zeichen vom frontalen Typ mit oder ohne vorangegangenen Schlaganfall. Patienten mit multiplen Infarkten haben eine schrittweise Progredienz motorischer und kognitiver Symptome. M. Binswanger (Marklagerläsionen) kann Demenz und Parkinsonismus der unteren Extremitäten verursachen, auch wenn bilaterale Pyramidenbahnzeichen häufig sind. Wegen der Häufigkeit vaskulärer ZNS-Läsionen können zusätzlich AD und MP gefunden werden. Neuropathologisch finden sich eine Lipohyalinose kleiner Arterien, im MRT *white matter lesions* (Leukoaraiose), Lakunen. Therapieversuch mit L-DOPA, Amantadin, Statinen.

Toxische Ursachen

Manganintoxikation führte bei Berg- und Fabrikarbeitern zu akinetischem Parkinsonismus mit Tremor, Dystonie, posturaler Instabilität, leichter Demenz. Früh traten Reizbarkeit, Zwangshandlungen, affektive Instabilität, Halluzinationen und Illusionen auf. MRT: T1-Hyperintensität im Pallidum.

Chronische oder akute Zyanidvergiftung führt u. a. zu einem Parkinson-Demenz-Syndrom.

Medikamentöse Ursachen

Pharmakologisch induzierte Parkinson-Demenz-Syndrome werden meist durch Medikamente zur Behandlung des Parkinsonismus ausgelöst.

- **Anticholinergika** induzieren oder verstärken Verwirrtheit und Gedächtnisstörungen bei MP, verschlechtern Gang und Gedächtnis bei PSP; sie sollten daher vermieden werden.
- **Neuroleptika**, **Antiemetika** können bei AD Parkinsonismus hervorrufen.
- **Lithium**, **Maprotilin** können ein Creutzfeld-Jakob-Erkrankung-artiges Bild mit kognitiven Störungen, Myoklonus und Parkinsonismus hervorrufen.

Metabolische Ursachen

Parkinsonismus und Demenz treten nach Hypoxie, bei hepatozerebraler Degeneration, z. B. bei portocavalem Shunt und Parathormonstörungen auf.

Tumore

Sowohl primäre (Lymphom, Meningeom, Gliom) als auch sekundäre Tumore (Metastasen) sowie Abszesse und chronische Subduralhämatome können ein Parkinson-Demenz-Syndrom verursachen.

Hydrozephalus

Normaldruckhydrozephalus (NDH), auch als **chronischer Hydrozephalus** bezeichnet, manifestiert sich klinisch in der Trias von Gangstörung, subakuter leichter Demenz (verminderte Aufmerksamkeit, Konzentration, psychomotorische Verlangsamung, dysexekutives Syndrom) und Inkontinenz. Es besteht kein typischer Parkinsonismus. Die Gangstörung wird als apraktisch oder als magnetische Ataxie beschrieben. Klinisch lassen sich Gangstörungen verschiedener Ursache einschließlich NDH, AD mit parkinsonartigen Aspekten nicht immer eindeutig abgrenzen. In CT und MRT finden sich Ventrikelerweiterung (insbesondere Temporalhörner), Hyperintensitäten an den Ventrikelpolen (transependymale Liquordiapedese) sowie verengte Sulci im Vertexbereich. Eine Besserung nach Liquorablassversuch und 24-Stunden-Liquordruckmessung sind Voraussetzung für eine Shunt-Implantation.

Lyme-Borreliose kann ein NDH-artiges Bild mit Gangstörung, Harninkontinenz, Demenz vortäuschen durch Beeinträchtigung des subarachnoidalen Liquorflusses (Danek et al. 1996). Lymphozytose im Liquor und intrathekale *Borrelia-burgdorferi*-Antikörper sind nachweisbar. Therapie: Antibiose (Ceftriaxon).

Ein **obstruktiver Hydrozephalus** kann ausgeprägten Parkinsonismus mit oder ohne kognitive Störungen verursachen.

Trauma

Eine Demenz nach Kopftrauma ist gewöhnlich nicht progredient und nicht mit Parkinsonismus assoziiert. Falls nach Schädeltrauma zunehmende kognitive Störungen auftreten, ist ein weiterer Prozess, z. B. ein Hydrozephalus, auszuschließen. Wiederholte Schädeltraumata z. B. beim Boxen können zu einer progredienten Demenz (Dementia pugilistica) mit Parkinsonismus, Kleinhirn- und Pyramidenbahnzeichen führen. Neuropathologisch finden sich Fenestration des Cavum septi pellucidi, Atrophie von Fornix und Mamillarkörpern, narbige Kleinhirntonsillen, Gliose der Substantia nigra, NFT in Hippokampus und medialem Temporallappen. NFT sind bei Dementia pugilistica in oberflächlichen, bei AD in tiefen Kortexschichten lokalisiert.

Zusammenfassung

Hypokinetische Bewegungsstörungen (*kursiv mit Demenz*)

- *Parkinson-Krankheit, idiopathisches Parkinson-Syndrom, idiopathischer (Lewy-Körperchen-) Parkinsonismus*
- »Parkinson-plus-Syndrome«
  - Neurodegenerativ: *Parkinsonismus bei Demenzen (M. Alzheimer, Demenz mit Lewy-Körperchen, M. Pick, frontotemporale Demenz, DLDH (dementia lacking distinct histology)*
  - *Progressive supranukleäre Parese (PSP), Steele-Richardson-Olszewki-Syndrom (SRO)*
  - Multiple Systematrophie (MSA) mit den Varianten
    - MSA-P (striatonigrale Degeneration, *Dysautonomie*)
    - MSA-C (sporadische olivopontozerebelläre Degeneration, sOPCA)
- *Parkinsonismus-Demenz und Motoneuronerkrankung*
  - *Parkinson-Demenz-ALS-Komplex auf Guam, M. Lytico-Botig*
  - *Multisystem-hereditäre Tauopathien (MHT)*
  - *Disinhibition-Demenz-Parkinsonismus-Amyotrophie-Komplex (DDPAC)*
  - *Wilhelmsen-Lynch-Krankheit*
  - *Familiäre Parkinsonismus-Demenz mit NFT*
  - *Familiäre Multisystem-Tauopathie mit präseniler Demenz und abundanten neuronalen und glialen Tau-Filamenten*
  - *Pallidopontonigrale Degeneration (FTD-P17)*
  - *Kortikobasale Degeneration (CBD)*
  - *Idiopathische Basalganglienverkalkung*
  - Heredodegenerativ (z. T. mit Hyperkinesien)
  - *M. Wilson*
  - *NBIA (neurodegeneration with brain iron accumulation, ehemals M. Hallervorden-Spatz)*
  - *Chorea Huntington (Westphal-Variante)*
  - *Dentatorubropallido-Luysian-Atrophie (DRPLA)*
  - Lubag (Filipino-X-linked-dystonia-Parkinsonismus)
  - *M. Machado-Joseph (SCA 3)*
  - *Aromatischer Aminosäuredecarboxylase-Mangel*

►

  - *Autosomal-rezessiver juveniler Parkinsonismus*
  - *Dominant-hereditäre Apathie, Hypoventilation und Parkinsonismus*
  - *Dominant-hereditärer früh beginnender Parkinsonismus*
- Familiäres L-DOPA-responsives pallidopyramidales Parkinson-Syndrom, *Kufor-Rakeb-Syndrom (Gendefekt auf Chromosom 1p36; PARK 9)*
  - *Familiäre progressive subkortikale Gliose*
  - Hereditäre sensorimotorische Neuropathie mit Parkinsonismus
  - Rasch einsetzender Dystonie-Parkinsonismus
  - *X-linked-rezessiver Parkinsonismus und mentale Retardierung*
  - *Thalamus-Demenzsyndrom*
- Sekundärer Parkinsonismus
  - *nfektiös: AIDS (HIV, PML, Toxoplasmose), Kryptokokken-Meningoenzephalitis, Zystikerzose, Herpes-simplex-Enzephalitis, Japanische-B-Enzephalitis, Malaria, Mykoplasmen, St.-Louis-Enzephalitis, subakute sklerosierende Panenzephalitis (SSPE), Pilze, Syphilis, Tuberkulose, postvakzinaler Parkinsonismus, M. Whipple*
  - *Postenzephalitisch: Encephalitis lethargica, andere Enzephalitiden, Prionen-Erkrankungen: Creutzfeldt-Jakob-Erkrankung, M. Gerstmann-Sträussler-Scheinker*
  - *Vaskulär: subkortikale arteriosklerotische Enzephalopathie (SAE) bei Bluthochdruck (lower body parkinsonism), multiple Infarkte*
  - *Toxisch: MPTP (1-Methyl-4-phenyl-1,2,3,6-Tetrahydropyridin), Kohlenmonoxid, Mangan, Zyanid, Methanol, Kohlenstoffdioxid, -disulfid, Disulfiram, Paraquat, Diquat, n-Hexan, Quecksilber, Organophosphate*
  - *Medikamenteninduziert: Dopaminrezeptorenblocker (Neuroleptika, Antiemetika), malignes Neuroleptika-(Parkinsonismus-Hyperpyrexie-) Syndrom, dopaminfreisetzende Substanzen (Reserpin, Tetrabenazin), Lithium, Flunarizin,Cinnarizin, Diltiazem, u. a.*
  - *Metabolisch: hypokalzämischer Parkinsonismus (Basalganglienverkal kung), chronische hepatozerebrale Degeneration, M. Wilson, Hypoxie, Ceroidlipofuszinose, zerebrotendinöse Xanthomatose, Folatmangel, GM1-Gangliosidose, hereditäre Hämochromatose, Hypothyreose, M. Niemann-Pick, M. Gaucher, Hitzschlag* ▼

- *Mitochondriale Enzephalomyopathien*
- Hemiatrophie-Hemiparkinsonismus
- Syringomesenzephalie
- *Intranukleäre Hyalinkörperkrankheit*
- *Hydrozephalus (Normaldruckhydrozephalus NDH, nichtkommunizierender Hydrozephalus)*
- *Tumoren*
- *Paraneoplastischer Parkinsonismus*
- *Traumatisch (Boxer-Enzephalopathie, Encephalopathia pugilistica)*
- Psychogen

7.3 (Überwiegend) hyperkinetische Bewegungsstörungen mit Demenz

7.3.1 Chorea Huntington

Hierbei handelt es sich um eine autosomal-dominante Erkrankung (CAG-Repeat-Expansion > 36 auf Chromosom 4p16.3) mit durchschnittlicher Manifestation um das 35. Lebensjahr, gekennzeichnet durch choreatische Hyperkinesen, kognitive und affektive Störungen. Im Vordergrund der Degeneration stehen striatale GABAerge Projektionsneurone zu Pallidum externum und Nucleus subthalamicus; dadurch entsteht ein Ungleichgewicht zwischen direktem und indirektem Pfad, der zuerst degeneriert, mit choreatischen Hyperkinesen bei Krankheitsbeginn. Charakteristisch ist eine früh auftretende und rasch fortschreitende Atrophie von Caudatumkopf (Bicaudatum-Index < 1,8) und Frontalhirn. Neben affektiven Störungen und choreatischen Hyperkinesen ist Demenz ein Kardinalsymptom; sie ist vom subkortikalen Typ mit früh auftretenden Persönlichkeits- und Stimmungsänderungen, mit oder ohne psychotische Veränderungen; später treten kognitive Störungen wie insbesondere Wiedererinnerungsdefizite, Störung exekutiver Funktionen, Antriebsminderung, verminderte Umstellungsfähigkeit und Entscheidungsfähigkeit, und verlangsamte Kognition hinzu. Defizite höherer kortikaler Funktionen (Aphasie, Agnosie und Apraxie) fehlen. Die zunehmende intellektuelle Beeinträchtigung wird begleitet von Caudatumkopfatrophie in CT und MRT sowie caudatalem und frontalem Glukosehypometabolismus im FDG-PET. Die Defizite bei Chorea Huntington gleichen denen bei Patienten mit Frontalhirnläsionen. Die Therapie umfasst Sulpirid, Tetrabenazin, Tiaprid, Alprazolam.

Bei der Westphal-Variante mit juvenilem Beginn (paternale Transmission, CAG meist > 60) stehen Parkinsonismus und Demenz im Vordergrund. Als Therapie wird L-DOPA eingesetzt.

7.3.2 Dentatorubropallido-Luysiane-Atrophie (DRPLA)

Dies ist eine vorwiegend in Japan auftretende autosomal-dominant vererbte Erkrankung in Folge CAG-Repeat-Verlängerung auf Chromosom 12p13.3 im Atrophin-1-Gen. Sie manifestiert sich bei juvenilem Beginn mit Myoklonus-Epilepsie, Demenz, Ataxie, Chorea, bei adultem Beginn mit Ataxie, Chorea, Demenz, ferner Wahn und Halluzinationen, Sakkadenverlangsamung, Dyskinesien, Rigor, Bradyphrenie, Hyperreflexie. In CT und MRT finden sich degenerative Veränderungen in Nucleus dentatus, Nucleus ruber, Nucleus subthalamicus und Pallidum sowie im Marklager.

7.3.3 Choreoakanthozytose/McLeod-Syndrom

Die Bezeichnung Neuroakanthozytose wurde ersetzt seit dem Nachweis unterschiedlicher Gendefekte für Choreoakanthozytose und McLeod-Syndrom.

Choreoakanthozytose ist bedingt durch einen autosomal-rezessiven Defekt auf Chromosom 9q21. Das CHAC-Gen kodiert Chorein. Früher Beginn mit Stand- und Gangataxie, Dystonie, Chorea, oromandibulären Dyskinesien (*feeding dystonia*) mit Mutilationen, seltener akinetisch rigides Syndrom und Anfälle. Gewichtsabnahme, Kachexie, axonale Polyneuropathie mit Muskelatrophien (CK erhöht), Areflexie, Persönlichkeits- und Verhaltensänderungen, Apathie, vermehrte Reizbarkeit, Enthemmung, Zwangs-, Angst-, Wahnstörungen, Aggressivität, Suizidalität, Demenz mit exekutiven und mnestischen Störungen. Akanthozyten im Blutausstrich. MRT: Striatumatrophie; PET: Glukosehypometabolismus und Dopamin-2-Rezeptor-Verminderung im Striatum.

McLeod-Syndrom. Durch Defekt des XK-Gens auf dem X-Chromosom (Xp21) wird ein defektes Membranprotein (XK-Protein) kodiert; dies ist verbunden mit dem Kell-Protein, das Endothelin spaltet. Multisystemerkrankung: Erythrozytenmembranproteinstörung, verkürzte Erythrozytenüberlebenszeit, Akanthozytose, hämolytische Anämie, Myopathie, Muskelatrophien mit CK-Erhöhung, Kardiomyopathie, axonale Neuropathie. Motorische Unruhe, häufiger Haltungswechsel, Schulterzucken, Blinzeln (»Zappeligkeit«), später Chorea, Anfälle, gesteigerte Angst, Depressionen, subkortikale Demenz. MRT: Caudatum- und Putamenatrophie; PET: Glukosehypometabolismus im Striatum.

7.3.4 Rett-Syndrom

Das Rett-Syndrom tritt bei Mädchen auf und wird nur vom Vater an die Tochter weitergegeben. Mutation des Gens »MeCP« (*methyl CpG-binding protein 2*, ein Transkriptionsfaktor) auf Xq28. Im 7. Lebensmonat bis zum 2. Lebensjahr Verlust erlernter Fähigkeiten (Sprechen, Gebrauch der Hand), Handstereotypien (Waschbewegung), Autismus, Ataxie, Apraxie, Sprach- und Bewegungsstörung (Parkinsonismus), Schlafstörungen, mentale Retardierung, Anfälle.

Bei Defekt des Gens CDKL5 (*cyclin-dependent kinase-like 5*) auf Xq28 früherer Beginn (3. Lebensmonat), schwerer Verlauf und Anfälle.

7.3.5 Morbus Wilson, hepatolentikuläre Degeneration

Dies ist eine autosomal-rezessive Erkrankung mit Gendefekt auf Chromosom 13p14.3 mit defizienter kupfertransportierender ATPase. Im Wilson-Gen (ATP7B) sind > 250 Mutationen bekannt; dies wird als Ursache unterschiedlicher Verläufe angesehen. Es kommt zu abnormen Kupferablagerungen in Leber, Kornea (Kayser-Fleischer-Ring), Linse (Sonnenblumenkatarakt in 20–30%) und Gehirn (Nucleus lentiformis), ferner zu Dysfunktionen von Niere, Knochen, Haut und hämatopoetischem System. Es werden primär hepatische und primär extrahepatische Verläufe unterschieden. Hyperkinesen (Flügelschlagtremor, Dystonie, Chorea), Parkinsonismus und kognitive Störungen sind die wesentlichen neurologischen Symptome. Die intellektuelle Beeinträchtigung ist bei M. Wilson mild im Vergleich zu MP und Chorea Huntington. Persönlichkeitsveränderungen treten früh auf, oft vor kognitiven und neurologischen Störungen. Schulschwierigkeiten zeigen sich bei jugendlichem Beginn. Neuropsychologische Befunde betreffen das Erinnerungsvermögen beim Wechsler-Test, IQ-Minderung und Konzentrationsstörungen. Die kognitiven Störungen können sich mit der Kupferelimination bessern. Systematische Untersuchungen über kognitive, neuropathologische und -radiologische Untersuchungen liegen in der Literatur nicht vor. Im MRT finden sich gliosebedingte Signalveränderungen im Nucleus lentiformis (T2-Hyperintensität), später auch in Thalamus, Caudatum, Substantia nigra, Kleinhirn, Hirnstamm, Kortex. Im Serum sind Caeruloplasmin und Kupfer vermindert, im Urin Kupfer erhöht. Therapie: D-Penicillamin, Triethylentetraminhydrochlorid; Zinkacetat, -sulfat; evtl. Lebertransplantation.

7.3.6 Neurodegeneration mit Eisenablagerung im Gehirn (*neurodegeneration with brain iron accumulation*, NBIA), frühere Bezeichnung M. Hallervorden-Spatz

Bei NBIA ist eine neurodegenerativ bedingte Eisenablagerung in Pallidum internum, Substantia nigra pars reticulata und mittels MRT (T2*-Hypointensität) in vivo nachweisbar. Der NBIA liegen unterschiedliche Ursachen zugrunde, mit und ohne Defekt im Pantothenkinase-2-Gen. Die autosomal-rezessive **P**antothen**k**inase-assoziierte **N**eurodegeneration (PKAN) beruht auf einer Mutation des Pantothenkinase-2-Gens auf Chromosom 20p12.3–13, eines Schlüsselenzyms der Coenzym-A-Synthese (Pantothensäure = Vitamin B_5). Es kommt zur Anreicherung von Cystein, das Eisen bindet. Eisenablagerung führt zu oxidativem Stress und Neurodegeneration vorwiegend in Retina, Substantia nigra und Pallidum. Mehrere Gruppen werden unterschieden:

- **Frühkindliche (klassische) Form mit rascher Progredienz** (PKAN; bei 2 Nullmutationen): Beginn um das 3. Lebensjahr mit Dystonie, Rigor, Choreoathetose, Mobilitätsverlust nach ca. 15 Jahren, zwei Drittel der Fälle mit Retinadegeneration, z. T. mit kognitiven Defiziten.
- **Späte (atypische) PKAN mit langsamer Progredienz:** Beginn um das 13.–14. Lebensjahr. Dysarthrie, Dystonie, Rigor, seltener Spastik; Mobilitätsverlust tritt später ein. Retinadegeneration seltener. Bei ca. einem Drittel der Fälle emotionale Labilität, impulsives Verhalten, Demenz.

Im MRI ist das »Tigeraugezeichen« (hyperintenses, umgeben von hypointensem Signal im Pallidum) charakteristisch für PKAN.

NIBA mit frühem Beginn und raschem Fortschreiten wird ferner verursacht durch Mutation des PLA2G6-Gens, das zu **infantiler neuroaxonaler Dystrophie** (INAD) und **atypischer neuroaxonaler Dystrophie** (NAD) mit axonalen Spheroiden, z. T. mit Kleinhirnatrophie, führt.

- **INAD:** Manifestation im Alter von 6 Monaten bis 3 Jahren mit psychomotorischer Entwicklungsverzögerung, Pyramidenbahnzeichen, Strabismus, Nystagmus, Optikusatrophie.
- **Atypische NAD:** Gangunsicherheit, Ataxie, Sprachverzögerung, Autismus, Dystonie. Beginn im Kindes- oder Jugendalter, Verschlechterung im Alter von 7–12 Jahren.
  NBIA mit spätem Beginn und rascher Progredienz kann ferner bedingt sein durch Neuroferritinopathie und Aceruloplasminämie (CP-Mutation).
- **Neuroferritinopathie** (autosomal-dominante FTL-Genmutation; 19q13.3-4): Manifestation bei Erwachsenen mit progredienter Chorea, orofazialen Dyskinesien, Dysarthrie, Dysphagie, Dystonie und kognitiven Defiziten.
- **Aceruloplasminämie:** Beginn nach dem 25. Lebensjahr. Häufig Anämie vor Diabetes mellitus, Retinadedegeneration und Bewegungsstörungen (Blepharospasmus, Grimassieren, Gesichts-Nacken-Dystonie, Tremor, zellebelläre Ataxie), ferner kognitive Dysfunktion, Depression.

Die **idiopathische** NBIA mit frühem oder spätem Beginn bedarf weiterer genetischer Abklärung.

7.3.7 Thalamusdegenerationen

Diese sind heterogen und selten. Nach Literaturberichten treten sie nach Hypoxie, paramedianer Thalamusischämie und familiär auf. Sie zeigen neuropsychiatrische und kognitive Störungen (Amnesie, Verwirrtheit, Affektlabilität) in Kombination mit Bewegungsstörungen (unwillkürliche Bewegungen, Chorea, Ataxie, Myoklonus). Akinetischer Mutismus kann auftreten. Die Amnesie zeigt nicht das subkortikale Muster, sondern Merkmale des hippokampal-thalamischen Gedächtnissystems.

Zusammenfassung

Überwiegend hyperkinetische Bewegungsstörungen (*kursiv mit Demenz*)

- Chorea (*M. Huntington, DRLPA, Choreoakanthozytose, McLeod-Syndrom*)
- Ballismus
- Dystonien, Athetosen, DOPA-responsive Dystonie, Guanosintriphosphat-Cyclohydrolase-I-Defekt; 14q22.1)
- Tardive Dyskinesien
- Tics, Tourette-Syndrom
- Tremor (*M. Wilson, Choreoakanthozytose, McLeod-Syndrom, NBIA, M. Gerstmann-Sträussler-Scheinker, Ceroid-Lipofuszinose*)
- Akathisie
- Myoklonien
- Restless-legs-Syndrom
- Hyperekplexie (startle disease), Mutation im Glyzinrezeptor (α_1-Untereinheit); 5q23.2–3
- Ataxien (M. Machado-Joseph, SCA-3)

Literatur

Alexander GE, Crutcher MD (1990) Basal ganglia – thalamocortical circuits. Parallel substrates for motor, oculomotor, «prefrontal« and «limbic« functions. Prog Brain Res 85: 119–146

Danek A, Uttner I, Yoursry T, Pfister HW (1996) Lyme neuroborreliosis disguised as normal pressure hydrocephalus. Neurology 46: 1743–1745

Dubois B, Pillon B (1998) Cognitive and behavioral aspects. In: Jankovic J, Tolosa E (eds) Parkinson's disease and movement disorders, 3rd edn. Williams & Wilkins, Baltimore MD, pp 837–858

Förstl H (2005) Frontallappendegenerationen und verwandte Erkrankungen. In: Frontalhirn. Funktionen und Erkrankungen, 2. Aufl. Springer Berlin Heidelberg New York

Förstl H, Gratz S, Hahn U et al (2008) Demenz mit Lewy-Körperchen und verminderter Dopamin-Transporter-Bindung verweist auf Azetylcholin-Mangel. DMW 133(Suppl 1): 11–14

Grabowski TJ, Damasio AR (1998) Dementias. In: Rosenberg RN (ed) Atlas of clinical neurology. Butterworth-Heinemann, Boston MA, pp 6.1–6.28

Gregory A, Polster BJ, Hayflick SJ (2009) Clinical and genetic delineation of neurodegeneration with brain iron accumulation. J Med Genet 46: 73–80

Joseph AB, Young RR (1998) Movement disorders in neurology and neuropsychiatry, 2nd edn. Blackwell Science, Malden MA

Jung HH (2001) Hereditäre Chorea-Syndrome. Schweiz Arch Neurol Psychiatr 152: 156–163

Litvan I (1998) Parkinsonism-dementia syndrome. In: Jankovic J, Tolosa E (eds) Parkinson's disease and movement disorders, 3rd edn. Williams & Wilkins, Baltimore MD, pp 819–836

McKeith IG, Perry EK, Perry PH, for the Consortium on Dementia with Lewy Bodies (1999) Report of the second dementia with Lewy international workshop: Diagnosis and treatment. Neurology 53: 902–905

McKeith IG, Ballard CG, Perry LH et al (2000) Prospective validation of consensus criteria for the diagnosis dementia with Lewy bodies. Neurology 54: 1050–1058

McKeith IG, Dickson DW, Lowe J et al (2005) Diagnosis and management of dementia with Lewy bodies: third report of the DLB consortium. Neurology 65: 1863–1872

Mollenhauer B, Förstl H, Deutschl G, Storch A, Oertel W, Trenkwalder C (2010) Demenz mit Lewy-Körpern und Parkinson-Krankheit mit Demenz. Dt Ärztebl Int 107(39): 684–691

Respondek G, Decker S, Steimmeyer L et al (2010) Differenzialdiagnosen der Parkinson-Krankheit: aktuelle Konsensuskriterien und Ausblicke. Fortschr Neuro Psychiatr 78(Suppl 1): S8–S15

Watts RL, Koller WC (1997) Movement disorders. Neurologic principles and practice. McGraw-Hill, New York

Weindl A, Conrad B (2005) Chorea und choreatische Bewegungsstörung. In: Ceballos-Baumann AO, Conrad B (Hrsg) Bewegungsstörungen. Thieme, Stuttgart, S 195–221

Creutzfeldt-Jakob-Erkrankung und andere Prionkrankheiten

Hans A. Kretzschmar und Hans Förstl

Zum Thema

Die Creutzfeldt-Jakob-Demenz oder Creutzfeldt-Jakob-Erkrankung (*Creutzfeldt-Jakob Disease*; CJD) wird vermutlich durch Prionen (*proteinaceous infectious agents*, wörtlich: infektiöse Eiweißpartikel) verursacht. Zu den Prionkrankheiten zählen klinisch unterschiedliche Erkrankungen, von der rasch progredienten CJD bis zur tödlichen familiären Insomnie. Neuropathologisch finden sich spongiforme (vakuoläre) Hirnveränderungen mit Neuronenverlust und Gliose. Kuru, eine auf Papua-Neuguinea durch rituellen Kannibalismus verbreitete Prionkrankheit tritt heute nicht mehr auf. Das Gerstmann-Sträussler-Scheinker-Syndrom mit Ataxie, Dysarthrie, Dysphagie und zerebralen Amyloid-Plaques ist eine seltene familiäre Prionkrankheit. Die »neue Variante« der CJD wurde in den letzten Jahren in Großbritannien bekannt; alle Indizien sprechen dafür, dass sie durch die bovine spongiforme Enzephalopathie (BSE) verursacht wird.

8.1 Klinische Diagnosekriterien

Alfons Jakob schrieb 1921 schrieb »Über eigenartige Erkrankungen des Zentralnervensystems mit bemerkenswertem anatomischen Befunde (spastische Pseudosklerose-Encephalo-Myelopathie mit disseminierten Degenerationsherden)«. Bei zwei seiner Patienten würde auch heute die Diagnose einer CJD gestellt. Bei einer rasch über Monate fortschreitenden Demenz muss prinzipiell an eine CJD gedacht werden. Die Diagnose wird insbesondere durch die Symptome rasche Progredienz, Erkrankungen des pyramidalen oder extrapyramidalen Systems mit Myoklonus, zerebelläre oder visuelle Symptome und charakteristische EEG-Veränderungen mit periodischen Sharp-wave-Komplexen nahe gelegt. Die Häufigkeit diagnostisch wichtiger klinischer Merkmale wird in ◘ Tab. 8.1 angegeben.

Neue Konsensuskriterien heben die Bedeutung apparativer Untersuchungsbefunde zur klinischen CJD-Diagnose hervor (Meissner et al. 2009, Zerr et al. 2009; ◘ Tab. 8.2).

Im Verlauf der Erkrankung treten vielfältige neurologische Störungen auf, in manchen Verlaufstypen sogar vor Beginn der kognitiven Defizite. Häufig entwickelt sich eine fortschreitende spastische Lähmung der Extremitäten, begleitet von extrapyramidalmotorischen Zeichen wie Tremor und Rigor. Etwa die Hälfte der Patienten entwickelt im Krankheitsverlauf einen akinetischen Mutismus mit fließendem Übergang zum apallischen Syndrom.

Tab. 8.1 Klinische Merkmale der sporadischen Creutzfeldt-Jakob-Erkrankung (CJD)

Klinisches Merkmal	Häufigkeit
Rasch progrediente Demenz von weniger als 2 Jahren Dauer	95%
Typische EEG-Veränderungen (periodische Sharp-wave-Komplexe) oder positiver 14–3-3-Liquorbefund	75%
Myoklonus, Sehstörungen oder zerebelläre Symptome	90%
Pyramidale/extrapyramidale Störungen	70%
Akinetischer Mutismus	55%

Tab. 8.2 Revidierte klinische Diagnosekriterien für die sporadische Creutzfeldt-Jakob-Erkrankung (Zerr et al. 2009): zur Diagnose einer wahrscheinlichen (»*probable*«) CJD müssen zwei A-Kriterien und mindestens ein B-Kriterium erfüllt sein; zur Diagnose einer möglichen (»*possible*«) CJD zwei A-Kriterien bei einer Krankheitsdauer von bisher weniger als 2 Jahren

A. Klinische Merkmale	1. Demenz
	2 Zerebelläre oder visuelle Symptome
	3. Pyramidale oder extrapyramidale Symptome
	4. Akinetischer Mutismus
B. Apparative Befunde	1. Periodische scharfe Wellen (PSWCs, *periodic sharp wave complexes*) im EEG
	2. 14-3-3 im Liquor (bei einer Krankheitsdauer von weniger als 2 Jahren)
	3. Hohe Signalintensität in Caudatum und Putamen oder in mindestens zwei kortikalen Arealen (temporo-parieto-okzipital) entweder in DWI oder FLAIR (► Kap. 20)

Andere Varianten können mit Ataxie oder Visusstörungen einhergehen. Nach dem Entstehungs- bzw. Vererbungsmodus sind unterschiedliche Formen der Prionkrankheiten zu differenzieren (◘ Tab. 8.3).

Eine als »(*variably*) *protease sensitive prionopathy*« bezeichnete Erkrankung wurde kürzlich als neue Prionkranheit beschrieben (Zou et al. 2010). Histologisch finden sich nur sehr geringe spongiforme Veränderungen, das Prionprotein lässt sich mit Protease K leichter verdauen als bei der CJD. Ob diese neue Prionkrankheit infektiös ist, ist noch unbekannt. Klinisch werden Demenz, verschiedene psychiatrische Symptome und Bewegungsstörungen beschrieben.

Verbindliche klinische Diagnosekriterien für die neue Variante der CJD wurden inzwischen etabliert (*www.cjd.ed.ac.uk*). Die betroffenen Patienten sind bislang jünger als bei anderen Formen der CJD, zeigen einen längeren klinischen Verlauf mit ausgeprägten psychischen Störungen in frühen Stadien und der späteren Entwicklung von Ataxie, Myoklonie und Demenz. Die Histologie des Gehirns zeigt ein pathognostisches Bild, ebenso der Western-blot des Hirngewebes.

Bei den akzidentiell (iatrogen) übertragenen Formen der CJD handelt es sich vorwiegend um progressive zerebelläre Störungen, Erkrankungen nach Behandlungen mit Hypophysenhormonen aus Leichenhypophysen oder um Patienten, die Merkmale einer sporadischen CJD erfüllen und einem anerkannten Risikofaktor ausgesetzt waren (z. B. Dura-mater-Transplantation, Corneatransplantation). Eine neue Studie ergab Hinweise auf ein erhöhtes CJD-Risiko mit kürzerer Latenz nach neurochirurgischen und ophthalmologischen Eingriffen im Vergleich zu abdominalchirurgischen Operationen oder Eingriffen an peripheren Nerven und Muskeln (De Pedro-Cuesta et al. 2010).

8.2 Differenzialdiagnose

Die Frühsymptome der CJD sind unspezifisch:

- Ermüdbarkeit,
- Wesensänderung,
- Gewichtsveränderungen bei abnormem Essverhalten,
- Depressivität,
- Schlafstörungen mit nachfolgenden visuellen oder zerebellären Symptomen.

Tab. 8.3 Einteilung der Prionkrankheiten

Idiopathisch	CJD, tödliche	Etwa 90% der Patienten
(Sporadisch)	Tödliche sporadische Insomnie	Sehr selten
Erworben	Kuru	Beseitigt
	Neue Variante der CJD	Verursacht durch den BSE-Erreger, bisher kein Patient in der BRD; weltweit über 200 Patienten (überwiegend in Großbritannien)
	Iatrogene CJD	Sehr selten
Hereditär	Familiäre (genetische) CJD	10–15% der Fälle
	Gerstmann-Sträussler-Scheinker-Syndrom (GSS)	Selten
	Tödliche familiäre Insomnie (FFI)	Sehr selten

CJD Creutzfeldt-Jakob-Erkrankung, *BSE* bovine spongiforme Enzephalopathie.

Bei einer rasch progredienten Demenz muss grundsätzlich auch an eine Reihe anderer, z. T. behandelbarer Demenzformen gedacht werden (▶ Kap. 15). Myokloni (plötzlich einschießende unwillkürliche Kontraktionen) sind abzugrenzen gegen eine gesteigerte Schreckreaktion (Auslöser!), Tremor, Dyskinesien (Medikamentenexposition?), Chorea (fahrige, unregelmäßige, meist distale Bewegungsmuster), Tics (unwillkürliche Bewegungsabläufe einschließende Stereotypien) und Faszikulationen (Muskelzuckungen ohne Bewegungseffekt). Beim Vorliegen eines Myoklonus ist prinzipiell immer an metabolische Ursachen zu denken, Leberversagen, Urämie, Hypomagnesiämie, hypoxische Hirnschäden und Intoxikationen mit Psychopharmaka (v. a. Neuroleptika und Antidepressiva). Myokloni können physiologisch beim Einschlafen und Aufwachen auftreten, sie sind bei 10% der Patienten mit einer Alzheimer-Demenz (AD) festzustellen, und sie sind wichtiges Merkmal einer Reihe von selteneren Erkrankungen (progressive Myoklonusepilepsie, zerebrale Lipofuszinose Kufs, Sialinose, subakut sklerosierende Panenzephalitis etc.).

Jeder Patient mit einem neu aufgetretenen Myoklonus bzw. mit einem Verdacht auf CJD muss einem Facharzt der Neurologie und Psychiatrie vorgestellt werden.

Das Bild einer CJD kann auch durch andere Demenzformen (AD, AIDS-Enzephalopathie, Parkinson-Demenz, Chorea Huntington, subakut sklerosierende Panenzephalitis, frontotemporale Hirndegeneration usw.), andere neurologische Erkrankungen (amyotrophe Lateralsklerose, Enzephalitiden, multiple Sklerose) und Schizophrenien mit Residualsyndrom, Dyskinesien und Myoklonus vorgetäuscht werden. Bei einem Drittel der Patienten, deren klinische CJD-Diagnose neuropathologisch nicht bestätigt werden konnte, lagen metabolische, entzündliche (para-)neoplastische und andere potenziell reversible Erkrankungen zugrunde (Heinemann et al. 2007).

8.3 Epidemiologie

Die Neuerkrankungsrate an CJD entspricht etwa 1:1 Mio. pro Jahr, wobei in Deutschland von 1993 (0,7:1 Mio.) bis 2005 (1,6:1 Mio.) ein leichter Anstieg der Inzidenz registriert wurde (Heinemann et al. 2007). Das mittlere Erkrankungsalter liegt bei etwa 65 Jahren. Frauen sind etwas häufiger betroffen als Männer (2:1). Die Lebenserwartung nach Diagnosestellung beträgt etwa 3–12 Monate. Sie ist bei den genetisch verankerten Formen und der neuen Variante der CJD etwas länger.

8.4 Neurobiologie

Das infektiöse Agens der Prionkrankheiten wird als »Prion« bezeichnet. Prionen bestehen überwiegend, wenn nicht ausschließlich, aus einem Protein, der Scrapie-Isoform des Prionproteins (PrPSc) . PrPSc entsteht in einem wenig verstandenen Prozess aus einem kupferbindenden, normalen zellulären Protein, der zellulären Isoform des Prionproteins (PrPC), das von dem Prionproteingen (PRNP) auf Chromosom 20 kodiert wird. Die Reaktion PrPC zu PrPSc, die in einer Konformationsänderung besteht, kann durch Prionen herbeigeführt werden (erworbene Prionkrankheiten), durch Mutationen des PRNP (Übersicht, s. unten) begünstigt werden (hereditäre Prionkrankheiten) und vermutlich spontan entstehen (idiopathische, sporadische Prionkrankheiten). Ein genetischer Polymorphismus beeinflusst die Suszeptibilität und Manifestationsform der Prionkrankheiten (Parchi et al. 1999, 2009).

Häufige pathogene Mutationen im Bereich des Prionproteingens auf Chromosom 20

- P102L als häufigste Ursache für das Gerstmann-Sträussler-Scheinker-Syndrom
- D178 N als Ursache sowohl der familiären CJD als auch der familiären tödlichen Insomnie (FFI) in Abhängigkeit von Polymorphismus am Codon 129
- E200 K als häufigste Ursache der familiären CJD
- Insertionsmutationen mit äußerst variabler klinischer Manifestation

Die genetische Untersuchung ist von Bedeutung, da nur 50% der Mutationsträger angeben, von einer familiären Erkrankung zu wissen. Die Durchführung und Bewertung dieser genetischen Studien muss in jedem Fall spezialisierten Zentren vorbehalten bleiben.

Die klinische Verdachtsdiagnose einer CJD kann histologisch am Hirngewebe oder durch den Nachweis der Proteaseresistenz des PrPSc aus Hirngewebe (Western-blot) bewiesen werden. Ein Immunoblot-Schnelltest zum Nachweis des proteaseresistenten PrPSc steht inzwischen auch für die Untersuchung möglicherweise infizierter Tiere zur Verfügung. Auch hier wird Hirngewebe für die Untersuchung benötigt. Geeignete Surrogatmarker sind v. a. Protein 14-3-3, möglicherweise auch sehr hohe Tau-Werte, eine erhöhte neuronenspezifische **Enolase sowie ein erhöhtes astrozytäres S100-Protein im Liquor.**

8.5 Therapie

Derzeit steht keine kausale und effektive Behandlung für die CJD zur Verfügung. Symptomatische Therapiemöglichkeiten stehen für die Myoklonien zur Verfügung, die initial gut auf Clonazepam oder andere Benzodiazepine ansprechen. Amphotericin B, Amantadin, Interferon und Anthrazyklin haben sich bisher als nicht wirksam erwiesen. In Tierversuchen ergaben sich Hinweise auf eine mögliche Verlängerung der Inkubationszeit durch immunsuppressiv wirksame Substanzen (Kortison) oder Stoffgruppen, die das retikuloendotheliale System (RES) blockieren (Dextransulfat), da B-Lymphozyten oder andere Zellen des RES zum Transport der Prionproteine in das ZNS beitragen. Die Gabe von Glukokortikoiden wird nach Hautkontakten mit infiziertem Gewebe empfohlen.

Durch das Fehlen effektiver Therapiemöglichkeiten hat die genetische Beratung bei familiären Formen und die Prävention durch Vermeiden von Infektionsquellen besondere Bedeutung. So ist es derzeit nicht vertretbar, den Verzehr von Rind- und Schaffleisch unbekannter Herkunft für unbedenklich zu erklären.

Literatur

Collinge J, Palmer MS (1997) Prion diseases. Oxford University Press, Oxford

De Pedro-Cuesta J, Mahillo-Fernandez I, Rabano A et al (2010) Nosocomial transmission of sporadic Creutzfeldt-Jakob disease: results from a risk-based assessment of surgical interventions. J Neurol Neurosurg Psychiatry 82(2): 204–212

Jakob A (1921) Über eigenartige Erkrankungen des Zentralnervensystems mit bemerkenswerten anatomischen Befunden (spastische Pseudosklerose-Encephalo-Myelopathie mit disseminierten Degenerationsherden). Dtsch Z Nervenkeilkd 70: 132–146

Heinemann U, Krasnianski A, Meissner B et al (2007) Creutzfeldt-Jakob disease in Germany: a prospective 12-year surveillance. Brain 130: 1350–1359

Kretzschmar H, Poser S (2001) Übertragbare spongiforme Enzephalopathien (Prion-Krankheiten). In: Beyreuther K, Einhäupl K, Förstl H, Kurz A (Hrsg) Demenzen. Thieme, Stuttgart

Meissner B, Kallenberg K, Sanchez-Juan P et al (2009). MRI lesion profiles in sporadic Creutzfeldt-Jakob disease. Neurology 72: 1994–2001

Otto M, Zerr I, Wiltfang J et al (1999) Laborchemische Verfahren in der Differentialdiagnose der Creutzfeldt-Jakob-Krankheit. Dtsch Ärztebl 96: C-2248–2253

Parchi P, Giese A, Capellari S et al (1999) Classification of sporadic Creutzfeldt-Jakob disease based on molecular and phenotypic analysis of 300 subjects. Ann Neurol 46: 224–233

Parchi P, Strammiello R, Notari S et al (2009) Incidence and spectrum of sporadic Creutzfeldt-Jakob disease variants with mixed phenotype and co-occurrence of PrPSC types: an updated classification. Acta Neuropathol 118: 659–671

Ridley RM, Baker HF (1998) Fatal protein. The story of CJD, BSE and other prion diseases. Oxford University Press, Oxford

Zerr I, Kallenberg K, Summers DM et al (2009) Updated clinical diagnostic criteria for sporadic Creutzfeldt-Jakob disease. Brain 132: 2659–2668

Zou WQ, Puoti G, Xiao X et al (2010) Variably protease-sensitive prionopathy: a new sporadic disease of the prion protein. Ann Neurol 68: 162–172

Kontaktadresse zur Bestimmung genetischer Marker der Prionkrankheiten (Blut), der Liquormarker und zur Diagnosestellung aus Hirngewebe:

Prof. Dr. Hans A. Kretzschmar, Institut für Neuropathologie, Universitätsklinikum Großhadern, Feodor-Lynen-Str. 23, 81377 München, Tel. 089-2180-78000, Fax 089-2180-78037

Pick-Komplex: frontotemporale Lobärdegenerationen

Adrian Danek

Zum Thema

Die als »Pick-Komplex« oder »frontotemporale Lobärdegenerationen« (FTLD) zusammengefasste Krankheitsgruppe ohne Alzheimer-Pathologie wird für bis zu 20% aller Demenzen verantwortlich gemacht. Die drei prototypischen klinischen Bilder bei FTLD sind frontotemporale Demenz, progrediente unflüssige Aphasie und semantische Demenz. Das Erkennen dieser Krankheitsgruppe hat große prognostische und differenzialtherapeutische Bedeutung. Serotonerge Medikamente sind symptomatisch vermutlich wirksamer als zentrale Cholinesterasehemmer.

9.1 Einführung

Arnold Pick berichtete um 1900 über Patienten mit Aphasie und Demenz, bei denen postmortal Atrophien umschriebener Regionen der Hirnrinde auffielen. Alois Alzheimer führte bei solchen Patienten histologische Untersuchungen durch und beschrieb erstmals die mit Silberfärbungen dargestellten Nervenzelleinschlüsse, die später als »Pick-Körper« bekannt wurden.

Der Begriff »Picksche Krankheit« kam in den 1920er Jahren auf und bezeichnete – bei Ausschluss anderer Demenzen – den neuropathologischen Befund der Atrophie von Stirn- und Schläfenlappen mit Nervenzellausfall in den Rindenschichten I–III. Marsel Mesulam beschrieb 1982 »primäre progrediente Aphasie« als vermeintlich neue klinische Entität und stieß damit die Diskussion über fokale kortikale Atrophien wieder an. »Frontotemporale Lobärdegenerationen« (FTLD) hat sich in den letzten Jahren als zusammenfassender Begriff durchgesetzt.

Trotz neuer Konsenskriterien und verfeinerter Kenntnis der histologischen Korrelate gibt es noch keine Klassifikation, die Klinik, Pathologie und Genetik vollständig umfasst.

Die prototypischen klinischen Bilder bei FTLD (frontotemporale Demenz, progrediente unflüssige Aphasie und semantische Demenz) lassen sich durch genaue Beachtung des neurologischen, psychiatrischen und neuropsychologischen Befundes dennoch ausreichend gut diagnostizieren. Seltenere FTLD-Manifestationen zeigen ebenfalls langsam fortschreitende fokale Hirnleistungsstörungen, wobei parietale Symptome untypisch sind. Eine FTLD kann sich auch als Motoneuronerkrankung, Parkinson-Syndrom, progressive Blickparese oder kortikobasales Syndrom äußern.

Die Abgrenzung von einer Alzheimer-Demenz (AD) bleibt weiterhin schwierig. Bildgebende Verfahren zeigen bei FTLD eine frontale und/oder temporale, oft asymmetrische Atrophie in CT oder MRT und analog dazu verteilte hypometabole Regionen in SPECT oder FDG-PET. Neue PET-Methoden zeigen bei AD die Ablagerung von Amyloid, während sie bei FTLD negativ ausfallen.

Eine eigenständige fokale Degeneration ist die posteriore kortikale Atrophie, bei der parietale Symptome wie optische Ataxie, okulomotorische Apraxie und Simultanagnosie (als Trias: Balint-Syndrom) oder Neglekt, Lese- und Sehstörungen vorherrschen (Karner et al. 2006). Dieses Syndrom zeigt histologisch meist Alzheimer-Veränderungen.

Auch für die sog. logopenische Variante der primär progredienten Aphasie gilt eine Alzheimer-Histologie als verantwortlich. Obligate Kernmerkmale dieses neu abgegrenzten Syndroms sind Wortfindungsstörungen (Spontansprache/Benennen) und gestörtes Nachsprechen auf Satzebene, dazu kommen sekundäre Merkmale wie phonematische Paraphasien, intaktes Einzelwortverständnis und Objektwissen, Fehlen einer Sprechstörung sowie intakte Grammatik (Henry u. Gorno-Tempini 2010).

FTLD sind für etwa 20% aller Demenzen verantwortlich, und praktisch alle Fälle sind heute postmortal durch den Typus der vorhandenen Proteineinschlüsse klassifizierbar (▶ 9.4.2). Zur Früherkennung ist man auf die klinische Befunderhebung angewiesen, psychometrische »Frontalhirn-Verfahren« werden laufend verbessert. Risikofaktoren sind nicht bekannt. Eine präsymptomatische Diagnostik ist außer in Familien mit gesicherter Mutation nicht möglich.

Mindestens die Hälfte der Patienten mit FTLD zeigt eine positive Familienanamnese. Am häufigsten scheinen Mutationen im Gen für den Wachstumsfaktor Progranulin, gefolgt von Tau-Gen-Mutationen. Beide Gene liegen benachbart auf Chromosom 17, was die Trennung der beiden FTLD-Varianten sehr erschwert hatte. Innerhalb einer Familie mit identischer Mutation kann sich die Erkrankung aber unter so unterschiedlichen neurologischen Bildern wie Parkinson-Syndrom, Motoneuronerkrankung, progressive Blickparese, Epilepsie neben der Vielzahl von neuropsychologischen und psychiatrischen Symptomen äußern (aktuelles Verzeichnis der Mutationen: *www.molgen.ua.ac.be/FTDMutations*).

In der Praxis, in der eine neuropathologische Zuordnung nicht möglich ist, muss gerade zu Beginn des Krankheitsverlaufs die Abgrenzung von anderen Demenzen, insbesondere von der AD, versucht werden. Dies hat Konsequenzen v. a. für die Prognose, derzeit aber noch kaum für die Therapie. Neben der Verwendung von Mutationen als Biomarker zur Abgrenzung gegenüber der AD kann in spezialisierten Zentren eine nuklearmedizinische Amyloiddarstellung infrage kommen. Während bei AD mit den eingesetzten neuen PET-Spürsubstanzen eine Ablagerung von Amyloid nachzuweisen ist, ist das »Plaque Imaging« – bei wenigen falsch-positiven Befunden – bei FTLD zumeist negativ (Grimmer et al. 2010).

Klinisch-pragmatisch hilfreich sind die FTLD-Kriterien von Neary und Mitarbeitern (1998). In der für 2011 angekündigten Überarbeitung der Konsenskriterien werden die einzelnen Symptome noch detaillierter als bisher angegeben, und Bildgebung wird zusätzlich zur Diagnostik herangezogen.

Die Prognose der meist im Alter von 40–60 Jahren schleichend beginnenden Erkrankung ist infaust. Der knapp 10-jährige Verlauf bedeutet bei fehlender Krankheitseinsicht eine erhebliche Belastung für das soziale Umfeld aufgrund der oft schweren Störungen im Verhalten. Sie treten häufig als erste Symptome auf und können zur Diagnose einer endogenen Psychose führen. Die Fahrtauglichkeit ist frühzeitig eingeschränkt.

9.2 Klinische Syndrome bei FTLD

9.2.1 Grundlagen

Anatomische Grundlagen

Anatomische Grundlage der drei als prototypisch herausgestellten Syndrome ist die topographisch unterschiedliche Ausprägung des degenerativen Prozesses:

- Die frontotemporale Demenz (FTD) ist Ausdruck einer Atrophie des medialen und orbitalen Frontallappens und/oder des vorderen Temporallappens.
- Die progrediente unflüssige Aphasie (PA) ist Ausdruck einer asymmetrischen, links-frontolateral betonten Atrophie.
- Die semantische Demenz (SD) ist Ausdruck einer links-temporalen Atrophie.

Auch Basalganglien und Motoneurone können bei FTLD betroffen sein, sodass die Diagnose auch bei amyotropher Lateralsklerose mit Demenz und atypischen Parkinson-Syndromen zu diskutieren ist. Progrediente supranukleäre Blickparese und kortikobasales Syndrom sind ebenfalls Erkrankungen mit Tau-Protein-Einschlüssen.

Verlauf

Ein Beginn der Krankheit im Alter um 40–60 Jahre dürfte am häufigsten sein, bei einer Spanne von 21-85 Jahren. Sie entwickelt sich langsam aus einem der drei fokal betonten, prototypischen Syndrome zur schweren generalisierten Erkrankung. Frontotemporale und semantische Demenz beginnen mit etwa 58 Jahren und betreffen in zwei Dritteln der Fälle Männer, während progrediente Aphasie bei Frauen häufiger ist und um 63 Jahre beginnt. Die Erkrankungsdauer liegt bei 6-8 Jahren (aber auch 2-20 Jahre). Sehr kurze Verläufe (um 3 Jahre) findet man bei frühzeitiger Motoneuronbeteiligung. Risikofaktoren außer der familiären Häufung sind nicht bekannt.

Allgemeine diagnostische Kriterien für frontotemporale Lobärdegenerationen (Neary et al. 1998)

- Unterscheidung von drei prototypischen klinischen Syndromen:
  - FTD: frontotemporale Demenz
  - PA: progrediente unflüssige Aphasie
  - SD: semantische Demenz
- Gemeinsames Kernsymptom:
  - Schleichender Beginn und langsame Progredienz
- Unterstützend:
  - Beginn < 65 Jahre
  - Positive Familienanamnese
  - Bulbärparalyse, atrophische Paresen, Faszikulationen
- Ausschlusskriterien:
  - Beginn schlagartig oder mit Schädel-Hirn-Trauma oder mit schwerer Gedächtnisstörung, räumliche Orientierungsstörung, Logoklonie mit Gedankenabreißen, Myokloni, zentrale Paresen, zerebelläre Ataxie, Choreoathetose

▼

- Bildgebung mit multifokalen oder vornehmlich postzentral lokalisierten Veränderungen
- Hinweise auf metabolische oder entzündliche Erkrankungen des Gehirns (wie MS, Lues, AIDS, Herpes-Enzephalitis)
- Relativ: chronischer Alkoholismus, chronische Hypertonie oder Vaskulopathie in der Anamnese

9.2.2 Frontotemporale Demenz

Im Vordergrund stehen Persönlichkeitsveränderung und Störung der Sozialbeziehungen.

Bei der frontotemporalen Demenz (FTD) kommt es zu beruflicher und sozialer Unzuverlässigkeit, zur Missachtung von Normen, zu Taktlosigkeit, verändertem Sexualleben und auch kriminellen Delikten. Praktisch wichtig ist die schon früh beeinträchtigte Fahrtauglichkeit, die ein aktives ärztliches Vorgehen erfordert, ggf. auch um eine Entziehung der Fahrerlaubnis zu veranlassen (Ernst et al. 2010).

Apathie und sozialer Rückzug, aber auch Unruhe, Hyperaktivität und Wandertrieb sind Ausdruck der gestörten Fähigkeit, Verhalten zu steuern. Die Patienten, denen das Krankheitsbewusstsein fehlt, werden meist von Angehörigen nach einer familiären Krise vorgestellt. Dabei kann es zur Verwechslung mit einer endogenen Psychose kommen.

Ein apathischer, »pseudoneurasthenischer« Typ wird mit Atrophie des dorsolateralen Frontallappens in Zusammenhang gesehen, ein disinhibierter, »pseudopsychopathischer« Typ mit frontoorbitaler Atrophie. Man kann auch frontale und temporale Varianten bei FTD herausarbeiten. Ferner gibt es Überschneidungen mit dem Klüver-Bucy-Syndrom (► 9.2.5).

Im neurologischen Befund sind Primitivreflexe wie Greif-, Glabella-, Schnauz- und Palmomentalreflex (»frontale Enthemmungszeichen«) zu beobachten, ferner auch Parkinson-Symptome. Im Verlauf werden Rituale komplexer Art (wie vorwiegende Beschäftigung mit Kreuzworträtseln) von einfachen Ritualen (wie rhythmisches Klatschen) abgelöst. Wenig beeinträchtigt bleiben Sinnesfunktionen, räumlich-konstruktive (»parietale«) Leistungen, Praxis und Gedächtnis.

Klinische Kriterien für frontotemporale Demenz (Neary et al. 1998)

- Kernsymptome (sämtlich frühzeitig auftretend):
  - Verfall der Sozialbeziehungen (taktloses, enthemmtes bis kriminelles Verhalten)
  - Beeinträchtigte Steuerung des eigenen Verhaltens (Apathie bis Rastlosigkeit und Wandertrieb)
  - Verflachter Affekt (Gefühlskälte und Verlust von Sympathie)
  - Fehlende Krankheitseinsicht
- Stützend:
  - Verhaltensstörungen: beeinträchtigte Körperpflege, geistige Unbeweglichkeit, vermehrte Ablenkbarkeit/fehlende Ausdauer, hyperorales Verhalten/veränderte Ernährungs- und Trinkgewohnheiten/Esssucht, Perseverationen/Stereotypie, *utilization behavior*, d. h. unaufgeforderte Objektnutzung
  - Sprech- und Sprachstörungen: veränderte Sprachproduktion mit fehlender Spontaneität und Wortkargheit oder mit Sprechdrang, Stereotypie, Echolalie, Perseveration/Palilalie, Mutismus
  - Neurologische Befunde: Primitivreflexe, Inkontinenz, Akinese/Rigor/Tremor, labile Hypotonie

9.2.3 Progrediente unflüssige Aphasie

Eine Störung der Sprachproduktion herrscht bei der progredienten unflüssigen Aphasie (PA) im gesamten Verlauf vor.

Klinische Kriterien für progrediente unflüssige Aphasie (Neary et al. 1998)

- Kernsymptom:
  - Unflüssige Spontansprache mit Agrammatismus (Telegrammstil), phonematischen Paraphasien (Lautfehler) oder Wortfindungs- und Benennstörungen

▼

- Unterstützend:
  - Weitere Sprech- und Sprachsymptome (Stottern oder Sprechapraxie, gestörtes Nachsprechen, der Spontansprache analoge Lese- und Schreibfehler; initial ungestörtes Wortsinnverständnis, Mutismus erst spät)

Andere kognitive Bereiche als die Sprachexpression sind kaum betroffen. Verhaltensstörungen und neurologische Befunde wie bei FTD treten nicht regelhaft auf und wenn, dann mit eindeutiger Latenz zur Sprachstörung.

9.2.4 Semantische Demenz

Im Vordergrund des Syndroms der semantischen Demenz steht die Störung des Bedeutungsgehalts (Semantik). Dies äußert sich als gestörtes Verständnis des Sinns von Wörtern (semantische Aphasie) und/oder als gestörtes Wissen um Objekte (assoziative Agnosie).

Im Gegensatz zur PA treten im Sprachgebrauch keine Lautfehler, sondern Bedeutungsfehler auf (also semantische statt phonematische Paraphasien). Das Wortsinnverständnis muss nicht nur mit Benenn- und Zeigeaufgaben (»Wie heißt das?«, »Zeigen Sie mir den Tisch!«), sondern auch mit Definitionen (»Was ist ein ...?«) überprüft werden. Bemerkenswert ist, dass Teilbereiche verschieden stark gestört sein können, etwa Namen von Tieren und Pflanzen in anderer Ausprägung als Werkzeugnamen.

Klinische Kriterien für semantische Demenz (Neary et al. 1998)

- Kernsymptome:
  - Sprachstörung oder/und Störung des Erkennens (flüssige, dabei inhaltsleere Spontansprache, Benennstörung mit Verlust des Wortsinnverständnisses, semantische Paraphasien bzw. Störung des Erkennens ehemals vertrauter Gesichter/Prosopagnosie und/oder visuelle oder taktile Objektagnosie) ▶

  - Intaktes Zuordnen von Bildern und ungestörtes Abzeichnen
  - Ungestörtes Nachsprechen einzelner Wörter
  - Ungestörtes Vorlesen und Schreiben von Wörtern, die nicht von Rechtschreibregeln abweichen
- Unterstützend:
  - Weitere Sprech- und Sprachsymptome (Sprechdrang, eigenartiger Wortgebrauch, Oberflächendyslexie/-dysgraphie; dabei Fehlen von phonematischen Paraphasien und ungestörtes Rechnen)
  - Verhaltensstörungen (Verlust von Empathie und Sympathie, Interesseneinengung, übertriebene Sparsamkeit/Geiz)
  - Neurologische Befunde (Primitivreflexe, wenn überhaupt erst spät; Akinese/Rigor/Tremor)

Das die Diagnose unterstützende Symptom der Oberflächendyslexie/-dysgraphie ist dadurch gekennzeichnet, dass nicht auf das »tiefe« Wissen um ein Wort zurückgegriffen wird (synonym: lexikalische Dyslexie/Dysgraphie). Die Sprachverarbeitung bleibt an der Oberfläche der Wörter, der simplen Korrespondenz von Lauten und Buchstaben. Im Deutschen mit seinen wenigen Ausnahmen zwischen Schreibung und Aussprache äußert sich die Störung v. a. in Rechtschreibfehlern (im Englischen v. a. als Aussprachefehler beim Vorlesen). Wie Erstklässler schreiben die Patienten nach dem Gehör und ohne Wissen um die Worte (»Schtern, Anzuk, Kohr, liba, fon, vüa« statt »Stern, Anzug, Chor, lieber, von, für«).

Man muss als Untersucher ferner darauf achten, ob Fehler beim Objektgebrauch auftreten und ob das Wissen um die Funktion von Objekten gestört ist (z. B. »Was machen Sie mit einem Hammer?«).

Andere kognitive Bereiche sind bei semantischer Demenz kaum beeinträchtigt.

9.2.5 Klüver-Bucy-Syndrom

Die drei Leitsymptome des Klüver-Bucy-Syndroms sind Hyperoralität, Hypersexualität und »Hypermetamorphosis« (gesteigerte Ablenkbarkeit durch enthemmte motorische Beschäftigung mit Objekten).

Von den Amerikanern Heinrich Klüver und Paul Bucy bei Affen mit beidseitigen Temporalpolläsionen 1939 erstmals beschrieben, tritt das Syndrom auch beim Menschen nach Läsionen in dieser Region auf, wie z. B. bei FTLD mit bitemporaler Atrophie.

Charakteristisch ist eine Beobachtung von Poeck an einem Patienten mit progredienter Aphasie. Gegen Ende seines 14-jährigen Krankheitsverlaufs versuchte dieser, Ungenießbares wie Seife oder die eigenen Kleider zu verzehren. Fälle von Bolustod aufgrund der enthemmten »Fresssucht« sind beschrieben. Häufig kommt es bei FTLD zu massiver Gewichtszunahme durch unkontrollierten Verzehr v. a. von Süßigkeiten: Das Sättigungsgefühl scheint zu fehlen.

9.2.6 Aprosodie, Amusie, Apraxie und andere fokale neuropsychologische Symptome

In zahlreichen Kasuistiken wurden neuropsychologische Symptome mit weitgehend isoliertem Auftreten und nur langsamer Progression herausgearbeitet. Dazu gehören Aprosodie und Amusie als Störungen der Sprachmelodie bzw. der Musikalität (z. B. gestörtes Notenlesen/-schreiben, Musizieren, Rhythmusgefühl). Eine progrediente Apraxie kann ebenfalls relativ isoliert auftreten, ist aber als Teil des kortikobasalen Syndroms zu beobachten. Plakativ herausgestellt wird hierbei der Befund *alien hand* oder *alien limb*, der freilich nicht verbindlich definiert ist. Meist geht es um ein vom Patienten angegebenes Fremdheitsgefühl oder eine Ungeschicklichkeit eines »ungehorsamen, anarchischen« Arms. Neben der Seitenbetonung von neurologischen Befunden werden beim kortikobasalen Syndrom auch zentrale Störungen der Sensibilität herausgestellt (► Kap. 7).

Pragmatisch wird man bei Patienten mit Symptomen, die als temporaler oder frontaler Lokalbefund zu interpretieren sind, eine der frontotemporalen Lobärdegenerationen vermuten. Parietale und okzipitale Symptome wie beim Syndrom »posteriore kortikale Atrophie« sind eher Alzheimer-verdächtig. Bei FTLD sind Aufgaben mit räumlichem Charakter (wie freies Zeichnen, Kopieren, Konstruktion mit Blöcken) erst in sehr späten Phasen gestört.

9.3 Diagnostik

9.3.1 Klinik

Zur Diagnostik stehen bei FTLD die klinische Untersuchung höherer Hirnleistungen und der psychopathologische Befund ganz im Vordergrund. Damit wesentliche Hinweise nicht übersehen werden, ist eine ausführliche Anamnese über Dritte unumgänglich.

Die individuelle Ausprägung der Symptome (▶ 9.2) entscheidet darüber, ob bei einem Patienten anfänglich eher eine psychische oder eine neurologische Krankheit vermutet wird. Als Untersucher sollte man sich auch derjenigen Symptome annehmen, die von der Ausbildung her ferner liegen.

Zur Untersuchung der höheren Hirnleistungen gehören in jedem Fall einige Sprachprüfungen (Spontansprache, Sprachverständnis, Benennen, Nachsprechen, Lesen, Schreiben) sowie einige räumlich-konstruktive Aufgaben (freies Zeichnen, Kopieren, Konstruktion mit Holzklötzen) und Neglekt-Tests wie doppelt-simultane taktile und visuelle Stimulation zum Ausschluss parietaler Symptome. Die für FTLD entwickelte »*Addenbrooke Cognitive Examination Revised*« (ACE-R), die eine Bestimmung der MMSE-Punktzahl einschließt, liegt jetzt auch auf Deutsch vor (erhältlich auf *www.ftdrg.org/research/test-downloads*).

In der Differenzialdiagnose zu einer Depression, Manie oder Schizophrenie ist eine sorgfältige Dokumentation des psychopathologischen Befundes und der psychiatrischen Anamnese entscheidend. Störungen des Affekts, z. B. mit depressiver Verstimmung bis hin zur Suizidalität, kommen auch bei FTLD vor. Halluzinationen scheinen eher selten. Die Verhaltensauffälligkeiten bei einer progredienten degenerativen Erkrankung entwickeln sich meist schleichend, während sie bei manchen psychischen Erkrankungen zeitlich leichter einzugrenzen sind. Bei wiederholten Remissionen liegt eine Psychose mit zyklischem Verlauf nahe. Da bei vermuteter Schizophrenie oder Manie anfänglich oft eine neuroleptische Therapie erfolgt, können später auftretende neurologische Symptome leicht als Nebenwirkungen verkannt werden.

Im Neurostatus muss man neben Primitivreflexen und Parkinson-Symptomen besonders auf Zeichen einer Motoneuronerkrankung achten (Fibrillationen der Zunge, Faszikulationen an den Extremitäten, Muskelatrophie). Auch das Auftreten von epileptischen Anfällen oder Myokloni (Reflexmyokloni und stimulussensitive Myokloni, z. B. durch Klatschen oder überraschendes Berühren), Zeichen einer zentralen Parese (Hyperreflexie, Babinski-Reflex), einer zentralen Sensibilitätsstörung (Lagesinn, Hyperpathie) oder Störungen der Okulomotorik (Blickparesen mit En-bloc-Bewegungen des Kopfes beim Blickwechsel, kompensatorisch hochgezogene Stirnmuskulatur, Sakkadenverlangsamung) sind zu berücksichtigen, um überlappende neurologische Syndrome zu identifizieren.

In der Familienanamnese sollte man allgemein nach Hirnabbau fragen. Zusammenhänge können unabhängig von genannten Diagnosen (wie M. Parkinson und AD) bestehen.

9.3.2 Neuropsychologie und Psychometrie

Herkömmliche Frontallappentests wie *Wisconsin Card Sorting Test* und *Tower of London* können oft unauffällig sein. PC-gesteuerte Prüfverfahren für Strategie- und Risikoverhalten sind noch nicht allgemein verfügbar. Da die anfänglichen Auffälligkeiten im Verhalten psychometrisch meist kaum fassbar sind, hat die klinische Verhaltensbeobachtung neben dem sorgfältigen psychopathologischen Befund weiterhin große Bedeutung.

9.3.3 Bildgebung

Strukturelle bildgebende Verfahren sind unverzichtbar. Um eine behandelbare Ursache einer kognitiven Störung nicht zu übersehen, ist eine nativ durchgeführte Computertomographie des Schädels der Minimalstandard. Ausgeschlossen werden müssen u. a. das chronische subdurale Hämatom, eine frontale Raumforderung wie z. B. durch ein langsam wachsendes Meningeom sowie ein Normaldruckhydrozephalus.

Dem cCT vorzuziehen ist die Kernspintomographie, mit der in koronarer Schnittführung die frontale und temporale Lobäratrophie und ihre Asymmetrie am besten erkennbar ist (Abb. 9.1).

Zur weiteren Differenzialdiagnostik sind funktionell-bildgebende Verfahren wie SPECT (mit technetiummarkiertem Ethylcysteinatdimer, ECD) be-

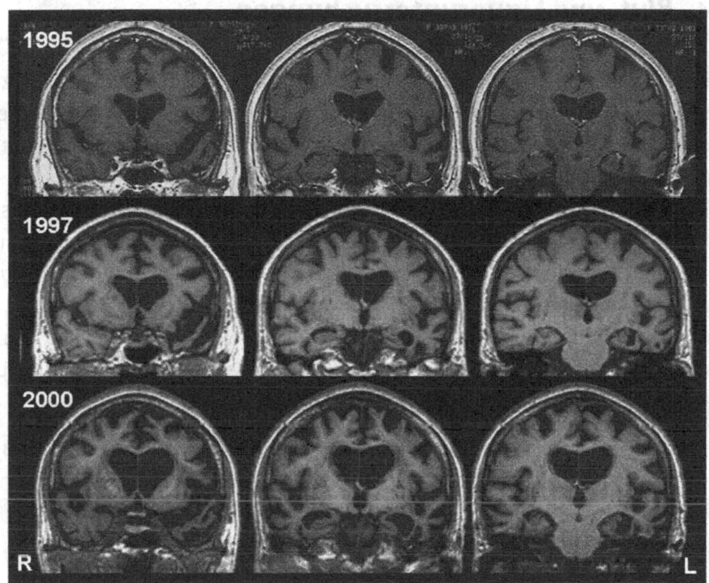

Abb. 9.1 Kernspintomogramm des Schädels bei einer Patientin mit Pickscher Krankheit (koronare Schnittführung, T1-Gewichtung). Zu Beginn der Erkrankung hatte die damals 60-jährige Frau eine depressive Verstimmung mit Suizidalität gezeigt, ferner diskrete Wortfindungsstörungen. Im insgesamt 8-jährigen Verlauf hatte sich der sprachliche Ausdruck auf Echolalien reduziert, und Züge des Klüver-Bucy-Syndroms waren aufgetreten. Bereits das bei Erstvorstellung vorgelegte Bild (*oben*) zeigte die FTLD-typische frontotemporale Atrophie, die in den Verlaufsuntersuchungen immer deutlicher wird. Im Temporallappen wird sie oft mit einem Messerrücken verglichen (*knife-edge appearance*)

sonders gut geeignet. Optimal ist die Positronenemissionstomographie mit radioaktiver Glukose (FDG-PET mit 18-Fluordesoxyglukose). Im Amyloid-PET, beispielsweise mit der bald allgemein verfügbaren Spürsubstanz Florbetaben, sind bei FTLD in der Regel negative Befunde zu erwarten (keine Anreicherung).

Im Gegensatz zum biparietalen Hypometabolismus bei AD zeigen SPECT/PET bei FTLD meist asymmetrische Veränderungen des frontalen und temporalen Kortex. Bei FTLD sind – mit Ausnahmen – negative Befunde in der nuklearmedizinischen Amyloiddarstellung zu erwarten (z. B. im Florbetaben-PET).

9.3.4 Blut- und Liquoruntersuchungen

Als selbstverständlich wird hier vorausgesetzt, dass eine Basisdiagnostik zum Ausschluss spezifischer Ursachen einer Demenz durch internistisch und entzündlich bedingte Funktionsstörungen des Zentralnervensystems (Hypothyreose, Lues, HIV-Infektion, Lyme-Borreliose usw.) stattfindet.

Die Proteine Tau und S100 im Liquor können bei FTLD erhöht sein, sind aber nur unspezifische Marker für Nervenzelluntergang. Die Bestimmung von phosphoryliertem Tau zeigt eher normale Werte und ermöglicht eine orientierende Abgrenzung von der AD mit hohen Werten. Weitere Liquortests befinden sich in Entwicklung, und auch im Serum werden biologische Marker gesucht. Ein niedriger Blutspiegel an Progranulin ist ein Hinweis auf Mutationen im zugehörigen Gen (Schofield et al. 2010).

> **Asservierung von DNS (EDTA-Blut) ist sinnvoll, insbesondere bei positiver Familienanamnese. Sie hat derzeit, ebenso wie die Bestimmung des Progranulinspiegels im Serum, v. a. in ausgesuchten Einzelfällen praktische Bedeutung. Der ApoE-Genotyp spielt bei FTLD keine Rolle.**

9.3.5 Elektrophysiologie

> **Das EEG dient zur Differenzialdiagnostik gegenüber der Creutzfeldt-Jakob-Erkrankung und – bedingt – der AD.**

Spezifische elektrophysiologische Tests für FTLD sind bisher nicht bekannt.

9.4 Neuropathologische Befunde

9.4.1 Makropathologie

Charakteristischer makroskopischer Befund bei FTLD ist eine symmetrische oder asymmetrische Atrophie vorzugsweise der Frontallappen (▣ Abb. 9.2), selten auch der Parietallappen. In wechselndem Ausmaß können die Basalganglien, v. a. das Striatum, sowie die pigmentierten Hirnstammkerne, insbesondere die Substantia nigra, in Mitleidenschaft gezogen sein.

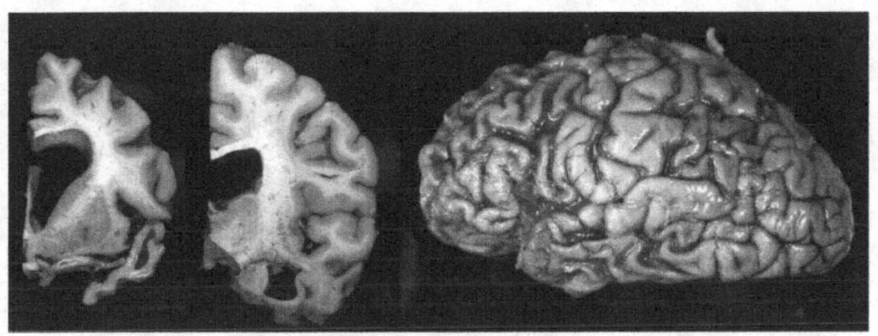

Abb. 9.2 Der makroskopische Befund der Patientin mit Pickscher Krankheit zeigt eine charakteristische frontotemporale Lobäratrophie (linke Hemisphäre nach Fixation in 4% Formaldehyd)

9.4.2 Histopathologie

Als unspezifische histopathologische Veränderungen zeigen die betroffenen Hirnareale einen massiven Nervenzellverlust mit mikrozystischer Auflockerung des Neuropils und reaktiver Gliose.

Wie die meisten neurodegenerativen Krankheiten im Erwachsenenalter sind die frontotemporalen Lobärdegenerationen durch pathologische Proteinablagerungen gekennzeichnet. Basierend auf der Morphologie und der immunhistologischen und biochemischen Charakterisierung der pathologischen Einschlüsse gelang es, die bisher heterogene Gruppe schlüssig zu unterteilen (Mackenzie et al. 2010).

Pathologische Einteilung der frontotemporalen Lobärdegenerationen (Mackenzie et al. 2010)

- FTLD-Tau: Einschlüsse von Tau-Protein, mehrere Untertypen, darunter:
  - Klassische Picksche Krankheit (PiD) mit Pick-Zellen
  - Kortikobasale Degeneration (CBD)
  - Progressive supranukleäre Blickparese (PSP)
  - Silberkörnchenkrankheit von Braak (AGD, *argyrophilic grain disease*)

▼

- FTLD-TDP: Einschlüsse von TDP-43 (*transactive response DNA binding protein*)
  - 4 Untertypen, unterscheidbar nach Verteilung und Muster der TDP-Ablagerungen
  - Bezug zu Mutationen auf Chromosom 9 (noch nicht identifiziert) bzw. in den Genen für Progranulin und VCP (*valosin containing protein*)
  - VCP-Mutationen: klinisch Einschlusskörpermyopathie und Paget-Knochen (IBMPFD: *inclusion body myopathy with Paget's disease and fronto-temporal dementia*).
- FTLD-UPS: Ubiquitin-Einschlüsse (»Ubiquitin-Proteasom-System«)
  - Einziger Untertyp FTD3: frontotemporale Demenz mit Kopplung an Chromosom 3 und Mutationen im Gen für CHMP2B (*charged multivescicular body protein 2B*)
- FTLD-FUS: Einschlüsse, die das Protein FUS (*fused in sarcoma*) enthalten
  - Untertyp NIFID (*neuronal intermediate filament inclusion disease*): Einschlüsse von neuronalen Intermediärfilamenten
  - Untertyp BIBD (*basophilic inclusion body disease*): basophile Einschlusskörper
- FTLD-ni (*no inclusions*): keine Einschlüsse nachweisbar
  - Synonym mit DLDH (*dementia lacking distinctive histopathology*)

Die histopathologische Klassifikation erfolgt unter Verwendung spezifischer Färbetechniken für FTLD-Einschlusskörper (s. oben). Infrage kommen die Proteine Tau, TDP-43, Ubiquitin und FUS (auch bekannt als TLS, *translocated in liposarcoma*), wovon TDP-43 und FUS erst kürzlich entdeckt wurden. Nur noch sehr selten finden sich frontotemporale Atrophien, bei denen keinerlei Einschlüsse nachweisbar sind (früher bekannt als *dementia lacking distinctive histopathology*).

»Pick-Körper« (spezifisch konfigurierte Ablagerungen von Tau-Protein in »Pick-Zellen«, ◘ Abb. 9.3) kommen nur in einer Minderzahl der Fälle vor.

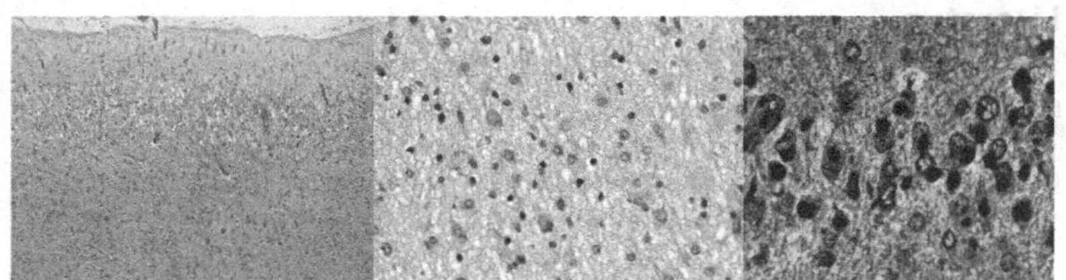

■ **Abb. 9.3** Mikroskopischer Befund der Patientin mit Pickscher Krankheit (■ Abb. 9.1 und ■ Abb. 9.2). Der Schnitt durch den temporalen Kortex (*links*) zeigt zahlreiche Vakuolen, v. a. in der dritten Rindenschicht. Die dort befindlichen ballonierten Pick-Zellen sind in der Mitte vergrößert dargestellt und enthalten basophile Einschlüsse (HE-Färbung). Die Silberfärbung nach Bielschowsky (*rechts*) zeigt argyrophile Einschlüsse in Neuronen des Gyrus dentatus (Pick-Körper)

9.5 Pharmakotherapie

Erste systematische Pharmaka-Studien bei FTLD sind in der Rekrutierungsphase. In der Alltagspraxis sind Behandlungsansätze mit zentralen Cholinesterasehemmern, Memantin und selektiven Serotoninwiederaufnahmehemmern (SSRI) üblich.

Versuchsweise ist die Behandlung mit zentralen Cholinesterasehemmern gerechtfertigt, da Patienten mit AD aufgrund »frontaler« Verhaltensstörungen fälschlicherweise als FTLD eingeordnet werden können. Die Identifizierung der Amyloidbelastung bei AD mit neuen PET-Methoden und die dadurch verbesserte diagnostische Zuordnung sollten sich hier auf therapeutische Entscheidungen auswirken.

Trotz fehlenden zentral-cholinergen Defizits bei FTLD scheinen Rivastigmin und Galantamin – im Gegensatz zu Donepezil – eher günstige Wirkungen zu haben. Im Gegensatz dazu gilt eine Verminderung der kortikalen Serotoninbindung als nachgewiesen, und günstige Verhaltenseffekte von SSRI wie Trazodon, Fluoxetin oder Sertralin werden berichtet (Übersicht: Rabinovici u. Miller 2010). Memantin und Davunetid befinden sich aktuell in klinischen Studien. Zur Erstellung eines Fallregisters, zur Verlaufsbeobachtung und zur Vorbereitung von Therapiestudien dient auch das neu gegründete Deutsche FTLD-Konsortium (*www.ftld.de*).

Literatur

Danek A, Diehl-Schmid J, Grimmer T et al (2009) Frontotemporale Lobärdegenerationen. Teil 1: Diagnose und Therapie. Fortschr Neurol Psychiatr 77: 169–176

Diehl-Schmid J, Neumann M, Laws SM et al (2009) Frontotemporale Lobärdegenerationen. Teil 2: Bildgebung, Neuropathologie und Genetik. Fortschr Neurol Psychiatr 77: 295–304

Diehl-Schmid J, Knels C, Danek A (2009) Chronisch progrediente Aphasien. Nervenarzt 80: 1452–1461

Ernst J, Krapp S, Schuster T et al (2010) Fahrtauglichkeit bei Patienten mit frontotemporaler und Alzheimer-Demenz. Nervenarzt 81: 79–85

Grimmer T, Drzezga A, Kurz A (2010) Amyloiddarstellung mittels Positronenemissionstomographie. Nervenarzt 81: 602–606

Henry ML, Gorno-Tempini ML (2010) The logopenic variant of primary progressive aphasia. Curr Opin Neurol 23: 633–637

Karner E, Jenner C, Donnemiller E et al (2006) Das klinische Syndrom der posterioren kortikalen Atrophie. Nervenarzt 77: 208–214

Mackenzie IRA, Neumann M, Bigio EH et al (2010) Nomenclature and nosology for neuropathologic subtypes of frontotemporal lobar degeneration: an update. Acta Neuropathol 119: 1–4

Neary D, Snowden JS, Gustafson L et al (1998) Frontotemporal lobar degeneration. A consensus on clinical diagnostic criteria. Neurology 51: 1546–1554

Prudlo J (2009) TDP-43-Proteinopathien: ALS und Frontotemporale Demenzen. Fortschr Neurol Psychiatr 77: S25–S27

Rabinovici GD, Miller BL (2010) Frontotemporal lobar degeneration. CNS Drugs 24: 375–398

Schofield EC, Halliday GM, Kwok J et al (2010) Low serum progranulin predicts the presence of mutations: a prospective study. J Alzh Dis 22: 981–984

Wernicke-Korsakow-Syndrom und andere amnestische Syndrome

Pasquale Calabrese, Dirk Wolter und Hans Förstl

Zum Thema

Gedächtnisstörungen gehören zu den häufigsten kognitiven Beeinträchtigungen im Rahmen von akuten oder chronisch-progredienten Erkrankungen nicht nur des Gehirns.
Gedächtnisstörungen können – anders als bei einer manifesten Demenz – auch als isoliertes neuropsychologisches Merkmal in Erscheinung treten. In diesem Fall spricht man vom **amnestischen Syndrom**. Das amnestische Syndrom ist durch die folgenden Merkmale charakterisiert:

1. erhebliche anterograde Amnesie,
2. retrograde Amnesie variablen Ausmaßes,
3. intaktes nichtdeklaratives Gedächtnis,
4. intakte Intelligenzfunktionen,
5. erhaltenes Kurzzeit- und Arbeitsgedächtnis.

Hierbei bezieht sich die anterograde Amnesie auf das episodische Gedächtnis, d. h. auf Ereignisse, die in einem räumlich-zeitlichen Kontext eingebettet sind. Dagegen sind nichtdeklarative Gedächtnisanteile (wie z. B. Priming, motorisches Lernen) sowie alle anderen bereits im Langzeitgedächtnis verankerten und zum Wissenssystem sedimentierten Gedächtnisinhalte (semantisches Gedächtnis) weitestgehend erhalten. Da die kurzfristige Behaltensspanne (Kurzzeitgedächtnis) sowie das Arbeitsgedächtnis ebenfalls erhalten sind, bleibt die intellektuelle Leistungsfähigkeit beim amnestischen Syndrom weitgehend unbeeinträchtigt, d. h., die Patienten können einen Satz verstehen und eine Unterhaltung führen und dabei auf ihren intellektuellen Hintergrund zurückgreifen.

Mit Gedächtnisstörungen einhergehende Erkrankungen

- (Wernicke-)Korsakow-Syndrom
- (Beginnende) degenerative Erkrankungen des ZNS
- Transitorische ischämische Attacke (TIA)/Schlaganfall
- Zustand nach Schädel-Hirn-Trauma
- Enzephalitis
- Hirntumore
- Mangelkrankheiten
- Akute oder chronische Intoxikationen
- Epilepsie

▶

- Zustand nach Anoxie oder Hypoxie
- Zustand nach Aneurysmaruptur
- Multiple Sklerose
- U. v. a.
- (DD) Depressionen
- (DD) Psychogene Amnesien

10.1 Charakterisierung des amnestischen Syndroms

Gedächtnisstörungen können anhand des Zeitraums, den sie umspannen, anhand ihrer Dauer des Bestehens und auch anhand ihrer inhaltlichen Merkmale bestimmt werden. Die Ursache kann entweder organisch oder auch psychogen begründet sein. Im Folgenden sollen anhand der genannten Kriterien ausgewählte Erkrankungen beispielhaft dargestellt werden. Bei der Fülle der verschiedenen, amnesieverursachenden Erkrankungen wurde hierbei eine Auswahl getroffen, die sich an der klinischen Häufigkeit orientiert.

Die in ◘ Abb. 10.1 dargestellte Taxonomie soll hierbei als diagnostisch-klassifikatorische Entscheidungshilfe dienen.

10.2 Organische Amnesien

Hierunter fallen alle Formen der Gedächtnisstörungen, bei denen mittels klinischer und/oder apparativer Verfahren traumatische, neoplastische, entzündliche, toxische, metabolische oder degenerative Ursachen nachzuweisen sind. Während bei permanenten Amnesien das organische Korrelat in der Regel identifizierbar ist, kann die Ursache bei den zeitlich limitierten Amnesien (**transitorische Amnesien**) oftmals nur indirekt aus den vorangehenden und/oder begleitenden Symptomen und Umständen sowie aus der Rückbildungsdynamik erschlossen werden. Nicht zuletzt wegen dieser Unschärfe rücken diese Formen der Gedächtnisstörung in die Nähe der psychogenen Amnesien und sind von diesen differenzialdiagnostisch abzugrenzen.

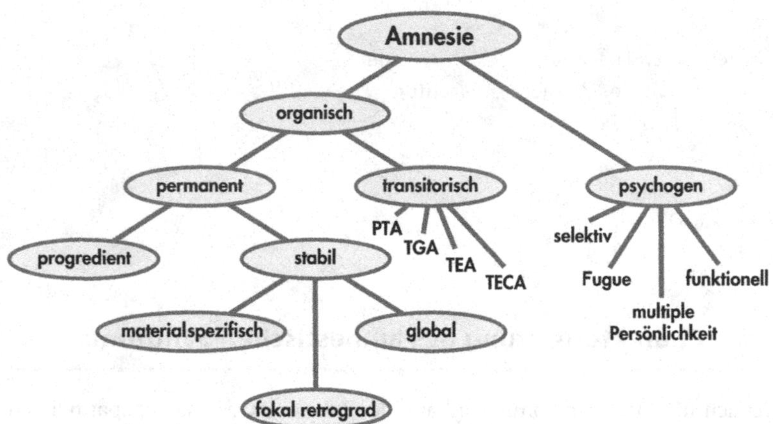

Abb. 10.1 Taxonomie der Amnesien (Calabrese u. Markowitsch 2003). *PTA* posttraumatische Amnesie, *TGA* transitorische globale Amnesie, *TEA* transitorische epileptische Amnesie, *TECA* transitorische Elektrokonvulsionsamnesie

10.3 Transitorische Amnesien

10.3.1 Posttraumatische Amnesien

Zu den häufigsten vorübergehenden Gedächtnisstörungen mit evidentem organischem Hintergrund gehören die **posttraumatischen Amnesien** (PTA), wie sie beispielsweise nach Schädel-Hirn-Traumata vorkommen. Wenngleich im klinischen Sprachgebrauch mit diesem Terminus die Schwierigkeiten in der Neugedächtnisbildung gemeint sind (fehlendes »Tag-zu-Tag-Gedächtnis«), beinhalten die posttraumatisch bedingten Amnesien in den allermeisten Fällen auch eine retrograde Erinnerungslücke. Diese ist variabel und kann von wenigen Stunden vor einem stattgehabten Trauma bis zu Jahre vor dem Unfall zurückreichen. Die Restitution der Neugedächtnisbildung erfolgt allmählich über Tage bis Wochen (Abb. 10.2). Die retrograde Gedächtnislücke schrumpft ebenfalls bis auf die Periode unmittelbar vor dem Trauma, wobei der Zeitgradient dem Ribotschen Gesetz folgt (d. h. weiter zurückliegende Ereignisse werden besser erinnert).

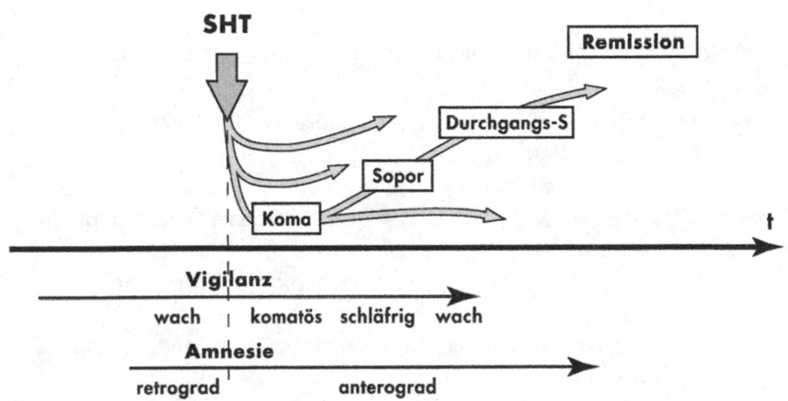

Abb. 10.2 Zusammenschau von Amnesie und Vigilanzstatus im zeitlichen Verlauf nach akuter organischer Hirnschädigung. *SHT* Schädel-Hirn-Trauma

Von gutachterlicher Seite ist hervorzuheben, dass die Dauer der PTA ein guter Indikator für die Schwere des Schädel-Hirn-Traumas ist (wobei die kritische Zeitgrenze hier bei 24 Stunden veranschlagt wird) und zugleich prognostische Relevanz hat (hierbei gilt eine über 3 Wochen andauernde PTA als ungünstiger prognostischer Faktor für die kognitive Restitution).

10.3.2 Transitorische globale Amnesien

Amnestische Episoden von kurzer Dauer, jedoch ohne manifesten organischen Substanzdefekt finden sich im Rahmen von **transitorischen globalen Amnesien** (TGA) (s. unten, diagnostische Leitlinien). Diese apoplektiform auftretende Gedächtnisstörung ist durch eine plötzlich einsetzende Merkfähigkeitsstörung gekennzeichnet. Die retrograde Amnesie umfasst Monate bis Jahre vor dem akuten Ereignis, wobei Daten zur eigenen Identität erinnert werden, während Ereignisse mit geringerem autobiographischem Bezug entweder überhaupt nicht oder nur unvollständig und in einer chronologisch nicht stringenten Reihenfolge abgerufen werden können. Die Vollsymptomatik dauert in der Regel wenige Stunden, die Episode löst sich innerhalb von 24 Stunden auf. In ca. einem Fünftel der Fälle kommt es zu Rezidiven.

Diagnostische Leitlinien für eine transitorische globale Amnesie

- Fremdanamnese
- Eine auf die Amnesie beschränkte kognitive Dysfunktion ohne Bewusstseinstrübung
- Ausschlusskriterien sind
  - fokalneurologische (einschließlich epileptogene) Begleitsymptome (womit zugleich eine passagere Amnesie im Rahmen einer transitorischen ischämischen Attacke differenzialdiagnostisch unterschieden wird)
  - ein mit der TGA im zeitlichen Zusammenhang stehendes Schädel-Hirn-Trauma
  - eine über bis zu 24 Stunden persistierende Amnesie

Betroffen sind Patienten mittleren und hohen Lebensalters. Während außer einer Migräneanfälligkeit eine Assoziation mit vaskulären Risikofaktoren nicht gesichert ist, konnten verschiedene physische und psychische auslösende Faktoren, wie abrupte Temperatur- und/oder Blutdruckänderungen, Schreckreaktionen und schwere akute und chronische psychische Belastungen, identifiziert werden. Seltener liegt auch eine iatrogene Verursachung vor (z. B. durch intravenöse Injektion vasoaktiver Substanzen im Rahmen zerebraler Angiographien etc.).

10.3.3 Transitorische epileptische Amnesien

Eine weitere, gegen die TGA abzugrenzende temporäre Gedächtnisstörung ist die **transitorische epileptische Amnesie** (TEA). Diese synonym auch als iktale oder epileptische Amnesie bezeichnete Störung ist durch kurze (meist unter einer Stunde liegende) und in ihrer Frequenz häufigere retro- und anterograde Amnesie gekennzeichnet. Hierbei kann die Gedächtnisstörung in Einzelfällen ausschließlich auf die retrograde Amnesie beschränkt sein. Im EEG finden sich anfallstypische Graphoelemente. Aufgrund epileptischer Genese finden sich entsprechend auch jüngere Patienten. Soweit eine TEA die einzige Phänomenologie eines komplex-fokalen Anfallsgeschehens darstellt, ist sie durch antiepileptische Medikation kontrollierbar (Zeman et al. 1998).

10.3.4 Transitorische Elektrokonvulsionsamnesie

Schließlich sei die im Zusammenhang mit der Elektrokrampftherapie (EKT) stehende **transitorische Elektrokonvulsionsamnesie** (TECA) genannt. Wenngleich unter der verfeinerten, unilateralen Applikationstechnik die kognitiven Begleiterscheinungen reduziert werden konnten, diese sich mit dem Abklingen der endogenen Depression besserten, ist bei einer langfristigen EKT-Anwendung mit einem leichten Nachlassen der Langzeitgedächtnisleistung zu rechnen.

10.4 Permanente Amnesien

Während die o. g. Amnesieformen nur vorübergehender Natur sind, handelt es sich bei den im Folgenden zu besprechenden Gedächtnisstörungen um nichtreversible Formen der Amnesie. Diese sind grundsätzlich organischen Ursprungs und können hinsichtlich ihrer Schwere und Dynamik entweder fortschreitend oder stabil sein. Innerhalb der nichtreversiblen Amnesiesyndrome lässt sich zwischen solchen mit und ohne Progredienz unterscheiden.

10.4.1 Progrediente Amnesien

Gedächtnisstörungen bei demenziellen Syndromen

Die häufigsten Formen der progredienten Gedächtniseinbußen entwickeln sich im Zuge vaskulär oder degenerativ begründeter, zumeist altersassoziierter Erkrankungen des ZNS. Sind hierbei Kritik- und Urteilsfähigkeit so weit gemindert, dass eine selbstständige Lebensführung nicht mehr möglich ist, spricht man von einer Demenz. Die Gedächtnisverarbeitung ist auf verschiedenen Ebenen gestört. Während das kurzfristige, passive Behalten und die unmittelbare Wiedergabe knapper Informationen auch in fortgeschritteneren Stadien einer Demenz erhalten bleibt (erhaltene Behaltensspanne), sind bei der Alzheimer-Demenz (AD) mittel- und längerfristige Behaltensleistungen bereits in der Frühphase defizitär. Das Arbeitsgedächtnis, d. h. die Fähigkeit zur mentalen Verarbeitung neu einströmender Informationen bei simultaner Verarbeitung bereits aufgenommener Umweltreize und ggf. Vergegenwärtigung schon inkorporierter Gedächtnisinhalte, ist ebenfalls bereits in der

Frühphase gestört. Die Diskrepanz zwischen erhaltener Behaltensspanne und reduzierter Arbeitsgedächtniskapazität lässt sich klinisch auch durch einfach durchzuführende Verfahren kontrastieren (z. B. eine Zahlenfolge nachsprechen lassen vs. eine Zahlenfolge in umgekehrter Reihenfolge nachsprechen lassen) und ist von differenzialdiagnostischem Nutzen bei der Gegenüberstellung von normalen und pathologischen Alterungsvorgängen des Gedächtnisses. Altgedächtnisleistungen, insbesondere bezüglich der persönlichen Biographie, bleiben bei einer AD lange erhalten. Auch hier folgt der Gedächtnisabbau dem Ribotschen Gesetz, d. h. das zuletzt Erlernte bzw. Eingespeicherte wird zuallererst wieder vergessen.

Als Ursache für die Gedächtnisdefizite bei der AD sind sowohl die durch das defizitäre Arbeitsgedächtnis bedingte Kapazitätsreduktion hinsichtlich der Neuaufnahme von Informationen als auch deren ineffiziente interne Elaborations- und Abrufstrategie sowie die durch den progredienten Nervenzellverlust bedingte Desintegration langfristiger temporolimbischer Gedächtnisspeicher anzunehmen.

Die bei Patienten mit AD verhältnismäßig gut erhaltenen nichtdeklarativen motorischen Gedächtnisleistungen (z. B. lexikalisches Priming, motorisches Lernen) können in der Beantwortung der Frage zwischen kortikal gegenüber subkortikal-degenerativ bedingten Demenzen von differenzialdiagnostischem Nutzen sein. Tatsächlich sind die motorik- und prozedurgebundenen Gedächtnisstörungen bei dementen Patienten mit überwiegend subkortikaler Hirnaffektion deutlicher ausgeprägt und erscheinen bereits früh in der Krankheitsevolution beeinträchtigt. Dagegen scheinen diese Patienten eher von abruferleichternden Hinweisreizen (Vorgabe von einer Kategoriezugehörigkeit oder von der Anfangssilbe beim Erinnern) zu profitieren, während Abrufhilfen bei Patienten mit primär kortikalen Demenzen keine Leistungsverbesserungen erbringen.

Progrediente Gedächtnisstörungen bei multipler Sklerose (MS) und AIDS

Progrediente Gedächtnisstörungen finden sich auch im Rahmen chronisch-progredienter Autoimmunerkrankungen bzw. erworbener Immundefekte. So beträgt die Häufigkeit von Gedächtnisstörungen bei Patienten mit MS zwischen 40% und 50%. Ähnlich wie bei den Demenzen ist auch bei diesen Patienten das Kurzzeitgedächtnis nicht wesentlich beeinträchtigt, während sowohl die Arbeitsgedächtnisleistung als auch das Langzeitgedächtnis defizitär sind.

Im fortgeschrittenen HIV-Stadium kommt es mit zunehmendem Immundefekt zur AIDS-Enzephalopathie, die ebenfalls mit schweren Gedächtnisstörungen vergesellschaftet ist. Die Gedächtnisstörung ist mit anderen kognitiven Störungen assoziiert und mündet innerhalb einer Latenzzeit von 9–11 Jahren in das Stadium der AIDS-Demenz. Das klinische Bild ist hier von zunehmenden Konzentrations- und Gedächtnisstörungen geprägt, denen im weiteren Verlauf eine allgemeine kognitive Verlangsamung folgt. Psychopathologisch imponieren eine Affektnivellierung, eine Antriebsminderung sowie eine Vergröberung der Persönlichkeitszüge. Neurologisch finden sich extrapyramidalmotorische, vegetative und ataktische Symptome (Calabrese u. Penner 2007).

10.4.2 Stabile (oder nichtprogrediente) Amnesien

Während die Gedächtnisstörung bei den o. g. Krankheitsbildern progredient ist, stellt sie sich bei einer Reihe von anderen Hirnschädigungen als stabil dar, d. h., der Beginn der Gedächtnisstörung kann genauer datiert werden (und fällt in der Regel mit dem stattgehabten hirntraumatischen Ereignis zusammen). Der Amnesiegrad pendelt sich nach der Akutphase auf ein bestimmtes Niveau ein. Schwere, nichtprogrediente Amnesien finden sich nach

- traumatischen,
- entzündlichen und
- toxisch-metabolischen Hirnschäden sowie nach
- temporärer Reduktion des zerebralen Stoffwechsels, z. B. im Rahmen von Herzstillstand oder anderen ischämischen/anoxischen Ereignissen sowie
- bei raumfordernden Prozessen.

Die Art der Gedächtnisstörung kann hierbei je nach Lokalisation der Hirnläsion an bestimmte Verarbeitungsmodalitäten gebunden sein (sog. materialspezifische Gedächtnisdefizite) oder sich in Einzelfällen auch ausschließlich retrograd auf einen isolierten Abschnitt entlang der Zeitachse beziehen (z. B. fokale retrograde Amnesie).

Gedächtnisstörungen nach traumatischen Hirnschädigungen

Neben den nahezu immer vorhandenen transitorischen Amnesien nach Schädel-Hirn-Trauma (▶ 10.3.1, PTA) können akute traumatische Hirnschädigungen, je nach Lokalisation, persistente, unterschiedlich gefärbte kognitiv-mnestische Störungen bewirken. Während weitflächig-diffuse Schädigungen global-amnestische Syndrome verursachen, finden sich bei kombinierten Schädigungen des temporookzipitalen Übergangsbereichs Störungen des visuell-räumlichen und visuell-semantischen Gedächtnisses, die klinisch als Agnosien erscheinen (z. B. Prosopagnosie, d. h. Nichterkennen vertrauter Gesichter, bei uni- oder bilateraler Schädigung des Gyrus fusiformis). Kombinierte Schädigungen des anterioren Temporallappens und der Frontobasis führen neben den mnestischen Defiziten auch zu Störungen der affektiv-emotionalen Kontrolle.

Kognitive Defizite bei temporaler und dienzephaler Hirnschädigung – Raumforderungen, Infarkte und chronische Intoxikationen

Intrakranielle Raumforderungen können ebenfalls in Abhängigkeit von Lokalisation und Ausdehnung spezifische Gedächtnisstörungen bzw. global-amnestische Syndrome verursachen (Calabrese 1998). Neben den epileptologisch relevanten, temporal lokalisierten Prozessen, die je nach Lateralisation zu materialspezifischen Gedächtnisdefiziten führen, sind insbesondere die am Boden des dritten Ventrikels lokalisierten Tumore zu nennen, da hierdurch die gedächtnisrelevanten Verarbeitungsschleifen auf multiplen Ebenen, meist bilateral, geschädigt werden können. Hierbei können sich dienzephal situierte Prozesse, je nach Wachstumsdynamik, klinisch zunächst durch vegetative Dysregulationen mit Lethargie-Abulie-Syndromen äußern, bevor die kognitiven Störungen in Erscheinung treten. Trotz »schonender« operativer Zugänge ist bei dienzephal lokalisierten Prozessen, aber auch bei epilepsiechirurgischen Eingriffen in die mesiotemporale Region, auch bei insgesamt postoperativ verbesserten Vigilanz- und Kognitionsleistungen mit persistierenden amnestischen Syndromen zu rechnen (Damasio et al. 1998).

Als klinisch relevantes Unterscheidungsmerkmal zwischen Amnesien, die auf eine Schädigung der Temporallappen zurückzuführen sind, und solchen, die eine dienzephale Schädigungsursache haben, sind insbesondere die Störungen der räumlich-zeitlichen Einordnung von aufeinanderfolgenden Ereignissen sowie die Krankheitseinsicht zu nennen. Tatsächlich sind sowohl die chronologischen Störungen (sog. Zeitgitterstörungen) als auch mangelnde Krankheitseinsicht bei dienzephalen Amnestikern häufiger anzutreffen.

▪ Wernicke-Korsakow-Syndrom

Die Wernicke-Enzephalopathie ist ein akut lebensbedrohlicher Zustand, der meist durch einen alkoholbedingten Thiaminmangel hervorgerufen wird. Wird die akute Krise überlebt, kann daraus ein chronisch amnestisches Korsakow-Syndrom entstehen. Korsakow-Syndrome können sich auch im Zusammenhang mit dienzephalen Blutungen, Infarkten, Tumoren und im Rahmen von entzündlichen Prozessen entwickeln (s. unten). Wir verwenden hier den gebräuchlichen Begriff Wernicke-Korsakow-Syndrom (WKS) für die typischerweise alkoholinduzierte Hirnerkrankung und ihre klinischen Symptome.

Epidemiologie: Die Prävalenz des WKS ist bei Alkoholikern ca. 15-mal höher als in der Gesamtbevölkerung. Obwohl 30–80% der Alkoholabhängigen einen Thiaminmangel entwickeln, kommt es nur bei 2–3% zu einem WKS. Offenbar sind konstitutionelle Varianten von Thiaminaufnahme und -verwertung von Bedeutung. Die Wernicke-Enzephalopathie geht unbehandelt mit einer hohen Letalität von etwa 20% einher. Zum Korsakow-Syndrom kommt es bei unzureichender Behandlung in etwa 80% der Fälle. Dann ist die Rückbildung der neuropsychologischen Defizite meist nur gering. Lediglich in Einzelfällen sind deutliche Besserungen unter Abstinenzbedingungen beschrieben, wobei u. U. ein Jahr abgewartet werden muss. Möglicherweise sind solche Remissionen aber zumindest z. T. darauf zurückzuführen, dass sich zusätzlich vorliegende unspezifische alkoholassoziierte Hirnveränderungen rückgebildet haben, nicht aber die spezifische Pathologie.

Neuropsychologie: Symptomatisch stehen eine Desorientierung mit Zeitgitterstörungen sowie hochgradigen Merkfähigkeitsstörungen und Konfabulationen im Vordergrund. Diese ergeben sich entweder aus dem Bedürfnis, Erinnerungslücken zur Wahrung einer Zeitkohärenz mit Inhalten zu füllen (sog. Verlegenheitskonfabulationen), oder sie sind das Produkt einer unzureichenden (präfrontalen) Suppression konsolidierter, jedoch aktuell nicht relevanter Erinnerungsinhalte bei spontanen Abrufprozessen aus dem Altgedächtnis (sog. Pseudoreminiszenzen). Das alkoholassoziierte WKS ist symptomatisch vielgestaltiger als amnestische Syndrome anderer Genese, und die

Übergänge zu demenziellen Syndromen sind fließend. Neben den Neugedächtnisstörungen findet sich ein Komplex kognitiver, affektiver und motivationaler Defizite, der dem eines Frontalhirnsyndroms ähnelt. Charakteristisch sind Beeinträchtigungen von Arbeitsgedächtnis, exekutiven Funktionen und höheren Frontalhirnfunktionen wie Urteilsvermögen, Kreativität und Krankheitseinsicht. Der Grund für die Variabilität der Symptomatik liegt in der Vielfalt von möglichen strukturellen Hirnschädigungen im Zusammenhang mit dem Alkoholmissbrauch.

Neuroanatomie und Neuropathologie: Das funktionell-neuroanatomische Substrat ist eine Schädigung medialer, dienzephaler Kerngebiete. Durch die funktionelle frontodienzephale Diskonnektion kommt es auch zur Affektverflachung und zu Antriebsstörungen. Neuroradiologisch korreliert die Atrophie von Hippokampus, Corpora mamillaria, Thalamus, Zerebellum und Pons mit der Schwere der Symptome und kann bei geeigneter Behandlung rückläufig sein (Sullivan u. Pfefferbaum 2009). Neuropathologisch sind eine symmetrische Schrumpfung und bräunliche Verfärbung sowie punktförmige Einblutungen in den Corpora mamillaria und im subependymalen Bereich um den III. Ventrikel sowie im medialen Thalamus charakteristisch (Kopelman et al. 2009). Zusätzlich können weitere Bereiche von Mittelhirn und Kleinhirn sowie die basalen Anteile des Vorderhirns und der Kortex betroffen sein. Blutungen in Hirnstamm und Thalamus kommen bei extrem rasch eintretendem Thiaminmangel vor (Sechi u. Serra 2007). Die Läsionen sind zwar spezifisch, in der strukturellen Bildgebung aber häufig nicht nachzuweisen (Sensitivität 50–60%).

Ätiologie: Als Komplikation von Mangelernährungszuständen kann eine Wernicke-Enzephalopathie gelegentlich auch ohne Zusammenhang mit Alkohol auftreten. Das Risiko ist erhöht bei konsumierenden Erkrankungen, Infektions- bzw. fieberhaften Erkrankungen, bestimmten Formen von Chemotherapie und bestimmten anderen Medikamenten, außerdem bei Erkrankungen, die mit chronischem bzw. rezidivierendem Erbrechen und Diarrhö einhergehen, ebenso unter Dialyse oder künstlicher Ernährung (enteral/parenteral) ohne Vitaminzusätze. Heute zählen auch Folgezustände von Magen-Darm-Resektionen zur Behandlung der Adipositas dazu, ebenso forcierte Diäten. Schließlich wirken manche Nahrungsmittel Thiamin-antagonistisch, z. B. Tee und Kaffee bei exzessivem Konsum. Thiaminmangelzustände sind im Alter häufig als Folge von allgemeiner Mangel- bzw. einseitiger Ernährung. Auch hier kann es vorkommen, dass sich bei allein lebenden Personen mit beginnender AD durch den hinzutretenden Thiaminmangel bei situativ erhöhtem Bedarf (Fieber o. ä.) zusätzlich ein WKS entwickelt.

Pathogenese: Die Thiaminspeicher reichen nur für maximal 4–6 Wochen (Thomson u. Marshall 2006). Die aktive Resorption im Duodenum ist von begrenzter Kapazität; von einer oralen Einzeldosis können maximal 4,5 mg aufgenommen werden. Der normale Tagesbedarf liegt bei 0,5 mg pro 1000 aufgenommenen kcal und ist bei Kindern, in Schwangerschaft und Stillzeit, bei hoher Kalorien- und insbesondere Kohlenhydratzufuhr (Glukoseinfusion!) sowie bei schweren körperlichen Erkrankungen beträchtlich erhöht. Ein erhöhter Bedarf besteht auch im Alkoholentzug. Alkohol selbst beschleunigt den Thiaminmetabolismus und erhöht damit den Bedarf. Magnesiummangel kann selbst bei ausreichendem Thiaminangebot zum Wirkungsverlust führen. Oft entwickelt sich ein Thiaminmangel schleichend. Zur Dekompensation der grenzwertigen, gerade noch kompensierten Situation kommt es bei weiteren Belastungen bzw. akutem Anstieg des Thiaminumsatzes und -bedarfs, z. B. im Alkoholentzug oder durch eine Glukoseinfusion. In diesen Situationen und bei einer längerfristigen intensivmedizinischen Behandlung ohne ausreichende Vitaminsubstitution kann sich eine Wernicke-Enzephalopathie unbemerkt entwickeln. Dies ist ein wesentlicher Grund dafür, dass sich in der Anamnese der meisten Patienten mit WKS kein Hinweis auf eine akute Wernicke-Enzephalopathie findet. Ein weiterer Grund liegt in der Variabilität des klinischen Bildes (s. unten, Diagnostik). Ferner wird diskutiert, ob sich ein chronisches Korsakow-Syndrom ohne eine akute Wernicke-Enzephalopathie einstellen kann bzw. ob es zu einer primär chronischen Progression der neuropsychologischen Defizite bzw. einer Phase subklinischer Symptomatik kommen kann.

Diagnostik: Die klassische Trias der akuten Wernicke-Enzephalopathie mit Verwirrtheitszustand, Ataxie (oft Stand- oder sogar Sitzataxie) sowie äußeren Augenmuskelstörungen findet sich nur bei weniger als 20% der Patienten, und weitere 20% weisen sogar keines dieser drei Symptome auf. Daneben können Stupor, Hypotonie und Tachykardie, Hypothermie oder bilaterale Sehstörung und Papillenödem auftreten. Mögliche Spätsymptome sind Hyperthermie, erhöhter Muskeltonus und spastische Paresen sowie choreiforme Dyskinesien. Caine et al. (1997) schlugen daher die folgenden einfachen Diagnosemerkmale vor:

Diagnosekriterien der Wernicke-Enzephalopathie (Caine et al. 1997)

- Mangelernährung
- Äußere Augenmuskelstörungen
- Zerebelläre Symptome
- Gedächtnisstörungen oder andere psychische Veränderungen

2 von 4 Kriterien müssen erfüllt sein.

Die Diagnose erfolgt nach wie vor klinisch. Laborparameter sind wenig hilfreich. Das gilt auch für die Bestimmung der Plasma-Thiaminkonzentration, und zwar sowohl aus methodischen Gründen wie auch aufgrund des Zeitverzuges.

Therapie: Wegen der begrenzten Kapazität der enteralen Thiaminaufnahme ist bei manifester und drohender Wernicke-Enzephalopathie die parenterale Gabe unerlässlich: 2-mal täglich 300 mg bis 3-mal täglich 500 mg langsam infundiert bis zum deutlichen Ansprechen, anschließend 250–300 mg täglich intramuskulär für weitere 3–5 Tage. Bei suffizienter Behandlung bilden sich die okulomotorischen Symptome gewöhnlich innerhalb von Stunden zurück, während die Ataxie einige Tage und die psychischen Veränderungen 2–3 Wochen benötigen. In Einzelfällen kann eine mehrwöchige parenterale Behandlung erforderlich sein (Secchi u. Serra 2007).

Für die Prophylaxe gefährdeter Patienten soll eine Dosierung von 250 mg/Tag gewählt werden, etwa bei einem schweren Alkoholentzug, aber auch bei offensichtlicher erheblicher Mangelernährung. Niedrigere Dosierungen sind nach klinischer Erfahrung unwirksam. Wegen der besonderen Gefährdung älterer Patienten soll die Indikation zur Prophylaxe hier breit gestellt werden.

Neben dem obligatorischen Elektrolytausgleich und einem Zusatz von Magnesium kann es sinnvoll sein, Riboflavin, Pyridoxin und Nikotinamid bzw. Niacin zu substituieren. Allergische Reaktionen auf Thiamin sind um 1–2 Zehnerpotenzen seltener als auf Penicillin; das Risiko wird bei langsamer Infusion (verdünnt über 30 min) weiter vermindert.

Gedächtnisstörungen bei meningoenzephalitischen Erkrankungen

Für die entzündlichen Hirnerkrankungen gilt für die Mehrheit der meningitischen Formen, dass die kognitiv-mnestischen Leistungen innerhalb eines

Jahreszeitraums remittieren, während sich bei enzephalitischen Verläufen häufiger auch überdauernde kognitive Defizite mit chronisch-amnestischen Zustandsbildern finden. Hierbei scheint die Amnesiedauer im Akutstadium unabhängig von der Ätiologie der Enzephalitis ein wesentlicher prognostischer Faktor hinsichtlich der kognitiven Remission zu sein. Die Häufigkeit eines demenziellen Syndroms als postenzephalitisches Defektstadium beträgt etwa 10–15% und ist damit nicht häufiger als bei traumatisch bedingten Hirnschädigungen oder Schlaganfällen. Bei der Herpes-simplex-Enzephalitis dominiert psychopathologisch im Langzeitverlauf ein emotional-mnestisches Dysfunktionssyndrom mit emotionaler Labilität, Irritierbarkeit und fluktuierenden Befindlichkeitsstörungen.

Fokale retrograde Amnesien

Mit dem Terminus **fokale retrograde Amnesie** (FRA) ist gemeint, dass sich eine Gedächtnisstörung nur auf bereits inkorporierte Informationen und damit auf die Erinnerungsfähigkeit bezieht. Die anterograden Lern- und Gedächtnisleistungen sind hierbei (nahezu) intakt. Obgleich die Ursache für diese ungewöhnliche Störung sehr heterogen sein kann, finden sich FRA insbesondere im Rahmen von schweren, gedeckten Schädel-Hirn-Traumata sowie nach Enzephalitiden mit prädilektivem Befall der frontotemporalen Hirnbasis. Tatsächlich scheint das verbindende neuroanatomische Element eine kombinierte temporopolar-frontolaterale Schädigung zu sein.

10.5 Psychogene und funktionelle Amnesien

Hierunter wird eine Reihe von Zuständen, die insbesondere durch eine tiefgreifende Gedächtnisstörung charakterisiert sind, zusammengefasst. Psychogene Amnesien zeichnen sich dadurch aus, dass für ihre Ursache kein mit der Gedächtnisstörung in unmittelbarem Zusammenhang stehendes organisches Substrat zu identifizieren ist. Weiterhin ist zu berücksichtigen, dass die Symptomatik nicht in Zusammenhang mit zentralnervösen anticholinerg wirksamen Substanzen zu stellen ist. In den allermeisten Fällen bezieht sich die Gedächtnisstörung auf zurückliegende Ereignisse, die in aller Regel autobiographischen Ursprungs sind. Diese Patienten verlieren entweder den autobiographischen Identitätsbezug und finden sich in einer Umgebung wieder, ohne genau zu wissen, wie und aus welchen Gründen sie dahin gekommen sind und welche Identität sie vorher hatten (**Fugue**), oder sie leben mehrere, voneinander recht verschiedene Identitäten (**multiple Persönlichkeit**). Der amnestische Charakter besteht hierbei im »Nicht-Wissen« der einen Persönlichkeit von der jeweils anderen.

Weiterhin finden sich amnestische Zustandsbilder nach akuten, psychotraumatischen Erlebnissen sowie nach prolongierter Stressexposition. Bei der erstgenannten Form kann ein psychodynamischer Suppressionsmechanismus angenommen werden, innerhalb dem unangenehme affektbehaftete Reminiszenzen aus dem Bewusstsein verdrängt werden. Affektiv getönte Erinnerungen können aber auch durch Verdrängung, durch sozial-normative Einflüsse oder im Rahmen von Rationalisierungstendenzen einen Umbau erfahren und dann bei bewusstem Abruf, insbesondere nach langen Latenzzeiten, verzerrt wiedergegeben werden (*false memory syndrome*).

Dagegen wird bei durch Dauerstress induzierten Gedächtnisstörungen angenommen, dass eine endokrinologische Imbalance zugunsten von (in Überproduktion neurodestruktiven) Glukokortikoiden erzeugt wird. Dies kann auf Verhaltensebene sowohl Störungen des Abrufs als auch der Neugedächtnisbildung zur Folge haben (**mnestisches Blockadesyndrom**). Die Tatsache, dass prolongierter Stress sich in der Regel zugleich auch auf affektbesetzte Situationen bezieht, macht eine Interaktion zwischen psychodynamischen und endokrinologischen Variablen bei der Genese am wahrscheinlichsten (Markowitsch 1999).

Neben diesen zusammenfassend als dissoziativ zu bezeichnenden Störungen mit amnestischer Symptomatik gibt es eine Reihe von uneinheitlich als funktionell gegenüber den psychogenen Störungen abgegrenzten gedächtnisbezogenen Leistungsstörungen, die ebenfalls keine relevante neurologisch-internistische Grundlage haben. Im Gegensatz zu den bereits genannten Störungsbildern zeichnen sie sich durch die Tatsache aus, dass die Gedächtnisstörungen immer die Neugedächtnisbildung, selten das Altgedächtnis und nahezu nie die Autobiographie betreffen. Häufig sind beruflich besonders angespannte und/oder leistungsfähige Individuen betroffen. Die vorgetragenen Beschwerden beziehen sich auf das rasche Vergessen von alltagsrelevanten Inhalten (Termine, Gesprächsdetails etc.) sowie auf das Nichterinnern von bekannten Inhalten (Namen, Abläufe etc.) und stehen im Gegensatz zu dem Detailreichtum, der zeitlichen Ordnung und der Prägnanz, mit welcher die Beschwerden vorgetragen werden. In der objektiven psychometrischen Untersuchung finden sich keine Anhalte für mnestische Leistungseinbußen, jedoch häufig Zeichen einer Aufmerksamkeitsstörung. Psychopathologisch sind in dieser Patientengruppe Anpassungsstörungen und latente Depressionen häufig.

Diagnostisch indikativ sind eine fluktuierende Symptomatik, die detailreiche Schilderung der Minderleistungen, begleitende psychosomatische Symptome sowie eine Auflösung der Symptomatik bei Behandlung der psychiatrisch-psychosomatischen Grunderkrankung.

Literatur

Caine D, Halliday GM, Kril JJ, Harper CG (1997) Operational criteria for the classification of chronic alcoholics: identification of Wernicke's encephalopathy. J Neurol Neurosurg Psychiatry 62: 51–60

Calabrese P, Markowitsch HJ (2003) Gedächtnis und Gehirn – neurobiologische Korrelate von Gedächtnisstörungen. Fortschr Neurol Psychiatr 71: 211–219

Calabrese P, Penner IK (2007) Cognitive dysfunctions in multiple sclerosis – a »multiple disconnection syndrome«? J Neurol 254: 18–21

Damasio AR, Van Hoesen GW, Tranel D (1998) Pathological correlates of amnesia and the anatomical basis of memory. In: Apuzzo ML (ed) Surgery of the diencephalon, 2nd edn. Williams & Wilkins, Baltimore, MD, pp 187–204

Förstl H (2006) Kognitive Störungen: Koma, Delir, Demenz. In: Förstl H, Hautzinger M, Roth G (Hrsg) Neurobiologie psychischer Störungen. Springer, Berlin Heidelberg New York, S 221–295

Kopelman MD, Thomsen AD, Guerrini I, Marshall EJ (2009) The Korsakoff Syndrome: clinical aspects, psychology and treatment. Alcohol Alcohol 44(2): 148–154

Markowitsch HJ (ed) (1990) Transient global amnesia and related disorders. Hogrefe & Huber, Toronto

Markowitsch HJ (1999) Gedächtnisstörungen. Kohlhammer, Stuttgart

Sechi G, Serra A (2007) Wernicke's encephalopathy: new clinical settings and recent advances in diagnosis and management. Lancet Neurol 6: 442–455

Sullivan EV, Pfefferbaum A (2009) Neuroimaging of the Wernicke-Korsakoff Syndrome. Alcohol Alcohol 44: 155–165

Thomson AD, Marshall EJ (2006) The natural history and pathophysiology of Wernicke's encephalopathy and Korsakoff's psychosis. Alcohol Alcohol 41: 151–158

Wolter DK (2000) Sucht im Alter – Alter und Sucht. Kohlhammer, Stuttgart

Zeman AZ, Boniface SJ, Hodges JR (1998) Transient epileptic amnesia: a description of the clinical and neuropsychological features in 10 cases and a review of the literature. J Neurol Neurosurg Psychiatr 64: 435–443

Verwirrtheitszustände

Hans Förstl und Horst Bickel

Zum Thema

Verwirrtheitszustände (VZ; = Delirien) entwickeln sich im höheren Lebensalter häufig bei Patienten mit Demenzen, anderen Erkrankungen oder bei Versuchen, diese Erkrankungen medikamentös oder chirurgisch zu behandeln. Sie sind mit einem erheblichen Risiko weiterer Komplikationen und einer erhöhten Mortalität assoziiert.
Das neuropsychologische Kernproblem der »Verwirrtheit« besteht in einer Störung des Kurzzeitgedächtnisses – mit den Aspekten Bewusstsein, Aufmerksamkeit, Konzentration – derentwegen der Patient »aus der Spur gerät« (lat.: delirare) mit konsekutiver Beeinträchtigung von Langzeitgedächtnis, Wahrnehmung, Denken, Orientierung, Schlaf-Wach-Rhythmus sowie psychomotorischen und affektiven Störungen. Die Symptomatik entwickelt sich in der Regel innerhalb eines kurzen Zeitraums und zeigt einen fluktuierenden Verlauf. Die Dauer reicht von wenigen Stunden oder Tagen bis zu mehreren Monaten. Nicht immer bilden sich alle Symptome vollständig zurück.
VZ betreffen nahezu alle Fachgebiete der Medizin. Während stationärer Behandlung werden delirante Episoden bei durchschnittlich 15% der älteren Patienten berichtet, nach operativen Eingriffen beläuft sich die Inzidenz in Abhängigkeit von der Art des Eingriffs und der Zusammensetzung der Patientenstichproben auf bis zu 50%. Trotz ihrer vielfach nachgewiesenen prognostischen Bedeutung scheinen VZ im klinischen Alltag noch immer in erheblichem Umfang unerkannt und die oftmals lebensbedrohlichen Ursachen unbehandelt zu bleiben. Die Therapie ist kausal orientiert und kann umfangreiche diagnostische Maßnahmen zur Aufdeckung der mutmaßlichen Ursachen und Auslöser notwendig machen. Für die symptomatische Behandlung sind Neuroleptika ohne anticholinerge Nebenwirkungen Mittel der ersten Wahl. Eine angemessene Gestaltung der Umgebungsbedingungen ist hilfreich. Patienten und Umfeld müssen geschützt werden.

11.1 Terminologie

Der Begriff **Verwirrtheitszustand** (VZ; engl.: *confusional state*) wurde im deutschen Sprachraum bevorzugt für akut auftretende, von einer globalen kognitiven Beeinträchtigung begleitete Störungen verwendet. Die Bezeichnung **Delir** blieb traditionell einem enger definierten, zusätzlich mit vegetativer Symptomatik und mit Halluzinationen oder Wahngedanken einhergehenden Krankheitsbild vorbehalten. International hingegen wird der Terminus Delir seit langem in einer erweiterten Bedeutung gebraucht. In dieser Form hat er Eingang in die modernen psychiatrischen Klassifikationssysteme gefunden. Da Wahn und Halluzinationen kein essentielles Kriterium für ein Delir darstellen, können die Begriffe VZ und Delir synonym verwendet werden.

Im klinischen Alltag der operativen Fächer und der inneren Medizin wird der 1961 von Wieck geprägte Begriff des **Durchgangssyndroms** nach wie vor häufig benutzt. Er verweist auf die Reversibilität der Symptomatik und schließt einige der Symptome des VZ ein, erstreckt sich aber nicht auf Bewusstseinsstörungen und findet keine Entsprechung in den aktuellen Diagnosemanualen. Ohne jeden nosologischen Bezug ist die umgangssprachlich verbreitete und im Sprachgebrauch von Pflegeeinrichtungen und Gerichten unterschiedslos auf delirante und demente Patienten angewandte Charakterisierung als »verwirrt« oder »altersverwirrt«, die v. a. das unspezifische Symptom der Desorientiertheit zum Ausdruck bringt.

> **Ein VZ ist immer Ausdruck einer akuten zerebralen Funktionsstörung und erfordert bei erstmaligem oder erneutem Auftreten erstens die umgehende Einleitung von Schutzmaßnahmen für Patient und Umfeld sowie zweitens eine dringliche Ursachenklärung.**

11.2 Symptomatik und Verlauf

11.2.1 Symptomatik

Ein VZ entwickelt sich üblicherweise innerhalb von wenigen Stunden oder Tagen. Nahezu regelhaft gehen dem Vollbild **Prodromalsymptome** voraus (■ Abb. 11.1). Dazu gehören vermehrte Ängstlichkeit, Schreckhaftigkeit, Unruhezustände und veränderte emotionale Reaktionen wie Reizbarkeit oder Teilnahmslosigkeit. Häufig werden Schlafstörungen beobachtet, die in Schlaflosigkeit oder Rhythmusumkehr, in einer nächtlichen Verschlimmerung der Symptome oder in Albträumen bestehen können.

Im weiteren Verlauf bilden sich Störungen der Aufmerksamkeit und Wachheit heraus. Diese können sich als reduzierte Fähigkeit zur Wahrnehmung von Umgebungsreizen manifestieren und zu erhöhter Irritierbarkeit des Patienten beitragen. In praxi bedeutet dies, dass es dem Patienten in dieser Phase nicht oder nur sehr schwer möglich ist, einem Gespräch zu folgen. Er kann Fragen häufig nur nach mehrmaliger Wiederholung oder zusätzlicher

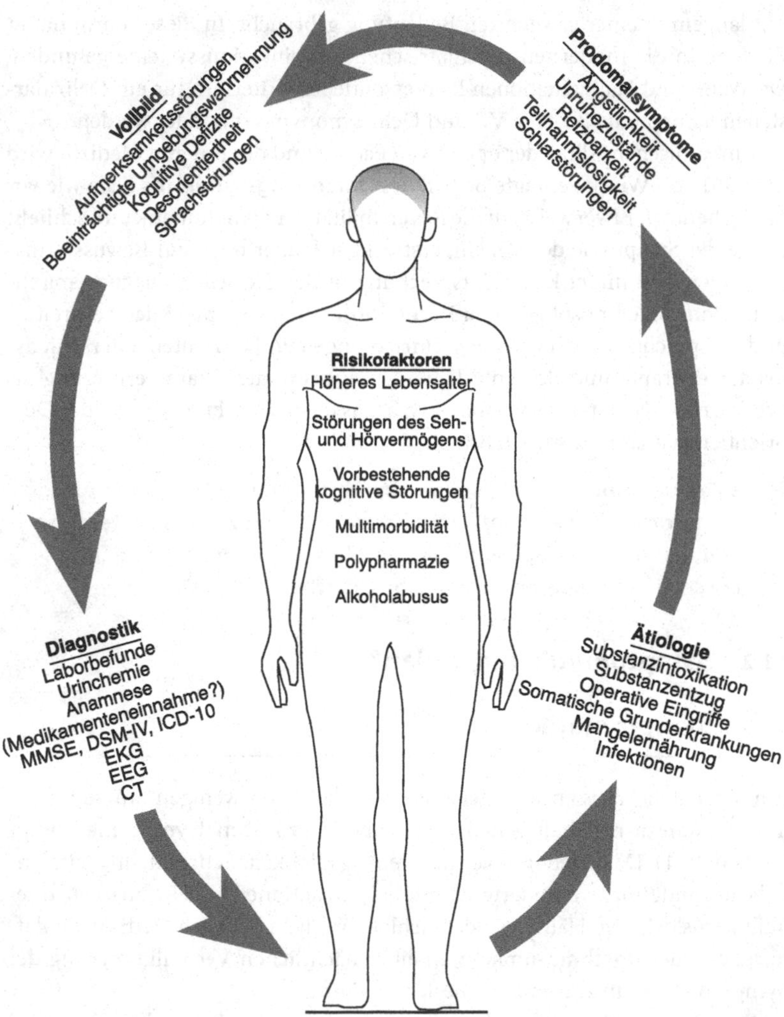

Abb. 11.1 Schematische Darstellung der Entstehung eines VZ, des Verlaufs und der notwendigen Diagnostik

Erläuterung beantworten und wird durch geringste Vorkommnisse, Geräusche oder Bewegungen in seiner Umgebung abgelenkt. Es kommt zu formalen Denkstörungen und zu starker Beeinträchtigung des Urteilsvermögens. Begleitet werden diese Symptome von Desorientiertheit, von Gedächtnis- und von Sprachstörungen. Insbesondere zeigt sich eine Desorientierung in Bezug auf Zeit und Ort, während die Orientierung zur Person am längsten erhalten bleibt. Es fällt dem Patienten schwer, seinen momentanen Aufenthaltsort oder das aktuelle Datum zu nennen, seinen Namen oder sein Geburtsdatum kann er hingegen meist zutreffend wiedergeben. Inhalte des Altgedächtnisses können eher abgerufen werden als Inhalte des Neugedächtnisses. Auf Befragung können z. B. Ereignisse aus Kindheit und Jugend problemlos geschildert werden, die Umstände der soeben erfolgten Krankenhauseinweisung sind jedoch nicht mehr erinnerlich (Ribot-Gesetz, ▶ Kap. 2).

Die Sprache wird inkohärent, häufig ist eine Dysarthrie zu beobachten. Wahrnehmungsstörungen können illusionäre Verkennungen und Halluzinationen zumeist visueller, aber auch auditiver, taktiler oder olfaktorischer Natur einschließen. Sie können den Patienten, dessen Affekt im Allgemeinen labil und stark von Außenreizen abhängig ist und zwischen Apathie und hochgradiger Erregung schwankend sein kann, u. U. zu selbst- oder fremdschädigendem Verhalten veranlassen.

Die häufig zu beobachtenden Veränderungen der Psychomotorik reichen von auffallender Bewegungsarmut bis zu extremer psychomotorischer Unruhe. Die große Bandbreite psychomotorischer Aktivität führte zur Unterscheidung zwischen einer **hypoaktiven** und einer **hyperaktiven** Form (◘ Tab. 11.1). Die klinische Bedeutsamkeit dieser Typisierung wird kontrovers beurteilt, zumal sich beide Formen bei demselben Patienten in rasch wechselnder Abfolge einstellen können. Wichtig ist diese Unterscheidung jedoch insofern, als sie den Blick schärft für die nicht selten vorkommende hypoaktive Variante, die bisher weitaus weniger Aufmerksamkeit erfahren hat und bei unzureichender Exploration fälschlich als depressive Störung angesehen werden oder allzu leicht unerkannt und unbehandelt bleiben kann.

11.2.2 Verlauf

Die Dauer einer deliranten Episode ist zumeist auf einige Tage beschränkt und kann von symptomfreien Intervallen unterbrochen sein. In seltenen Fäl-

Tab. 11.1 Charakteristika des hypoaktiven und des hyperaktiven Delirs

Hypoaktives Delir	Hyperaktives Delir
Teilnahmslosigkeit, Apathie, Schläfrigkeit	Erhöhte Reizbarkeit, Irritierbarkeit, Ungeduld
Herabgesetztes Reaktionsvermögen	Psychomotorische Unruhe
Verringerte, verlangsamte Bewegungen Eingeschränkte Kontaktfähigkeit	Vegetative Symptomatik (Tremor, Tachykardie, Hyperhidrosis etc.)
Sprachverarmung und -verlangsamung	Verstärkter Rededrang
Desorientiertheit	Desorientiertheit
Produktive Symptomatik oft nur nach eingehender Exploration erkennbar	Produktive Symptomatik (häufig visuelle Halluzinationen)

len können die Symptome über mehrere Wochen oder Monate bestehen, insbesondere wenn der Patient zugleich unter einer Demenz leidet oder wenn das Delir im Rahmen eines Karzinoms oder einer chronischen Lebererkrankung auftritt. Bei älteren Patienten ist die Wahrscheinlichkeit länger dauernder Episoden erhöht. Des Weiteren steigt mit zunehmendem Alter das Risiko einer unvollständigen Symptomremission. Residualstörungen können bestehen bleiben und zu anhaltenden Beeinträchtigungen bei der Bewältigung der Alltagsanforderungen führen. Es gibt Anhaltspunkte dafür, dass die kognitiven Störungen weniger transient und reversibel sind, als zumeist angenommen wurde. Im höheren Lebensalter wurden fortbestehende kognitive Defizite bei bis zu 40% der Patienten berichtet. Allerdings ist unklar, inwieweit diese Defizite unerkannten vorbestehenden Demenzerkrankungen zugeschrieben werden müssen. Neben der Gefahr bleibender Beeinträchtigungen besteht ferner ein stark erhöhtes Risiko für das Auftreten von Komplikationen wie Pneumonien, Liegegeschwüre oder Stürze sowie ein beträchtlich erhöhtes Mortalitätsrisiko.

11.3 Klinische Diagnosekriterien

Die Diagnose des VZ erfolgt erstens auf der Syndromebene und zielt zweitens notwendigerweise auf die zugrunde liegende Ursache. Die Syndromdiagnose erfolgt klinisch. Laborbefunde, apparative Untersuchungsverfahren wie CT oder EEG (► Kap. 22) oder sonstige Tests sind nicht pathognostisch, sie können aber zur Klärung der Ätiologie beitragen.

Die beiden gebräuchlichen Klassifikationssysteme DSM-IV und ICD-10 stimmen bezüglich der entscheidenden Kriterien einer verringerten Klarheit der Umgebungswahrnehmung und des Bestehens von kognitiven Störungen miteinander überein (◘ Tab. 11.2). Nach ICD-10 werden als weitere essentielle Kriterien eine Störung der Psychomotorik, die sich entweder in einem raschen, nicht vorhersagbaren Wechsel zwischen Hypo- und Hyperaktivität, in einem vermehrten oder verminderten Redefluss, in einer verlängerten Reaktionszeit oder in einer verstärkten Schreckhaftigkeit äußern kann, sowie eine Störung des Schlaf-Wach-Rhythmus gefordert. DSM-IV erachtet diese Störungen als zwar häufig auftretend, jedoch nicht für eine Diagnose notwendig. Als weitere fakultative Symptome gelten in beiden Systemen affektive Störungen wie Angst, Depressivität, Euphorie oder Teilnahmslosigkeit sowie illusionäre Verkennungen und Halluzinationen oder flüchtige Wahnvorstellungen, die häufig vorkommen können.

11.4 Differenzialdiagnose Delir/Demenz

Bei älteren Patienten muss zunächst häufig entschieden werden, ob ein Demenz- oder ein Verwirrtheitssyndrom vorliegt. Damit verbunden ist die Frage, ob es sich ausschließlich um einen VZ handelt oder ob der VZ eine vorbestehende Demenz überlagert. Beide Krankheitsbilder sind durch kognitive Störungen gekennzeichnet, außerdem entwickelt sich ein VZ häufig auf dem Boden einer Demenzerkrankung oder vorbestehender kognitiver Einbußen. Leidet der Patient ausschließlich an einer Demenz, so weist er nicht die für einen VZ charakteristische Störung des Kurzzeitgedächtnisses, des »Bewusstseins«, auf. Liegt ausschließlich ein VZ vor, so geben der rasche zeitliche Verlauf der Störungen und die Fluktuationen im Tagesverlauf wichtige Hinweise. Informationen von Familienangehörigen können Aufschluss darüber geben, ob kognitive Beeinträchtigungen bereits vor dem Auftreten der aktuellen Symptomatik bestanden. ◘ Tab. 11.3 fasst Anhaltspunkte für die im Querschnitt oft schwierige Unterscheidung zwischen Demenz und VZ zusammen.

Tab. 11.2 Diagnostische Kriterien für einen VZ nach ICD-10-R (F05, nicht durch Alkohol oder psychotrope Substanzen bedingt) und DSM-IV (verursacht durch somatische Erkrankungen)

	ICD-10-R	DSM-IV
Bewusstseinsstörung	Verminderte Klarheit in der Umgebungswahrnehmung mit einer verminderten Fähigkeit, die Aufmerksamkeit zu fokussieren, aufrechtzuerhalten und umzustellen	
Kognitive Defizite	Beeinträchtigung der unmittelbaren Wiedergabe und des verzögerten Wiedererinnerns bei relativ intaktem Altgedächtnis; Desorientierung zu Zeit, Ort und Person[a]	Eine Veränderung der Kognition (Amnesie, Desorientierung, Sprachstörung) oder Wahrnehmungsstörung, die nicht besser durch eine vorbestehende, manifeste oder sich entwickelnde Demenz zu erklären ist
Psychomotorische Störung	Rascher, nicht vorhersagbarer Wechsel zwischen Hypo- und Hyperaktivität; verlängerte Reaktionszeit; vermehrter oder verminderter Redefluss; verstärkte Schreckreaktion[b]	–
Schlaf-Wach-Rhythmus	Schlafstörung, in schweren Fällen vollkommene Schlaflosigkeit, mit oder ohne Schläfrigkeit am Tag, oder Umkehrung des Schlaf-Wach-Rhythmus; nächtliche Verschlimmerung der Symptome; unangenehme Träume oder Albträume, die nach dem Erwachen als Halluzinationen oder Illusionen weiterbestehen können[b]	–
Verlauf	Plötzlicher Beginn und Änderung der Symptomausprägung im Tagesverlauf	Die Störung entwickelt sich über einen kurzen Zeitraum (meist Stunden bis Tage) und fluktuiert meist im Tagesverlauf
Ursachennachweis	► Kap. 1	► Kap. 1

[a] Im Original ist hier im medizinischen Kauderwelsch von »Immediatgedächtnis« (für unmittelbare Wiedergabe) und »Kurzzeitgedächtnis« (für verzögertes Wiedererinnern) die Rede.
[b] Mindestens ein Merkmal muss vorliegen.

Tab. 11.3 Differenzialdiagnose von VZ und Alzheimer-Demenz (AD)

	VZ	AD
Aufmerksamkeit	Gestört	Relativ unbeeinträchtigt
Kognitive Störungen		
– Desorientiertheit	Gewöhnlich vorhanden, v. a. zeitliche Desorientiertheit	Häufig, insbesondere in schwereren Stadien
– Sprache	Inkohärent, Redefluss gesteigert oder reduziert	Verarmt, Wortfindungsstörungen, Perseverationen
– Halluzinationen, Verkennungen	Gewöhnlich visuell oder visuell und auditorisch	Selten
Psychomotorik	Ruhelos oder hypoaktiv	Zumeist unauffällig
Schlaf-Wach-Rhythmus	Tagesschläfrigkeit, Einschlafschwierigkeiten, Albträume	Gelegentlich nächtliche Unruhe
Affekt	Labil, schreckhaft, ängstlich, apathisch	In Frühphasen oft depressiv
Körperliche Symptome	Vegetative Symptome	Zumeist keine
Störungsbeginn	Akut einsetzend, häufig nachts	Einschleichend
Symptomdauer	Stunden oder Tage (bis Monate)	Jahre
Symptomatik im Tagesverlauf	Fluktuierend, luzide Intervalle, nächtliche Exazerbationen	Stabil

11.5 Häufigkeit

VZ können in jedem Lebensalter auftreten, sie entwickeln sich jedoch überwiegend jenseits des 60. Lebensjahres. Unter körperlich kranken Älteren zählen sie zu den häufigsten psychischen Störungen. Aufgrund der kurzen Dauer der Störungen und ihres fluktuierenden Verlaufs ist allerdings noch unklar, wie häufig sie in der Allgemeinbevölkerung auftreten. Die bisherigen Studien bezogen sich fast ausschließlich auf Patienten in verschiedenartigen klinischen Einrichtungen. Da sich die untersuchten Patientengruppen beträchtlich voneinander unterscheiden und verschiedene Untersuchungsverfahren und diagnostische Kriterien verwendet wurden, streuen die Resultate sehr stark und bieten einen eher groben Anhaltspunkt, bei wie vielen stationär behandelten Patienten mit der Entwicklung eines VZ zu rechnen ist.

In Allgemeinkrankenhäusern fand man bei bis zu einem Drittel der älteren Patienten einen VZ, der entweder schon bei Aufnahme bestand oder sich während des Klinikaufenthalts entwickelte. Die neueren Studien schätzen, dass während stationärer Behandlung im Mittel etwa bei jedem 6. Patienten eine Episode eines VZ beobachtet werden kann. Teilweise weit höhere Raten werden für Patienten in chirurgischen Abteilungen berichtet. So beläuft sich die Häufigkeit des Auftretens postoperativer VZ unter Patienten, die sich akuten orthopädischen oder unfallchirurgischen Eingriffen unterzogen auf über 20%, in einzelnen Studien sogar auf bis zu 50%. Ähnlich hohe Raten werden für den Postkardiotomie-VZ mitgeteilt. Sehr häufig sind VZ auch bei Pflegeheimbewohnern zu beobachten. Da sie hier vorwiegend im Rahmen einer Demenzerkrankung auftreten, wird ihr Vorkommen in der Regel stark unterschätzt.

Die Bedeutung einer **frühzeitigen Erkennung und Behandlung von VZ** wird unterstrichen durch die teilweise schwerwiegenden Komplikationen, die nicht zuletzt zu einer beträchtlich verlängerten stationären Verweildauer beitragen und erhebliche Zusatzkosten verursachen, und durch die erhöhte Sterblichkeit deliranter Patienten (Van den Boogaard et al. 2010).

11.6 Ursachen und Risikofaktoren

11.6.1 Prädisponierende Faktoren

In allen Studien zeigen sich ein kontinuierlicher Risikoanstieg mit zunehmendem Alter und eine vielfache Erhöhung der Erkrankungsraten bei vorbestehenden kognitiven Störungen. Weithin übereinstimmend werden Beeinträchtigungen des Seh- und des Hörvermögens sowie der körperliche Allgemeinzustand und die somatische Komorbidität als Risikofaktoren beschrieben. Zusammenhänge wurden berichtet mit Elektrolytstörungen (insbesondere Hypo- und Hyperkaliämien sowie Hypo- und Hypernatriämien), erniedrigten Albuminwerten, Leukozytose, Fieber und Hypothermie, Diabetes mellitus, Schilddrüsenfunktionsstörungen, starkem Hypertonus. Die jeweilige pathogenetische Bedeutung dieser Faktoren und der Effekt ihrer Interaktion sind schwierig zu ermitteln. Es erscheint aber ratsam, Patienten, die einen oder mehrere dieser Faktoren aufweisen, besonders sorgfältig zu überwachen.

Risikogruppen für die Entwicklung eines VZ

- Ältere Menschen
- Patienten mit Alkohol-, Drogen- und Medikamentenabhängigkeit
- Patienten mit vorbestehenden kognitiven Defiziten
- Patienten mit depressiven Erkrankungen
- Patienten (vor oder) nach operativen Eingriffen, v. a. akut notwendigen Eingriffen
- Multimorbide Patienten
- Patienten, die eine große Zahl verschiedener Medikamente einnehmen (Polypharmazie)

11.6.2 Auslösende Faktoren

Auslösende Faktoren sind häufig operative Eingriffe, ein durch die bevorstehende Operation erhöhtes Angstniveau sowie der durch die Krankenhausaufnahme verursachte Umgebungswechsel. Ebenfalls beschrieben wurden Zusammenhänge mit Umgebungsbedingungen, die zu einer Reizüberflutung, zu Schlafstörungen und zur Einebnung der gewohnten Tagesrhythmik führen, wie die Unterbringung auf Intensivstationen sowie eine Reizdeprivation während des stationären Aufenthalts beispielsweise nach Kataraktoperationen.

11.6.3 Ätiologische Faktoren

Die in ◘ Tab. 11.4 aufgeführten ätiologisch relevanten Faktoren für die Entwicklung eines VZ treten altersabhängig unterschiedlich häufig auf. Während

Tab. 11.4 Ätiologie und Risikofaktoren für einen VZ

Ätiologie	Beispiele
Substanzintoxikation	Alkohol, Drogen, Gifte, Schwermetalle, Organophosphate, Medikamente (Tab. 11.5)
Substanzentzug	Alkohol, Opiate, Heroin, Sedativa, Hypnotika
Operative Eingriffe	Kardiochirurgische und orthopädische Eingriffe, Kataraktoperationen
Somatische Grunderkrankungen	Raumforderungen, Infektionen und Verletzungen des Gehirns (z. B. Meningitis, Enzephalitis, Lues, HIV, intrazerebrale Blutungen, Hämatome, Meningeome), Störungen des Glukose- und Elektrolythaushalts sowie des Stoffwechsels (z. B. Azidose, Alkalose), Infektionen (v. a. Harnwegsinfekte), Nieren- und Lebererkrankungen, pulmonale Erkrankungen, Herzinsuffizienz, Störungen der Schilddrüsen- und Nebennierenfunktion, Hyperthermie, Hypothermie
Mangelernährung	Thiamin-, Vitamin-B_{12}-Mangel
Sonstige Faktoren	Demenzen, leichte kognitive Störungen, Depression, Angst, Alter, sensorische Beeinträchtigungen, Reizdeprivation, Umgebungswechsel

im Kindesalter häufig fiebrige Erkrankungen für einen VZ verantwortlich sind, kommt im mittleren Lebensalter Substanzintoxikationen und -entzügen ein hoher Stellenwert zu. Im höheren Lebensalter spielen neben demenziellen und depressiven Störungen v. a. Herz-Kreislauf-Erkrankungen, Lungenerkrankungen, Infektionen, Stoffwechselstörungen, Störungen des Elektrolythaushalts und neben dieser Multimorbidität auch die Polypharmazie eine wichtige Rolle.

Zahlreiche Medikamentengruppen können an der Auslösung eines VZ beteiligt sein (Tab. 11.5). Eine besondere Gefährdung geht dabei von **Medikamenten mit anticholinergen Wirkkomponenten** aus, die aufgrund der mit dem Alter abnehmenden cholinergen Neurotransmission v. a. ältere Menschen anfälliger machen. Zu diesen Präparaten, die auch in therapeutischer

Tab. 11.5 Deliriogene Medikamente

Analgetika	Opiate, Salizylate, Indomethacin
Anticholinergika	Trizyklische Antidepressiva, Antihistaminika, Atropin, Diphenhydramin, Phenothiazine, Clozapin, Scopolamin, Spasmolytika
Antibiotika	Gyrasehemmer, Chloroquin, Aciclovir, Amphotericin B, Cephalexin, Cyclosporin, Penicilline
Antikonvulsiva	Phenobarbital, Phenytoin, Primidon, Valproat, Lamotrigin, Topiramat
Antiphlogistika	ACTH, Kortikoide, Ibuprofen, Indometacin, Phenylbutazon
Benzodiazepine	
Kardiaka	ACE-Hemmer, Clonidin, β-Blocker, Digitalis, Lidocain, Methyldopa, Guanidin, Procainamid, Thiazide
Parkinsonmittel	Amantadin, Levodopa, Biperiden, Dopaminagonisten
Sympathomimetika	Amphetamine, Phenylephedrin
Tuberkulostatika	Isoniazid, Rifampicin
Zytostatika	5-Fluoruracil
Sonstige	Lithium, Metronidazol, Propylthiouracil, Steroide, Theophyllin, Virustatika

ACTH adrenokortikotropes Hormon.

Dosierung zur Entstehung eines Delirs beitragen können, zählen nicht nur Substanzen mit bekannt starker anticholinerger Wirkung wie etwa trizyklische Antidepressiva (auch das mittlerweile als schlafunterstützendes Mittel beliebte Trimipramin!), vielmehr weisen nahezu alle Moleküle, die in der modernen Medizin verordnet werden, eine anticholinerge Wirkung auf. Dies ist auf die mangelnde Spezifität auf der Rezeptorseite zurückzuführen und nicht notwendigerweise der Industrie anzulasten.

Die Identifikation der einem VZ zugrunde liegenden Ursachen setzt angesichts der großen Zahl potenzieller Auslöser **eine überaus sorgfältige und**

dringliche medizinische Untersuchung voraus (◘ Abb. 11.2). Wegweisend sind Krankheits- und Medikamentenanamnese, Laborstatus, EKG, Röntgenthorax und hämatologische, kardiologische oder toxikologische Zusatzuntersuchungen, sofern sich entsprechende klinische Verdachtsmomente ergeben.

11.7 Pathogenese

Psychologischer Stress, Störungen der cholinergen Neurotransmission, Entzündungsmechanismen u. v. a. können zur Entstehung eines VZ beitragen.

Für die Bedeutung des Acetylcholinmangels in der Pathogenese der VZ gibt es eine Reihe relevanter Anhaltspunkte (Campbell et al. 2009). Anticholinerg wirksame Medikamente können einen VZ hervorrufen und sind in klinischen Studien gehäuft mit VZ assoziiert. Durch die Behandlung mit Cholinesterasehemmern wie Physostigmin lassen sich rasche Besserungen eines mit Anticholinergika im Zusammenhang stehenden VZ herbeiführen. Ein beeinträchtigter zerebraler Metabolismus – etwa aufgrund einer Hypoxie – führt zu einer verminderten Acetylcholinsynthese und kann damit akute kognitive Defizite verursachen. Der akute Nutzen von Cholinesterasehemmern für die Prävention und Behandlung von VZ konnte jedoch in größeren Studien noch nicht überzeugend nachgewiesen werden (z. B. Van Eijk et al. 2010). Die sehr vorsichtige Verabreichung des Cholinesterasehemmers Physostigmin (0,5–1,0 mg i.v.) kann zu einem kurzfristigen Aufklaren führen (kurze Halbwertszeit) und darf nur bei intensiver Überwachung und großer Erfahrung durchgeführt werden.

Dopaminüberschuss bzw. eine Dysbalance zwischen cholinergem und dopaminergem System stehen ebenfalls mit VZ in Verbindung. Dopaminagonisten zur Parkinson-Behandlung können einen VZ auslösen, während sich Dopaminantagonisten wie z. B. Haloperidol als wirksam in der Behandlung von Symptomen eines VZ erwiesen haben.

Die pathophysiologischen Konsequenzen von akuten und chronischen Stressreaktionen scheinen VZ herbeiführen und die Dauer der Symptomatik beeinflussen zu können. Stress aktiviert Vegetativum und HPA-Achse und führt zu erhöhten Zytokinspiegeln und Hyperkortisolismus (Pearson et al. 2010). Bei Patienten mit postoperativem VZ konnten in mehreren Studien erhöhte Kortisolspiegel nachgewiesen werden.

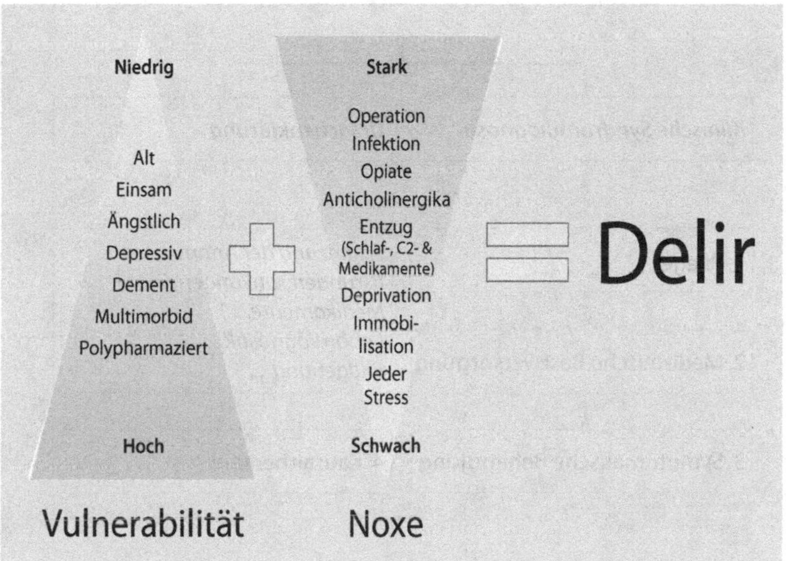

eines Verwirrtheitszustands führen; umgekehrt können auch resiliente Personen bei ausreichend hoher Belastung einen Verwirrtheitszustand entwickeln. (Mod. nach Fischer u. Assem-Hilger 2003)

Viele Hinweise sprechen für die Beteiligung zerebraler Entzündungsreaktionen an der Entstehung von VZ. Infektionen oder chirurgische Eingriffe können Prozesse anstoßen, die über die erhöhte Freisetzung von Zytokinen zu einer neuroinflammatorischen Reaktion und Störung der Neurotransmission führen oder direkt neurotoxisch wirken.

11.8 Therapie

Die Früherkennung eines VZ verhindert lebensbedrohliche Komplikationen. Ein VZ sollte **stets stationär**, bei besonders ausgeprägtem Befund sogar intensivmedizinisch behandelt werden.

Für VZ gibt es nicht eine Standardbehandlung, die allen Situationen gerecht würde (NICE 2010; Sendelbach u. Guthrie 2009). Grundsätzlich sind folgende Schritte notwendig (◘ Abb. 11.3).

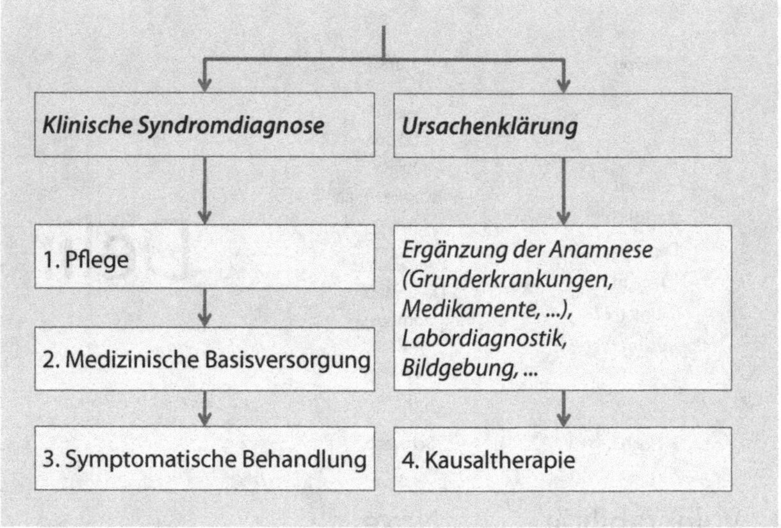

Abb. 11.3 Diagnostisches und therapeutisches Prozedere bei Vorliegen eines Verwirrtheitszustands. Unmittelbar nach der Syndromdiagnose muss parallel zu Pflege, medizinischer Basisversorgung und Symptombehandlung dringlich und konsequent die Ursachenforschung vorangetrieben werden – auch dann, wenn die allgemeinen Maßnahmen rasch zu einer Beruhigung des klinischen Problems führen

11.8.1 Pflege

Patient und Umfeld müssen gesichert werden. Die Situation ist häufig bereits durch eine geeignete Kontaktaufnahme zu beruhigen. De-eskalierendes Verhalten bei akuter Anspannung wird durch Sicherheit und Übung eines ruhig und geschlossen auftretenden Teams erleichtert. Diese Problemsituationen müssen regelmäßig geübt und besprochen werden (Krisenmomente sind keine geeignete Gelegenheit für berufspolitische Grundsatzdiskussionen!).

Wohldosierter Kontakt zum Patienten kann helfen, die Entstehung von VZ zu verhindern und sie rascher zur Rückbildung zu bringen. Freundliche und klare Kommunikation entspannen die Situation. Geeignete Angehörigenkontakte und Rooming-in können nützlich sein. Wichtig sind eindeutige Orientierungshilfen und gute Beleuchtung mit geeigneter tageszeitlicher Anpassung. Hilfreich ist eine Lagerung mit leicht erhöhtem Oberkörper. Einfache schlafhygienische Maßnahmen sind häufig notwendig und durchführbar. Bei älteren Menschen darf auf eine notwendige Prothetik nicht verzichtet werden (Brille, Hörgerät, Zahnersatz, Gehilfen etc.). Immobilisierung ist ein Risikofaktor für die Entwicklung von VZ; Mobilisierung ist ein wichtiger erster Schritt zur Rehabilitation.

Grundsätzlich sind die Prinzipien der Versorgung von Schwerkranken zu beachten. Dies schließt die Überwachung einer ausreichenden Nahrungs- und Flüssigkeitszufuhr, Thromboseprophylaxe, Lagerung und Mobilisation sowie eine regelmäßige Prüfung der Vitalparameter ein. Eine Sitzwache kann erforderlich sein. Nur bei höchst aggressiven, selbst- oder fremdgefährdenden Patienten sollte man als letzte Maßnahme unter geeigneter Überwachung eine Fixierung durchführen.

11.8.2 Medizinische Basisversorgung

Viele ältere Patienten mit VZ sind unzureichend hydriert. Geeignete Flüssigkeits-, Sauerstoff- und Substratzufuhr verbessern die Hirnleistung, ebenso die Behandlung von Schmerzen, Obstipation und Harnstau.

Besonders wichtig ist die Überprüfung der Medikation hinsichtlich Dosierung, Zahl, Interaktionen und Nebenwirkungen der Substanzen, Regelmäßigkeit und Zuverlässigkeit der Einnahme. Sind alle Substanzen notwendig? Erfolgte die Einnahme konstant? Muss Art und Dosierung der Medikamente angepasst werden?

11.8.3 Symptomatische Medikamentenbehandlung

Vielfach müssen bestimmte belastende Symptome bereits vor eindeutiger Aufklärung der Ursachen symptomatisch behandelt werden. Ziele dabei sind die Entlastung und der Schutz von Patienten und Pflegepersonen. Eine symptomatische Behandlung darf aber niemals dazu führen, dass die Symptome kaschiert und die Ursache verschleiert werden, sodass den wegen nachlassender Dringlichkeit eine Ursachenklärung unterbleibt.

- **Benzodiazepine:** Bei hoher Anspannung, Agitation und Aggressivität auch des älteren verwirrten Menschen kann die kurzfristige Gabe der niedrigst notwendigen Dosis von Benzodiazepinen hilfreich sein, v. a.

dann, wenn der Patient bereits eine Benzodiazepinabhängigkeit aufweist. Dies ist bei vielen älteren Leuten der Fall. Auf eine paradoxe Reaktion muss das Team vorbereitet sein.

- **Antipsychotika:** Bei Erregung, Verkennungen, Halluzinationen und Wahnideen bei akuten VZ ist der Einsatz von Neuroleptika häufig sinnvoll und – in niedriger Dosierung – gelegentlich auch über längere Zeiträume bei älteren Patienten zu rechtfertigen, falls der Patient bei Absetzversuchen erneut verwirrt wird und sich keine eindeutige behandelbare Ursache findet. Geeignet sind z. B. Haloperidol (Anfangsdosis 0,5 mg bis max. 5,0 mg; täglich max.15 mg), Risperidon (0,5–1,0 mg), Quetiapin (12,5–50 mg). Die systematischen Untersuchungen zur Eignung der neueren Atypika für die Behandlung von VZ sind spärlich (z. B. Larsen et al. 2010, Tahir et al. 2010).

Wissenschaftlich ernst zu nehmende Untersuchungen über ältere Neuroleptika in der Behandlung älterer Patienten mit VZ gibt es nicht. Nur die langjährige klinische Erfahrung zeigt, dass Neuroleptika meistens helfen, um »psychotische« Symptome rasch zu beseitigen und die Patienten zu beruhigen. Dennoch ist von der unkritischen Verwendung konventioneller Antipsychotika abzuraten. Über Jahrzehnte ist uns klinischen Beobachtern entgangen, dass Neuroleptika bei einer längerfristigen Behandlung älterer multimorbider Patienten mit kognitiven Problemen die Sterblichkeit steigern! Vorsicht ist also angebracht. Im Widerspruch zur geriatrischen Devise »*start low and go slow*« muss aufgrund der Situation, und um die Gefährdung des Patienten durch seinen VZ zu senken, oft ohne Zögern mit einer Symptombehandlung begonnen werden. Allerdings muss dann binnen weniger Tage ein rascher Absetzversuch oder zumindest ein Versuch der Dosisreduktion unternommen werden, um die weitere Indikation zu überprüfen (»*cut low and let go*«).

11.8.4 Kausaltherapie

Da sowohl psychischer Stress als auch jede medizinische Belastung von der Grunderkrankung bis zur Intervention einen VZ verursachen oder zumindest auslösen können, würde eine akkurate Differenzialtherapie aller möglicher VZ Lehrbücher aus allen Bereichen der Medizin umfassen. Bei älteren Patienten mit VZ spielen z. B. die folgenden Faktoren eine besondere Rolle:

- **Fieber:** Hier kann eine Fiebersenkung mit Wadenwickeln und Antiphlogistika bereits vor der Entdeckung des betroffenen Organs, des verantwortlichen Keimes einschließlich seiner Resistenz und einer Antibiotikabehandlung, zu einem Aufklaren führen.
- **Thiaminmangel:** Beim bloßen Verdacht auf eine Mangelernährung und Alkoholismus mit drohendem Wernicke-Korsakow-Syndrom soll die Gabe von Vitamin B in hoher Dosis veranlasst werden (amnestisches Syndrom, ► Kap. 10). Schwere Alkoholentzugsdelire, deren Behandlung möglichst in einer intensivmedizinischen Einrichtung erfolgen sollte, sprechen gut auf Clomethiazol an. Allerdings besteht hier die Gefahr einer Atemdepression, und dies macht eine engmaschige Überwachung notwendig. Die Indikation zur Clomethiazol-Behandlung muss äußerst streng gestellt werden.
- **Dopaminagonisten und Anticholinergika:** Bei Patienten mit Morbus Parkinson lassen sich durch neue Substanzen hinsichtlich der Motorik wesentlich bessere Behandlungsergebnisse erreichen als in früheren Jahren. Jedoch entwickeln ältere Patienten bei einer tonischen dopaminergen Stimulation durch Dopaminagonisten bei nachlassendem cholinergem Gegengewicht »psychotische« Störungen«, die sich auch als VZ mit visuellen Halluzinationen und Wahnideen äußern können. Anticholinergika sind in diesem Krankheitsstadium absolut kontraindiziert. Anticholinergika und Dopaminagonisten müssen durch die niedrigst notwendige Menge von L-DOPA ersetzt werden. Eine Behandlung mit Cholinesterasehemmern oder Memantin ist zu erwägen.
- U. v. a.

Literatur

Ansaloni L, Catena F, Chattat R et al (2010) Risk factors and incidence of postoperative delirium in elderly patients after elective and emergency surgery. Br J Surg 97: 273–280

Bickel H, Gradinger R, Kochs E, Förstl H (2008) High risk of cognitive and functional decline after postoperative delirium. Dement Geriatr Cogn Disord 26: 26–31

Campbell N, Boustani M, Limbil T et al (2009) The cognitive impact of anticholinergics: a clinical review. Clin Interv Aging 4: 225–233

Cerejeira J, Firmino H, Vaz-Serra A, Mukaetova-Ladinska EB (2010) The neuroinflammatory hypothesis of delirium. Acta Neuropathol 119(6): 737–754

Dasgupta M, Hillier LM (2010) Factors associated with prolonged delirium: a systematic review. Int Psychogeriatr 22(3): 373–394

Fischer P, Assem-Hilger E (2003) Delir/Verwirrtheitszustand. In: Förstl H (Hrsg) Lehrbuch der Gerontopsychiatrie und -psychotherapie, 2. Aufl. Stuttgart, Thieme, S 394–408

Fong TG, Tulebaev SR, Inouye SK (2009) Delirium in elderly adults: diagnosis, prevention and treatment. Nat Rev Neurol 5: 210–220

Givens JL, Jones RN, Inouye SK (2009) The overlap syndrome of depression and delirium in older hospitalized patients. J Am Geriatr Soc 57: 1347–1353

Inouye SK (2006) Delirium in older persons. N Engl J Med 354: 1157–1165

Larsen KA, Kelly SE, Stern TA et al (2010) Administration of olanzapine to prevent postoperative delirium in elderly joint-replacement patients: a randomized controlled trial. Psychosomatics 51: 409–418

NICE (2010) Delirium - diagnosis, prevention and management. Clinical Guideline 103. National Institute for Health and Clinical Excellence, London

Pearson A, de Vries A, Middleton SD et al (2010) Cerebrospinal fluid cortisol levels are higher in patients with delirium versus controls. BMC Res Notes 3: 33

Sendelbach S, Guthrie PF (2009) Acute confusion/delirium. National Guideline Clearinghouse, Guideline NGC-7208

Siddiqi N, House AO, Holmes JD (2006) Occurrence and outcome of delirium in medical inpatients: a systematic literature review. Age Ageing 35: 350–364

Tahir TA, Eeles E, Karapareddy V et al (2010) A randomized controlled trial of quetiapine versus placebo in the treatment of delirium. J Psychosomat Res 69: 485–490

Van den Boogaard M, Peters SAE, van der Hoeven JG et al (2010) The impact of delirium on the prediction of in-hospital mortality in intensive care patients. Critl Care 14: R146

Van Eijk MMJ, Roes KCB, Honing MLH et al (2010) Effect of rivastigmine as an adjunct to usual care with haloperidol on duration of delirium and mortality in critically ill patients: a multicentre, double-blind, placebo-controlled randomised trial. Lancet 376(9755): 1829–1837

Medikamenten-, Drogen- und Alkoholabhängigkeit

Rupert Müller und Thomas Zilker

Zum Thema

In der Diagnostik demenzieller Erkrankungen spielt die Medikamenten- und Drogenabhängigkeit eine wichtige Rolle. Bei bis zu 20% aller Patienten mit kognitiven Defiziten und demenziellen Syndromen (reversible und nichtreversible Demenzen) liegt ein Substanzmissbrauch oder eine Medikamentennebenwirkung zugrunde. Ein durch Medikamente oder Alkohol induziertes Delir ist oftmals das erste Anzeichen einer beginnenden Demenz. Alkohol ist häufig an der Entstehung einer Demenz beteiligt. Vermutlich allein verantwortlich sind Drogen- und Medikamentennebenwirkungen jedoch nur bei etwa 1–2%, Alkohol bei 4–8% aller Demenzen. Die Medikamenten-, Drogen- und Alkoholanamnese gehört zur Basisdiagnostik der demenziellen Syndrome. Die Diagnose erfolgt nach ICD-10 F1 »Psychische- und Verhaltensstörungen durch psychotrope Substanzen«: F1x.73 Demenz (die die allgemeinen Kriterien für Demenz F00–F09 erfüllt).

12.1 Epidemiologie

Als klassisches Beispiel für den geistigen Niedergang durch Substanzmissbrauch galt der bis Ende des 20. Jahrhunderts weit verbreitete, u. a. durch Edgar Degas und Vincent van Gogh künstlerisch dargestellte Genuss von Absinth. Erstmals wurde 1797 von Henri-Louis Pernod das hochalkoholische Getränk aus Wermut (*Artemisia absinthium*) erzeugt. Dessen Wirksubstanz Thujon wurde für den »Absinthismus« – Abbauerscheinungen des Zentralnervensystems mit Sensibilitätsstörungen, intellektuellem Niedergang, Delirium, Paralyse und Tod – verantwortlich gemacht. Absinth wurde daraufhin in allen europäischen Ländern verboten. Seit einigen Jahren ist der Konsum von Absinth mit reduzierten Thujongehalt in der EU wieder legal. Die beschriebenen Symptome werden nun als gewöhnliche Folgen des Alkoholismus aufgefasst (Padosch et al. 2006) .

Heute ist die Medikamenten-, Drogen- und Alkoholabhängigkeit in der Diagnostik demenzieller Syndrome ein wichtiger Faktor (◘ Abb. 12.1). Die Zahl der Medikamentenabhängigen liegt in Deutschland bei etwa 1,4–1,9 Mio. (Die Drogenbeauftragte der Bundesregierung 2009, Drogen- und Suchtbericht, S. 49). Schätzungen gehen davon aus, dass 7% aller Patienten in Arztpraxen Medikamente mit Abhängigkeitspotenzial erhalten, davon sind 75% Benzodiazepine.

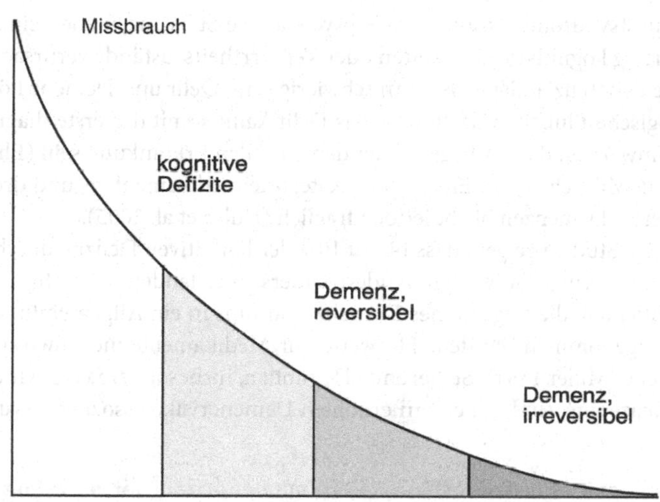

Abb. 12.1 Medikamentenmissbrauch ist sehr häufig. Leichte kognitive Defizite werden in vielen Fällen beobachtet. Das Vollbild einer Demenz ist dagegen selten

Der Drogenkonsum nimmt in den meisten EU-Ländern zu. Dabei ist Cannabis die häufigste illegale Droge. Von 600.000 Cannabiskonsumenten in Deutschland betreiben etwa 380.000 Personen einen Missbrauch, 220.000 sind abhängig (Die Drogenbeauftragte der Bundesregierung 2009). Es ist davon auszugehen, dass 200.000 Menschen Opiate, Kokain und Amphetamine riskant konsumieren, d. h. injizieren (Drogen und Suchtbericht 2009). Erfahrungen mit Kokain haben etwa 3% der Erwachsenen. Erste Drogenkontakte haben Jugendliche häufig mit Ecstasy und anderen synthetischen Substanzen. Drogen werden überwiegend von 14- bis 30-Jährigen konsumiert. Insgesamt haben etwa 10–15% der 15- bis 20-Jährigen Drogenerfahrungen. 9,5 Mio. Menschen konsumieren in Deutschland Alkohol in gesundheitlich riskanter Form. Etwa 1,3 Mio. gelten als alkoholabhängig. In psychiatrischen Bezirks- und Landeskrankenhäusern stellen Alkoholkranke die größte Patientengruppe.

In vielen Fällen vermischen und potenzieren sich Medikamenten-, Drogen- und Alkoholabhängigkeit.

Gerade bei älteren Menschen ist Alkohol- und Medikamentenabhängigkeit häufig und wird meist diagnostisch nicht erfasst. Neben Depressionen und Angstsyndromen können viele psychoaktive Substanzen auch eine Verminderung kognitiver Fähigkeiten oder Verwirrtheitszustände verursachen.

Die Differenzialdiagnose kann schwierig sein. Delir und Demenz können nosologische Einheiten darstellen, das Delir kann somit der erste diagnostische Hinweis auf das Vorliegen einer demenziellen Erkrankung sein (Ehrensperger u. Monsch 2010). Eine eigene Kategorie medikamenten- und drogeninduzierter Demenzen bleibt jedoch fraglich (Hulse et al. 2005).

Einige Studien zeigen, dass bis zu 10% der kognitiven Defizite durch Medikamente verursacht werden. Andere Untersucher fanden bei mehr als 20% aller Patienten, die wegen eines Demenzsyndroms in ein Allgemeinkrankenhaus aufgenommen wurden, Hinweise auf Medikamentennebenwirkungen (Caracci u. Miller 1991). Sedierende Hypnotika, insbesondere lang wirksame Benzodiazepine, sind mit einem erhöhten Demenzrisiko assoziiert (Wu et al. 2009).

Die kognitive Leistungsfähigkeit ist mit der Anzahl der verordneten Medikamente korreliert. Bei Patienten mit einer bereits bestehenden Demenz führen Medikamentennebenwirkungen häufig zu einer symptomatischen Verschlechterung.

Die Informationen über kognitive Effekte von Langzeitdrogenkonsum bleiben vage. Neben der häufig ungeklärten Frage nach den kognitiven Fähigkeiten vor dem Drogenkonsum gelingt es selten, die Patienten nach langer Abstinenz erneut zu testen. Welche Droge eine Demenz verursachen kann, ist unbefriedigend beantwortet. Im Unterschied zur Medikamenten- und Alkoholabhängigkeit betrifft die Drogenabhängigkeit immer noch vornehmlich jüngere Patienten, deren Vulnerabilität bezüglich demenzieller Prozesse ungleich geringer ist. Der Lebenszeitkonsum ist im Gegensatz zu Alkohol und Medikamenten häufig wesentlich kürzer. Die kognitiven Defizite durch einige Drogen, die z. T. auch bleibender Natur sind, machen eine demenzielle Potenz jedoch durchaus wahrscheinlich. Zudem gibt es eine Reihe drogenassoziierter Störungen, die zur Demenz führen können.

Der Faktor, der am meisten mit einer Verminderung des Intelligenzquotienten im Alter verknüpft ist, ist der Alkoholkonsum von mehr als 60 g/Tag. Bei Vorliegen der entsprechenden kognitiven Störungen wird die Diagnose einer alkoholinduzierten Demenz vergeben (Scheurich u. Brokate 2009, S. 67). Ein protektiver Effekt von Alkohol in geringster Dosierung bleibt fraglich, die Diskussion ist kontraproduktiv.

Durch Medikamenten- oder Drogenmissbrauch werden Schätzungen zufolge 1–2% der Demenzen induziert. Die Anzahl der durch Alkohol verursachten Demenzen wird von einigen Autoren mit etwa 5% angegeben (Zerfass et al. 1997).

12.2 Diagnostisches Vorgehen

Der Wachsamkeit des Untersuchers sollten drogen-, medikamenten- und alkoholbedingte Syndrome nicht entgehen. Wesentlicher Bestandteil der Diagnose ist die Medikamenten-, Drogen-, und Alkoholanamnese. Dabei kommt der Fremdanamnese eine besondere Bedeutung zu. Der Verlauf eines demenziellen Geschehens kann Rückschlüsse auf die Genese erlauben (z. B. akute Intoxikation oder chronisch-neurotoxischer Prozess).

Bei der körperlichen Untersuchung sollte u. a. auf vegetative Symptome (wie Zittern, Schwitzen oder Unruhe), Pupillengröße, Einstichstellen und Abszesse geachtet werden.

Diagnostisch sinnvoll sind einige apparative Untersuchungen. So können CT und MRT zerebrale Atrophien und krankheitsspezifische Veränderungen zeigen (Marchiafava-Bignami-Syndrom, Wernicke-Korsakow-Syndrom, subdurale Hämatome). SPECT und PET sind meist im wissenschaftlichen Kontext erforderlich, können jedoch in einigen Fällen differenzialdiagnostisch hilfreich sein (z. B. Alkoholdemenz). Im EEG können organische Veränderungen zu δ-Wellen, Benzodiazepine zu β-Wellen führen.

Laboruntersuchungen decken Vitaminmangelzustände (Vitamin B_1, B_2, B_{12}, Folsäure), Blutbildveränderungen (z. B. mittleres korpuskuläres Erythrozytenvolumen MCV), Leberschäden (CDT, Ethylglukuronid, γGt, GOT/GPT), Infektionen (HIV, *Treponema-pallidum*-Hämagglutinations-Assay TPHA, Hepatitisserologie) auf. Zusätzlich bietet sich eine toxikologische Screening-Untersuchung im Urin an.

> **Die Drogen-, Alkohol- und Medikamentenanamnese gehört zum Basisprogramm der Demenzdiagnostik. Der Untersucher sollte störungsspezifische Elemente erfassen. Kognitive Defizite durch Substanzabhängigkeit zeigen nach Abstinenz oftmals eine deutliche Besserung.**

12.3 Medikamente

Die Ätiologie kognitiver Defizite ist meist einer multifaktoriellen Genese zuzuschreiben. Die kausale Rolle der Medikation ist daher häufig schwer zu fassen. Am deutlichsten zeigt sich der Zusammenhang bei Verwirrtheitszuständen (VZ) durch Medikamentenwirkung oder Medikamentenentzug.

Sedativa, Hypnotika, Tranquilizer und Analgetika gehören zu den am meisten verordneten Arzneimitteln überhaupt. Nahezu 25% aller Patienten über 55 Jahre erhalten psychoaktive Substanzen mit dem Risiko einer potenziellen Abhängigkeit. In Pflegeheimen werden bis zu 50% der älteren Bewohner psychoaktive Medikamente, insbesondere Benzodiazepine, Sedativa, Hypnotika und Neuroleptika, verabreicht. Die erhöhte Sensitivität alter Menschen gegenüber den toxischen Medikamentennebenwirkungen akzentuiert die Problematik. Zu einer Erhöhung des Risikos führen eine Reihe von Faktoren. Dazu gehören eine Imbalance der Neurotransmittersysteme, z. B. ein cholinerges Defizit, altersbedingte Veränderungen in der Pharmakokinetik sowie die bereits genannte Multimorbidität und Polypharmakotherapie. Arzneimittel können kognitive Fähigkeiten indirekt über metabolische Effekte wie z. B. Hypoglykämie, durch Veränderung von immunologischen Faktoren im ZNS und durch Eigenschaften, die mit der synaptischen Transmission interferieren, verschlechtern. Viele Medikamente können bei anfälligen Patienten zu einer kognitiven Minderleistung führen. Bei über 70-jährigen Patienten in Notaufnahmen leiden über 10% an einem Verwirrtheitszustand und nahezu 20% an einer Demenz. Patienten mit Verwirrtheitszuständen weisen häufig in der Follow-up-Untersuchung eine Demenz auf. Wenn Intoxikationen zu einer Demenz führen, bestand meist eine zerebrale Vorschädigung.

Trotz des Wissens über die Problematik psychoaktiver Substanzen bei älteren Menschen (s. unten) betragen die verabreichten Tagesdosen an Sedativa und Hypnotika bei den über 70-Jährigen das 3- bis 6-Fache aller Altersgruppen, bei den über 90-Jährigen wachsen Dosierung und Verordnungshäufigkeit weiter an.

Präventive Strategien bei der Vergabe psychoaktiver Medikamente an Ältere

- Riskante Substanzen vermeiden
- Dosis anpassen und engmaschige Verlaufskontrollen durchführen
- Anzahl der Medikamente minimieren
- Kurz wirksame Präparate verwenden
- Arzneimittel, die die Blut-Hirn-Schranke übertreten, nicht verordnen
- Hepatische und renale Funktionen kontrollieren
- Kognitive Fähigkeiten vor der Behandlung prüfen (◘ Tab. 12.1)

12.3.1 Benzodiazepine

Benzodiazepine verstärken die Wirkung des inhibitorischen Transmitters γ-Aminobuttersäure (GABA) durch eine Erhöhung des transmembranären Chloridioneneinstroms an GABAA-Rezeptoren im limbischen System und in der Formatio reticularis. Wie Alkohol sind Benzodiazepine fettlöslich, sie erreichen hohe Konzentrationen im Gehirn und können neokortikale, zerebelläre und limbische Funktionen verändern. Die sedierende und anxiolytische Wirksamkeit macht Benzodiazepine zu häufig verordneten Medikamenten.

Personen, die hohe Dosen von Benzodiazepinen konsumieren, zeigen in kognitiven Tests schlechtere Ergebnisse. Die Gedächtnisleistung von älteren gesunden Probanden nach Einnahme von Diazepam gleicht der von Patienten mit primär degenerativen Demenzen. Bei chronischem Gebrauch kommt es zu einer ähnlichen kognitiven Verschlechterung wie bei Alkoholabhängigen. Einige Veränderungen können permanent oder nur sehr langsam und teilweise reversibel sein. Da Benzodiazepine den Lernvorgang, besonders im Umgang mit Stress, behindern, kann nach vielen Jahren des Missbrauchs ein Defizit besonders in der Stressbewältigung bleiben. Dies könnte als Ängstlichkeit persistieren oder zu depressiver Gestimmtheit führen.

Benzodiazepinmissbrauch führt zu deutlichen Zeichen einer intellektuellen Verschlechterung und kann über Jahre zu einer Hirnatrophie führen. Diese Symptome vermischen sich bei älteren Patienten häufig mit einer begin-

Tab. 12.1 Medikamente, welche die kognitive Leistung beeinträchtigen können

Substanz	Kognitive Defizite	Reversibles demenzielles Syndrom	Demenz
Benzodiazepine	++	++	+
Barbiturate	+	+	(+)
Valproat	+	+	(+)
Lithium	+	+	(+)
Bromide	+	+	
Diphenhydramin	+	+	
Anticholinergika	+	+	
Neuroleptika	+	+	

++ häufig, + bekannt, (+) eventuell

nenden Demenz. Der Langzeitkonsum von Benzodiazepinen ist neueren Untersuchungen zufolge mit einer höheren Demenzrate assoziiert (Wu et al. 2009).

12.3.2 Barbiturate

Bis zur Einführung der Benzodiazepine waren Barbiturate die am häufigsten verwendeten Schlafmittel und Sedativa. Barbiturate entfalten ihre Wirkung im ganzen ZNS. Neben der Unterdrückung polysynaptischer Reizantworten verstärken Barbiturate die GABAerge Inhibition.

Barbituratabhängigkeit ist aktuell eine sehr seltene Erscheinung. Entzüge gehen oft mit Delirien einher. Neuropsychologische Testungen zeigten leichte bis mittlere Verschlechterungen der kognitiven Fähigkeiten.

Die kognitiven Defizite, v. a. Gedächtnisstörungen, Störungen der Lernfähigkeit und der Koordination blieben z. T. über Monate bestehen oder stellen den Beginn einer Demenz dar (Pfab 1999).

12.3.3 Valproat

Das Antiepileptikum Valproat kann reversible, selten auch einmal irreversible Demenzen induzieren. Bei Epileptikern wurde ein langsamer kognitiver Abbau beobachtet. Als mögliche pathophysiologische Ursachen werden ein direkter toxischer Effekt am ZNS, ein paradoxer epileptogener Effekt oder ein indirekter toxischer Effekt durch eine valproatinduzierte Ammoniakerhöhung vermutet.

12.3.4 Lithium

Lithium ist eine Substanz mit geringer therapeutischer Breite. Sie wird u. a. in der Rezidivprophylaxe affektiver Störungen eingesetzt. Insbesondere chronische Intoxikationen können zu schweren irreversiblen neurotoxischen Schäden führen.

Kasuistiken über demenzielle Syndrome nach Gabe von Lithium in toxischen Dosierungen sowie Creutzfeldt-Jakob-ähnliche Syndrome in therapeutischen Dosierungen liegen vor.

12.3.5 Bromide

Bromhaltige Schlafmittel und Sedativa führen bei chronischer Einnahme u. U. zum Bromismus mit Störungen wie Manie, Halluzinationen, Depressionen, Apathie, Ataxie und zu reversiblen Demenzsyndromen. Chronische Bromintoxikationen kommen aktuell im klinischen Alltag nicht mehr vor.

12.3.6 Diphenhydramin

Diphenhydramin ist als frei verkäufliches Schlafmittel weit verbreitet. In hohen Dosierungen führt es aufgrund seiner anticholinergen Wirkung zu Verwirrtheitszuständen und schizophrenieartigen Psychosen. Die Einnahme von Diphenhydramin bei älteren Patienten bewirkt eine Verschlechterung der kognitiven Fähigkeiten.

12.3.7 Anticholinerg wirksame Medikamente

Anticholinerg wirksame Medikamente führen bei älteren Patienten zu einer signifikanten Verschlechterung der kognitiven Leistungsfähigkeit. Dies betrifft nicht allein Psychopharmaka, sondern insbesondere auch Medikamente zur Therapie von Morbus Parkinson und zahlreichen internistischen Krankheiten (Ancelin et al. 2006).

12.3.8 Neuroleptika

Auch Neuroleptika können kognitive Defizite und reversible demenzielle Syndrome induzieren, so bei geistig behinderten Patienten, die unter einer niedrig dosierten Neuroleptikatherapie (Thioridazin, Haloperidol, Pimozid) ein reversibles demenzielles Erscheinungsbild entwickelten. Nach Absetzen der Medikamente kam es zu einer vollständigen Erholung. Dies wurde v. a. auf die anticholinerge Wirksamkeit der Substanzen zurückgeführt (Ancelin et al. 2006).

12.4 Illegale Drogen

Drogenkonsum stellt ein wachsendes gesellschaftliches Problem dar. Die soziale und körperliche Verschlechterung der Drogenkonsumenten macht sie häufig zu Patienten. Ein schwerwiegendes methodisches Problem der Beurteilung von kognitiven Defiziten bei Drogenmissbrauch ist die Polytoxikomanie sehr vieler Abhängiger. Dabei wird neben dem Konsum einer Vielzahl harter und weicher Drogen oftmals exzessiv Alkohol getrunken. Es zeigte sich, dass vermutlich alle illegalen Drogen und insbesondere ein multipler Substanzmissbrauch mit neuropsychologischen Defiziten assoziiert sind. Bei polytoxikomanen Patienten wurden vermehrt EEG-Veränderungen gefunden. Für eine Demenz durch reinen Drogenkonsum ohne eine medizinische Komplikation gibt es wenige klinische Anhaltspunkte (◻ Abb. 12.2).

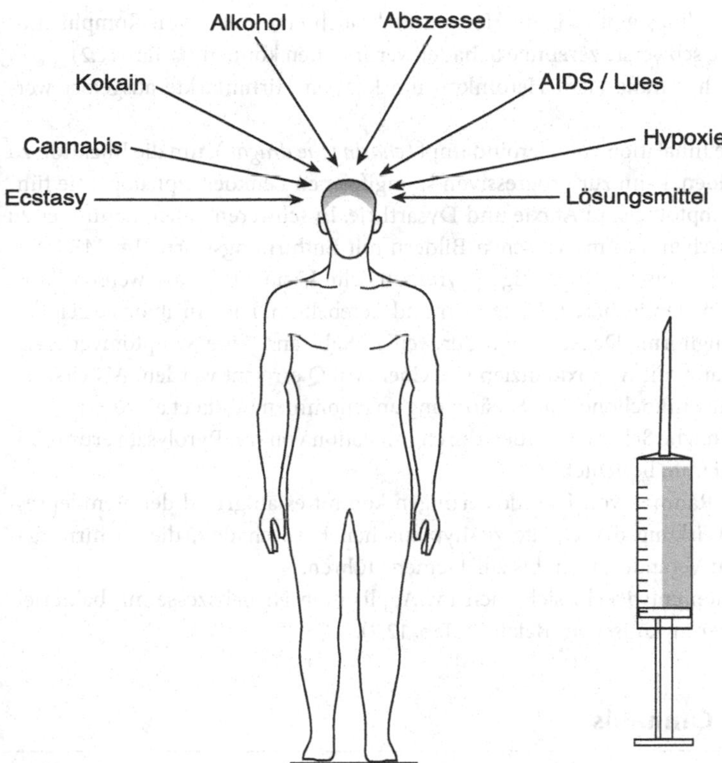

Abb. 12.2 Verschiedene Drogen oder drogenassoziierte Syndrome können zur Demenz führen

12.4.1 Heroin

Die Informationen über die Langzeitwirkungen der Opiate bleiben ungenügend. Die neurotoxischen Eigenschaften von Opiaten scheinen wenig ausgeprägt zu sein. Die Datenlage gibt keinen Hinweis darauf, dass Heroinmissbrauch alleine zu einem demenziellen Abbau führt. Auch die Substitution schwangerer abhängiger Patientinnen wird von vielen Ärzten als wenig problematisch angesehen.

Allerdings gibt es beim Heroinmissbrauch eine Reihe von Komplikationen, die schwerste zerebrale Schäden verursachen können (◘ Tab. 12.2).

Nach intranasalem Heroinkonsum können Hirninfarkte ausgelöst werden.

Die Inhalation von Heroindampf (*chasing the dragon*), um die Injektion zu vermeiden, kann zur progressiven spongiformen Leukoenzephalopathie führen. Symptome sind Ataxie und Dysarthrie. In schweren Fällen kommt es zu akinetischen und mutistischen Bildern mit Enthirnungsstarre. Im MRT finden sich typische ausgeprägte, symmetrische Läsionen in der weißen Substanz von Hemisphären, Mittelhirn und Zerebellum. Die Hirnbiopsie zeigt eine spongiforme Degeneration der weißen Substanz. Eine Symptomverbesserung kann mit Antioxidanzien wie Coenzym Q erreicht werden. Als Ursache wird eine mitochondriale Schädigung angenommen (Vella et al. 2003).

Ähnliche Schäden werden durch Inhalation von mit Pyrolysat verunreinigtem Heroin berichtet.

Im Rahmen von Überdosierungen kommt es aufgrund der atemdepressiven Wirkung der Opiate zu hypoxischen Hirnschäden, die zu hirnorganischen Veränderungen bis zur Demenz führen.

Selten entwickeln sich nach i.v.-Applikation Hirnabszesse mit bakteriellem oder mykotischem Befall (◘ Tab. 12.2).

12.4.2 Cannabis

Cannabis (Tetrahydrocannabinol, THC) ist eine weit verbreitete »weiche« Droge, deren Konsum von großen Teilen der Bevölkerung als harmlos betrachtet wird. Der eigentliche Wirkstoff ist das Δ-9-Tetrahydrocannabinol (Δ-9-THC). Es bewirkt Euphorie und Wahrnehmungsstörungen. Konzentrationsstörungen, Einschränkungen im Neugedächtnis und Gedächtnisstörungen bei Tests der Wortwiedererkennung können bleibende Folgen nach Cannabismissbrauch sein. Diese sind mit der Dauer des Konsums korreliert. Die akuten Einschränkungen der geistigen Leistungsfähigkeit können so gravierend sein, dass das Erscheinungsbild nach Genuss provokanterweise als Modell einer senilen Demenz bezeichnet wurde. Marihuana kann schwerwiegende psychische Störungen auslösen, so z. B. schizophrene Erkrankungen. Häufig beschrieben wird das »amotivationale Syndrom«. Diskutiert wird ein Δ-9-THC-induzierter Zelluntergang mit Schrumpfung der Neurone im Hip-

■ Tab. 12.2 Drogen und drogenassoziierte Syndrome

	Kognitive Defizite	Reversibles demenzielles Syndrom	Demenz
Substanzen			
Heroin	(+)	?	?
THC	++	+	?
Kokain	++	+	(+)
Ecstasy	++	+	(+)
Amphetamin	+		
PCP	+	?	?
Schnüffelsubstanzen	++	+	+
Drogenassoziierte Syndrome			
Hypoxische Hirnschäden	++	++	+
Syphilis	+	+	+
AIDS	++	++	++
Hirnabszesse	+	+	+

THC Tetrahydrocannabinol, *PCP* Phencyclidin

++ häufig, + bekannt, (+) eventuell

pokampus. Sowohl die Wirkung als auch die neuronale Schädigung erfolgt durch einen G-Protein-gekoppelten Cannaboid(CB)-Rezeptor. Cannabinoide haben die gleiche funktionale Endstrecke wie andere Drogen (Morphine, Alkohol, Nikotin), nämlich das mesolimbische Dopaminsystem (Ameri 1999).

Auch bei Cannabis kann es zu neurotoxischen Schäden durch Verunreinigungen der Droge, z. B. mit Formaldehyd oder Blei, das zur Erhöhung des Verkaufsgewichts beigebracht wird, kommen.

12.4.3 Schnüffeln

Als Schnüffeln bezeichnet man das Inhalieren einer heterogenen Gruppe von psychoaktiven Substanzen in Klebstoffen, Feuerzeugflüssigkeiten, Sprühdosen, Feuerlöschmitteln und Reinigungsflüssigkeiten. Dies sind u. a. aromatische und halogenierte Kohlenwasserstoffe (n-Hexan, Benzin, Benzol, Trichlorethylen, Methylenchlorid, Trichlorfluormethan), Ester (Ethylacetat und Acrylacetat), Ketone (Aceton, Methylethylketon, Methylbutylketon), inhalierbare Anästhetika (Chloroform und Äther). Die hohe Fettlöslichkeit dieser Substanzen führt zur leichten Passage der Blut-Hirn-Schranke. Die Inhalation geringer Mengen von Lösungsmitteln bewirkt eine euphorische Stimmung, aber auch Halluzinationen und Bewusstlosigkeit. Nicht selten kommt es zu Todesfällen meist aufgrund von Herzrhythmusstörungen durch endogenes Adrenalin.

Das Schnüffeln dieser Substanzen kann zu erheblichen zentralnervösen Schäden mit vielfältigen, ernsthaften neuropsychologischen Defiziten und Verschlechterung des Intelligenzquotienten führen.

Die akute toxische Enzephalopathie ist eine bekannte Komplikation des Benzinschnüffelns. Benzinschnüffler haben subtile neurologische und kognitive Defizite, die nach Absetzen der Droge besser werden können (Maruff et al. 1998). Ein besonderes Problem stellt dabei der Bleigehalt im Benzin, aber auch in anderen Lösungsmitteln dar, deren Folge eine Bleienzephalopathie sein kann.

Halogenierte Kohlenwasserstoffe führen zu Hirnödemen oder Hämorrhagien, n-Hexane zu peripheren Nervenschäden. Methanol kann Blindheit, Schädigung der Basalganglien und Hirnblutungen bewirken.

Folgen des Missbrauchs von Distickstoffmonoxid (N_2O, Lachgas, älterer Name: Stickoxydul) sind Gefühlsstörungen, Ataxie und Impotenz.

Inhalation von Toluol kann eine periphere Neuropathie, Optikusneuropathie, Ataxie, Muskelschwäche oder eine Enzephalopathie hervorrufen. Unter dem Begriff *spray heads* versteht man unspezifische gravierende Schäden nach Toluolinhalation. Im kranialen MRT zeigen sich Veränderungen wie ein Verlust der zerebralen und zerebellären Diskrimination von weißer und grauer Substanz, multifokale tiefe Läsionen der weißen Substanz, eine starke generalisierte Atrophie von Hemisphären, Zerebellum und Corpus callosum.

Trichlorethan kann ebenfalls diffuse ZNS-Schäden bewirken (Miller 1991).

Die Exposition gegenüber Klebstoffen sowie Lösungsmitteln stellt möglicherweise einen Risikofaktor für die Entstehung einer Alzheimer-Demenz dar.

12.4.4 Ecstasy

Das bei vielen Jugendlichen als Partydroge beliebte 3,4-Methylendioxy-N-Methamphetamin (MDMA oder Ecstasy) hemmt die Wiederaufnahme von Serotonin aus dem synaptischen Spalt und die Monoaminoxidase-Typ-A (MAO-A). Die Affinität zum Noradrenalin- und Dopaminwiederaufnahmemechanismus ist etwas geringer. Akute neuropsychiatrische Störungen können Status epilepticus, Hirninfarkte oder Hirnblutung sein, schizophrenieartige Psychosen können induziert werden.

Im Tierversuch wurde wiederholt die Neurotoxizität von MDMA nachgewiesen. Es ist verantwortlich für die Degeneration der 5-Hydroxytryptamin(5-HT)-Nervenendigungen im serotonergen System. Die geringere Dichte von 5-HT-Neuronen im Gehirn von ehemaligen Ecstasykonsumenten zeigte sich in PET-Studien (McCann et al. 1998).

Junge Patienten erbrachten nach dem Konsum von Ecstasy und auch in der Folge kognitiv schlechtere Leistungen als Nichtkonsumenten. Es fanden sich Unterschiede zwischen regelmäßigen und einmaligen Konsumenten. Auch in wiederholten Untersuchungen ließen sich kognitive Defizite nachweisen, die auf subtile, aber bleibende Störungen hinweisen (McCann et al. 1999). Ex-User von Ecstasy leiden unter einer Verschlechterung ihres visuellen und Wortgedächtnisses. Die Verschlechterung des Gedächtnisses ist mit der Menge des konsumierten Ecstasy korreliert und wird mit der hohen Vulnerabilität des Hippokampus gegenüber der Neurotoxitität von MDMA in Verbindung gebracht.

12.4.5 Kokain

Das kurz wirksame Psychostimulans kann zu schweren psychischen Störungen wie dem Kokainintoxikationsdelir oder kokaininduzierten Halluzinationen führen. Kokain blockiert die Wiederaufnahme von Dopamin, Serotonin und Noradrenalin im ZNS. Wie alle Suchtmittel erhöht es kurzfristig die

Dopaminkonzentration im mesolimbischen System. Kokain führt zu neurovaskulären Veränderungen und kognitiven Defiziten.

Bei chronischen Kokainkonsumenten kann ein kognitives Defizit nachgewiesen werden, das mit der konsumierten Kokainmenge korreliert. CT-volumetrische Gehirnmessungen geben Hinweise auf Volumenverluste bei regelmäßigem Kokainkonsum.

Abstinente ehemalige Kokainkonsumenten zeigen schlechtere Ergebnisse bei neuropsychologischen Untersuchungen als Kontrollen. Allerdings scheint der häufige zusätzliche Alkoholmissbrauch einen wesentlichen Einfluss auf die kognitive Leistungsfähigkeit zu haben.

Kokainmissbrauch ist ein signifikanter Risikofaktor für zerebrovaskuläre Komplikationen bei jungen Erwachsenen. Schlaganfälle, subarachnoidale und intrazerebrale Blutungen werden auf Kokainmissbrauch zurückgeführt. Bewegungsstörungen wie Tics und choreoathetotische Bewegungen werden verstärkt, können aber auch neu entstehen (*crack dancing*). Kinder kokainabhängiger Mütter sind kleiner und leichter irritierbar. Später zeigen diese Kinder neuropsychologische Defizite, was als Zeichen einer neurotoxischen Schädigung gewertet werden kann.

12.4.6 Amphetamine

Amphetamine (D-Amphetamin, Methamphetamin und andere Derivate) haben eine ähnliche, aber länger anhaltende Wirkung bei differentem Wirkmechanismus wie Kokain. Sie verursachen eine indirekte Freisetzung von Noradrenalin, Serotonin und Dopamin aus präsynaptischen Vesikeln. Amphetamininduzierte Psychosen mit Verfolgungswahn, die sich nur langsam zurückbilden, aber auch irreversibel sein können, werden beobachtet (Mc Guire 2000). Neurotoxische Effekte werden bei dopaminergen und serotonergen Neuronen gefunden. Kognitive Defizite lassen sich in neuropsychologischen Untersuchungen nachweisen. Dabei war die Schwere des Amphetaminmissbrauchs mit der Verschlechterung der kognitiven Fähigkeiten assoziiert, insbesondere von Gedächtnis, Aufmerksamkeit und Konzentrationsfähigkeit (McKetin u. Mattick 1997).

12.4.7 Phencyclidin

Phencyclidin (PCP) wurde als Anästhetikum entwickelt und wird seit den 1960er Jahren unter den Namen *peace pill* und *angel dust* konsumiert. Die Einnahme kann zu schweren psychotischen Störungen führen. Es kam zu gefährlichen Gewalttaten, an die sich die Täter nicht mehr erinnern konnten. Der Wirkmechanismus verläuft über den N-Methyl-D-Aspartat(NMDA)-Rezeptor und einen zweiten PCP-Rezeptor, dessen endogener Ligand nicht bekannt ist.

PCP-Konsumenten zeigen eine neuropsychologische Verschlechterung, die auch nach dem Konsum bestehen bleiben kann.

12.4.8 γ-Hydroxybuttersäure (GHB und Vorläufer)

γ-Hydroxybuttersäure ist ein endogenes neuronales Stoffwechselprodukt von GABA mit eigener GABAerger Wirkung. Es wird als Kurznarkotikum und als Sedativum vermarktet und unterliegt dem Betäubungsmittelrecht. Die Vorläufersubstanzen 1,4-Butandiol und γ-Butyrolakton (GBL) sind Grundchemikalien und dadurch leicht zu erwerben. Sie werden schnell in GHB metabolisiert. GHB wirkt sedierend, ein Koma tritt rasch auf und kann amnestische Lücken hinterlassen. Über die langfristigen kognitiven Folgen bei regelmäßigem Konsum der leicht abhängigkeitserzeugenden Substanz ist noch wenig bekannt (Müller u. Pfab 2008, S. 273).

12.4.9 Drogenassoziierte Syndrome

HIV-Infektionen

Drogenabhängigkeit und HIV-Infektionen sind sehr eng vergesellschaftet. Ein Drittel aller HIV-Patienten ist drogenabhängig. 40–70% aller HIV-Patienten entwickeln nach Manifestation von AIDS neurologisch-psychiatrische Auffälligkeiten. Die Trias von kognitiven, motorischen und Verhaltensstörungen wird oftmals als AIDS-Demenz-Komplex bezeichnet. Eine Demenz im Sinne von ICD-10 wurde nur bei 4% der Betroffenen beobachtet.

Der Drogenkonsum, z. B. von Kokain, scheint durch gefäßschädigende Effekte den Übertritt der HI-Viren in das Gehirn zu erleichtern und eine Gehirnbeteiligung mit kognitiven Defiziten zu begünstigen.

Syphilis

Nachdem alle Formen der Syphilis in den industrialisierten Ländern abgenommen haben, kommt es in der HIV-Risikogruppe, also auch bei den drogenabhängigen Patienten, wieder zu einem Anstieg und damit zu einer Zunahme eines zu einer Demenz führenden Faktors.

12.5 Alkohol

Alkohol ist lipophil und penetriert die Blut-Hirn-Schranke leicht. Er schädigt das Nervensystem in einer bemerkenswerten Vielfalt:

- direkt toxisch durch den im Körper präsenten Alkohol,
- durch nutritive Mängel,
- Alkohol erzeugt peripher neurologische Schäden,
- eine Kleinhirndegeneration und
- Leberschäden mit den resultierenden neuropsychiatrischen Problemen.

Die neurotoxische Wirkung von Alkohol führt bei chronischem Missbrauch zur Hirnatrophie, die bei Abstinenz z. T. rückbildungsfähig ist (◘ Abb. 12.3). Alkohol ist die häufigste Ursache einer Hirnatrophie bei Patienten unter 50 Jahren. Die Weite der Sulci und die Vergrößerung der Ventrikel sind die wesentlichen Faktoren, die bei einer Alkoholdemenz zu finden sind (teilweise reversibel). Alkoholiker weisen in vielen Bereichen kognitive Defizite auf. Die Sensitivität gegenüber Alkohol ist im Alter erhöht. Bis zu 50% der über 45-jährigen langjährigen Alkoholiker leiden an messbaren kognitiven Störungen. Diese werden bereits unter allgemeine klinische Symptome gerechnet. Auch wenn die intellektuellen Fähigkeiten sich nach Abstinenz wieder deutlich verbessern, können Defizite bleiben. Bei mangelnder Abstinenz kann der geistige Niedergang nach längerem, schwerem Alkoholkonsum in eine Alkoholdemenz münden.

Bei der Alkoholdemenz führt eine durch Alkohol induzierte NMDA-Rezeptorüberaktivität zum im PET sichtbaren Zellverlust im Hippokampus. Die Alkoholdemenz ist im Wesentlichen eine Ausschlussdiagnose und bleibt diag-

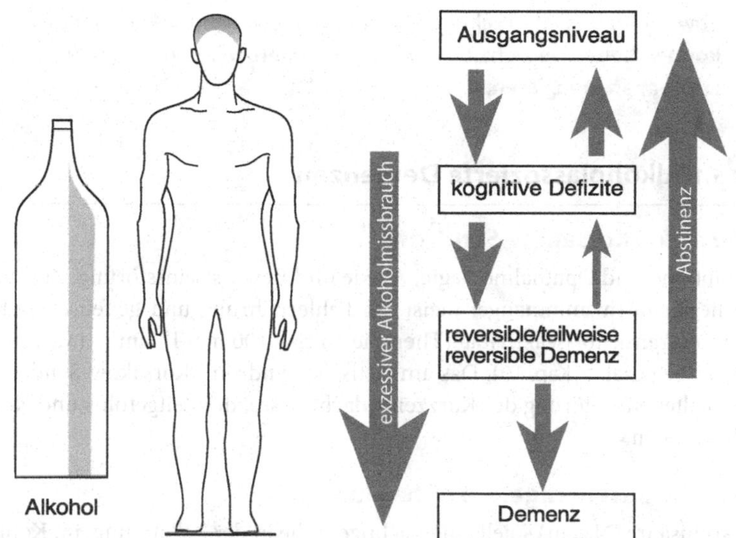

Abb. 12.3 Alkohol ist die Substanz, die am häufigsten zu einer Demenz führt. Dabei können kognitive Defizite und sogar beginnende demenzielle Syndrome durch Abstinenz remittieren

nostisch unscharf. Sie wird von der hepatischen Enzephalopathie, vom Wernicke-Korsakow-Syndrom und anderen alkoholbedingten Hirnschäden unterschieden. Symptome sind:

- intellektueller Abbau,
- kritikloses, urteilsarmes Denken,
- Persönlichkeitsveränderungen mit emotionaler und affektiver Abstumpfung,
- Affektlabilität, z. T. Euphorie (Soyka 2005).

Die Alkoholdemenz unterscheidet sich nicht spezifisch von anderen Demenzformen (Tretter 2008). Die Häufigkeit wird von manchen Autoren mit 4–8% angegeben (Zerfass et al. 1997). Patienten, bei denen klinisch eine Alkoholdemenz diagnostiziert wurde, zeigen post mortem gelegentlich zusätzlich eine Wernicke-Korsakow- oder Marchiafava-Bignami-Enzephalopathie, posttraumatische Veränderungen, anoxische Hirnschäden, einen kommunizierenden Hydrozephalus, vaskuläre und degenerative Hirnveränderungen.

Sowohl Alkohol als auch die alkoholassoziierten Krankheitsbilder können kognitive Defizite, reversible demenzielle Syndrome und Demenzen induzieren.

12.5.1 Alkoholassozierte Demenzen

Wernicke-Korsakow-Syndrom

Symptome sind Ophthalmoplegie, Ataxie und Bewusstseinsstörung. Zugrunde liegt ein Thiaminmangel meist bei Fehlernährung und genetisch reduzierter Transketolaseaktivität (Therapie initial 100 mg Thiamin i.v., später 40 mg/Tag oral, ► Kap. 10). Das amnestische Syndrom (Korsakow-Syndrom) beinhaltet eine Störung des Kurzzeitgedächtnisses, des Zeitgefühls und Konfabulationen.

Nikotinsäuremangelenzephalopathie

Nikotinsäure (Niacin) spielt eine wichtige Rolle in der Zellatmung, im Kohlehydratstoffwechsel und im Tryptophanstoffwechsel. Die Nikotinsäuremangelenzephalopathie ist eine seltene Komplikation des Alkoholismus. Leitsymptome sind Dermatitis, Diarrhö und Demenz. Die Therapie erfolgt durch die Gabe von Nikotinsäure (Nicobion, initial 600 mg/Tag, dann 300 mg/Tag; Soyka 2005).

Vitamin-B_{12}-Mangel

Der Vitamin-B_{12}-Mangel ist bei Alkoholikern durch die einseitige Ernährung relativ häufig. Meist führt dieser zu den bekannten hämatologischen und peripher-neurologischen Störungen. Sehr selten führt ein B_{12}-Mangel zu einer Demenz. Die Therapie erfolgt durch die Gabe von Vitamin B_{12} 1000 mg/Tag i.m. alle 2 Monate.

Folsäuremangel

Auch Folsäuremangel führt in Einzelfällen zur Demenz. Die Therapie besteht in der oralen Gabe von initial 15 mg/Tag und dann 1 mg Folsäure 1- bis 2-mal täglich als Erhaltungsdosis.

Marchiafava-Bignami-Syndrom

Das Marchiafava-Bignami-Syndrom findet sich meist post mortem diagnostiziert bei Rotweintrinkern. Es führt zunächst zu vermehrter Reizbarkeit, dann zu Verwirrtheit, neurologischen Zeichen (Pyramidenbahnzeichen, Primitivreflexen), letztendlich zu Demenz und Koma. Die Diagnose erfolgt mit CT und MRT. Die Prognose ist ungünstig. Neuropathologisch finden sich akute nekrotische Läsionen mit zystischen Nekrosen und Demyelinisierung im Corpus callosum. Die Ätiologie ist unklar. Ein Therapieversuch mit Thiamin wird empfohlen (Soyka 2005).

Zentrale pontine Myelinolyse

Die Entmarkungsvorgänge in zentralen Anteilen des Pons, die zur zentralen pontinen Myelinolyse führen, werden neuropathologisch in bis zu 1% der Patienten gefunden. Ursache ist nicht der Alkohol, sondern meist schwere Elektrolytentgleisungen. Die Klinik ist durch die Entmarkung im Brückenfuß bestimmt. Symptome sind eine Tetraparese, Sensibilitätsstörungen, Augenmuskellähmung, Dysarthrie und Bewusstseinsstörungen bis zum tiefen irreversiblen Koma.

Ischämische und hämorrhagische zerebrovaskuläre Prozesse

Exzessiver Alkoholkonsum ist ein Risikofaktor für ischämische und hämorrhagische zerebrovaskuläre Prozesse. Sowohl intrazerebrale als auch subarachnoidale Hämorrhagien ereignen sich häufiger. Es findet sich eine deutlich erhöhte Insultrate. Durch hepatische Schäden, Sympatikotonuserhöhung z. B. im Entzug, Sturz und Anfälle ergibt sich ein erhöhtes Blutungsrisiko. Möglicherweise besteht eine direkte toxische Gefäßendothelschädigung durch Alkohol.

Pachymeningiosis hämorrhagica interna

Rezidivierende chronische subdurale Hämatome, eine Pachymeningiosis hämorrhagica interna, repräsentieren eine häufige Komplikation nach langjährigem Alkoholabusus (Soyka 2005).

Chronische hepatische Enzephalopathie

Die chronische hepatische Enzephalopathie kann z. T. schleichend verlaufen, und die Patienten fallen zunächst durch demenzielle Syndrome auf. Die Störungen sind prinzipiell reversibel (Soyka 2005).

Literatur

Ancelin ML, Artero S, Portet F (2006) Non-degenerative mild cognitive impairment in elderly people and use of anticholinergic drugs: longitudinal cohort study. BMJ 332(7539): 455–459

Ameri A (1999) The effects of cannabinoids on the brain. Prog Neurobiol 58: 315–348

Caracci G, Miller S (1991) Alcohol and drug addiction in the elderly. In: Miller NS (ed) Comprehensive handbook of drug and alcohol addiction. Marcel Dekker, New York, pp 179–191

Die Drogenbeauftragte der Bundesregierung (2009) Drogen und Suchtbericht. Berlin

Ehrensperger MM, Monsch AU (2010) Delir und Demenz. Ther Umsch 67(2): 84–86

Hulse GK, Lautenschlager NT, Tait RJ, Almeida OP (2005) Dementia associated with alcohol and other drug use. Int Psychogeriatr 17(Suppl 1): s109–127

Maruff P, Burns CB, Tyler P et al (1998) Neurological and cognitive abnormalities associated with chronic petrol sniffing. Brain 121: 1903–1917

McCann DU, Szabo Z, Scheffel U et al (1998) Positron emission tomographic evidence of toxic effect of MDMA (»Ecstasy«) on brain serotonin neurons in human beings. Lancet 352: 1433–1437

McGuire P (2000) Long term psychotic and cognitive effect of MDMA use. Toxicol Lett 112: 153–158

McKetin R, Mattick RP (1997) Attention and memory in illicit amphetamine users. Drug Alcohol Depend 15: 235–242

Miller NS (1991) Comprehensive handbook of drug and alcohol addiction. Marcel Dekker, New York, p 374

Müller R, Pfab R (2008) Psychische Störungen und Verhaltensstörungen durch psychotrope Substanzen. In: Rentrop M, Müller R, Bäuml J (Hrsg) Klinikleitfaden Psychiatrie und Psychotherapie. 4. Aufl. Urban & Fischer/Elsevier, München

Padosch A, Lachenmeier D, Kröner L (2006) Absinthism: a fictitious 19th century syndrome without present impact. Subst Abuse Treat Prev Policy 1: 14

Pfab R (1999) Barbiturate III-3 In: Backmund M (Hrsg) Suchttherapie. Ecomed, Landsberg, S 1–8

Scheurich A, Brokate B (2009) Neuropsychologie der Alkoholabhängigkeit. Hogrefe, Göttingen

Soyka M (2005) Störungen durch Alkohol. In: Möller HJ, Laux G, Kapfhammer HP (Hrsg) Psychiatrie und Psychotherapie, 2. Aufl. Springer, Berlin Heidelberg New York Tokio, S 968–1004

Tretter F (2008) Suchtmedizin kompakt. Schattauer, Stuttgart

Wu CS, Wang SC, Chang IS, Lin KM (2009) The association between dementia and long-term use of benzodiazepine in the elderly: nested case-control study using claims data. Am J Psychiatry 17(7): 614–620

Vella S, Kreis R, Lovblad KO, Steinlin M (2003) Acute leukoencephalopathy after inhalation of a single dose of heroin. Neuropediatrics 34(2): 100–104

Zerfass R, Daniel S, Förstl H (1997) Demenzen und Delir. In: Förstl H (Hrsg) Lehrbuch der Gerontopsychiatrie. Enke, Stuttgart, S 253–262

Depression und Dissoziation: Ganser-Syndrom und andere

Reinhilde Zimmer und Hans Förstl

Zum Thema

Kognitive Defizite können durch unterschiedliche Interaktionen von affektiven und demenziellen Erkrankungen hervorgerufen bzw. verstärkt werden, nämlich durch depressionsinduzierte kognitive Störungen, ein zufälliges Zusammentreffen von Depression und Demenzerkrankung oder eine demenzinduzierte Depression mit einer konsekutiv weiteren Verschlechterung der kognitiven Leistung. Ferner können depressive Syndrome psychogen ausgelöst werden (Konversionssyndrome, z. B. Ganser Syndrom).

13.1 Depression und Demenz

13.1.1 Demenzsyndrom der Depression (»depressive Pseudodemenz«)

Ein erheblicher Anteil vor allem älterer depressiver Patienten zeigt kognitive Störungen im Bereich Aufmerksamkeit, Gedächtnis und visuell-räumliche Leistungen (Hammar u. Ardal 2009). Sie können teilweise persistieren und sich bei einer nächsten depressiven Episode verstärken (Airakinsen et al. 2004). Möglicherweise trägt eine erhöhte Kortisolsekretion mit einer Down-Regulation hippokampaler Kortikoidrezeptoren zu den kognitiven Störungen bei (Hinkelmann et al. 2009). Im Hippokampus finden sich auch bei (noch) nicht dementen Patienten mit einer Depression neurodegenerative Veränderungen (Ballmeier et al. 2008).

Bei einer ausgeprägten Depression lässt jedes Interesse nach, die Patienten können verlangsamt wirken bis zu einer Parkinson-ähnlichen motorischen Retardierung. Sie sind unaufmerksam und zerstreut, das Neugedächtnis verschlechtert sich. Risikofaktoren für die Manifestation kognitiver Defizite bei einer depressiven Erkrankung sind hohes Alter und niedriges Ausbildungsniveau (Palsson et al. 1999). Die kognitive Beeinträchtigung ist durchaus real – der Ausdruck »Pseudodemenz« erscheint daher nicht angebracht – jedoch weicht das Störungsmuster etwas vom Bild etwa einer typischen Alzheimer-Demenz (AD) ab:

- häufig sind depressive Symptome nachweisbar, oft auch affektive Erkrankungen in der Vorgeschichte,
- die Störungen treten meist akut auf,

- subjektive Beschwerden stehen im Vordergrund (»Ich weiß nicht, ich kann nicht …«),
- charakteristisch ist das schlechte Abschneiden bei neuropsychologischen Tests, während
- die Alltagsbewältigung intakt erscheint (Orientierung, Hygiene …).

Im Gegensatz zu vorrangig organisch bedingten Demenzsyndromen finden sich beim »Demenzsyndrom der Depression« (Salzmann u. Guitfreund 1986) typischerweise keine ausgeprägten morphologischen, neurophysiologischen oder biochemischen Veränderungen.

13.1.2 Depressionssyndrome der Demenzen

Koinzidenz von Depression und Demenz

Demenzen und affektive Erkrankungen zählen zu den häufigsten Störungen des höheren Lebensalters. Die Koinzidenz beider Erkrankungen ist also keine Seltenheit, zumal sich deren Symptome gegenseitig verstärken können. Eine Unterscheidung zwischen demenzinduzierter Depression und dem zufälligen Auftreten einer Depression bei demenzieller Erkrankung ist mit den derzeitigen diagnostischen Methoden nicht zuverlässig möglich.

13.1.3 Organisch bedingte affektive Störungen

Alzheimer-Demenz (AD)

Frühere depressive Episoden steigern das Risiko, in einem bestimmten Alter an einer Demenz zu erkranken um den Faktor 2 (Ownby et al. 2006), wobei jedes Rezidiv zu einer Risikosteigerung beitragen kann (Kessing u. Anderson 2004). Die Gehirne von Patienten, die früher unter einer Depression gelitten hatten und später eine Demenz entwickelten, wiesen im Hippokampus deutlich mehr Plaques und Neurofibrillen auf als andere demente Patienten, die nicht depressiv gewesen waren (Rapp et al. 2006). Demente Patienten mit komorbider Depression zeigen stärkere Defizite mit rascherem Verlauf und weiter fortgeschrittenen Alzheimer-Veränderungen (Rapp et al. 2008).

Die Häufigkeit affektiver Störungen bei der AD wird von den meisten Autoren mit etwa 20–40% angegeben, wobei schwere depressive Episoden weit seltener sind (Castilla-Puentes u. Habeych 2010). Am häufigsten und am deutlichsten ausgeprägt erscheinen die depressiven Symptome in den Frühstadien der AD. Angst, Misstrauen, verminderte Energie und depressive Verstimmung sind die vorrangig beobachteten Störungen.

Vaskuläre Demenzen (VD)

Bei den VD werden depressive Störungen nicht als ungewöhnliche, sondern typische Symptome angesehen (Castilla-Puentes u. Habeych 2010). Schwere depressive Störungen werden bei bis zu 25% der Patienten beschrieben und treten damit häufiger auf als bei der AD. Bei subkortikalen Formen der VD sind depressive Störungen besonders ausgeprägt. Zwischen der Ausprägung einer Depression und der kognitiven Beeinträchtigung besteht kein überzeugender Zusammenhang.

Vegetative und somatische Störungen sind typisch für das Symptommuster der VD: Dazu gehören Ein- und Durchschlafstörungen mit morgendlichem Früherwachen, psychomotorische Verlangsamung und zahlreiche andere somatische Störungen. Die Überlappung von Depressions- und Demenzsymptomen ist erheblich (Gewichtsverlust, Schlafstörungen, verminderte Energie, verminderte Konzentration, Antriebssteigerung bzw. Apathie).

> **Auf eine frühzeitige antidepressive Behandlung darf nicht verzichtet werden!**

Morbus Parkinson

Bereits in der Erstbeschreibung durch James Parkinson (1817) wurden depressive Störungen bei der Schüttellähmung erwähnt. Die Verstimmungen sind vorwiegend durch Pessimismus und Hoffnungslosigkeit, verminderte Motivation, verminderten Antrieb sowie vermehrte Sorge um die Gesundheit geprägt, während Selbstvorwürfe, Selbstentwertung und Schuldgefühle seltener waren. Hypomimie, psychomotorische Verlangsamung und Energieverlust aufgrund eines Morbus Parkinson können je nach Einstellung des Untersuchers zu einer übertrieben häufigen oder einer zu seltenen Depressionsdiagnose Anlass geben, da alle genannten Störungen auch im Rahmen des Morbus Parkinson auftreten können. Die Bradyphrenie – also die Verlängerung der normalen Informationsverarbeitungszeit – bei Morbus Parkinson ist nicht sicher von einer depressionsbedingten kognitiven Verlangsamung abzugrenzen. Daher sollte die Diagnose der Depression auf den subjektiv erfahrbaren depressiven Symptomen beruhen (Goetz 2010):

Depressionsdiagnose bei Morbus Parkinson anhand subjektiv erfahrbarer Symptome

- Gefühl der Leere und Hoffnungslosigkeit
- Verminderte Reaktion auf emotionale Stimuli
- Verlust der Fähigkeit, sich zu freuen (Anhedonie)

Ärzte beschreiben 40% ihrer Patienten mit Morbus Parkinson als depressiv (Riedel et al. 2006), und dies deckt sich mit eingehenden Untersuchungen, bei denen etwa die Hälfte der Patienten depressive Symptome aufweisen und 10% eine schwere depressive Episode (Goetz 2010). Den motorischen und kognitiven Symptomen des Morbus Parkinson können depressive Störungen viele Jahre vorausgehen (Fang et al. 2010). Ein deutlicher Symptomgipfel findet sich früh nach Manifestation der psychomotorischen Symptome und ein weiterer im fortgeschrittenen Krankheitsverlauf.

Der Zusammenhang zwischen den neurodegenerativen Veränderungen aminerger Kerngebiete und dem Auftreten affektiver Symptome erscheint hochplausibel und ist durch die Ergebnisse von Imaging-Studien zu bestätigen (z. B. Matsui et al. 2007).

Die D2-Rezeptor-Agonisten Pramipexol und Pergolid entfalten neben günstigen motorischen auch antidepressive Wirkungen. Bei Verdacht auf eine depressive Störung soll sowohl bei AD, bei VD als auch bei Morbus Parkinson ein psychotherapeutisch stützender und medikamentöser Therapieversuch unternommen werden.

Bei Patienten mit cholinergen Defiziten, wie bei AD, Morbus Parkinson oder einer Demenz mit Lewy-Körperchen, muss vor der Gabe anticholinerger Substanzen gewarnt werden, da hierdurch Verwirrtheitszustände provoziert werden können. Wegen ihrer geringeren Nebenwirkungen haben sich deshalb in den letzten Jahren selektive Serotoninwiederaufnahmehemmer (SSRI) und andere nichtanticholinerge Substanzen zur Behandlung depressiver Störungen bei degenerativen und vaskulären Hirnerkrankungen durchgesetzt.

13.2 Dissoziation und Demenz (Konversionsstörungen und Simulation)

Gemeinsame Eigenschaften der dissoziativen Störungen

1. Fehlen einer körperlichen Krankheit
2. Zeitlicher Zusammenhang mit belastenden Ereignissen, Problemen und Bedürfnissen

13.2.1 Histrionisch bedingte kognitive Defizite (hysterische Pseudodemenz)

Die typischerweise demonstrativ vorgetragenen Schwierigkeiten können auch einfachste Aufgaben betreffen und damit ein atypisches oder sehr spezielles, auf einzelne Problembereiche bezogenes Defizitmuster aufweisen. Gelegentlich tragen die Patienten eine Indifferenz gegenüber den eigenen Beschwerden zur Schau (*belle indifference*). Weitere mögliche Verhaltensmerkmale sind infantile Züge (Puerilismen) und andere Zeichen einer Regression: Eine Symptomatik, die sich oftmals auf dem Boden einer leichten Minderbegabung entwickelt.

Differenzialdiagnostisch ist zu bedenken, dass sich auch in frühen Stadien einer Demenzerkrankung hysterisch anmutende Züge entwickeln können. Diskrepant zu den vermeintlichen basalen kognitiven Störungen bleiben Orientierung, Aufmerksamkeit und Konzentration sowie die Alltagsbewältigung bei den histrionisch bedingten kognitiven Defiziten weitgehend intakt.

13.2.2 Ganser-Syndrom

Auch bei dieser seltenen Störung spielen demonstrative Elemente eine Rolle. Die Patienten legen ein teilweise absurdes Verhalten an den Tag. Sie reden und raten daneben (»Wie viele Finger hat die Hand?« Antwort: »Sechs«). Auch hierbei ist die Alltagsbewältigung oft erhalten. Im Gegensatz zu den histrionisch bedingten kognitiven Störungen sind Orientierung, Aufmerksamkeit und Konzentration jedoch beeinträchtigt (Bewusstseinsstörung). Nach dem meist plötzlichen Abklingen einer Episode zeigen die Patienten eine retrograde Amnesie. Ganser (1897) beschrieb neben dem Vorbeireden und den Bewusstseinsstörungen vorwiegend akustische Halluzinationen und eine hysterische Analgesie.

Wie bei den histrionischen Konversionsreaktionen kann sich auch hierbei ein akuter psychogener Auslöser finden oder eine chronische Belastungssituation. Diagnostisch muss erwogen werden, ob die Störung auf der Basis einer schizophrenen oder affektiven Störung, eines Schädel-Hirn-Traumas, einer beginnenden Demenzerkrankung, eines Hirninfarkts mit Aphasie entstand oder ob es sich um einen Verwirrtheitszustand bei einer infektiösen oder metabolischen Grunderkrankung handelt.

13.2.3 Simulierte kognitive Störungen

Versucht ein Patient, vorsätzlich den Eindruck einer Demenz zu vermitteln, so ist er häufig bedachtsam und erkennbar bemüht, Widersprüche in seinen Angaben zu vermeiden, ohne sich ständig zu wiederholen. Beides gelingt Patienten mit einer tatsächlichen Demenzerkrankung kaum. Klinische und apparative Hinweise auf eine organische Grunderkrankung finden sich typischerweise nicht, wohl aber auf eine Persönlichkeitsstörung oder eine akute Belastungssituation.

Literatur

Airaksinen E, Larsson M, Lundberg I, Forsell Y (2004) Cognitive functions in depressive disorders: evidence from a population-based study. Psychol Med 34: 83–91

Ballmeier M, Narr KL, Toga AW et al (2008) Hippocampal morphology and distinguishing late-onset from early onset elderly depression. Am J Psychiatry 165: 229–237

Castilla-Puentes RC, Habeych ME (2010) Subtypes of depression among patients with Alzheimer's disease and other dementias. Alzheimer's & Dementia 6: 63–69

Fang F, Xu Q, Park Y, Huang X et al (2010) Depression and the subsequent risk of Parkinson's disease in the NIH-AARP Diet and Health Study. Mov Disord 25(9): 1157–1162

Ganser (1897) Über einen eigenartigen hysterischen Dämmerzustand. Arch Psychiatr Nervenkr 30: 633–640

Goetz CG (2010) New developments in depression, anxiety, compulsiveness and hallucinations in Parkinson's disease. Mov Disord 25 (Suppl 1): S104–S109

Hammar A, Ardal G (2009) Cognitive functioning in major depression – a summary. Front Hum Neurosci 3: 26

Hinkelmann K, Moritz S, Botzenhardt J et al (2009) Cognitive impairment in major depression: association with salivary cortisol. Biol Psychiatry 66: 879–885

Kessing LV, Andersen PK (2004) Does the risk of developing dementia increase with the number of episodes in patients with depressive disorder and in patients with bipolar disorder? J Neurol Neurosurg Psychiatry 75(12): 1662–1666

Matsui H, Nishinaka K, Oda M et al (2007) Depression in Parkinson´s disease: diffusion tensor imaging study. J Neurol 254: 1170–1173

Ownby RL, Crocco E, Acevedo A et al (2006) Depression and risk for Alzheimer disease: systematic review, meta-analysis, and meta-regression analysis. Arch Gen Psychiatry 63: 530–538

Palsson S, Aevarsson O, Skoog I (1999) Depression, cerebral atrophy, cognitive performance and incidence of dementia. Br J Psychiatry 174: 249–253

Parkinson J (1817) An essay on the shaking palsy. Sherwood, Neely & Jones, London

Rapp MA, Schnaider-Beeri M, Grossman HT et al (2006) Increased hippocampal plaques and tangles in patients with Alzheimer disease with a lifetime history of major depression. Arch Gen Psychiatry 63(2): 161–167

Rapp MA, Schnaider-Beeri M, Purohit DP et al (2008) Increased neurofibrillary tangles in patients with Alzheimer´s disease with comorbid depression. Am J Geriatr Psychiatry 16: 168–174

Riedel O, Dodel R, Spottke A et al (2006) Wie beurteilen Ärzte die Häufigkeit demenzieller, depressiver und psychotischer Symptome bei Patienten mit der Parkinson-Krankheit? Akt Neurol 33: 374–380

Salzmann C, Guitfreund MI (1986) Clinical techniques and research strategies for studying depression and memory. In: Poon LW (ed) Clinical memory assessment of older adults. American Psychological Association, Washington, DC, pp 257–267

Spätschizophrenie und chronische Schizophrenie im höheren Lebensalter

Stefan Leucht und Werner Kissling

Zum Thema

Schizophrenie ist eine ubiquitär mit einer Lebenszeitwahrscheinlichkeit von etwa 1% auftretende Krankheit mit häufig chronischem, sich bis ins hohe Lebensalter fortsetzendem Verlauf. Obwohl die Erkrankung am häufigsten in der Adoleszenz oder im frühen Erwachsenenalter ausbricht, gilt es heute als gesichert, dass es auch Erstmanifestationen nach dem 40. Lebensjahr und in Einzelfällen sogar nach dem 65. Lebensjahr gibt, die man als Spätschizophrenie bezeichnet (Jeste et al. 1995). Bei älteren Patienten ist die differenzialdiagnostische Abgrenzung von demenziellen Erkrankungen gegenüber schizophrenen Psychosen manchmal schwierig, da bei beiden Erkrankungen kognitive Störungen auftreten können. In dem vorliegenden Kapitel wird daher auf die Differenzialdiagnose zwischen beiden Krankheitsbildern näher eingegangen und ein Überblick über Symptomatik, Verlauf, und Therapie schizophrener Erkrankungen bei älteren Menschen gegeben.

14.1 Begriffsbestimmung

14.1.1 Chronische Schizophrenie

Die Schizophrenie ist eine schwere psychische Störung, die sich durch charakteristische Störungen des Denkens und der Wahrnehmung sowie unpassenden bzw. flachen Affekt bei klarem Bewusstsein ausdrückt. Die charakteristischen Symptome, die für eine Diagnose nach ICD-10 erforderlich sind, werden in der nachstehenden Übersicht dargestellt. Da viele der in dieser Übersicht dargestellten Symptome sowohl bei der Schizophrenie als auch bei demenziellen Erkrankungen vorkommen, gibt ◘ Tab. 14.1 (▶ 13.2) weitere differenzialdiagnostische Kriterien an. Insgesamt können die schizophrenen Erkrankungen ein sehr heterogenes Erscheinungsbild bieten, sodass man nach ICD-10 weiter in eine paranoid-halluzinatorische, eine hebephrene, eine katatone, eine undifferenzierte und eine Simplex-Form unterteilt. Die Symptomatik muss mindestens 4 Wochen lang bestehen, organisch-exogene Ursachen der Symptomatik (Intoxikationen, internistische oder neurologische Erkrankungen etc.) müssen ausgeschlossen werden. Nach 100 Jahren Schizophrenieforschung sind die Ursachen dieser Störung noch nicht genau bekannt. Allgemein wird heutzutage von einem multifaktoriellen Vulnerabilitäts-Stress-Modell ausgegangen. Hiernach haben Menschen, die an einer

Schizophrenie leiden, zum einen eine biologische Prädisposition, bei der neben genetischen Faktoren u. a. intrauterine Infektionen und Geburtskomplikationen diskutiert werden. Zum anderen können psychosoziale Stressoren die Krankheit auslösen bzw. erneut exazerbieren lassen. Eine vereinfachte Darstellung des Vulnerabilitäts-Stress-Modells bietet ◘ Abb. 14.1.

Diagnosekriterien für Schizophrenie nach ICD-10[a] (mod. nach Dilling et al. 1993)

1. **Mindestens eines der folgenden Merkmale:**
   - **»Ich-Störungen«:** Gedankeneingebung, Gedankenentzug[b] oder Gedankenausbreitung, Gedankenlautwerden
   - **Wahnsymptome:** Beeinflussungswahn[c], Verfolgungswahn[c], Kontrollwahn, Wahnwahrnehmungen, Gefühl des Gemachten, deutlich bezogen auf Körper- oder Gliederbewegungen oder bestimmte Gedanken, Tätigkeiten oder Empfindungen
   - Anhaltend kulturell unangemessener, bizarrer Wahn[c], wie der, das Wetter kontrollieren zu können oder mit Außerirdischen in Verbindung zu stehen
   - **Akustische Halluzinationen[c] in Form von Stimmenhören:** Kommentierende oder dialogische Stimmen, die über die Patienten reden oder andere Stimmen, die aus bestimmten Körperteilen kommen
2. **Oder mindestens zwei der folgenden Merkmale:**
   - Anhaltende Halluzinationen jeder Sinnesmodalität[c], täglich während mindestens eines Monats, begleitet von flüchtigen oder undeutlich ausgebildeten Wahngedanken ohne deutliche affektive Beteiligung oder begleitet von lang anhaltenden überwertigen Ideen
   - Neologismen[b], Gedankenabreißen[b] oder Einschiebungen in den Gedankenfluss[b], was zu Zerfahrenheit[b] oder Danebenreden führt
   - Katatone Symptome wie Erregung[c], Haltungsstereotypien oder wächserne Biegsamkeit (Flexibilitas cerea), Negativismus[b], Mutismus[b] und Stupor[b]

▼

- »Negative« Symptome wie auffällige Apathie[b], Sprachverarmung[b], verflachte[b] oder inadequate Affekte[b]

[a] Die Symptome müssen mindestens einen Monat lang die meiste Zeit bestehen.
[b] Die Symptome können als Merkmale einer Demenz verkannt werden.
[c] Positivsymptome, die auch bei demenziellen Erkrankungen auftreten können.

Verlauf

Der Beginn einer schizophrenen Erkrankung ist häufig schleichend, sich über Monate bis Jahre entwickelnd, sie kann aber auch sehr akut beginnen. Oft kommt es vorher zu uncharakteristischen Prodromalerscheinungen wie z. B. einem depressiv-antriebsarmen Vorstadium mit sozialem Rückzug. Typischerweise verläuft die Krankheit in episodischen Schüben, während die Demenzen eine progrediente Verschlechterung zeigen. Obwohl es in sehr seltenen Fällen (über einen Zeitraum von 5 Jahren trotz Routinebehandlung nur bei etwa 15–20%, Shepherd et al. 1989) nur zu einer einzigen schizophrenen Episode kommt, treten bei der Mehrzahl der Patienten immer wieder psychotische Exazerbationen auf.

Bei einigen Patienten klingen diese Schübe jeweils vollständig ab, in der Mehrzahl der Fälle stellt sich jedoch langfristig eine mehr oder weniger stark ausgeprägte Residualsymptomatik ein. Diese ist durch **Negativsymptome** wie Antriebs- und Leistungsschwäche, Konzentrationsstörungen, affektive Nivellierung, verminderte Belastbarkeit, Neigung zu depressiven Verstimmungen, sozialen Rückzug und Interesselosigkeit geprägt. Bei Patienten, die ausschließlich an dieser sogenannten Negativsymptomatik leiden, spricht man von einem »reinen Residuum« .

Treten gleichzeitig auch in schwächerem Maße **Positivsymptome** wie Wahn, Halluzinationen und Ich-Störungen auf, spricht man von einem »gemischten Residuum«. Fälle mit anhaltender, stark ausgeprägter Positivsymptomatik, die eine Dauerhospitalisation erforderlich machen, sind durch die Einführung der Neuroleptika in den 1950er Jahren drastisch reduziert worden. Der Langzeitverlauf einer schizophrenen Psychose ist im Einzelfall schwer vorherzusehen.

Insgesamt kommen groß angelegte europäische und amerikanische Langzeitverlaufsstudien von bis zu 40 Jahren zu dem Ergebnis, dass sich entgegen

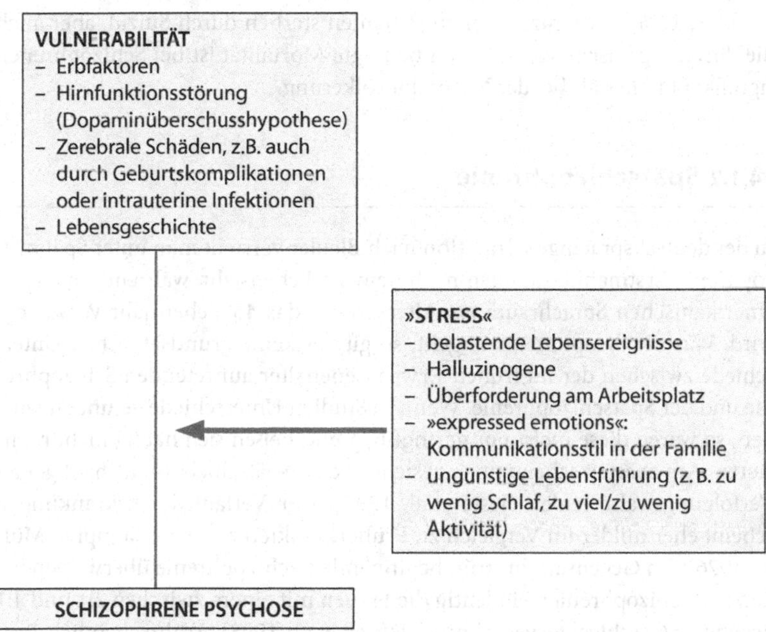

VULNERABILITÄT
– Erbfaktoren
– Hirnfunktionsstörung (Dopaminüberschusshypothese)
– Zerebrale Schäden, z.B. auch durch Geburtskomplikationen oder intrauterine Infektionen
– Lebensgeschichte
»STRESS«
– belastende Lebensereignisse
– Halluzinogene
– Überforderung am Arbeitsplatz
– »expressed emotions«: Kommunikationsstil in der Familie
– ungünstige Lebensführung (z. B. zu wenig Schlaf, zu viel/zu wenig Aktivität)
SCHIZOPHRENE PSYCHOSE

Abb. 14.1 Vulnerabilitäts-Stress-Modell der Schizophreniegenese

der ursprünglichen Meinung Kraepelins, der die Krankheit als »Dementia praecox« bezeichnete und somit von einem kontinuierlichen progredienten Verfall der Geistesfunktion wie bei den primären Demenzen ausging, nach etwa 10–15 Jahren ein Plateau einzustellen scheint. So kommt es bei insgesamt sehr heterogenen Verläufen bei einer Vielzahl der Fälle gerade im Alter zu einer Abschwächung der Symptomatik. Ciompi und Müller (1976) untersuchten in ihrer Verlaufsstudie ausschließlich Senioren und kamen zu dem Ergebnis, dass es bei etwa der Hälfte der Fälle im Alter zu einem günstigen Verlauf kommt, bei dem z. B. Positivsymptome und Krankheitsdynamik in den Hintergrund treten und sich zwischenmenschliche Beziehungen wieder verbessern. Dies soll aber nicht darüber hinwegtäuschen, dass der Verlauf dennoch deutlich schlechter als bei anderen schweren psychischen Erkrankungen wie z. B. endogenen Depressionen ist, bei denen einzelne Krankheitsepisoden typischerweise phasenhaft jeweils wieder vollständig und ohne Residuum abklingen.

Etwa 10% aller schizophrenen Patienten sterben durch Suizid, aber auch die durch organische Krankheiten bedingte Mortalität ist bei Schizophrenen signifikant höher als bei der Normalbevölkerung.

14.1.2 Spätschizophrenie

In der deutschsprachigen Tradition nach Bleuler versteht man unter Spätschizophrenie Erstmanifestationen nach dem 40. Lebensjahr, während im angloamerikanischen Sprachraum als Altersgrenze das 45. Lebensjahr verwendet wird. Was die Symptomatik angeht, so gibt es keine grundsätzlichen Unterschiede zwischen der im frühen Erwachsenenalter auftretenden Schizophrenie und der Spätschizophrenie. Wenn in Studien Unterschiede gefunden wurden, so waren diese meist nur geringfügig und ließen sich häufig nicht replizieren. Am ehesten scheint noch gesichert, dass Spätschizophrene häufiger an Verfolgungswahn leiden (Jeste et al. 1995). Der Verlauf der Erkrankungen scheint eher milder im Vergleich zu Früherkrankten zu sein (Ciompi u. Müller 1976). Im Gegensatz zur früh beginnenden Schizophrenie überwiegen bei den Spätschizophrenien eindeutig die Frauen mit einem zwischen 2:1 und 4:1 liegenden Geschlechterverhältnis (Häfner et al. 1998). Wahrscheinlich liegt dies an einem Wegfall des Östrogenschutzes bei den Frauen im Verlauf des Klimakteriums.

Neben dem für die Schizophrenie allgemein geltenden Vulnerabilitäts-Stress-Modell (s. oben) werden bei der Spätschizophrenie zusätzlich **sensorische Behinderungen** als Risiko- bzw. Auslösefaktoren diskutiert. Es wird angenommen, dass sensorische Behinderungen zu stärkerer Isolation und zu einer Neigung zu paranoider Verarbeitung der Realität führen können. Prager und Jeste (1993) analysierten 22 Studien über visuelle und auditorische Defizite bei Patienten mit Psychosen im höheren Lebensalter und führten eine Fall-Kontroll-Studie durch, in der Spätschizophrenien mit gesunden Probanden verglichen wurden. Das Ergebnis dieser Studie war, dass ältere schizophrene Patienten im Vergleich zu Gesunden zwar ähnliche visuelle oder auditorische Defizite aufwiesen, diese aber bei den schizophrenen Patienten schlechter korrigiert waren. Obwohl die meisten Untersuchungen methodische Mängel aufwiesen, wird empfohlen, auf eine optimale Behandlung sensorischer Defizite bei älteren schizophrenen Patienten zu achten.

Eine Schizophrenie beginnt meistens zwischen dem 20. und 40. Lebensjahr. Ersterkrankungen nach dem 40. Lebensjahr werden als Spätschizophrenie bezeichnet.

14.2 Differenzialdiagnosen

Gerade bei einer erst im höheren Alter aufgetretenen schizophrenen Erkrankung kann die Differenzialdiagnose schwierig sein. Zunächst müssen **organische Erkrankungen** ausgeschlossen werden, bei denen schizophrenieähnliche Symptome auftreten können (z. B. Hirninfarkt, Enzephalitis, Neurolues, Borreliose, drogen- oder medikamenteninduzierte Psychose, kortisoninduzierte Psychose und endokrinologische Enzephalopathien, Vitaminmangelzustände, Epilepsie, intrakranielle Tumore, paraneoplastische Syndrome etc.).

Im Rahmen dieses Buches soll die Differenzialdiagnose der **demenziellen Erkrankungen** besonders hervorgehoben werden. Besonders wichtig ist hierbei zunächst die genaue Anamnese. So treten schizophrene Erkrankungen eher selten zum ersten Mal im höheren Lebensalter auf, sodass von den Patienten oder ihren Angehörigen häufig über frühere schizophrene Schübe berichtet werden kann. Das Leitsymptom der Demenzen ist der ausgeprägte kognitive Abbau, insbesondere auch der Gedächtnisfunktionen. Der Verlauf dieses Abbaus ist nicht schubförmig, sondern kontinuierlich progredient. Auch im Verlauf schizophrener Erkrankungen kommt es häufig zu kognitiven Defiziten, die aber im Gegensatz zu den Demenzen deutlich weniger stark ausgeprägt sind und im Verlauf eher stabil bleiben. Zu einem vollständigen Verlust der Orientierung wie bei der fortgeschrittenen Demenz kommt es bei der Schizophrenie allenfalls in ausgeprägten akuten Schüben. Auf der anderen Seite können die Leitsymptome der Schizophrenie, Wahn und Halluzinationen, in fortgeschrittenen Demenzstadien zwar auftreten, sie kommen aber nicht ohne eine Beeinträchtigung der kognitiven Funktionen vor, welche ganz im Vordergrund steht. Weitere differenzialdiagnostisch wichtige Kriterien werden in ◘ Tab. 14.1 dargestellt.

Andere **psychiatrische Differenzialdiagnosen** (◘ Tab. 14.2) sind zum einen **schwere Depressionen** mit psychotischen Symptomen wie Wahn und extrem selten auch Halluzinationen. Ebenso gibt es **schizoaffektive Störungen**, bei denen in derselben Krankheitsphase sowohl ausgeprägte schizo-

Tab. 14.1 Wichtige Merkmale zur Differenzialdiagnose Demenz und Schizophrenie

Merkmal	Demenz	Schizophrenie
Verlauf	Langsam progredient	Meist schubweise, oft Entwicklung eines gewissen Residuums außerhalb der Schübe
Beginn	Meist im höheren bis hohen Lebensalter	Bis auf die seltenere Spätschizophrenie meist zwischen 20. und 40. Lebensjahr
Kognition	Leitsymptom, global und zeitlich progredient beeinträchtigt	Eher geringe, zeitlich wenig progrediente Störungen sind möglich
Aufmerksamkeit	Normal (außer in schweren Stadien)	Im akuten Schub häufig gestört
Orientierung	Häufig beeinträchtigt	Kann im akuten Schub beeinträchtigt sein
Sprache	Wortfindungsstörungen, Perseverationen	In der Akutphase oft formale Denkstörungen wie Gedankenabreißen und inkohärente Sprache
Psychomotorik	Häufig unauffällig	Kann in der Akutphase zwischen Retardierung und Hyperaktivität schwanken
Halluzinationen	Fehlen häufig und treten meist nur in schweren Fällen auf	Typisches Leitsymptom der akuten Erkrankung
Wahn	Fehlt meist und tritt eher in fortgeschrittenen Fällen auf	Typisches Leitsymptom der akuten Erkrankung

phrene als auch ausgeprägte affektive Symptome vorliegen müssen. Die **wahnhafte Störung** (Paranoia) ist durch einen lang dauernden Wahn ohne weitere schizophrene Symptome gekennzeichnet. Sie beginnt meist im mittleren Lebensalter und spricht insgesamt schlecht auf medikamentöse Therapie an. **Akute vorübergehende psychotische Störungen** können einer schizo-

Tab. 14.2 Abgrenzung einiger wichtiger psychiatrischer Differenzialdiagnosen von der Schizophrenie

Erkrankung	Wichtige Merkmale zur Abgrenzung von der Schizophrenie
Depression	Im Vordergrund steht die ausgeprägte Depressivität, Wahn und Halluzinationen treten nur bei sehr schweren Formen auf
Schizoaffektive Störung	Die Kriterien für eine Schizophrenie und eine Depression sind in einer Krankheitsepisode gleichzeitig erfüllt
Akute schizophreniforme Störung	Sehr akutes (kürzer als 4 Wochen) und rasch wieder abklingendes, schizophreniformes Zustandsbild
Wahnhafte Störung	Die Patienten leiden (fast) ausschließlich an Wahnsymptomen, nicht an anderen Symptomen einer Schizophrenie wie Halluzinationen oder Denkstörungen
Delir	Im Vordergrund stehen die Desorientiertheit und die Bewusstseinsstörung, Halluzinationen und Wahn sind wenig systematisiert und sind fluktuierend
Borderline-Persönlichkeitsstörung	Die Persönlichkeitsstörung steht ganz im Vordergrund, in Krisen kann es zu kurzen halluzinatorischen oder wahnhaften Phänomenen kommen

phrenen Erkrankung vom klinischen Bild her ebenfalls ähneln, sie erfüllen aber insbesondere nicht das Zeitkriterium von einem Monat. Gewisse **Persönlichkeitsstörungen**, v. a. die Borderline-Persönlichkeitsstörung, können mit flüchtigen psychotischen Symptomen einhergehen. Das **Delir** kennzeichnet sich durch Orientierungsstörungen (bei Schizophrenie selten) und Störungen des Bewusstseins. Halluzinationen und Wahn fluktuieren und sind wenig systematisiert.

Das Leitsymptom der Demenz ist der kontinuierliche kognitive Abbau, Leitsymptome der Schizophrenie sind Wahn und Halluzinationen.

14.3 Untersuchungsbefund, Labor- und apparative Diagnostik

Eine gründliche **körperliche und neurologische Untersuchung** dient ebenso wie ein **Laborscreening** dem Ausschluss organischer Krankheiten, die schizophrenieähnliche Symptome verursachen können. Ein Basisprogramm für ein solches Laborscreening wird in ◘ Tab. 14.3 vorgeschlagen. In der **kranialen Bildgebung** gibt es gut replizierte Befunde, dass jüngere schizophrene Patienten im Vergleich zu Gesunden größere Gehirnventrikel aufweisen. Ähnliche Befunde werden auch für Patienten mit Spätschizophrenien beschrieben, deren Ventrikelgrößen gleichzeitig aber kleiner als die von altersgleichen Patienten mit Alzheimer-Demenz mit waren. Hierbei handelt es sich aber nur um im statistischen Mittel signifikante Befunde, die für die Differenzialdiagnose im Einzelfall nicht relevant sind. **Kraniale Computertomographie** oder **Magnetresonanztomographie** und **EEG** dienen dem Ausschluss organischer Erkrankungen und sollten mit dieser Zielsetzung bei älteren Patienten bei jeder Erstmanifestation eingesetzt werden. **SPECT**- und **PET-Befunde**, die Veränderungen des Gehirnstoffwechsels zeigen, sind derzeit nur von wissenschaftlichem Interesse und höchstens in Einzelfällen, z. B. für den differenzialdiagnostischen Ausschluss einer Alzheimer-Demenz, relevant.

14.4 Behandlung

14.4.1 Pharmakologische Behandlung

Wie bei jüngeren schizophrenen Patienten ist auch bei den älteren eine konsequente Medikation mit Neuroleptika die Grundlage. Sie stellt die einzige Therapieform mit erwiesener Wirksamkeit auf die Positivsymptome dar, die durch Psychotherapie alleine in der Regel nicht gebessert werden. Andere psychotrope Medikamente wie Benzodiazepine, Antidepressiva, Lithium oder Carbamazepin werden zwar in manchen Fällen als Adjuvanzien einer Neuroleptikatherapie eingesetzt, sie sind aber als Monotherapie nicht dazu geeignet, diese Erkrankungen erfolgreich zu behandeln.

Für die medikamentöse Behandlung älterer schizophrener Patienten gelten im Prinzip die gleichen Grundsätze wie bei jüngeren Patienten. Auf einige wenige altersbedingte Unterschiede wird im Folgenden besonders hingewiesen. ◘ Tab. 14.4 stellt die unter einer neuroleptischen Behandlung erforder-

■ **Tab. 14.3** Routinediagnostik im Rahmen der organischen Aufklärung. (Mod. nach Gaebel et al. 2006)

Diagnostischer Parameter	Mit schizophrenen Symptomen einhergehende Krankheit[a]
Obligat	
Körperliche und neurologische Untersuchung[b]	
Differenzialblutbild[b]	z. B. perniziöse Anämie, v. a. aber auch als Ausgangswert vor neuroleptischer Medikation
C-reaktives Protein[b]	Infektionen, Tumore, Autoimmunkrankheiten
Leberwerte[b], Nierenwerte[b]	v. a. auch Ausgangswert vor neuroleptischer Medikation
TSH	Hyper- oder Hypothyreose können mit psychischen Störungen einhergehen
Computertomographie oder Magnetresonanztomographie	Hirntumore, zerebrovaskuläre oder degenerative Erkrankungen, entzündliche Prozesse, Infektionen
Fakultativ	
Lues-Serologie (bei entsprechendem Verdacht)	Neurolues
HIV-Test (bei entsprechendem Verdacht)	HIV-induzierte Psychose
Vitamin B_{12} und Folsäure	Durch Vitaminmangelzustände bedingte Psychose
Kupferspiegel und Coeruloplasmin (bei entsprechendem Verdacht)	Morbus Wilson
Drogenscreening (bei entsprechendem Verdacht)	Drogeninduzierte Psychose
Liquorpunktion (v. a. bei diagnostisch unklaren Bildern)	z. B. Enzephalitiden, multiple Sklerose
EEG	Epileptische Psychose und als Ausgangswert vor neuroleptischer Medikation
EKG	v. a. auch Ausgangswert vor neuroleptischer Medikation
Röntgen-Thorax (bei entsprechender Indikation, d. h. Verdacht auf Lungenerkrankung)	

[a] Diese Aufstellung ist nicht vollständig und listet nur einige wichtige manchmal mit Psychosen einhergehende körperliche Erkrankungen auf.

[b] Auch bei Wiedererkrankung erforderliche Diagnostik, hier sollten auch pathologische Vorbefunde kontrolliert und evtl. Medikamentenspiegel bestimmt werden.

Tab. 14.4 Empfehlungen für Routineuntersuchungen unter Antipsychotika. (Aus Benkert u. Hippius 2011)

Untersuchung	Vorher	Monate						Monatlich	Vierteljährlich	Halbjährlich
		1	2	3	4	5	6			
Blutbild										
Trizyklische AP[a] (!)	XX	X	X	X	X	X	X	–	X	–
Clozapin, Thioridazin	X	XXXX	XXXX	XXXX	XXXX	XX	X	X	–	–
Andere AP	X	X	–	X	–	–	X	–	X[c]	–
Blutzucker[b], Blutfette										
Clozapin, Olanzapin	X	X[m]	–	X	–	–	X	–	X	–
Quetiapin, Risperidon	X	X[m]	–	X	–	–	X[m]	–	–	X
Andere AP	X	–	–	X	–	–	X[m]	–	–	X[d]
Kreatinin	X	X	–	X	–	–	X	–	–	X
Leberenzyme										
Trizyklische AP[a] (!)	X	X	X	X	–	–	X	–	X	–
Andere AP	X	X	–	X	–	–	X	–	X[c]	–
EKG (QTc)[e]										
Clozapin[f]	X	XX	–	X	–	–	X	–	X	–
Thioridazin, Pimozid	X	XX	X	X	X	X	X	X	–	–
Sertindol[g]	X	X	–	X	–	–	X	–	X	–
Andere AP[h]	X	X	–	–	–	–	X	–	–	X[i]

Tab. 14.4 Fortsetzung

Untersuchung	Vorher	Monate						Monatlich	Vierteljährlich	Halbjährlich
		1	2	3	4	5	6			
EEG[k]										
Clozapin	X	–	–	X	–	–	X	–	X[d]	–
RR, Puls	X	X	–	X	–	–	X	–	X	–
Körpergewicht (BMI)[l], Taillenumfang	X	X	X	X	–	–	X	–	X	–

X Anzahl der notwendigen Routinekontrollen; bei einmaliger Messempfehlung im 1. Monat kann die Messung zwischen der 4.und 6. Woche erfolgen; *AP* Antipsychotika.

[a] Achtung (!): Die atypischen AP Olanzapin und Quetiapin sind strukturchemisch ebenfalls Trizyklika.
[b] Ggf. auch Blutzuckertagesprofil, Glukosetoleranztest und HbA_{1c}, insbesondere bei Clozapin und Olanzapin.
[c] Bei unauffälligen Konstellationen bzw. stabilen Patienten können halbjährliche Kontrollen ausreichen.
[d] Bei unauffälligen Konstellationen bzw. langfristig stabilen Patienten können jährliche Kontrollen ausreichen.
[e] Absolutwerte von > 440 ms (Männer) > 450 ms (Frauen) sowie medikamenteninduzierte Zunahmen > 60 ms sind auffällig.
[f] Unter Clozapin sind toxisch-allergische Myokarditiden beschrieben; daher empfehlen sich unter Clozapin zusätzliche EKG-Kontrollen bei Auftreten von kardialen Symptomen und Fieber bzw. nach 14 Tagen Behandlungsdauer.
[g] Unter Sertindol sind EKG-Kontrollen vor Beginn der Therapie, nach Erreichen des Steady State (3 Wochen) oder bei einer Dosis von 16 mg, nach 3 Monaten und danach in 3-monatigen Intervallen, vor und nach jeder Dosiserhöhung während der Erhaltungstherapie, nach jeder zusätzlichen Gabe oder Erhöhung der Dosis einer Begleitmedikation, die zu einer Erhöhung der Sertindol-Konzentration führen könnte, empfohlen (bevorzugt morgens).
[h] Beim Vorliegen oder Auftreten kardialer Symptome ist eine kardiologische Abklärung notwendig; durch sie wird auch die Häufigkeit von EKG-Untersuchungen im Verlauf festgelegt.
[i] Kontrolle bei allen Patienten > 60 Jahre empfehlenswert sowie bei kardialen Risiken; bei Ziprasidon, Perazin, Fluspirilen und hochpotenten Butyrophenonen eher häufigere EKG-Kontrollen empfohlen.
[k] Häufigere EEG-Kontrollen auch bei zerebraler Vorschädigung, erhöhter Anfallsbereitschaft, unklaren Bewusstseinsveränderungen (DD: nichtkonvulsiver Status) vor und während einer AP-Behandlung.
[l] Messungen des Taillenumfangs werden empfohlen; zusätzlich monatliche Gewichtskontrollen durch den Patienten selbst.
[m] Nur Blutzucker.

Die Empfehlungen entsprechen der S3-Leitlinie Schizophrenie der DGPPN (2005), gehen teilweise jedoch darüber hinaus.

lichen Routineuntersuchungen dar. Insgesamt beziehen sich diese Empfehlungen aus Benkert und Hippius (2011) auf »normale« Erwachsene, nicht auf ältere Patienten. Aufgrund der größeren Empfindlichkeit älterer Menschen sind eher noch häufiger Kontrolluntersuchungen durchzuführen.

Neuroleptikagruppen

Neuroleptika können zum einen nach ihrer chemischen Struktur eingeteilt werden, die aber wenig über ihre Wirkung und ihr Nebenwirkungsprofil aussagt. Klinisch relevanter ist eine Einteilung nach der Affinität der Substanzen zu zentralen Dopaminrezeptoren. Die Blockade von Dopaminrezeptoren im mesolimbischen System ist ein Wirkprinzip aller auf dem Markt erhältlichen Neuroleptika. Wenn eine Substanz darüber hinaus auch die Dopaminrezeptoren des nigrostriatalen Systems blockiert, führt das zu extrapyramidalmotorischen Nebenwirkungen. Je nach Stärke der Bindungsaffinität von Neuroleptikazu Dopaminrezeptoren kann man diese als hochpotent (z. B. Haloperidol, Benperidol, Flupentixol oder Fluphenazin), mittelpotent (z. B. Perazin) oder niedrigpotent (z. B. Levomepromazin, Melperon, Pipamperon) einteilen. Hochpotente Neuroleptika werden in der Regel zur Behandlung akuter Positivsymptomatik eingesetzt, niedrigpotente eher zur Sedierung und zur Schlafanstoßung. Grundsätzlich ist zur Vermeidung von Interaktionen eine Monotherapie anzustreben.

In den letzten Jahren wurden die o. g. Präparate zunehmend von den sogenannten »atypischen« Neuroleptika verdrängt, die sich entweder durch eine zusätzliche Blockade von zentralen Serotoninrezeptoren auszeichnen (Clozapin, Risperidon, Olanzapin, Quetiapin, Ziprasidon, Sertindol) oder selektiv nur auf mesolimbische Dopaminrezeptoren wirken (Amisulprid). Das neueste Neuroleptikum, Aripiprazol, soll ein partieller Dopaminagonist sein. Allen diesen neuen Substanzen ist gemeinsam, dass sie bei gleich guter Wirksamkeit weniger extrapyramidalmotorische Nebenwirkungen als hochpotente konventionelle Neuroleptika hervorrufen. Da ältere Patienten für extrapyramidalmotorische Nebenwirkungen besonders empfindlich sind, spielen diese atypischen Neuroleptika in der Gerontopsychiatrie eine große Rolle. Gleichzeitig sind dabei aber andere unerwünschte Effekte der Atypika zu beachten. Insbesondere hat aufgrund von erhöhten Raten vaskulärer Komplikationen und Todesfällen in Prüfstudien nur Risperidon eine Zulassung bei demenzassoziierten Problemen wie Unruhe, Aggressivität – und auch diese nur unter einer strengen Kosten-Risiko-Abwägung.

Daher ist im Einzelfall gut zu prüfen, ob ein Medikament eine offizielle Indikation hat oder ob man sich im »Off-label-Bereich« befindet.

Dosierung

Ältere Patienten tolerieren und benötigen im Allgemeinen deutlich niedrigere Neuroleptikadosen als jüngere (Jeste et al. 1993). Als grobe Dosierungsrichtlinie kann gelten, dass man die für jüngere Patienten üblichen Dosen im Alter auf etwa ein Drittel reduzieren sollte. Der Grund hierfür liegt in den durch den Alterungsprozess veränderten pharmakokinetischen Bedingungen. Im Alter kommt es zu einer Abnahme des Körperwassers und der Muskelmasse und zu einem Anstieg an Körperfetten. Ältere Patienten haben niedrigere Plasmaproteinkonzentrationen, was zu höheren Plasmaspiegeln der ungebundenen (d. h. wirksamen) Teile eines Pharmakons führen kann. Die Nierenfunktion verschlechtert sich mit steigendem Alter, und die meisten psychotropen Substanzen werden langsamer als bei jungen Patienten ausgeschieden. Weitere Einflussvariablen könnten z. B. altersbedingte Veränderungen zerebraler Rezeptoren sein, diese sind bislang aber kaum erforscht.

Bei älteren Patienten genügt meist ein Drittel der bei jungen Erwachsenen üblichen Neuroleptikadosis.

Auswahl des Neuroleptikums

Grundsätzlich ist festzustellen, dass die psychopharmakologische Forschung bislang keine validen Auswahlkriterien zwischen den zahlreichen auf dem Markt erhältlichen Neuroleptika hervorgebracht hat. Daher muss in erster Linie auf pragmatisch-plausible Auswahlkriterien zurückgegriffen werden. Zunächst sollte einem Patienten das Medikament gegeben werden, mit dem er bereits bei einer früheren Episode erfolgreich behandelt wurde. Es ist auch sinnvoll, ein Medikament einzusetzen, mit dem der Therapeut bereits ausreichende Erfahrungen gesammelt hat. Die Präferenzen des Patienten für eine bestimmte Substanz sollten ebenfalls berücksichtigt werden. Weitere Kriterien können die verfügbaren Darreichungsformen eines Präparats sein. So kann ungenügender Compliance, die bei älteren Patienten auch durch kognitive Defizite bedingt sein kann, durch die Gabe eines Depot-Neuroleptikums entgegengewirkt werden. Je nach Präparat (z. B. Fluspirilen, Flupentixoldecanoat, Risperidon als Depotpräparat, Haloperidoldecanoat) sind hierbei i.m.-Injektionen in ein-, zwei-, drei- oder vierwöchentlichen Abständen erforderlich. Ein Nachteil der Depotpräparate ist allerdings, dass beim Auftreten von Nebenwirkungen das hierfür verantwortliche Neuroleptikum nicht sofort abgesetzt werden kann, sondern der langsame Abbau der Depotsubstanz abgewartet werden muss. Da ältere Menschen empfindlicher für neuroleptische Nebenwirkungen sind als jüngere, ist das jeweilige Nebenwirkungsprofil der einzelnen Substanzen ein besonders maßgebliches Auswahlkriterium. Die wichtigsten Nebenwirkungen der Neuroleptika werden im Folgenden ausführlicher dargestellt.

Extrapyramidalmotorische Nebenwirkungen

Zu den extrapyramidalmotorischen Nebenwirkungen (EPS) gehören akute Dystonien, medikamentös induzierter Parkinsonismus, Akathisie und tardive Dyskinesien. Alle diese Nebenwirkungen sind dosisabhängig, und sie treten bei hochpotenten konventionellen Neuroleptika deutlich häufiger auf als bei niedrigpotenten Substanzen. Die atypischen Neuroleptika zeichnen sich insgesamt durch ein niedrigeres EPMS-Risiko aus.

Akute Dystonien

Unter akuten Dystonien versteht man spastische Kontraktionen von Muskelgruppen, typischerweise im Bereich des Kopfes und Nackens (z. B. Zungenschlundkrämpfe, Blickkrämpfe), die meist in den ersten 3 Tagen einer neuroleptischen Therapie auftreten. Sie sind für den Patienten äußerst unangenehm und werden häufig als sehr bedrohlich erlebt. Durch die Gabe von Anticholinergika, wie z. B. Biperiden als Tablette oder intravenös können sie rasch beseitigt werden.

Akathisie

Unter Akathisie versteht man eine durch Neuroleptika ausgelöste Sitzunruhe. Die Patienten sind innerlich getrieben und unruhig, sie können nicht still sitzen. Dieser Zustand wird von den Patienten als sehr quälend empfunden und führt manchmal sogar zu Suizidversuchen. Therapeutische Gegenmaßnahmen können neben der Dosisreduktion die Gabe von Benzodiazepinen, β-Blockern oder Anticholinergika sein, häufig ist es aber auch erforderlich, die neuroleptische Medikation auf ein niedrigpotenteres oder atypisches Neuroleptikum umzustellen.

Parkinsonoid

Der medikamentös induzierte Parkinsonismus ist eine weitere häufige Nebenwirkung von Neuroleptika, die oft von der Symptomatik her nur schwer von einer echten Parkinson-Krankheit unterschieden werden kann. Bei älteren Patienten ist diese Nebenwirkung mit einer erhöhten Sturzgefahr verbunden. Behandlungsstrategien sind die Dosisreduktion, die Umstellung auf ein niedrigpotenteres konventionelles oder ein atypisches Neuroleptikum oder die Zugabe von Antiparkinsonmedikation (z. B. Biperiden).

Spätdyskinesien

Unter Spätdyskinesien bzw. tardiven Dyskinesien versteht man unwillkürliche Bewegungen der perioralen Muskulatur, der Zunge oder anderer Gesichtsmuskeln, weniger häufig auch der Extremitäten und des Rumpfes. Als wichtige Differenzialdiagnosen bei älteren Patienten sollten schlecht sitzende Zahnprothesen und Zungenbewegungen, die durch medikamentöse Mundtrockenheit bedingt sind, beachtet werden. Bei jungen Patienten unter neuroleptischer Medikation mit hochpotenten konventionellen Neuroleptika wie Haloperidol beträgt die jährliche Inzidenz neu aufgetretener Spätdyskinesien etwa 5%, sodass nach 5 Jahren etwa 20–25% der Patienten an diesen leiden. Schwere und irreversible Formen von Spätdyskinesien treten unter konventionellen Neuroleptika aber nur bei wenigen Patienten auf (Kissling et al. 1991). Da neben der kumulativ erhaltenen Neuroleptikamenge das Lebensalter der wichtigste Risikofaktor für Spätdyskinesien ist, ist die Inzidenz von Spätdyskinesien bei Alterspatienten deutlich höher, und der Verlauf ist in bei diesen Patienten oft besonders schwer.

Obwohl im Laufe der Zeit zahlreiche Behandlungsmethoden erprobt wurden, gibt es keine mit Sicherheit erwiesen effektive Therapie gegen Spätdyskinesien. Auch ist nicht sicher, ob Dosisreduktion und Umstellung auf ein anderes Medikament (vorgeschlagen wird v. a. Clozapin) Erfolg versprechend sind. Umso wichtiger ist es, die Spätdyskinesien von vornherein zu vermeiden. Hierbei ist auf das niedrigere Spätdyskinesierisiko der neueren, sogenannten atypischen Neuroleptika hinzuweisen (Correll et al. 2004).

Ältere Patienten sind für extrapyramidalmotorische Nebenwirkungen von Neuroleptika besonders empfindlich.

Sedierung

Sedierung ist eine der am häufigsten bei älteren Patienten auftretende Nebenwirkung. Sie wird u. a. mit einer Blockade zentraler Histaminrezeptoren in Verbindung gebracht. Die besonders sedierenden niedrigpotenten konventionellen Neuroleptika werden gerne dazu eingesetzt, agitierte schizophrene und auch agitierte demente Patienten zu beruhigen oder deren Schlaf zu verbessern.

Orthostatische Hypotension

Besonders die niedrigpotenten Neuroleptika, aber auch einige atypische Neuroleptika (Clozapin, Risperidon, Quetiapin) haben eine starke Affinität zu α_1-Adrenozeptoren, was zu Blutdrucksenkung und orthostatischen Dysregulationen führen kann. Ältere Patienten sind hierfür aufgrund verminderter zentraler Vasoregulationsmechanismen besonders anfällig. Dies kann zu gefährlichen Synkopen und Stürzen führen. Neben der Auswahl eines weniger blutdrucksenkenden Neuroleptikums (z. B. Amisulprid, Haloperidol oder Olanzapin) und einer möglichst geringen Dosierung sollte einer solchen Gefahr durch eine entsprechende Information des Patienten, sich ganz langsam aus dem Liegen oder Sitzen zu erheben, entgegengewirkt werden. Manchmal ist die Gabe von den Kreislauf anregenden Medikamenten (z. B. Dihydroergotamin oder Etilefrin) sinnvoll.

Anticholinerge Nebenwirkungen

Besonders die niedrigpotenten konventionellen Neuroleptika und verschiedene atypische Neuroleptika (v. a. Olanzapin und Clozapin) sind mit anticholinergen Nebenwirkungen verbunden. Der Ausdruck peripherer anticholinerger Wirkungen sind trockener Mund, Erhöhung des Augeninnendrucks (**cave** bei Glaukom!), Obstipation und Harnverhalt (**cave** bei Prostatahyperplasie!). Besonders gefährlich sind zentrale anticholinerge Nebenwirkungen wie Verwirrtheit, Orientierungsstörungen bis hin zum potenziell lebensbedrohlichen Delir. Bereits vorliegende altersbedingte oder beginnende demenzielle kognitive Defizite können durch die anticholinergen Eigenschaften bestimmter Neuroleptika weiter verstärkt werden. Dem ist am besten entweder durch eine Dosisreduktion oder einen Substanzwechsel (z. B. auf Amisulprid) entgegenzuwirken. Bei Harnverhalt kann die Gabe von Cholinergika erforderlich sein.

Viele Neuroleptika gehen mit anticholinergen Eigenschaften einher, die kognitive Defizite älterer Patienten verstärken können.

Kardiovaskuläre Nebenwirkungen

Neuroleptika können über verschiedene Mechanismen, z. B. anticholinerge Eigenschaften oder eine Blockade von α_1-adrenergen Rezeptoren nicht nur Sinustachykardien, sondern auch höhergradige Rhythmusstörungen wie eine Verlängerung der QT-Zeit hervorrufen. Da ältere Patienten häufig bereits vorgeschädigte Herzen haben, sollten bei diesen regelmäßige EKG-Kontrollen vor und nach Therapiebeginn und im Verlauf zumindest vierteljährlich durchgeführt werden. Das am häufigsten mit einer QT-Zeit-Verlängerung einhergehende Neuroleptikum ist Thioridazin. Es kann daher bei älteren Menschen nicht bedenkenlos empfohlen werden. Sertindol wurde aufgrund einer im Mittel auftretenden QT-Zeit-Verlängerung vorübergehend vom Markt genommen. Es kann jetzt aber unter EKG-Auflagen wieder verschrieben werden. Ziprasidon geht im Mittel auch mit einer QT-Zeit-Verlängerung einher.

Blutbildveränderungen

Insbesondere die trizyklischen Neuroleptika können Leukozytopenien bis hin zur lebensbedrohlichen Agranulozytose verursachen. Daher sollten regelmäßige Blutbildkontrollen erfolgen, anfangs in ein- bis zweiwöchigen Intervallen. Das Neuroleptikum Clozapin ist mit einem besonders hohen Agranulozytoserisiko von 1% behaftet. Daher darf es nur durch bei der Herstellerfirma registrierte Ärzte unter zunächst wöchentlichen, später monatlichen Differenzialblutbildkontrollen verordnet werden.

Gewichtszunahme und assoziierte Probleme

Die meisten Neuroleptika können mit einer Gewichtszunahme einhergehen. Diese wird u. a. mit der Blockade von zentralen Histaminrezeptoren in Verbindung gebracht. Besonders stark scheint sie unter einigen atypischen Substanzen aufzutreten, insbesondere Clozapin und Olanzapin, weniger, aber auch in relevanter Weise unter Risperidon und Quetiapin. Amisulprid und Aripiprazol sind mit einer nur sehr geringen, Ziprasidon ist mit keiner signifikanten Gewichtszunahme assoziiert. Es ist bekannt, dass Patienten mit einer Schizophrenie häufiger erhöhte Blutfette aufweisen und häufiger an Diabetes erkranken. Hierbei ist davon auszugehen, dass die mit besonders starker Gewichtszunahme einhergehenden Medikamente auch häufiger diese Probleme nach sich ziehen.

Rückfallprophylaxe

Da es sich bei der Schizophrenie um eine chronisch rezidivierende Erkrankung handelt, ist auch nach dem Abklingen der Akutsymptomatik eine Fortsetzung der neuroleptischen Medikation erforderlich, um Rückfälle zu vermeiden. Was die Dauer einer solchen Rückfallprophylaxe angeht, so wird von der Guideline der Deutschen Gesellschaft für Psychiatrie, Psychotherapie und Nervenheilkunde (Gaebel et al. 2006) eine Dauer von mindestens 12 Monaten bei Ersterkrankten, von mindestens 2–5 Jahren beim ersten Rezidiv und gegebenenfalls lebenslang bei wiederholten Rezidiven empfohlen. Die in der Rückfallschutzbehandlung erforderliche Dosis kann deutlich unter der der Akutbehandlung liegen. Um das Rückfallrisiko zu reduzieren, sollte jede Dosisreduktion sehr langsam, z. B. um 20% alle 6 Monate, durchgeführt werden.

> **Nach Abklingen einer akuten schizophrenen Episode ist eine neuroleptische Rezidivprophylaxe erforderlich.**

14.4.2 Nichtmedikamentöse Therapie

Viele akut schizophrene Patienten können ambulant behandelt werden. Wenn ein Patient aber selbst- oder fremdgefährdend ist, wenn seine Compliance schlecht ist oder eine engmaschige ambulante Betreuung aus anderen Gründen nicht möglich, ist eine stationäre Einweisung erforderlich. Obwohl Psychotherapie im engeren Sinne alleine nicht dazu geeignet ist, eine akute Psychose zum Abklingen zu bringen, bedürfen die durch ihre Erkrankung sehr gequälten und verängstigten schizophrenen Patienten ganz besonders einer kontinuierlichen Begleitung in Form stützender Gespräche oder in Form einer kognitiven Verhaltenstherapie. Nach Abklingen der Akutphase ist es wichtig, die Patienten und ihre Angehörigen durch psychoedukative Gespräche über Art und Ursachen der Erkrankung sowie die Notwendigkeit einer Weiterbehandlung zu informieren. Psychiatrische Krankenhäuser, sozialpsychiatrische Dienste und z. T. auch niedergelassene Nervenärzte bieten hierfür Angehörigen- und Patientengruppen an. Hauptziel ist es dabei, durch

Informationsvermittlung die Prophylaxe-Compliance zu verbessern, Stressoren im Sinne des Vulnerabilitäts-Stress-Modells zu reduzieren und Patienten und Angehörigen bei der Krankheitsbewältigung zu helfen. Der Austausch mit anderen Betroffenen wird von den Teilnehmern meist als sehr entlastend erlebt. Bei jüngeren schizophrenen Patienten ist gesichert, dass sich bereits durch einige wenige Gruppensitzungen die Rückfallraten um etwa 20% senken lassen. Einer Residualsymptomatik kann durch Rehabilitationsmaßnahmen entgegengewirkt werden. Tagesstrukturierung, Ergotherapie und verhaltenstherapeutische Programme sind ebenfalls oft hilfreich. Besonders wichtig ist es, durch entsprechende sozialpsychiatrische Angebote, Tageskliniken, Patientenclubs etc. der bei älteren Patienten oft drohenden sozialen Isolation entgegenzuwirken.

Literatur

Benkert O, Hippius H (2011) Kompendium der Psychiatrischen Pharmakotherapie, 8. Aufl. Springer, Berlin Heidelberg New York

Ciompi L, Müller C (1976) Lebensweg und Alter der Schizophrenen. Eine katamnestische Langzeitstudie bis ins Senium. Monographien aus dem Gesamtgebiete der Psychiatrie, Bd 12. Springer, Berlin Heidelberg New York

Correll CU, Leucht S, Kane JM (2004) Lower risk for tardive dyskinesia associated with second-generation antipsychotics: a systematic review of one-year studies. Am J Psychiatry 161: 414–415

Deutsche Gesellschaft für Psychiatrie, Psychotherapie und Nervenheilkunde (Hrsg) (1998) Praxisleitlinien in Psychiatrie und Psychotherapie. Redaktion: Gaebel W, Falkai P. Bd 1: Behandlungsleitlinie Schizophrenie. Steinkopff, Darmstadt

Dilling J, Mombour W, Schmidt MH (Hrsg.) (1993) Weltgesundheitsorganisation. Internationale Klassifikation psychischer Störungen nach ICD-10, Kapitel V (F). Huber, Bern

Gaebel W, Falkai P, Weinmann S, Wobrock T (2006) Behandlungsleitlinie Schizophrenie. Steinkopff, Darmstadt

Häfner H, An der Heiden W, Behrens S et al (1998) Causes and consequences of the gender difference in age at onset of schizophrenia. Schizophr Bull 24: 99–113

Jeste DV, Lacro JP, Gilbert PL et al (1993) Treatment of late-life schizophrenia with neuroleptics. Schizophr Bull 19: 817–830

Jeste DV, Gilbert PL, Kodsi A et al (1995) Late-life schizophrenia. In: Hirsch SR, Weinberger DR (eds) Schizophrenia. Blackwell Science, Oxford, pp 73–86

Kissling W, Kane JM, Barnes TRE et al (1991) Neuroleptic relapse prevention in schizophrenia: towards a consensus view. In: Kissling W (ed) Guidelines for neuroleptic relapse prevention in schizophrenia. Springer, Berlin Heidelberg New York, pp 155–163

Prager S, Jeste DV (1993) Sensory impairment in late-life schizophrenia. Schizophr Bull 19: 755–772

Shepherd M, Watt D, Falloon I, Smeeton N (1989) The natural history of schizophrenia: a five-year follow-up study of outcome and prediction in a representative sample of schizophrenics. Psychol Med Monograph Suppl. 15. Cambridge University Press, Cambridge

14

Praxis

Rationelle Diagnostik

Hans Förstl

Zum Thema

Bereits der vage Anfangsverdacht auf eine Demenz verpflichtet zur konsequenten Untersuchung! Die Diagnostik erfolgt in zwei Schritten: erstens durch die Syndromdiagnose und zweitens durch die Differenzialdiagnose der Demenzen. Im ersten Schritt kann das Syndrom Demenz nach Ausprägung (DD leichte kognitive Beeinträchtigung) und Art (DD Amnesie, Verwirrtheitszustand, Depression etc.) von verwandten Syndromen differenziert werden. Beim Vorliegen eines Demenzsyndroms werden im zweiten Schritt die zugrunde liegenden Erkrankungen differenziert. Dabei helfen die folgenden fünf Kriterien:

1. Bisheriger Verlauf,
2. Symptommuster,
3. somatische und psychische Vorerkrankungen sowie aktuelle Komorbidität,
4. Familiarität,
5. Häufigkeit der vermuteten Grunderkrankung.

15.1 Syndromdiagnose

Eine positive Antwort auf eine der drei nachfolgenden Fragen muss Anlass zu einer sorgfältigen Diagnostik sein, sofern die Ursache der Störung bisher noch nicht zuverlässig aufgeklärt ist:

- Hat Ihre Leistungsfähigkeit im Vergleich zu früher nachgelassen?
- Können Sie sich weniger als früher merken?
- Finden Sie seltener die richtigen Worte?

Wird einer dieser Punkte vom Patienten oder durch einen nahe stehenden Informanten bejaht, sind die folgenden Fragen zum Befund zu klären (◘ Abb. 15.1):

- Handelt es sich tatsächlich um eine **Abnahme** des Gedächtnisses und anderer kognitiver Leistungen oder um ein vorbestehendes Defizit (wie bei einer vorbestehenden Minderbegabung)?
- Ist die Störung von ausreichender **Schwere**, um die gewohnte Leistungsfähigkeit im täglichen Leben wesentlich zu beeinträchtigen (oder ist es eine »leichte kognitive Beeinträchtigung«, die weiter beobachtet werden muss)? (► Kap. 3)
- Treten weitere intellektuelle Störungen hinzu, oder handelt es sich um eine **reine Gedächtnisstörung** (also um ein amnestisches Syndrom)? (► Kap. 10)

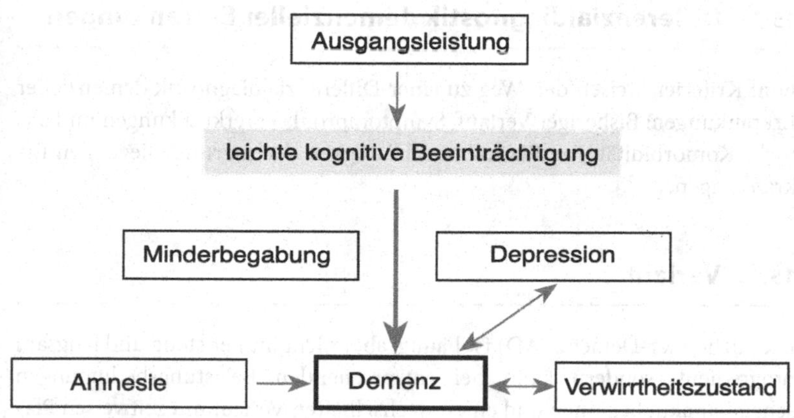

Abb. 15.1 Schema zur Syndromdiagnose

- Entwickelte sich die Störung über einen Zeitraum von **6 Monaten** oder mehr (bei kürzer dauernden Defiziten müssen v. a. reversible depressive oder Verwirrtheitssyndrome erwogen werden)? (▶ Kap. 11 und ▶ Kap. 13).

Sowohl in einer scheinbar zuverlässigen Selbsteinschätzung als auch in einer scheinbar zuverlässigen Fremdanamnese können die Defizite eines Patienten aus unterschiedlichen Gründen unter- bzw. überbewertet werden. Auch erfahrene Ärzte werden mitunter von der Fassade eines Patienten unabsichtlich getäuscht. Berichtete oder beobachtete Störungen müssen unbedingt durch einen zumindest kurzen »neuropsychologischen« Test objektiviert werden. Der Befund eines Kurztests, z. B. *Mini-Mental State Examination* (MMSE) ist nicht isoliert zu betrachten und beweist allein keinesfalls das Vorliegen eines Demenzsyndroms. Eine sensorische oder motorische Beeinträchtigung kann ohne Vorliegen kognitiver Störungen zu einem schlechten Testergebnis führen.

Ein Demenzsyndrom ist nur durch eine sorgfältige Anamnese und den psychopathologischen Befund zusammen mit einem objektiven Testergebnis nachzuweisen.

15.2 Differenzialdiagnostik dementieller Erkrankungen

Fünf Kriterien weisen den Weg zu einer Differenzialdiagnostik demenzieller Erkrankungen: Bisheriger Verlauf, Symptomprofil, Vorerkrankungen und aktuelle Komorbidität, Familiarität und Häufigkeit der zugrunde liegenden Erkrankungen.

15.2.1 Verlauf

Die Alzheimer-Demenz (AD) ist häufig, aber nicht immer stetig und langsam progredient, sondern kann bei entsprechenden Belastungsbedingungen scheinbar akut beginnen und einen wechselhaften Verlauf mit zeitweisen Plateaus oder vorübergehender funktioneller Verbesserung aufweisen. Sehr starke Schwankungen sind im Verlauf einer AD bei überlagerten Verwirrtheitszuständen zu beobachten. Die Demenz mit Lewy-Körperchen ist geradezu gekennzeichnet durch häufige Verwirrtheitszustände mit Halluzinationen . Beim Normaldruckhydrozephalus (NDH) zeigen sich Schwankungen der kognitiven Leistungsfähigkeit in Abhängigkeit von der zerebralen Kompression. Unstete Verläufe sind ferner bei einer vaskulären Schädigungskomponente mit schwankender Perfusion und Substratversorgung oder rezidivierenden, kleinen Infarkten mit Teilremissionen zu beobachten. Die charakteristische **stufenweise** Verschlechterung findet sich bei wiederholten größeren Hirninfarkten (Multiinfarktdemenz, MID). Bei besonders **rascher** Verschlechterung ohne identifizierbaren Auslöser muss in erster Linie eine Creutzfeldt-Jakob-Erkrankung mit ihren Varianten erwogen werden. Weitere Erkrankungen, die ein rasch progredientes demenzielles Bild verursachen können, sind die kortikobasale Degeneration, Demenz mit Lewy-Körperchen, frontotemporale Lobärdegenerationen, Hashimoto-Enzephalitis sowie andere entzündliche, maligne und metabolische Erkrankungen (Geschwind et al. 2008). Bei **akutem** Beginn muss in jedem Fall eine sofortige und energische Suche nach Ursachen oder Auslösern erfolgen (ischämischer Hirninfarkt, Blutung, Infektion, Trauma etc.) (◘ Abb. 15.2).

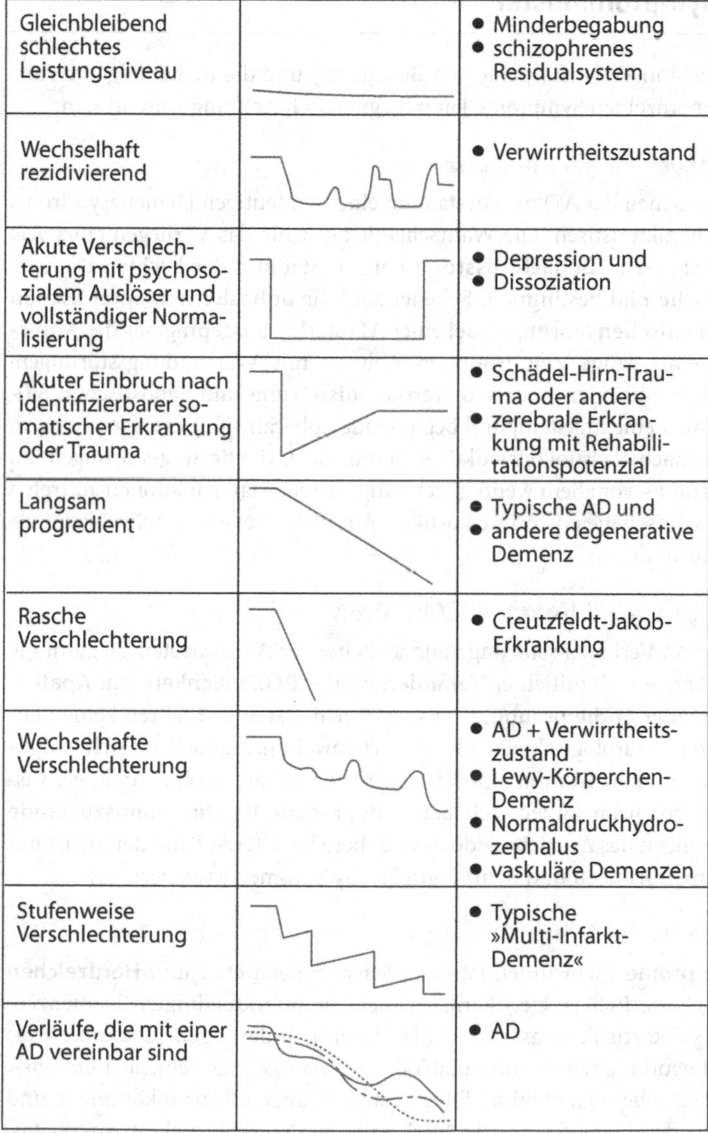

Verlauf		Mögliche Ursachen
Gleichbleibend schlechtes Leistungsniveau		• Minderbegabung • schizophrenes Residualsystem
Wechselhaft rezidivierend		• Verwirrtheitszustand
Akute Verschlechterung mit psychosozialem Auslöser und vollständiger Normalisierung		• Depression und • Dissoziation
Akuter Einbruch nach identifizierbarer somatischer Erkrankung oder Trauma		• Schädel-Hirn-Trauma oder andere • zerebrale Erkrankung mit Rehabilitationspotenzial
Langsam progredient		• Typische AD und • andere degenerative Demenz
Rasche Verschlechterung		• Creutzfeldt-Jakob-Erkrankung
Wechselhafte Verschlechterung		• AD + Verwirrtheitszustand • Lewy-Körperchen-Demenz • Normaldruckhydrozephalus • vaskuläre Demenzen
Stufenweise Verschlechterung		• Typische »Multi-Infarkt-Demenz«
Verläufe, die mit einer AD vereinbar sind		• AD

Abb. 15.2 Verläufe kognitiver Störungen

15.2.2 Symptommuster

Auch hier sind Verlaufsaspekte von Bedeutung, und die Reihenfolge im Auftreten der einzelnen Symptome kann diagnostisch richtungweisend sein.

Neuropsychologische Defizite

Die Frühzeichen der AD im Vorstadium eines eindeutigen Demenzsyndroms sind uncharakteristisch. Die Wahrscheinlichkeit für das Vorliegen einer AD erhöht sich, wenn **Gedächtnisstörungen** im Stadium der leichten Demenz das klinische Bild bestimmen. Seltener sind die **aphasischen**, **apraktischen** oder **agnostischen** Störungen bei einer AD stärker ausgeprägt als die Amnesie. Bei einer lange Zeit isolierten Aphasie mit Wortfindungsstörungen, Agrammatismus oder einer Wortverständnisstörung und agnostischen Störungen muss eine linkstemporal beginnende Lobäratrophie erwogen werden. Stehen zunächst visuokonstruktive, räumliche Orientierungsstörungen im Vordergrund - vor allem wenn gleichzeitig visuelle Halluzinationen auftreten -, ist die sehr seltene posteriore kortikale Atrophie zu erwägen (eine okzipitale Verlaufsform der AD).

Störungen von Affekt und Verhalten

Jede Art von Verhaltensstörung kann auch bei der AD auftreten. Beginnt die Erkrankung jedoch mit einer **Veränderung der Persönlichkeit**, mit **Apathie** oder mit einer **Enthemmung**, und sind in den ersten 1–2 Jahren keine nennenswerten neurologischen Defizite nachzuweisen, handelt es sich möglicherweise um eine frontotemporal beginnende Lobäratrophie. Auch bei vaskulären Demenzen finden sich häufig **depressive Verstimmungszustände** und Störungen des Antriebs, jedoch sind diese bei älteren Patienten meist mit Gedächtnisstörungen und neurologischen Symptomen assoziiert.

Neurologische Symptomatik

Herdsymptome (Schwindel, Paresen, Sehstörungen etc.) und **Herdzeichen** (pathologische Reflexe etc.) kennzeichnen die infarktbedingten Demenzen. Bei den subkortikalen vaskulären Marklagerveränderungen (**Leukoaraiose**) kann die neurologische Symptomatik diskreter ausgeprägt sein, aber ein unsicher apraktisches Gangbild auffallen. Gangstörungen, Harninkontinenz und fluktuierender Verlauf sind die Merkmale des Normaldruckhydrozephalus. Neben Morbus Parkinson und der Lewy-Körperchen-Variante der AD können viele verschiedene, aber jeweils weit seltenere hypokinetische extrapyramidalmotorische Erkrankungen zu einer Demenz führen (progressive supranukleäre Parese, Multisystematrophie, kortikobasale Degeneration, subkortikale arteriosklerotische Enzephalopathie etc.). Auch jene Basalganglienerkrankungen, die mit überschießenden Bewegungen einhergehen (Chorea Huntington, Morbus Wilson und andere) sind meist so charakteristisch, dass sie nicht mit einer AD verwechselt werden. Neben der raschen Verschlechterung ist die Creutzfeldt-Jakob-Demenz durch das Auftreten von Myokloni und pyramidal- sowie extrapyramidalmotorischen Störungen charakterisiert. Epileptische Anfälle können im Verlauf aller Demenzen beobachtet werden und sind vergleichsweise häufiger bei Tumoren, Infarkten, Infektionen und metabolisch-toxischen Störungen. In den späteren Stadien der Demenz verwischen sich die Symptommuster und sind meist nicht mehr klar unterscheidbar.

15.2.3 Somatische und psychische Vorerkrankungen und aktuelle Komorbidität

Die folgende Auflistung kann als Gedächtnisstütze bei der Vervollständigung von Anamnese und Untersuchung dienen. Sämtliche erwähnten akuten und chronischen somatischen und psychischen Vor- oder Begleiterkrankungen können möglicherweise als behandelbare Haupt- oder Mitursache einer Demenz fungieren.

Akute Ereignisse

Dazu gehören Schädel-Hirn-Trauma, Operationen und deren Komplikationen, invasive diagnostische und therapeutische Eingriffe (z. B. Gefäßdarstellung, Bestrahlung), Herzinfarkte, Schlaganfälle, Migräne oder andere Kopfschmerzsyndrome, epileptische Anfälle, Meningitis/Enzephalitis, Arbeitsunfälle, Intoxikationen und andere.

Chronische somatische Vorerkrankungen und Risikofaktoren

Neben den meisten Erkrankungen des zentralen Nervensystems können auch die folgenden Erkrankungen schwere kognitive Defizite bedingen: Herz-Kreislauf-Erkrankungen (Herzinsuffizienz, arterielle Verschlusskrankheit, Hypertonus), die Risikofaktoren Apolipoprotein E4, Cholesterin, Diabetes mellitus, Anämie, Koagulopathie, gastroenterologische Erkrankungen (Malassimilationssyndrome, Leberinsuffizienz, Urämie etc.), Infektionen (HIV, Borrelien etc.), Medikamente, Drogen, berufsbedingte Noxen.

Psychische Vorerkrankungen und Risikofaktoren

Neben Tabletten-, Alkohol- und Drogenmissbrauch soll nach auffallenden Reaktionen in früheren Stresssituationen gefragt werden (z. B. frühere Verwirrtheitszustände) sowie ggf. nach früheren Behandlungen und Krankenhauseinweisungen wegen anderer psychischer Störungen (Depression, Schizophrenie). Psychische Vorerkrankungen erhöhen die Wahrscheinlichkeit, dass es sich um die erneute Manifestation einer psychischen Erkrankung ohne eindeutige und ausreichende organische Grundlagen handelt. Psychische Erkrankungen können im höheren Alter ihr Erscheinungsbild wandeln. Falls kognitive Störungen nachzuweisen sind, ist unbedingt eine sorgfältige Ursachenaufklärung zu betreiben und es darf nicht einfach von der erneuten Manifestation einer bereits bekannten Erkrankung ausgegangen werden. Frühere depressive Episoden erhöhen das Demenzrisiko (Ownby et al. 2006).

15.2.4 Familiarität

Die »Familiarität« einer Erkrankung lässt sich leichter bei einer präsenilen Manifestation vor dem 65. Lebensjahr nachweisen. Familiär auftretende Demenzen gelten daher häufig als präsenile Erkrankungen. Zu den autosomal-dominant vererbten Demenzformen zählen u. a. präsenile AD bei Mutationen der Präsenilin- oder Amyloidvorläuferproteingene, CADASIL (zerebrale autosomal-dominante Arteriopathie mit subkortikalen Infarkten und Leukenzephalopathie), Chorea Huntington und die Gerstmann-Sträussler-Scheinker-Prionkrankheit. Eine familiäre Belastung, die keinem Mendelschen Erbmodus unterliegt, ist ferner für die sporadische AD, die frontotemporale Degeneration sowie eine Reihe von Basalganglienerkrankungen nachgewiesen. Mongolismus, Morbus Parkinson und Alzheimer-Demenz bei Blutsverwandten erhöhen das Risiko, zu einem bestimmten Alter eine Demenz zu entwickeln. Das zu erwartende Krankheitsspektrum ist in unterschiedlichen Lebensabschnitten verschieden. Während sich vor dem 65. Lebensjahr neben den Frühformen der AD und den vaskulären Demenzen reine Formen anderer degenerativer Erkrankungen nachweisen lassen, sind Demenzen ohne Alzheimer-Pathologie und ohne vaskuläre Hirnveränderungen im Senium sehr selten.

15.3 Drei Grundgedanken zum praktischen Vorgehen

Aufgrund der hohen Zahl dementer Menschen muss jeder Arzt imstande sein, innerhalb kurzer Zeit ein Demenzsyndrom festzustellen und die diagnostisch notwendigen Schritte zu veranlassen (■ Abb. 15.3).

Die weiteren differenzialdiagnostischen Überlegungen müssen sich an drei Leitgedanken orientieren (s. unten).

15.3.1 Häufigkeit der neuropathologischen Hirnveränderungen (■ Abb. 15.3 ①)

Bei fast allen alten dementen Patienten lässt sich post mortem eine erhebliche Neurofibrillen- (>> 90%) und Plaque-Pathologie (> 80%) nachweisen. Ein hoher Anteil weist gleichzeitig mikroangiopathische (75%), makroangiopathische (Hirninfarkte; 50%) oder andere degenerative Hirnveränderungen auf, wie bei einem Morbus Parkinson oder einer Lobäratrophie. AD, frontotemporale Demenz, vaskuläre Demenzen und Demenz mit Lewy-Körperchen werden jeweils bei deutlich mehr als 1% der Patienten als alleinige Demenzursache diagnostiziert. Bei etwas mehr als 1% werden die Diagnosen Alkoholdemenz, drogen- oder medikamenteninduzierte Demenz oder die Diagnose Demenzsyndrom der Depression gestellt. Die anderen zu einer Demenz führenden Erkrankungen treten bei weniger als 1% der dementen Patienten auf, zeigen jedoch häufig eine so prägnante Befundkonstellation, dass sie durch gewissenhafte Anamnese und Fremdanamnese, klinische Untersuchung und Testung, Laboruntersuchung sowie CT oder MRT zuverlässig festgestellt werden können (▶ Kap. 19).

15.3.2 Somatische Komorbidität (■ Abb. 15.3 ②)

Da das Alter den Hauptrisikofaktor für die Manifestation der häufigsten Demenzformen darstellt, muss bei den meisten Patienten mit einer erheblichen somatischen, zerebralen und psychischen Komorbidität gerechnet werden. Eine angemessene Hydrierung, behutsame Blutdruckeinstellung, Diabetes- und Schmerzbehandlung können die geistige Leistungsfähigkeit deutlicher bessern als die bloße Gabe von Antidementiva. Daran muss aber zunächst erst

Symptom: Kognitive Störungen
- Anamnese
- somatischer Befund
- psychischer Befund
- kurze kognitive Testung
- kleines Labor
- MRT/CT

③ **Reversible Demenzen**, z. B.
- Depression
- Benzodiazepine
- Anticholinergika
- Hypothyreose
- Hypotension
- Schlafapnoe
- zerebrale Raumforderung
- …

① **>> 50 Jahre**
- Neurofibrillen
- Plaques
- Mikroangiopathie
- Makroangiopathie
- Lewy-Körper
- Pick/FTD
- …
- Creutzfeldt-Jakob

② **Komorbidität**, z. B.
- Exsikkose
- Diabetes mellitus
- Hyperlipidämie
- Hyperhomozysteinämie
- Hyperurikämie
- Hypertension
- (Schmerzen)
- …

Abb. 15.3 Diagnostisch notwendige Schritte bei der Feststellung eines Demenzsyndroms

einmal gedacht werden, und durch die medizinische Spezialisierung und Arbeitsteiligkeit kommen einfache und allgemeine medizinische Aspekte in der Diagnostik und Behandlung alter dementer Patienten häufig zu kurz.

15.3.3 Reversible Demenzen (Abb. 15.3 ③)

Selbst wenn beim älteren dementen Patienten nahezu immer auch ausgeprägte Alzheimer-Veränderungen vorliegen, rechtfertigt diese Grundannahme keine diagnostische Nachlässigkeit. Das Erkennen kausal behandelbarer Demenzformen ist ein vordringliches diagnostisches Ziel. Von weit geringerer klinischer Bedeutung ist die akademische Korrektheit einer Verdachtsdiagnose, die nur durch den Neuropathologen bestätigt werden kann.

Das Übersehen einer reversiblen und behandelbaren Demenzform ist ein Kunstfehler! Eine Reihe von reversiblen Ursachen ist aufgrund von Verlauf und Befunden klinisch zu vermuten, aber nur mit Laboruntersuchungen und CT oder MRT sicher festzustellen (Traumafolgen, Hirninfarkte, Subduralhämatome, Entzündungsherde, Abzesse, Hirntumore und andere). Der vermeintlich rückläufige hohe Anteil reversibler Demenzformen (Clarfield 2003) ist auf zwei Faktoren zurückzuführen:

1. die Prävalenz relevanter neurodegenerativer und irreversibler vaskulärer Hirnveränderungen im höheren Lebensalter,
2. die verbesserte und frühere Diagnostik für jene Erkrankungen, die – falls längere Zeit unerkannt und unbehandelt – eine Demenz verursachen können.

15.4 Diagnoserichtlinien

In den letzten Jahren wurden von nationalen und internationalen Gremien zahlreiche verdienstvolle Versuche unternommen, evidenzbasierte Empfehlungen für die Diagnostik der Demenzen zu entwerfen. Einige Beispiele sind unten aufgeführt (■ Tab. 15.1). Diese Arbeiten sind sehr anerkennenswert, da eine Fülle wissenschaftlicher Quellen systematisch verarbeitet wurde; sie bieten eine wichtige Orientierungshilfe in der aktuellen Literatur. Die diagnostischen Präferenzen von eher psychiatrisch oder neurologisch orientierten Expertengruppen weichen deutlich voneinander ab. Mitunter wird der Versuch unternommen, zwischen wissenschaftlicher Erkenntnis, praktischer Relevanz und praktischer Empfehlung zu unterscheiden, aber dies gelingt nicht immer, und manche Empfehlungen wirken etwas abstrakt und weltfremd. Dies liegt zum Teil daran, dass die Aussagen der zugrunde liegenden Literatur meist von gut vorsortierten Patienten- und Kontrollgruppen auf anders zusammengesetzte Populationen übertragen werden oder verallgemeinert werden sollen. Meist wurde weder in den Originalarbeiten noch in deren Auswertung konzeptionell klar zwischen den Demenzen, AD und Alzheimer-Hirnveränderungen unterschieden. Einige Leitlinien sind so abgefasst, dass man die Diagnose – meistens »Alzheimer« – vorher kennen sollte, um die richtigen Verfahren zur Bestätigung zielstrebig einzusetzen. Diese Zirkularität kommt einer häufigeren »Alzheimer-Diagnose« zugute, beeinträchtigt aber das Entdecken anderer Demenzformen. Aufgrund der großen Häufigkeit der Alzheimer-Veränderungen (> 80% der dementen älteren Patienten) und der heute bereits häufig gestellten klinischen Alzheimer-Diagnose (> 60% der dementen älteren Patienten) stellt aber gerade deren Diagnostik keine besondere geistige Herausforderung dar.

Leitlinien (Beispiele)

- **Österreich:**
  Schmidt R, Marksteiner J, dal Bianco P et al. (2010) Konsensusstatement »Demenz 2010«. Konsensusstatement »Demenz 2010« der Österreichischen Alzheimer Gesellschaft. Neuropsychiatrie 24: 67–87
- **Kanada:**
  Canadian Consensus Conference on the Diagnosis and Treatment of Dementia, Guidelines (2008)
- **Deutschland:**
  Deutsche Gesellschaft für Psychiatrie, Psychotherapie und Nervenheilkunde (DGPPN) und Deutsche Gesellschaft für Neurologie (DGN) (2009) S3-Leitlinie »Demenzen«
- **Europa:**
  European Federation of the Neurological Sciences (2007) Recommendations for the diagnosis and management of Alzheimer's disease and other disorders associated with dementia: EFNS Guideline. Eur J Neurol 14: e1–e26
- **Italien:**
  Società Italiana di Neurologia (2004) Guidelines for the diagnosis of dementia, revision 1. Neurol Sci 25: 154–182

Literatur

Clarfield AM (2003) The decreasing prevalence of reversible dementias – an updated meta-analysis. Arch Intern Med 163: 2219–2229

Geschwind MD, Shu H, Haman A et al (2008) Rapidly progressive dementia. Ann Neurol 64: 97–108

Ownby RL et al (2006) Depression and risk for Alzheimer disease – systematic review, meta-analysis, and metaregression analysis. Arch Gen Psychiatry 63: 530–538

Tab. 15.1 Diagnostik der Demenzen: Leitlinien aus Österreich, Kanada, Deutschland (weitgehende Aktualisierung und Adaption der englischen NICE-Leitlinie), Europa und Italien[a]

Region	AU	CAN	GER	EU	I
Anamnese	A	(A)	D	A	√
Klinischer Befund	A	(A)	B	D	√
Kurze kognitive Testung	A	B	B	A	√
Neuropsychologische Diagnostik	f- A	f- B	B	C	f-
Störungen des Erlebens und Verhaltens (BPSD)	A	–	B	A	–
Alltagsbewältigung (ADL)	–	–	–	A	–
Röntgen-Thorax	–	–	–	–	√
Kraniales CT oder MRT	A	f- B	A	A	√
SPECT oder PET: Perfusion, Metabolismus	C	f- B	f- A	f- B	f-
SPECT: Rezeptor, z. B. Dopamintransporter	C	–	f-	f- B	–
EEG	C	–	f- B	f- B	√
Blutbild	A	B	B	A	√
Differenzialblutbild	A	B	D	–	–
Elektrolyte (Na^+, K^+, Cl^-)	A	B	B	A	√
Kalzium	A	B	–	–	–
Phosphat	A	–	D	–	–
Parathormon	C	–	D	–	–
Glukose	A	B	B	A	√
HbA_{1c}	–	–	D	–	–
TSH	A	B	B	A	√
T4	A	–	D	–	–
T3	–	–	D	–	–
Schilddrüsenantikörper (TAK, MAK)	C	–	D	–	–
GOT, γ-GT	A	–	B	A	√

Tab. 15.1 Fortsetzung

Region	AU	CAN	GER	EU	I
Gerinnungsanalyse	–	–	D	–	–
Kreatinin	A	–	B	A	√
Harnstoff	A	–	B	–	–
BKS (oder CRP)	–	–	B	A	–
Vitamin B_{12}	A	B	B	D	√
Homocystein	–	–	D	–	–
Folsäure	A	E	D	–	√
Vitamin B_6	–	–	D	–	–
Lues	C	–	D	D	√
Borrelien	–	–	D	D	–
HIV	C	–	D	D	f-
Toxikologie (Pb, Hg etc.)	–	-	D	–	–
Drogenscreening	–	–	D	–	–
Coeruloplasmin, Kupfer	–	–	D	–	f-
u. v. a.	…	…	…	…	…
CSF: Ausschluss Entzündung	–	–	D	D	–
CSF: β-Amyloid 1-42 & Tau (Gesamt- + Phospho-Tau)	C	f- B	B	f- B	–
CSF: 14-3-3-Protein bei v. a. CJD	C	–	–	f- B	–
Genetische Beratung, z. B. bei familiärer Häufung	C	–	C	D	f-

[a] Die Interpretation und Verwendung der Evidenzgrade weicht zwischen den Leitlinien stark ab und wurde hier vereinfachend so verwendet: *A* »Soll-Empfehlung«, *B* »sollte«, *C* »kann«, *D* niedrigerer Evidenzgrad, *good clinical practice*, bei speziellem Verdacht, √ obligat, *f-* fakultativ bei besonderer Indikation.

AU Österreich, *CAN* Kanada, *GER* Deutschland, *EU* Europa, *I* Italien.

TSH Thyreotropin, *T3* Trijodthyronin, *T4* Thyroxin, *GOT* Glutamat-Oxalacetat-Transaminase, *γ-GT* γ-Glutamyltransferase, *BKS* Blutkörperchensenkungsgeschwindigkeit, *CRP* C-reaktives Protein, *CSF* Liquor cerebrospinalis, *CJD* Creutzfeldt-Jakob-Erkrankung.

15.5 Addendum: Aktuelle NIA-AA-Kriterien (2011)

Kriterien des US-amerikanischen *National Institute on Aging* (NIA) und der dortigen *Alzheimer's Association* (AA) zur Diagnose von

- leichter kognitiver Beeinträchtigung (*mild cognitive impairment*) bei Alzheimer-Krankheit,
- Demenz, allgemein bzw. bei unterschiedlichen Ursachen (*all-cause dementia*),
- Demenz bei wahrscheinlicher Alzheimer Krankheit (*probable AD dementia*),
- Demenz bei wahrscheinlicher Alzheimer-Krankheit mit erhöhter diagnostischer Sicherheit,
- Demenz bei möglicher Alzheimer-Krankheit (*possible AD dementia*).

Eine Zusammenschau der biologischen und klinischen Befunde von Alzheimer-Krankheit, leichter kognitiver Beeinträchtigung und Demenz bei Alzheimer-Krankheit zeigt ◘ Tab. 15.2.

Leichte kognitive Beeinträchtigung (*mild cognitive impairment*, MCI) bei Alzheimer-Krankheit (Albert et al. 2011; ◘ Tab. 15.2):

Klinisch:

- Berichtete oder beobachtete Abnahme der kognitiven Leistung,
- objektiv messbare Beeinträchtigung in einem oder mehreren kognitiven Leistungsbereichen, die typischerweise das Gedächtnis mit betreffen,
- Erhalt der unabhängigen Funktionsfähigkeit,
- nicht dement.

Neurobiologische Hinweise auf eine Alzheimer-Krankheit:

- Wenn möglich, Ausschluss vaskulärer, traumatischer, anderer medizinischer Ursachen des Leistungsverlusts,
- wenn möglich, prospektive Hinweise auf einen Leistungsverlust,
- mögliche Hinweise auf genetische Alzheimer-Krankheit.

Demenzsyndrom (*all-cause dementia*): Kernkriterien (McKhann et al. 2011; ◘ Tab. 15.2)

Symptome im Bereich von Kognition und Verhalten:

1. Beeinträchtigung bei der Arbeit oder bei anderen gewohnten Tätigkeiten; und

2. Funktionsverschlechterung im Vergleich zum früheren Leistungsniveau; und
3. nicht durch ein Delir oder andere psychische Erkrankungen verursacht;
4. die Feststellung kognitiver Defizite durch (1) Eigen- und Fremdanamnese und (2) eine objektive kognitive Untersuchung, entweder durch einen Kurztest oder durch eine neuropsychologische Untersuchung, falls Anamnese und Kurztest nicht ausreichend aussagekräftig sind.
5. Die Störungen von Kognition und Verhalten umfassen mindestens zwei der folgenden Bereiche:
   a) Beeinträchtigte Fähigkeit, neue Informationen aufzunehmen und zu erinnern – einschließlich folgender Symptome: sich wiederholende Fragen und Gespräche, Verlegen persönlicher Gegenstände, Vergessen von Ereignissen und Verabredungen, Verirren in bekanntem Terrain.
   b) Beeinträchtigung von Denkvermögen und beim Lösen anspruchsvoller Aufgaben – einschließlich: fehlendes Gefühl für Gefahren, Unfähigkeit, finanzielle Fragen zu beurteilen und richtige Entscheidungen zu treffen sowie anspruchsvolle (komplexe) und aufeinander aufbauende (sequentielle) Aufgaben zu planen.
   c) Beeinträchtigte visuell-räumliche Fähigkeiten – einschließlich: Unfähigkeit, Gesichter und gewöhnliche Gegenstände zu erkennen, oder – trotz guter Sehschärfe – Objekte im Blickfeld zu finden, einfache Vorrichtungen zu handhaben oder die Kleidung richtig zu verwenden.
   d) Beeinträchtigte Sprachleistungen (Sprechen, Lesen, Schreiben) – einschließlich: Wortfindungsstörungen bei gewöhnlichen Ausdrücken, stockende Sprache; Sprech-, Buchstabier- und Schreibfehler.
   e) Veränderungen von Persönlichkeit, Verhalten und Benehmen – einschließlich: Stimmungsschwankungen wie Agitation, beeinträchtigte Motivation und Initiative, Apathie, Antriebsverlust, sozialer Rückzug, Verlust von Empathie, zwanghaftes oder sozial inakzeptables Verhalten.

- **Demenz bei wahrscheinlicher Alzheimer-Krankheit (*probable AD dementia*)*: Kernkriterien (McKhann et al. 2011; ◘ Tab. 15.2)**

Erfüllt die oben ausgeführten Kriterien einer Demenz und weist zusätzlich folgende Merkmale auf:

A Schleichender Beginn. Die Symptome entwickeln sich langsam über Monate und Jahre, nicht plötzlich über Stunden oder Tage;

B Eindeutige Anamnese einer kognitiven Verschlechterung durch Bericht oder Beobachtung; und

C Die initialen oder dominanten kognitiven Defizite anhand von Anamnese und Befund gehören zu einer der folgenden Kategorien:

a) Amnestischer Beginn: die häufigste syndromale Präsentation der Demenz bei Alzheimer-Krankheit (*AD dementia*). Die Defizite sollten eine Beeinträchtigung von Lernen und Erinnern neu gelernter Information umfassen. Zusätzlich sollten kognitive Defizite in einem anderen Leistungsbereich vorliegen.

b) Non-amnestischer Beginn:
   - Sprache: die dominanten Defizite betreffen die Wortfindung, aber Defizite in anderen Bereichen sollten auch vorhanden sein.
   - Visuell-räumlich: die dominanten Defizite betreffen die räumliche Wahrnehmung einschließlich Objektagnosie, Gesichter-Erkennen, Simultanagnosie und Alexie. Defizite in anderen Bereichen sollten auch vorhanden sein.
   - Exekutiv: die dominanten Defizite sind beeinträchtigtes Denken, Urteil und Problemlösen. Defizite in anderen Bereichen sollten auch vorhanden sein.

D Die Diagnose einer Demenz bei wahrscheinlicher Alzheimer-Krankheit (*probable AD dementia*) sollte nicht gestellt werden bei Hinweisen auf

a) eine relevante gleichzeitige zerebrovaskuläre Erkrankung durch einen anamnestischen Zusammenhang zwischen Schlaganfall und kognitiver Verschlechterung; oder das Vorhandensein von multiplen oder ausgedehnten Infarkten oder schweren Marklagerveränderungen; oder

b) Kernmerkmale einer Demenz mit Lewy-Körperchen (außer dem Demenzsyndrom!); oder

c) die Verhaltensvariante der frontotemporalen Demenz; oder

d) die semantische Variante oder die nichtflüssige/agrammatische Variante der primär progressiven Aphasie; oder

e) eine andere, gleichzeitig bestehende aktive neurologische Erkrankung oder nichtneurologische internistische Komorbidität oder den Gebrauch von Medikamenten, die eine relevante Wirkung auf die Kognition ausüben können.

f) **Anmerkung:** Alle Patienten, die Kriterien einer wahrscheinlichen Alzheimer-Krankheit (*probable AD*) nach den NINCDS-ADRDA-Kriterien aus dem Jahr 1984 erfüllten, würden die aktuellen Kriterien für die Demenz bei wahrscheinlicher Alzheimer-Krankheit (*probable AD dementia*) erfüllen.

Anmerkung des Übersetzers: Dafür hat es sich gelohnt, nahezu 30 Jahre zu warten (immerhin haben uns diese 3 Dekaden auch die Errungenschaft der »Prozent-Punkte« beschert).

* Gemeint ist: Demenz auf der Basis einer Alzheimer-Krankheit (*Alzheimer's disease, AD*) mit entsprechenden neurodegenerativen Hirnveränderungen.

- **Demenz bei wahrscheinlicher Alzheimer Krankheit (*probable AD dementia*) mit erhöhter diagnostischer Sicherheit (McKhann et al. 2011)**

1. Prospektiv dokumentierter Leistungsverlust oder
2. Träger einer genetischen Mutation (im APP-, PSEN1-, oder PSEN2-Gen).

- **Demenz bei möglicher Alzheimer-Krankheit (*possible AD dementia*; McKhann et al. 2011)**

1. Atypischer Verlauf mit plötzlichem Beginn oder unklarer Anamnese bei ansonsten erfüllten Kernkriterien einer Demenz bei wahrscheinlicher Alzheimer-Krankheit.
2. Ätiologisch gemischte Demenz: Alle klinischen Kernkriterien einer Demenz bei wahrscheinlicher Alzheimer-Krankheit werden erfüllt, allerdings bei Hinweisen auf eine
   a) gleichzeitige zerebrovaskuläre Erkrankung (anamnestisch oder in der Bildgebung),
   b) eine Demenz mit Lewy-Körperchen (zusätzlich zu dem Vorliegen eines Demenzsyndroms),
   c) eine andere neurologische oder nichtneurologische Erkrankung bzw. Medikation, die zu einer relevanten Beeinträchtigung der kognitiven Leistung führen kann.

Die Diagnose einer möglichen Alzheimer-Demenz (*probable AD*) nach den NINCDS-ADRDA-Kriterien aus dem Jahr 1984 würde die aktuellen Kriterien einer Demenz bei wahrscheinlicher Alzheimer-Krankheit (*probable AD dementia*) nicht notwendigerweise erfüllen. Diese Patienten müssten nachuntersucht werden.

Tab. 15.2 Stadien der Alzheimer-Krankheit (AK); diagnostische Sicherheit von leichter kognitiver Beeinträchtigung (*mild cognitive impairment*, MCI) bei AK und einer Demenz bei AK nach den Kriterien des NIA und der AA (*National Institute on Aging* und US-amerikanische *Alzheimer's Association*) (übersetzt und zusammengefasst nach Albert et al. 2011, McKhann et al. 2011, Sperling et al. 2011)

	Zerebrale Amyloidose[a]	Alzheimer-Neurodegeneration[b]	Klinik
AK Stadium I: Asymptomatische zerebrale Amyloidose	+	–	–
AK Stadium II: Asymptomatische Amyloidose plus Neurodegeneration	+	+	–
AK Stadium III: Amyloidose plus Neurodegeneration plus leichte Beeinträchtigung von Kognition und Verhalten	+	+	+
MCI, AK unwahrscheinlich	–	–	+
MCI, AK möglich	+	?	+
MCI, AK wahrscheinlich	+	+	+
Demenz, AK unwahrscheinlich	–	–	+
Demenz, AK möglich	?	?	Atypisch
Demenz, AK möglich	+	+	Atypisch
Demenz, AK wahrscheinlich	?	?	Typisch
Demenz, AK recht wahrscheinlich	?	+	Typisch
Demenz, AK hoch wahrscheinlich	+	?	Typisch
Demenz, AK höchst wahrscheinlich	+	+	Typisch

[a] Nachweis durch Amyloid-PET oder vermindertes $A\beta_{1-42}$ im Liquor.

[b] Typische Hinweise auf neuronale Läsionen durch Gesamt-Tau- oder Phospo-Tau-Erhöhung im Liquor, typische Muster des Hypometabolismus im FDG-PET oder typische Atrophiemuster im strukturellen MRT.

Referenzen

Albert MS, DeKosky ST, Dickson D et al (2011) The diagnosis of mild cognitive impairment due to Alzheimer's disease: recommendations from the National Institute on Aging and Alzheimer's Association workgroup. Alzheimers Dement Apr 20 (Epub ahead of print)

McKhann GM, Knopman DS, Chertkow H et al (2011) The diagnosis of dementia due to Alzheimer's disease: recommendations from the National Institute on Aging and the Alzheimer's Association workgoup. Alzheimers Dement Apr 20 (Epub ahead of print)

Sperling RA, Aisen PS, Beckett LA et al (2011) Toward defining the preclinical stages of Alzheimer's disease: recommendations from the National Institute on Aging and the Alzheimer's Association workgroup. Alzheimers Dement Apr 20 (Epub ahead of print)

Rationelle Beratung

Hans Gutzmann und Lydia Steenweg

Zum Thema

Die Beratung der Patienten und ihrer Angehörigen ist ein zentrales Aufgabenfeld des niedergelassenen Arztes. Dazu zählt die Information über die Erkrankung und ihre Prognose ebenso wie das Wecken von Verständnis für die Belange der Patienten, für die notwendigen Anpassungsschritte im täglichen Umfeld und für die Änderung eigenen Verhaltens. Gleichzeitig dürfen die Bedürfnisse der pflegenden Angehörigen nicht aus dem Blick geraten: Ohne ihr Mittun wäre eine verantwortliche Dementenbetreuung zum Scheitern verurteilt.

16.1 Einführung

Zur Konsultation in der Praxis kommen ältere Menschen – allein oder in Begleitung ihrer Angehörigen –, die oft nur unspezifische Beschwerden schildern. Eine detailliertere Frühsymptomatik wird oft von Betroffenen und Angehörigen erst auf genaues Befragen berichtet. Ergebnis des ärztlichen Bemühens ist schließlich eine durch entsprechende Untersuchungsergebnisse gestützte Verdachtsdiagnose. Diese gilt es, in Gesprächen zu vermitteln, um die initial nur sehr unscharf formulierten Fragen nach dem »Was« und »Warum« der Krankheit zu beantworten. Wesentlich für den Umfang dieser Aufklärung ist neben den Wünschen von Patient und Angehörigem v. a. die Frage nach den Konsequenzen einer Information über Diagnose und Prognose für die Beteiligten. Nach der initialen Erschütterung bei der Mitteilung der Verdachtsdiagnose muss eine hausärztlich begleitete Phase der akzeptierenden Beschäftigung mit der Krankheit einsetzen. In vielen Bereichen wird sich Beratungsbedarf ergeben.

16.2 Aufklärung als Aufgabe und Chance

Die verantwortungsvolle Aufklärung zu einem frühen Zeitpunkt bietet Möglichkeiten für Formen der **Krankheitsbewältigung**, die später bei Fortschreiten der Demenz weniger gut oder gar nicht mehr möglich sind. Im Gegensatz zu den meisten infausten Erkrankungen tritt bei der Demenz als Kernsymptomatik eine erhebliche Beeinträchtigung der intellektuellen Funktionen auf. Eine Aufklärung erst in späteren Phasen der Demenz hat daher zur Folge, dass der Betroffene selbst aufgrund der bereits bestehenden Einbußen keine oder nur noch sehr reduzierte Möglichkeiten des Krankheitsverständnisses und der Krankheitsbewältigung hat, dass ihn mit anderen Worten die Bedeutung des Gesagten nicht mehr erreicht. Entscheidet man sich gegen eine frühzeitige Aufklärung, so bedeutet dies letztendlich auch einen Eingriff in die **Autonomie** und eine Einschränkung des **Selbstbestimmungsrechts** der Betroffenen.

Wie bei allen anderen chronischen und letztlich finalen Erkrankungen auch, kann nur individuell bestimmt werden, inwieweit für den Patienten und seine Angehörigen die Information über die Erkrankung eine erwünschte und benötigte Hilfe darstellt oder aber ob auch eine behutsame Aufklärung eine Überforderung bedeutet. Meist wird es allerdings als eine Entlastung erlebt, dass die schon länger wahrgenommenen Beschwerden und Veränderungen endlich einen Namen bekommen haben, dass das Puzzle sich zu einem Bild fügt. Durch eine verständliche und einfühlsame Aufklärung, die gerade auch die langfristigen Konsequenzen der Erkrankung nicht ausblendet, haben Patienten und Angehörige die Möglichkeit, sich rechtzeitig mit den auf sie zukommenden Veränderungen auseinanderzusetzen und sie in ihre Lebensplanung einzubeziehen.

> **Die aktive Auseinandersetzung mit der Krankheit und eine ausreichende soziale Unterstützung sind die wichtigsten psychosozialen Prädiktoren einer erfolgreichen Krankheitsverarbeitung. Grundlage dafür ist ein fundiertes Wissen über die Natur der Erkrankung. In den Aufklärungsgesprächen sollte man sich immer wieder der Formulierung von Max Frisch erinnern, nach der es darum geht, im Dialog dem anderen die Wahrheit wie einen Mantel hinzuhalten, in den er schlüpfen kann, und sie ihm nicht wie einen nassen Lappen um die Ohren zu schlagen.**

16.3 Die Rolle der Angehörigen und die damit zusammenhängenden Gefährdungen

Bei Kindern sind intensive Pflege und Fürsorge durch die Eltern Etappen auf dem Weg in die zukünftige Selbstständigkeit. Bei Demenzpatienten ist die Richtung des Prozesses umgekehrt. Bei ihnen nimmt die Selbstständigkeit ab, und basale körperliche Bedürfnisse treten immer mehr in den Vordergrund. Die bei der Versorgung von Kleinkindern zukunftsgerichtete und optimistische Grundhaltung wird ersetzt durch ein Trauer- und Ablösungserleben. Der Krankheitsprozess ändert zudem die gewachsenen Beziehungen, bedeutet oft eine Auflösung des bestehenden sozialen **Rollengefüges**. Geschieht dies in einer vielleicht schon zuvor gespannten Beziehung, kann die psychologische Arbeit mit den Angehörigen ausschlaggebend für das Gelingen der weiteren Betreuung sein. Wegen der allmählichen Veränderungen im Rahmen des Demenzprozesses geraten viele pflegende Angehörige in die Gefahr, aus **Überfürsorglichkeit** eigene Freiräume zunächst unmerklich einzuschränken, um sie schließlich gänzlich zu verlieren. Die Umkehrung von Machtverhältnissen in einer jahrelangen Beziehung kann sich aber auch im Ausbrechen vorher unterdrückter Aggressionen und in Rachegefühlen des pflegenden Angehörigen ausdrücken. Auch in diesem Fall ist die psychologische Betreuung nicht zuletzt zum Schutz des Patienten notwendig.

Frühzeitig sollten pflegende Bezugspersonen im Beratungsgespräch (s. unten, Beratungsziele) auf Hilfsangebote aufmerksam gemacht werden, die ihre psychischen und physischen **Belastungen** durch die Pflege des Patienten mit Demenz erleichtern können (Selbsthilfegruppen, Alzheimer-Gesellschaften). Für viele Angehörige erleichtert der Kontakt zu anderen pflegenden Angehörigen in der Gruppe das Zusammenleben mit einem dementen Patienten. Oft werden dort wichtige Tipps für den Alltag gegeben, die von Leidensgenossen in ähnlicher Lage entwickelt wurden. Auch sind erfahrene Angehörige eher in der Lage als Außenstehende, Verständnis für die oft unterdrückten Aggressionen gegen den Patienten und die Hoffnungslosigkeit der Situation aufzubringen.

Ziele der Beratung von pflegenden Angehörigen

- Wissen über die Krankheit vermitteln
- Verständnis für Verhaltensweisen des dementen Patienten wecken
- Die Aufmerksamkeit für Warnzeichen beim dementen Patienten schärfen
- Die Aufmerksamkeit für Warnzeichen beim Angehörigen selbst schärfen
- Hinweise zur Verhaltensänderung beim Angehörigen geben
- Hilfen zum Stressmanagement bereitstellen
- Mögliche Anpassungen der äußeren Lebensbedingungen anregen
- Den Angehörigen ermutigen, eigene Bedürfnisse wahrzunehmen
- Die Entlastung der Angehörigen als Hilfe für den Patienten deutlich machen
- Die Angehörigen in die Lage versetzen, gezielt weitere Hilfsangebote zu suchen

Dass pflegende Angehörige nicht nur im Sonderfall der eigenen Krankheit oder Behinderung, sondern auch bei zunächst bester Gesundheit ein hohes Risiko tragen, unter der Belastung der Pflege selbst ernstlich zu erkranken, ist unbestritten. Am bekanntesten ist wohl das erhöhte Risiko für depressive Störungen. Das kann auch nicht verwundern, wenn man sich vor Augen hält, dass häufige Begleiterscheinungen der Pflege Dementer gleichzeitig auch als klassische depressionsauslösende Faktoren gelten. Dazu zählen Probleme wie eine zunehmende soziale Isolierung, Schuldgefühle gegenüber den anderen Familienmitgliedern, denen man sich nicht mehr in gewünschtem Umfang widmen kann, und Gefühle der Hoffnungslosigkeit und Ohnmacht gegenüber dem Fortschreiten der Erkrankung. Kein Wunder ist angesichts dieser Situation, dass pflegende Angehörige auch selbst erheblich mehr Medikamente im Allgemeinen und Psychopharmaka im Besonderen zu sich nehmen als nicht gleichermaßen belastete Gleichaltrige. In letzter Zeit mehren sich Hinweise, dass pflegende Angehörige auch ein höheres Risiko für Infektionskrankheiten tragen als nicht solchen Dauerbelastungen ausgesetzte Altersgenossen. Als Erklärung für diese Beobachtungen bietet sich der enge Zusammenhang zwischen Immunabwehr und seelischer Belastung an.

> **Der Dauerstress der Pflege von Dementen hat psychische und physische Aspekte und kann verschiedenen Krankheiten bei den betreuenden Angehörigen den Weg bereiten. Entlastende und stützende Hilfsangebote in verschiedensten Lebensbereichen erhöhen deshalb nicht nur die Pflegemotivation, sie sind auch geeignet, die Gesundheit der pflegenden Angehörigen zu stabilisieren.**

16.4 Probleme beim Umgang mit Verhaltensauffälligkeiten

Körperliche Probleme wie Harn- oder Stuhlinkontinenz sind für pflegende Angehörige in aller Regel leichter zu bewältigen als die bei Demenzen auftretenden Verhaltensänderungen. Das Verständnis dafür, dass es sich dabei nicht nur um Komplikationen der Krankheit handelt, sondern dass in ihnen oft auch das Erleben des Betroffenen zum Ausdruck kommt, kann den Umgang mit solchen Symptomen erheblich erleichtern. Einige häufige Verhaltensauffälligkeiten und die Probleme, die sie für die Betreuenden mit sich bringen, seien kurz skizziert.

Gerade im Frühstadium einer Demenzentwicklung verlieren die Betroffenen oft Dinge, verlegen wichtige Dokumente, wissen nicht mehr genau, wofür sie wie viel Geld ausgegeben haben. Eine Variante, die eigenen Insuffizienzen zu verarbeiten, ist auch für Demente, die Schuld bei anderen zu suchen. Diese anderen sind in der Regel Nachbarn, Bekannte, oft auch die pflegenden Familienangehörigen selbst. In solchen Situationen auf der eigenen Position zu beharren, würde den Konflikt eskalieren lassen.

Für viele Betroffene geht die Erkrankung mit einer schmerzlichen **Selbstwerteinbuße** einher. Sie reagieren darauf mit Rückzug, Interesselosigkeit, Herabgestimmtheit. Sie gehen seltener aus und vermeiden soziale Kontakte. Schließlich wirkt auch die eigentlich vertraute Umgebung zunehmend fremd und beunruhigend. Eigentlich banalen Beobachtungen kann wegen der mangelhaften Rückgriffsmöglichkeit auf das immer schlechter funktionierende Gedächtnis nicht mehr die korrekte Bedeutung zugeordnet werden. Deshalb mischen sich in die negativ getönte Stimmungslage oft auch Ängste.

Bei schwer dementen Patienten kann es notwendig werden, Spiegel und spiegelnde Oberflächen in der Wohnung zu entfernen, weil diese eine häufige Quelle von Verkennungen darstellen (das nicht erkannte Spiegelbild wird als Eindringling interpretiert). Eine ausgeprägte **paranoide Vorstellung** kann man nicht ausreden. Das heißt aber nicht, dass man versuchen soll, den Patienten glauben zu machen, man teile seine Überzeugung. Viele nehmen einem das zu Recht nicht ab. Eine inhaltlich neutrale Position, die dem Patienten gleichzeitig deutlich macht, dass er trotz seiner Überzeugungen akzeptiert ist, wirkt glaubhafter und ist auch besser durchzuhalten.

Bei vielen Patienten ist eine **psychomotorische Unruhe** zu beobachten. Hin- und herwandern, nesteln, kramen, Schränke ein- und ausräumen zählen dazu. Auch **aggressive Verhaltensweisen**, gerade gegenüber nahen Bezugspersonen, kommen vor. Dass sich Patienten mit Demenz oft nicht helfen lassen wollen, weil sie meinen, alles allein schaffen zu können, macht Angehörigen den Umgang schwer. Häufig reagieren die Betroffenen gereizt und unwirsch, wenn ihnen immer wieder Inkompetenz nachgewiesen wird. Bei gründlichem Nachdenken findet sich aber meist doch ein häuslicher Bereich, in dem auch der schwerer Kranke noch Verantwortung übernehmen kann, wo es aber auch keine Katastrophe bedeutet, wenn etwas dann doch nicht klappt.

Der Umgang mit dementen Patienten erfordert neben der Geduld zur Förderung und Erhaltung vorhandener Fähigkeiten auch viel Kreativität und Bereitschaft, sich in die veränderte Welt des Kranken einzufühlen.

16.5 Strategien zur Vermeidung von Krisensituationen

Der Tag braucht einen natürlichen **Rhythmus**, der sich an den Aktivitäten des Alltags orientiert. Dazu gehört auch eine plausible Lichtregie: tagsüber hat es hell, nachts dunkel zu sein.

Man sollte stets versuchen, die **Umgebung** so einfach wie möglich zu gestalten und sie damit für den Dementen übersichtlicher zu machen. Vereinfachung heißt hier auch, einfache, kurze Sätze in ruhigem Ton zu äußern, statt ein verbales Trommelfeuer loszulassen.

Die Zahl der Gegenstände, die sich im Blickfeld des Patienten befinden, während er mit einer Aktivität befasst ist, die **Konzentration** erfordert, sollte so klein wie möglich gehalten werden. Jede Ablenkung ist für Demente noch störender als für Gesunde.

Oft lohnt sich der Versuch, ein Reaktionsmuster zu identifizieren (z. B. wann und unter welchen Umständen problematische Verhaltensweisen aufzutreten pflegen), um dauerhaft Abhilfe zu schaffen.

Unnötiger Stress sollte so weit als möglich reduziert und jede möglicherweise zu Verwirrung Anlass gebende Situation sollte vermieden werden. Eindeutigkeit schafft oft erst die Möglichkeit zur Beruhigung.

Die Erhöhung der objektiven **Sicherheit** des Patienten und die Vermittlung eines subjektiven Gefühls der Sicherheit für ihn ist eine Daueraufgabe. Wenn der Patient sich sicherer fühlt, ist eine wesentliche Quelle für Unruhe schon besser unter Kontrolle. Auch das Sicherheitsgefühl des Betreuenden kann eine Quelle der Beruhigung für den Betreuten sein.

Zu viel Ruhe und vermeintlich fürsorgliche Schonung können aber auch schaden. Tätige und für den Dementen vorhersehbare Unruhe (z. B. Haushaltsaktivitäten), nicht aber Hektik, ist ein Weg zu mehr Normalität. Schädlich sind dagegen jede optische oder akustische Überreizung, jedes Durcheinander in Wort, Tat oder in der Umgebung.

Trotz allen Engagements sollte man versuchen, das »Fördern durch Fordern« nicht zu übertreiben. Auch ein vermeintlich therapeutisches »Dauerquiz« (ständige Fragen zu allen Belangen des häuslichen Lebens, Kreuzworträtselmarathons etc.) kann zu Aggressionen des genervten Patienten Anlass geben; und wenn man es sich recht überlegt, kann man ihn gut verstehen!

Die mechanische Unterdrückung eines ausgeprägten Bewegungsdrangs verstärkt meist nur die Probleme, die sie lindern sollte.

Immer und in jedem Fall muss die Frage, ob medizinische Komplikationen oder gar ärztliche Maßnahmen dem Fehlverhalten des Patienten vorausgegangen sind, gestellt und befriedigend geklärt werden.

Manchmal haben auch kleine Ursachen große Wirkungen, und viel ist oft schon mit geringgradigen Veränderungen in der Umgebung oder auch durch Modifizierung von Routineabläufen im Haushalt zu erreichen.

16.6 Körperliche Krankheiten und Sterben

Jede Verhaltensänderung eines verbal kaum noch mitteilungsfähigen Patienten sollte die Pflegenden aufmerksam machen und nach möglichen behebbaren Einschränkungen des Wohlbefindens suchen lassen. Solche Verhaltensänderungen können z. B. eine vermehrte Unruhe, Rufen, Stöhnen oder ein gequälter Gesichtsausdruck sein. Erst wenn kein behebbarer Grund zu identifizieren ist, kann an den Versuch einer medikamentösen **Schmerzlinderung** gedacht werden. Häufig ist bei diesen Patienten eine Medikation zur Beeinflussung des lauten Rufens oder Lärmens ineffektiv. Gelegentlich kann es dann helfen, dem Betroffenen, der nicht auf die Medikation reagiert, die Möglichkeit zu geben, seinen Lautäußerungen nachzugehen, ohne jemanden zu belästigen. Auch das Angebot angenehmer Musik (z. B. per Kopfhörer) kann Unruhezustände und **Schreiattacken** im Einzelfall ausklingen lassen.

Wenn der Patient sich kaum noch mit Worten mitteilen kann und nur mit größter Aufmerksamkeit und Einfühlung grobe Missdeutungen seines Verhaltens verhindert werden können, ist eine detaillierte Identifikation der einzelnen Begleiterkrankungen ohne erheblichen Untersuchungsaufwand kaum noch möglich. Vorrang vor diagnostischer Detailanalyse sollte dann die Abwehr von Befindlichkeitsstörungen haben. Schließlich stellt sich oft die Frage, inwieweit noch intensivmedizinische Maßnahmen zur Lebensverlängerung durchgeführt werden sollen. Diese Frage ist nur im Einzelfall verantwortlich zu entscheiden und richtet sich am ehesten nach dem mutmaßlichen Willen und der zu erwartenden Verbesserung der **Lebensqualität** des Betroffenen. Bei guter Beratung sollten solche Situationen allerdings nicht überraschend auftreten und zu überhasteten Entscheidungen zwingen, sodass sich eine optimale medizinische Versorgung unter Einsatz aller verfügbaren und angemessenen Mittel und der Respekt vor dem Recht eines jeden Menschen auf einen würdigen Sterbeverlauf nicht widersprechen müssen.

In den terminalen Phasen demenzieller Erkrankungen sind schwere Probleme mit der **Nahrungszufuhr** fast die Regel. Viele Patienten werden appetitlos, verweigern die Nahrung oder haben das Essen »verlernt«. Im Verlauf der Erkrankung kann sich deshalb die Notwendigkeit ergeben, die Strategien und Techniken der Nahrungszufuhr immer wieder den neuen Gegebenheiten anzupassen. Auch das Ziel der Aufrechterhaltung eines bestimmten Mindestgewichts kann seine Bedeutung verlieren.

> **Je weiter der Demenzprozess voranschreitet, desto wahrscheinlicher sind auch körperliche Begleiterkrankungen oder mindestens potenziell bedrohliche körperliche Befindlichkeitsstörungen. Die therapeutischen Prioritäten verschieben sich gegen Ende des Krankheitsverlaufs eher in Richtung palliativer Strategien.**

16.7 Familiäre Betreuung und professionelle Hilfen

Die Hauptlast der Betreuung und Pflege Dementer tragen die Angehörigen. Sie nehmen damit sowohl eine große physische, psychische wie auch finanzielle Belastung auf sich. Ohne sie wäre jegliche professionelle Betreuung von vornherein zum Scheitern verurteilt, unsere sozialen Netze würden reißen. Jegliche wirksame Entlastung der Angehörigen ist geeignet, ihre Motivation und ihren Pflegewillen zu stützen. Je nach regionaler Situation steht zur niederschwelligen Hilfe für pflegende Angehörige auch ein mehr oder weniger breites Spektrum organisierter Bürgerhilfe zur Verfügung. Diese kann von Einzel- oder Gruppenbetreuung durch Kirchengemeinden oder Wohlfahrtsverbände bis hin zur ehrenamtlichen Hospizpflege reichen. Auch semiprofessionelle Dienste werden zahlreicher, die als »Demenz-« oder »Alltagsbegleiter« den Angehörigen kurzfristig Entlastung bringen können.

Um den Angehörigen Urlaub von der Betreuungssituation zu ermöglichen, bieten **Kurzzeitpflegestätten** stationäre Unterbringungsmöglichkeiten an. Besteht eine Pflegestufe, werden die Kosten hierfür für bis zu 4 Wochen jährlich auch von der Pflegekasse finanziell gefördert. Allerdings stehen Plätze für Übergangs-, Entlastungs- und Urlaubs- sowie Kurzzeitpflege noch viel zu selten zur Verfügung.

Der Besuch gerontopsychiatrischer und geriatrischer **Tagespflegestätten**, die zum Teil auch auf die Betreuung dementer Patienten spezialisiert sind, kann sich sowohl für die Besucher selbst als auch für ihre Angehörigen positiv auswirken. Die aktuelle Nutzung der Tagespflegeeinrichtungen ist allerdings wesentlich eine Funktion der Finanzierungsmodalitäten – etwa bezüglich der Frage, welche individuelle Zuzahlung im Einzelfall zu leisten ist.

Sozialstationen bieten Pflegeleistungen und Hilfe bei der Haushaltsführung an und können Angehörige auch in professionelle Pflegemaßnahmen einführen. Es soll allerdings schon vorgekommen sein, dass Sozialstationen sich diesem Transfer ihres Wissens mit dem Hinweis verweigert haben, sie würden sich ja sonst selbst das Wasser abgraben.

Im optimalen Fall können ambulante oder teilstationäre Hilfen eine stabile Versorgung eines Patienten in seinem vertrauten Umfeld lange sichern. Schreitet der Verlauf der Demenz voran, wird aber dennoch nicht selten die stationäre Versorgung in einem **Seniorenheim** notwendig. Allerdings sind Heime, die sich speziell auf die Belange verhaltensauffälliger Dementer eingestellt haben, noch die Ausnahme. Immer weitere Verbreitung findet auch bei uns, wie seit Jahren schon in Schweden, als Betreuungsform die eng betreute **Wohngemeinschaft** für Demente.

Finanziert werden diese professionellen Betreuungsformen von der Pflegekasse, im Einzelfall auch aus eigenen Mitteln. Zu bedenken ist dabei, dass Ersparnisse eines älteren Menschen bei hoher ambulanter Betreuungsdichte schnell verbraucht sein können. Die dann notwendige Beantragung dieser Leistungen beim Sozialamt bringt die Möglichkeit einer Zuzahlungspflicht der nahen Angehörigen ins Spiel und eröffnet damit ein völlig neues Konfliktfeld.

Abschließend soll an dieser Stelle noch das Thema der systematischen Informationsvermittlung (**Psychoedukation**) für Angehörige angesprochen werden. Zwar wurde Psychoedukation zunächst für jüngere psychisch Kranke entwickelt, sie richtet sich bei Demenzerkrankungen aber primär an pflegende Angehörige und gehört dort zu den wissenschaftlich am besten abgesicherten nichtmedikamentösen Interventionen. Sie zielt schwerpunktmäßig auf einen Informations- bzw. Erfahrungsaustausch bezüglich des Umgangs mit der Pflegesituation und gleichzeitig auf die emotionale Unterstützung der Betreuenden. Im Zentrum stehen die von professionellen Experten geleistete Wissens- und Informationsvermittlung und eine strukturierte emotionale Unterstützung, die oft für den Gruppenprozess prägend ist. Programme, die eine aktive Mitwirkung erfordern (z. B. Rollenspiel und Hausaufgaben) sind Erfolg versprechender als eine reine Wissensvermittlung. Auch Patienten mit ausgeprägteren Demenzen sind für diese Interventionen (mittelbar) empfänglich und reagieren etwa mit einer Abnahme von Angst- oder Unruhezuständen. Beste Ergebnisse werden mit Maßnahmen erzielt, die nach sorgfältiger Analyse individuell zugeschnitten sind.

Im Einzelfall ist zu klären, am besten durch gezielte Beratung eines kompetenten Sozialdienstes, welche Hilfen zu welcher Zeit für den Patienten und seine Angehörigen angemessen erscheinen und wie sie finanzierbar sind. Die Berücksichtigung der Erschöpfbarkeit der psychischen und materiellen Ressourcen der Angehörigen ist dabei für alle Beratungen eine wesentliche Leitlinie.

16.8 Wichtige rechtliche Aspekte

Im Verlauf einer Demenz verlieren die Betroffenen die Fähigkeit, die eigene Situation zu überblicken und ihre Angelegenheiten selbst ordnen zu können. Spätesten dann sehen sich die pflegenden Angehörigen mit einer Anzahl rechtlicher Fragen konfrontiert, von denen hier nur einige angerissen werden können

Schwer an Demenz erkrankte Patienten sind nicht mehr geschäftsfähig, wenn ihre freie Willensbestimmung aufgrund der Erkrankung ausgeschlossen ist. Rechtsgeschäfte dementer Patienten sind unter diesen Umständen nichtig und können rückgängig gemacht werden. Für die Rechtsgültigkeit eines **Testaments** gelten prinzipiell ähnliche Bestimmungen wie bei der **Geschäftsfähigkeit.**

Im günstigsten Fall haben die Betroffenen beizeiten in Absprache mit den von ihnen dafür vorgesehenen Bezugspersonen eine **Vorsorgevollmacht** hinterlegt, die es den Angehörigen ermöglicht, in ihrem Sinne tätig zu werden. Zum Nachweis der erforderlichen Geschäftsfähigkeit und zur besseren Anerkennung im Rechtsleben empfiehlt sich eine notarielle Beurkundung. Eine Vollmacht kann in vielerlei Hinsicht eine **gesetzliche Betreuung** ersetzen bzw. überflüssig machen. Eine Vorsorgevollmacht wird am besten beim Notar hinterlegt und tritt erst in Kraft, wenn ein ärztliches Attest vorliegt. Haftungsprobleme können umgangen werden, wenn die Vollmacht eine Klausel enthält, die besagt, dass jegliche Haftung des Bevollmächtigten bei der Vollmachtsausübung ausgeschlossen ist. Neben der Betreuungsvorsorge mittels privater Vollmachten gibt es auch noch den gerichtlich kontrollierten Weg der schriftlichen Betreuungsverfügung, in der der an Demenz Erkrankte Wünsche für die spätere Lebensgestaltung niederlegen und z. B. bestimmen kann, wer die Betreuung übernehmen soll. Sie macht das gerichtliche Betreuungsverfahren nicht entbehrlich, nimmt jedoch erheblichen Einfluss auf den Inhalt des Verfahrens. Seit dem 1.9.2009 gilt eine neue gesetzliche Regelung, die als Ergänzung des bisherigen Betreuungsrechts angelegt ist. Der § 1901 BGB (»Handeln zum Wohl des Betreuten und Beachtung der Wünsche des Betreuten«) wurde ergänzt durch § 1901a BGB (»Patientenverfügung«) und § 1901b BGB (»Gespräch zur Feststellung des Patientenwillens«). Der § 1901a BGB sieht vor, dass bei Vorliegen einer Patientenverfügung zunächst zu prüfen ist, ob die in der Verfügung getroffenen Anweisungen die jetzige Behandlungssituation treffen. Falls dies zutrifft, hat der Betreuer oder der Bevollmächtigte dem Willen des Patienten Ausdruck und Geltung zu verschaffen. Eine gesetzliche Regelung über die Patientenverfügung gilt unabhängig von Art und Stadium der Erkrankung für einen nicht eingegrenzten Zeitraum, sie hat also keine Reichweitenbegrenzung. Im Gegensatz zur Vollmacht müssen die Betreuungs- und die Patientenverfügung auch beachtet werden, wenn sie von nicht voll geschäftsfähigen Personen erteilt worden sind, solange ihr Inhalt sinnvoll ist.

Ist eine erwachsene Person »aufgrund einer psychischen Krankheit oder einer körperlichen, geistigen oder seelischen Behinderung« nicht in der Lage, ihre Angelegenheiten zu besorgen, sollte eine gesetzliche Betreuung durch das Betreuungsgericht eingerichtet werden. Die Einrichtung einer Betreuung ist aber nicht notwendig, wenn eine andere rechtliche Regelung wie z. B. eine Vollmacht besteht, die für anstehende Entscheidungen ausreicht. Eine gesetzliche Betreuung entzieht einem Menschen keine Rechte, sondern beschränkt sich im Wesentlichen darauf, wichtige Entscheidungen gemeinsam mit ihm oder für ihn zu treffen, die er aufgrund seiner Erkrankung oder Behinderung nicht mehr übernehmen kann. Das Gericht beschränkt die Aufgabenfelder der gesetzlichen Betreuer, die meist Ehepartner oder Kinder des Patienten sind, auf genau beschriebene Wirkungskreise wie »Aufenthaltsbestimmung«, »Gesundheitssorge« oder »Vermögensverwaltung«.

In immer weniger Lebensbereichen können die Betroffenen beim Fortschreiten der Demenz Kompetenz zeigen und Unabhängigkeit erleben. Aus lebenslang erprobten Zuständigkeitsbereichen werden Konfliktfelder, um die heftige Auseinandersetzungen geführt werden. **Autofahren** ist häufig eine Aktivität, bei der sich der Demente lange durchsetzt. Für Angehörige ist es nicht leicht einzuschätzen, ab wann beim Fahren Risiken mit möglicherweise schwerwiegenden Folgen entstehen, und noch schwerer, die gewonnene Einsicht dann auch durchzusetzen. Rechtlich ist die Situation klarer: In einem Gutachten der Bundesverkehrsministeriums und des Ministeriums für Jugend, Familie und Gesundheit wird eindeutig festgestellt, dass Menschen, die unter einer senilen oder präsenilen Hirnkrankheit leiden, nicht fahrtauglich sind. Die ärztliche Schweigepflicht kann dann nach einem Urteil des Bundesgerichtshofs gebrochen werden, wenn dies zur Wahrung eines höherwertigen Rechtsgutes (z. B. Leben, Gesundheit) erforderlich ist und dieses nicht anders geschützt werden kann. Daraus ergeben sich für den Arzt in einer solchen schwierigen Situation nach sorgfältiger Güterabwägung klare Handlungsmöglichkeiten. Angehörige und der betreuende Arzt sollten deshalb frühzeitig auf den Patienten einwirken, um solche Konflikte zu vermeiden. Gelegentlich hilft bei diesem Problem ein Appell an das Verantwortungsgefühl des Patienten als erfahrener Verkehrsteilnehmer.

> Neben einer Vorsorgevollmacht oder einer Betreuungsverfügung können in gesunden Tagen oder zu Beginn einer Demenzerkrankung auch Wünsche niedergeschrieben werden, die dann, wenn die Fähigkeit zu einer bewussten Willensäußerung verlorengeht, Beachtung finden sollen. In einer sogenannten **Patientenverfügung** kann beispielsweise der Wunsch festgehalten werden, im Endstadium einer schweren Erkrankung auf Maßnahmen zu verzichten, die nur eine Sterbens- oder Leidensverlängerung zur Folge haben.

Literatur

Förstl H, Bickel H, Kurz A, Borasio GD (2010) Sterben mit Demenz. Versorgungssituation und palliativmedizinischer Ausblick. Fortschr Neurol Psychiatr 78: 203–122.

Molyneux GJ, McCarthy GM, McEniff S et al (2008) Prevalence and predictors of carer burden and depression in carers of patients referred to an old age psychiatric service. Int Psychogeriatr 20: 1193–1202

Powell J (2009) Hilfen zur Kommunikation bei Demenz, 4. Aufl. Kuratorium Deutsche Altershilfe, Köln

Schwarz G (2009) Basiswissen: Umgang mit demenzkranken Menschen. Psychiatrie-Verlag, Bonn

Literaturempfehlungen für Angehörige

Alzheimer Europe (Hrsg) (1999) Handbuch der Betreuung und Pflege von Alzheimer-Patienten. Thieme, Stuttgart

Niemann-Mirmehdi M, Mahlberg R (2003) Alzheimer – Was tun, wenn die Krankheit beginnt? TRIAS Verlag, Stuttgart

Crawley H (2005) Essen und Trinken bei Demenz. Kuratorium Deutsche Altershilfe, Köln

Flemming D (2003) Mutbuch für pflegende Angehörige und professionell Pflegende altersverwirrter Menschen. Beltz, Weinheim

Fuhrmann L, Gutzmann H, Neumann E-M, Niemann-Mirmehdi M (2002) Abschied vom Ich – Stationen der Alzheimer-Krankheit. Herder, Freiburg

Gutzmann H, Zank S (2005) Demenzielle Erkrankungen. Kohlhammer, Stuttgart

Inoue Y (1990) Meine Mutter. Suhrkamp (Taschenbuch 1775), Frankfurt

Schillinger E (1989) Das Lächeln des Narren. Eine Geschichte vom Sterben und von der Liebe. Herder, Freiburg

Vetter P (2009) Selbstbestimmung am Lebensende – Patientenverfügung und Vorsorgevollmacht, 2. Aufl. Boorberg Verlag, Stuttgart

Rationelle Therapie

Hans Gutzmann und Richard Mahlberg

Zum Thema

Dieser Beitrag ist Therapiestrategien gewidmet, die bei Demenzen bisher schon erfolgreich eingesetzt worden sind. Nur im Ausnahmefall sollen auch Ansätze angesprochen werden, die angesichts unseres aktuellen Wissensstandes zwar als viel versprechend gelten können, bei denen aber noch die breitere klinische Erprobung aussteht. Medikamentöse und nichtmedikamentöse Strategien werden in der Darstellung gleichermaßen berücksichtigt. Da sich das klinische Bild demenzieller Erkrankungen nicht auf kognitive Einbußen beschränkt, werden auch Interventionen dargestellt, die auf nichtkognitive Störungen zielen.

17.1 Kosten-Nutzen-Debatte

In Deutschland hat das *Institut für Qualität und Wirtschaftlichkeit im Gesundheitswesen* (IQWiG) eine moderat positive Einschätzung zur Wirksamkeit der Cholinesterasehemmer Donepezil, Galantamin und Rivastigmin abgegeben (IQWiG 2007). Trotzdem ist die Diskussion um den Einsatz von Antidementiva weiterhin voll im Gange. Wenn bei der öffentlichen Diskussion über die Therapie dementer Patienten zunehmend Kostenargumente als evaluatives Hauptkriterium in den Vordergrund gestellt werden, so ist es der Ehrlichkeit geschuldet, von einer drohenden Rationierungsdebatte zu sprechen. Es wäre fatal, wenn dabei eine diskriminierende Einstellung gegenüber älteren Menschen (»Ageismus«) und die immer noch zu beobachtende fatalistische Einstellung gegenüber kognitiven Einbußen im Alter wesentlich zur Entscheidungsfindung beitragen würden. Methodisch fehlerhafte Untersuchungen, wie z. B. die AD 2000 Studie (Courtney et al. 2004), dürfen vor diesem Hintergrund nicht unkritisch aufgenommen werden. Ebenso steht es mit der Empfehlung des *National Institute for Health and Clinical Excellence* (NICE), die die Wirksamkeit einzelner Antidementiva zwar nicht bestreiten, jedoch kein angemessenes Verhältnis zwischen Kosten und Wirkung sehen. Die Therapiekosten einer pharmakologischen antidementiven Behandlung liegen in einer Größenordnung, wie sie nicht wenige Patienten in frei verkäufliche, aber wirkungsarme Arzneimittel investieren.

Angesichts des Tempos des medizinischen Fortschritts müssen das Machbare ebenso wie das Finanzierbare immer wieder aufs Neue in einem offenen gesellschaftlichen Diskurs entlang ethisch plausibler Kriterien bestimmt werden.

17.2 Behandlungsziele

Das Ziel aller therapeutischen Bemühungen bei Demenzen besteht derzeit in einer symptomatischen Linderung der Leistungseinbuße und einer Verbesserung der Lebensqualität der Patienten und ihrer Angehörigen (■ Tab. 17.1). Das Ziel einer Sekundärprävention ist lediglich die **Verzögerung** des Verlaufs. Untersuchungen zeigen, dass beispielsweise die Aufnahme in ein Pflegeheim durch eine geeignete Intervention – sei sie pharmakologischer Natur (Geldmacher et al. 2003) oder aber primär auf die Stärkung der Pflegekompetenz von Angehörigen gerichtet (Mittelman et al. 1996) – bis zu einem Jahr verzögert werden kann. Von einer Primärprävention kann aber wohl noch lange nicht die Rede sein. Dies gilt in erster Linie für die Alzheimer-Demenz (AD) und für seltenere primär degenerative Demenzen. Vaskuläre Demenzen sind über die Beeinflussung vaskulärer Pathologie oder die Kontrolle vaskulärer Risikofaktoren hinsichtlich therapeutischer Interventionen möglicherweise günstiger zu beurteilen (Sturmer et al. 1996). Im Bereich der Endstrecke des Syndroms »Demenz« dürften die therapeutischen Ansätze jedoch nicht mehr so stark differieren. Grundvoraussetzung für den Erfolg aller Behandlungsansätze ist ein therapeutisches Gesamtkonzept, das von Arzt, Angehörigen und dem Patienten selbst gleichermaßen getragen wird. Es sollte sich nicht nur auf die Beeinflussung der kognitiven Kompetenz beschränken, sondern sich vielmehr ebenfalls auf die Optimierung basaler Parameter und die Intervention bei Verhaltensauffälligkeiten richten.

Für alle bei demenziellen Erkrankungen auftretenden Kern- und Begleitsyndrome steht neben pharmakologischen Therapiemöglichkeiten prinzipiell auch eine nichtmedikamentöse Behandlungsalternative bzw. -ergänzung zur Verfügung.

17.3 Basistherapie der Demenz

Lange wurde vermutet, dass Patienten mit Demenz eine überdurchschnittliche körperliche Gesundheit aufweisen. Wahrscheinlicher scheint aber inzwischen, dass sie häufig nur gesünder wirken, weil sie somatische Symptome seltener mitteilen (oder mitzuteilen in der Lage sind) als ihre nichtdementen Altersgenossen (McCormick et al. 1994). Umso größer ist also die Verantwortung des behandelnden Arztes. Bei der internistischen Behandlung sind ins-

Tab. 17.1 Zielsyndrome und Interventionsstrategien

Syndrom	Nichtmedikamentös (Beispiele)	Medikamentös (Beispiele)
Basisfunktionen	Prothetische Umgebung, Stützung erhaltener Funktionen, Kontinenztraining, Ernährung	Medikamentöse Intervention kritisch prüfen (z. B. Elektrolyte, Schilddrüsenfunktion, RR, Zuckerstoffwechsel)
Kognition	Alltagstraining, ROT	Antidementiva
Depression	Stützend: ET, SET	Antidepressiva
Paranoid	Stabilisierende MT, Eindeutigkeit	Neuroleptika
Unruhe	Tagesstrukturierung, basale Stimulation, Validation, Psychoedukation der Pflegenden	Neuroleptika, Carbamazepin
Angst	Verhaltenstherapie, Eindeutigkeit in der Kommunikation, Orientierungshilfen	Neuroleptika, SSRI
Schlaf-Wach-Rhythmus	Tagesstrukturierung, Lichtregie, Aktivitätsförderung	Clomethiazol, Melatonin

ET Erinnerungstherapie, *ROT* Realitätsorientierungstraining, *SET* Selbsterhaltungstherapie, *MT* Milieutherapie, *SSRI* selektive Serotoninwiederaufnahmehemmer.

besondere Defizite im Wasser- und Elektrolythaushalt auszugleichen. Andere metabolische Defizite, etwa beim Zuckerstoffwechsel, sollten befriedigend eingestellt werden, da sonst eine massive Verschlechterung der zerebralen Reservekapazität droht. Eine häufige Ursache von Phasen längerfristiger psychomotorischer Unruhe oder Angst sind Fehlfunktionen der Schilddrüse. Nach ihnen gilt es gezielt zu fahnden, bevor eine inadäquate Medikation (z. B. Tranquilizer) selbst zusätzlich neue Probleme für die Patienten aufwirft! Ebenfalls eine kritische Größe stellt der Blutdruck dar. Schließlich ist bei einer auf eine gleichzeitig bestehende Erkrankung zielenden Komedikation auf offene oder versteckte Anticholinergika (z. B. auch Mydriatika) zu achten, die ihrerseits die kognitive Leistung zusätzlich einschränken können und gleichzeitig ein erhöhtes Delirrisiko bergen. Ein weiteres Störfeld im Zusammenhang mit der

Basistherapie bei Demenz sind Probleme im Umfeld von Miktion und Defäkation. Nicht selten sind es Inkontinenzprobleme, die den Patienten von der gesellschaftlichen Teilhabe ausschließen und nicht die kognitive Einbuße. Ein Kontinenztraining kann auch bei dementen Patienten mit Aussicht auf Erfolg durchgeführt werden. Neben der erwähnten ausreichenden Flüssigkeitszufuhr ist eine ballaststoff-, kohlenhydrat- und vitaminreiche Ernährung anzustreben.

17.4 Psychopharmakotherapie des kognitiven Kernsyndroms

Parallel zu den Fortschritten bei der Entwicklung einer evidenzbasierten Medizin sind die Zulassungsvoraussetzungen für Pharmaka in Deutschland deutlich anspruchsvoller geworden. Aus früheren Zeiten ist eine Reihe von Präparaten für die Behandlung von Demenzerkrankungen zugelassen, die diesen neuen Kriterien nicht entsprechen. Wir werden daher im Folgenden in erster Linie über die nach neuesten Richtlinien zugelassenen Medikamente berichten (◘ Tab. 17.2). Derzeit sind die Acetylcholinesterasehemmer für die Behandlung der leichten bis mittelschweren Alzheimer-Demenz zugelassen, Memantin für mittelschwere bis schwere Alzheimer-Demenz. Erweiterungen der Zulassungen z. B. für vaskuläre Demenz oder Demenz bei Morbus Parkinson stehen für verschiedene Präparate aus. Weiterhin muss angemerkt werden, dass die meisten Antidementiva entweder für die Alzheimer-Demenz oder für Demenzerkrankungen ohne nosologische Einschränkung untersucht wurden. Lediglich für Demenzen bei Morbus Parkinson (Rivastigmin) und vaskuläre Demenz (Memantin) gibt es ausreichende Evidenzen, die hiervon abweichen. Man geht heute davon aus, dass zumindest die Alzheimer-Demenz, vaskuläre Demenzen und Demenzen mit Lewy-Körperchen, die gemeinsam ca. 90% aller Demenzerkrankungen ausmachen, in vergleichbarer Weise durch Antidementiva mit hinlänglichem Wirkungsnachweis profitieren. Für die Gruppe der frontotemporalen Demenzen triff diese Aussage nicht zu. In Ermangelung schlüssiger Studien können hier keine gesonderten Empfehlungen ausgesprochen werden.

Tab. 17.2 Medikamentöse Interventionen (kognitiv)

Substanz	Dosierung (mg/Tag)	Wichtige UAW
Donepezil	5–10	Alle: gastrointestinale Beschwerden, Unruhezustände, Schwindel
Galantamin	8–16	–
Rivastigmin	3–12	–
Memantin	20	Unruhe, Schwindel, Übelkeit
Ginkgo-Biloba-Extrakt	120–240	Keine Unterschiede zu Plazebo
Vitamin E	400–800	Gastrointestinale Beschwerden
Vitamin C	500–1000	**Cave!** Oxalat-Urolithiasis

UAW unerwünschte Arzneimittelwirkung.

17.4.1 Cholinerge Therapieansätze

Auch wenn bei der Alzheimer-Demenz noch wenig über die Ursachen gesagt werden kann, so ist gut belegt, dass der Grad kognitiver Einbußen und das Ausmaß neuropathologischer Auffälligkeiten mit den Insuffizienzen cholinerger Funktionen korrelieren. Cholinerge Therapiestrategien zielen auf eine Substitution dieses Defizits. Die Wirkstoffgruppe der Acetylcholinesterasehemmer stellt drei der insgesamt vier Medikamente der ersten Wahl zur Behandlung von Demenzen zur Verfügung. Hierbei sind die drei Wirkstoffe Donepezil, Galantamin und Rivastigmin als gleichwertig hinsichtlich ihrer Wirkung auf Kognition, Alltagsaktivitäten und Verhaltensauffälligkeiten anzusehen (IQWiG 2007, Birks 2006). Bisher wurde nur in einer Studie ein Vergleich zwischen zwei Acetylcholinesterasehemmern gezogen, bei dem sich allein hinsichtlich der Verträglichkeit Unterschiede darstellten. Patienten klagen bei Acetylcholinesterasehemmern zu Beginn nicht selten (10%) über Übelkeit und andere gastrointestinale Beschwerden, wobei Rivastigmin im Vergleich zu Donepezil etwas schlechter verträglich zu sein scheint.

Die Wirksamkeit ist v. a. in einer Verzögerung der weiteren Krankheitsprogredienz zu sehen. In der Regel folgt in den Studien einem anfänglichen Therapieeffekt ein kognitiver Abbau, der in Umfang und Geschwindigkeit der Progredienz etwa dem der Kontrollen entspricht. Es kann also von einem durch die Therapie bewirkten Zeitgewinn gesprochen werden. Derzeit wird dieser Effekt auf eine ein- bis zweijährige Verzögerung geschätzt. Das negativ formulierte Therapieziel (»Verzögerung einer Verschlechterung«), lässt nicht nur Patienten und Angehörige oft unbefriedigt, sondern frustriert auch die behandelnden Ärzte, die zudem ihr Arzneimittelbudget im Auge haben. So wird häufig diese nachweislich wirksame Pharmakotherapie vorzeitig abgebrochen oder gar den Patienten gänzlich vorenthalten. Als Faustregel sollte aber gelten, dass eine Therapie so lange fortgesetzt wird, wie ein Therapieerfolg im Sinne einer Verzögerung der Progredienz nachweisbar ist. Manche Nebenwirkungen treten wahrscheinlich spezifisch für eine Substanz und nicht für die Gesamtgruppe der Cholinesterasehemmer auf. Deshalb kann ein Wechsel zwischen zwei Medikamenten dieser Gruppe im Einzelfall sinnvoll sein.

17.4.2 Nichtcholinerge Therapieansätze

Auch für den NMDA-Modulator Memantin liegen Wirksamkeitsbelege auf der Basis von Studien vor, die aktuellen Standards genügen. Bemerkenswert ist, dass für diese Substanz auch ein Wirksamkeitsnachweis bei schweren Demenzen erbracht werden konnte. Beschrieben ist eine günstige Beeinflussung sowohl des Antriebs und der Vigilanz als auch der Kognition sowie des Essverhaltens, wobei Kliniker einen relativ raschen Wirkungseintritt beobachten. Als häufigste Nebenwirkungen werden Unruhe und Schwindelzustände berichtet. Die Einschätzung des IQWiG sieht allerdings nur in wenigen Bereichen einen Nutzen von Memantin und stellt insgesamt eine negative Bewertung aus (IQWiG 2009a).

Freie Radikale vermögen als Stoffwechselprodukte des Sauerstoffs Zellmembranen und vergleichbare Strukturen zu schädigen. Sie werden bei Demenzen als ursächlich bedeutsam diskutiert. Antioxidative Substanzen sollen hier als Schutzfaktoren eingreifen. Deshalb wurde die Gabe von Radikalfängern wie den Vitaminen A, C und E sowohl unter prophylaktischen als auch unter therapeutischen Gesichtspunkten empfohlen. Insbesondere für Vitamin E wurde in einzelnen Studien ein primär präventiver Effekt auf die Entwicklung der

Alzheimer-Demenz gefunden. Trotz des theoretisch plausiblen Wirkungsmechanismus reicht die Studienlage jedoch nicht für eine Empfehlung aus.

Die Wirksamkeit von Ginkgo Biloba, die in früheren Jahren in einer Fülle methodisch nicht zufrieden stellender Studien beschrieben worden war, zeigt sich in drei aktuellen und methodisch anspruchsvolleren Arbeiten widersprüchlich. Trotzdem gibt das IQWiG eine moderat positive Empfehlung für Ginkgo Biloba ab und verweist auf positive Effekte für das Therapieziel »Aktivitäten des täglichen Lebens« in einer hohen Dosierung von 240 mg/Tag (IQWiG 2008). Es wird allerdings auch auf eine höhere Nebenwirkungsrate im Vergleich mit Plazebo hingewiesen.

Die in epidemiologischen Studien aufgefallene neuroprotektive Wirkung von Östrogenen hat in ihrer therapeutischen Umsetzung bei der Alzheimer-Demenz enttäuscht. Auch die ebenfalls aus epidemiologischen Befunden geschöpften Hoffnungen auf mögliche therapeutische Effekte der nichtsteroidalen Antirheumatika sowie der Statine harren der therapeutischen Einlösung.

Aufgrund der unterschiedlichen Wirkmechanismen der Acetylcholinesterasehemmer auf der einen und von Memantin auf der anderen Seite scheint eine Kombination beider Substanzgruppen sinnvoll zu sein. Hierzu laufen Untersuchungen, deren Ergebnisse mit Spannung erwartet werden. Ob eine Kombination anderer Interventionsstrategien in der Zukunft die therapeutischen Resultate bringt, die man sich unter theoretischen Aspekten von ihr erwarten könnte, ist offen. Für ein solches Vorgehen spricht die Einschätzung, dass es sich bei demenziellen Prozessen, auch bei der Alzheimer-Demenz, um multifaktorielle Geschehen handelt, sowie die daraus abgeleitete Annahme, dass alle bisher geschilderten therapeutischen Ansätze für sich nur jeweils einen sehr begrenzten Teil des komplexen Krankheitsgeschehens beeinflussen können. Bisherige Studien haben zunächst nur Hinweise auf weiteren Forschungsbedarf und noch nicht auf ein gültiges Therapiekonzept ergeben.

> **Es gibt sehr große interindividuelle Differenzen bezüglich Wirksamkeit und Nebenwirkungen. Beim derzeitigen Stand unseres Wissens scheint es gerechtfertigt, antidementiv wirksame Substanzen gezielt einzusetzen, wenn nach einer sorgfältigen Diagnostik eine verlässliche Therapiekontrolle gewährleistet ist. Auch eine geringgradige Verbesserung kann aus Sicht der Angehörigen und der Patienten von großer praktischer Bedeutung sein. Für die optimale Wirkung jeglicher medikamentösen Behandlung ist die Einbettung in einen strukturierten therapeutischen Kontext unverzichtbar.**

17.5 Psychopharmakotherapie psychischer Begleitsymptome bei Demenzen

Nichtkognitive Störungen bei Patienten mit Demenz sind außerordentlich häufig. Sie sind weniger eng mit den strukturellen Veränderungen verknüpft als die kognitiven Einbußen und reflektieren eher die pathologischen Verarbeitungsmechanismen des von der Demenz betroffenen Individuums. Psychomotorische Unruhe gilt als bedeutsamster Einzelfaktor, der das Verbleiben in häuslicher Umgebung infrage stellt. Wahnsymptome und depressive Verstimmungen sind demgegenüber etwas seltener, treten zudem eher episodisch und nicht als langzeitige Befindlichkeitsänderungen in Erscheinung. Die Therapieeffekte medikamentöser Interventionen erweisen sich allerdings bei metaanalytischer Betrachtung als nur begrenzt (Sink et al. 2005). Im Folgenden sollen wesentliche Psychopharmakagruppen und ihre Wirkung in Bezug auf diese Problemfelder bei dementen Patienten dargestellt und diskutiert werden. In ◘ Tab. 17.3 wird eine kurze Übersicht zu häufig benutzten Substanzen gegeben.

17.5.1 Neuroleptika

Die Behandlungsnotwendigkeit von psychotischen Phänomenen richtet sich in erster Linie nach ihrem subjektiven Stellenwert für den Patienten bzw. nach den hieraus folgenden Verhaltensproblemen mit Konsequenzen für die Betreuung. Als Indikationsschwerpunkte für Neuroleptika gelten im gegebenen Zusammenhang Agitiertheit/psychomotorische Erregtheit, aggressives Verhalten, produktiv-psychotische Zustandsbilder und Schlafstörungen. Die Therapie sollte im Wesentlichen an den Nebenwirkungen und nicht an den Erfolgen einer forcierten Symptombeeinflussung orientiert werden.

Typische Neuroleptika sind bei dementen Patienten sehr gut untersucht. Für sie ist insgesamt ein mittelgradig ausgeprägter Effekt in diesem Indikationsgebiet belegt, der etwa in der Größenordnung von 15–20% gegenüber Plazebo angesiedelt ist (Schneider u. Pollock 1990). Bei dieser Patientengruppe ist der Einsatz typischer Neuroleptika allerdings nicht unproblematisch, da vermehrt extrapyramidalmotorische Störungen auftreten können, die als Parkinsonoid mit einem erhöhten Sturzrisiko verbunden sind. Ein besonderes Problem stellen im Alter zudem tardive Dyskinesien dar. Bei Patienten mit

Tab. 17.3 Medikamentöse Interventionen (nichtkognitiv)

Substanzgruppe	Beispiele	Dosierung (mg)
Neuroleptika	Risperidon	0,5–2
Antidepressiva	Moclobemid	300–600
	SSRI (z. B. Citalopram)	10–40
Antikonvulsiva	Carbamazepin	100–300
	Valproat	500–1000
Anxiolytika	Buspiron	10–45
	Oxazepam	20–80
Andere	Clomethiazol	200–400 (bis 1000)

einer zerebralen Vorschädigung ist auch die Senkung der Krampfschwelle durch Neuroleptika zu bedenken. Bei Demenzen vom Lewy-Körperchen-Typ sind typische Neuroleptika zudem strikt kontraindiziert.

Atypische Neuroleptika erscheinen bei dementen Patienten vorteilhafter. Der Einsatz von Clozapin als ältestem Vertreter dieser Gruppe dürfte allerdings problematischen Situationen vorbehalten sein, da seine erhebliche anticholinerge – und damit auch deliriogene – Potenz besondere Aufmerksamkeit erfordert. Risperidon ist hinsichtlich seiner Therapieeffekte in dem hier diskutierten Indikationsgebiet das am besten untersuchte Neuroleptikum (Doody et al. 2001) und hat sich als erfolgreich bei Verhaltensstörungen im Rahmen von Demenzen unterschiedlicher Ätiologie erwiesen.

In den letzten Jahren wurden für verschiedene Präparate offizielle Warnungen ausgesprochen, da bei dementen Patienten unter Therapie mit atypischen Neuroleptika vermehrt kardiovaskuläre Ereignisse mit Todesfolge aufgetreten waren (Ballard et al. 2006). Auch wenn für zwei Atypika (Olanzapin und Risperidon) ein vergleichbar erhöhtes Risikopotenzial ermittelt wurde, könnte es sich um ein Risiko handeln, das alle Neuroleptika als Gruppe teilen. Eine Verminderung dieses Risikos kann nur durch eine strikte Kontrolle der vaskulären Risikofaktoren erzielt werden. Dazu zählen: Bluthochdruck, Erkrankungen der Herzkranzgefäße, Schlaganfall, transiente ischämische Attacke (TIA), Diabetes, Sichelzellanämie, Nikotinabusus, erhöhte Blutfette, erhöhter Hämatokrit. Natürlich zählt auch eine vaskuläre Demenz zu den hier zu benennenden Risikokonstellationen. Auf zerebrovaskuläre Ereignisse muss bei der Gabe aller Neuroleptika – also nicht nur der Atypika – sorgfältig geachtet werden. Der schwer kranke Patient, der sich oder seine Umgebung durch aggressives Verhalten gefährdet oder der durch psychotische Symptome bei Demenz erheblich beeinträchtigt ist, kann aber weiter neuroleptisch behandelt werden, wenn die vaskulären Risikofaktoren sorgfältig kontrolliert werden. Eine therapeutische Strategie kann wegen des rascheren Wirkungseintritts in der initialen Gabe eines trizyklischen Neuroleptikums wie Haloperidol bestehen, das dann überlappend von einem atypischen Neuroleptikum, etwa dem einzigen in Deutschland in dieser Indikation zugelassenen Risperidon, abgelöst wird.

Bei den niedrigpotenten Neuroleptika steht die sedierende Wirkung im Vordergrund. Sie werden daher bei psychomotorischen Unruhe- und Erregungszuständen, bei aggressiven Verhaltensweisen und Insomnie, gelegentlich auch bei Angststörungen eingesetzt. Sie weisen aber eine höhere Rate an vegetativen (Mundtrockenheit, Obstipation) und kardiovaskulären (Hypotension) Nebenwirkungen auf als hochpotente Neuroleptika.

> **Bei der Gabe von Neuroleptika muss stets bedacht werden, dass es zwar zahlreiche Daten zu unterschiedlichsten Langzeitschäden, allerdings keine zum Langzeitnutzen dieser Substanzgruppe bei Dementen gibt. Etwa alle 3–6 Monate sollte daher eine kritische Evaluation der Indikation erfolgen. Alle Neuroleptika können, wenn es die klinische Situation erfordert, mit Antidementiva kombiniert werden. Allerdings ist bei Unruhezuständen stets zu prüfen, ob diese nicht selbst als unerwünschte Wirkung des Antidementivums anzusehen sind und ob deshalb nicht vor der Gabe eines Neuroleptikums eine entsprechende Dosisanpassung zu erfolgen hat.**

17.5.2 Antidepressiva

Die depressiven Störungen im Rahmen von Demenzen werden medikamentös nach den gleichen Richtlinien behandelt wie vergleichbare Syndrome bei Nichtdementen. Die Orientierung am Nebenwirkungsspektrum der ins Auge gefassten Substanz ist also ebenso zu berücksichtigen wie die Ausgestaltung des Zielsyndroms.

Die selektiven Serotoninwiederaufnahmehemmer (SSRI) werden aufgrund der geringeren Affinität zu cholinergen, histaminergen und adrenergen Rezeptoren und dem daraus resultierenden geringeren Risiko für entsprechende Nebenwirkungen besonders für ältere Patienten vielfach favorisiert. Die am besten untersuchte Substanz ist hier Citalopram, eine ähnliche Wirksamkeit der übrigen SSRI ist jedoch zu vermuten. Am häufigsten klagen Patienten, die mit diesen Substanzen behandelt werden, initial über gastrointestinale Beschwerden, Kopfschmerzen und Schlafstörungen. Eine spezifische, wenn auch seltenere Nebenwirkung der SSRI stellt das Serotoninsyndrom dar (psychomotorische Unruhe, Tremor, Erbrechen, Delir). Neben den insgesamt günstigeren Nebenwirkungsspektren spricht die anxiolytische Wirkung der SSRI für ihre Anwendung bei den oft auch von Angstsymptomen begleiteten Depressionen dementer Patienten. Auch Substanzen mit anderen Wirkungsprinzipien (z. B. atypische Antidepressiva wie Trazodon, Mirtazapin und Venlafaxin oder der reversible MAO-Hemmer Moclobemid) werden in diesem Indikationsbereich eingesetzt, wobei nicht selten auch Therapieeffekte jenseits der affektiven Regulierung beobachtet werden

Wenn trizyklische Antidepressiva bei Dementen – etwa wegen der Schwere des depressiven Syndroms – eingesetzt werden, sollten Substanzen mit möglichst geringer anticholinerger Potenz wie Nortriptylin oder Doxepin gewählt werden.

Die gleichzeitige Gabe von Antidementiva und Antidepressiva ist möglich und wird in der Praxis häufig durchgeführt. Wichtig ist dabei, die Dosis der einen Therapiekomponente stabil zu halten, während die andere Substanz eingeschlichen wird. Wird bei einem bisher unmedizinierten Patienten an eine Behandlung mit beiden Substanzgruppen gedacht, sollte zunächst mit dem Antidepressivum begonnen werden, um die mögliche depressiogene kognitive Einbuße besser abschätzen zu können. Bei einem Therapieerfolg sollte etwa nach einem halben Jahr die Notwendigkeit einer Weiterverordnung kritisch überprüft werden.

17.5.3 Andere Therapieprinzipien

Antidementiva zeigen nicht nur therapeutische Effekte in Richtung kognitiver Einbußen, sondern beeinflussen oft auch nichtkognitive Störungen günstig. Insbesondere für die Acetylcholinesterasehemmer, in zweiter Linie auch für Memantin, liegen viel versprechende Studienergebnisse vor. Carbamazepin und Valproat wurden in der Indikation psychomotorische Unruhe und Aggressivität bei Patienten mit Demenz erfolgreich eingesetzt, die Studienlage spricht eher für Carbamazepin. β-Blocker haben gelegentlich Effekte auf psychomotorische Unruhe und Aggressivität bei dementen Patienten gezeigt. Sofern keine somatischen Kontraindikationen vorliegen, kann ein entsprechender Therapieversuch lohnend sein. Benzodiazepine werden wohl noch immer, trotz der Gefahren einer zusätzlichen Einbuße an kognitiver Kompetenz, einer verstärkten Fallneigung, der auch im Alter vorhandenen Gefahr der Abhängigkeitsentwicklung und einer zu starken Sedierung häufig bei Patienten mit Demenz eingesetzt. Sofern für diese Substanzgruppe überhaupt eine – zeitlich sehr begrenzte! – Indikation besteht, sollten Präparate mit mittleren Halbwertszeiten und ohne aktive Metabolite (z. B. Oxazepam) eingesetzt werden. Für Buspiron liegen bei ängstlichen, agitierten-perseverierenden oder im Sozialverhalten grob auffälligen Patienten mit Demenz positive Erfahrungen vor. Zur sedierenden Schlafanbahnung kann neben den erwähnten niedrigpotenten Neuroleptika, sedierenden Antidepressiva oder »Nichtbenzodiazepin-Tranquilizern« auch Clomethiazol genutzt werden. Mit seiner kurzen Halbwertszeit ist es gut steuerbar. Allerdings darf auch bei dieser Klientel die Gefahr einer Abhängigkeitsentwicklung nicht vernachlässigt werden.

Zeigen sich Verhaltensstörungen mit einer ausgeprägt zirkadianen Komponente wie z. B. das *sundowning* – nachmittägliche Unruhe- und Aggressionszustände – oder eine Aufhebung des Tag-Nacht-Rhythmus, wie im letzten Drittel von Demenzerkrankungen häufig, ist der für die Patienten wenig belastende Einsatz chronotherapeutischer Maßnahmen zu bedenken. An nichtpharmakologischen Maßnahmen steht hierfür zunächst eine ausgeprägte Tagesstrukturierung mit sozialen und motorischen Aktivitäten in der ersten Tageshälfte sowie einer ausreichenden Lichtzufuhr an, die ggf. über Therapielampen (3000–6000 Lux über 30 Minuten morgens) unterstützt werden kann. Der Einsatz von Melatonin (beispielsweise 3 mg zu einem konstanten abendlichen Einnahmezeitpunkt) wird aus dem klinischen Einsatz als wirksam und ohne Belastung für die Patienten berichtet, muss seine Wirksamkeit jedoch erst noch in klinischen Studien beweisen (Mahlberg u. Kunz 2009).

> **Viele nichtkognitive Störungen sind psychopharmakologisch mit Erfolg angehbar, wenn man dem Prinzip *start low, go slow* folgt. Darüber hinaus ist festzuhalten, dass eine häufige Ursache von Phasen längerfristiger psychomotorischer Unruhe oder Angst auch durch eine gezielte Anpassung basaler Parameter (z. B. der Schilddrüsenfunktion) dauerhaft günstig zu beeinflussen sind. Noch viel zu oft werden Probleme, die durch eine Optimierung der Betreuung zu bewältigen wären, aus der »Not der Umstände« heraus allein medikamentös angegangen.**

17.6 Milieu-, Psycho- und Soziotherapie

Für alle bei demenziellen Erkrankungen auftretenden kognitiven und nichtkognitiven Syndrome steht neben einer pharmakologischen Therapieoption prinzipiell auch eine nichtmedikamentöse Behandlungsalternative zur Verfügung (Gutzmann u. Zank 2005), die stets vorab zu prüfen ist. Nichtmedikamentöse Therapieansätze bei dementen Patienten haben das Ziel, den Patienten zu helfen, sich an äußere oder innere Anforderungen besser anzupassen und auf diesem Weg die Lebensqualität zu steigern. Dabei muss berücksichtigt werden, dass eine Änderung der Umgebungsbedingungen je nach Ausgangslage sehr unterschiedlich wirken kann. Sie kann einerseits einen erheblichen Fortschritt bedeuten, wenn sich durch die Intervention neue Erlebens- oder auch Leistungswelten erschließen. Sie kann sich aber auch durch das Setzen von vorneherein unerreichbaren Standards demotivierend auswirken. Zur Stabilisierung eines Therapieerfolgs ist das gezielte Einbeziehen von Betreuenden in das therapeutische Geschehen oft eine kritische Größe. Ihr Training in klientenzentrierten Strategien (z. B. zur Förderung von Selbstständigkeit oder zum Abbau von Aggressionen) wird zunehmend als therapeutische Intervention eigener Wertigkeit wahrgenommen und erweist sich als Intervention, die in der Effektstärke medikamentösen Strategien durchaus vergleichbar ist (Livingston et al. 2005).

Verhaltenstherapeutische Techniken gelten als die im gerontopsychiatrischen Bereich erprobtesten Verfahren (Ehrhardt u. Plattner 1999). Die meisten Erfahrungen liegen mit der Technik des operanten Lernens vor, welches eine Verhaltensänderung ohne die aktive Mitarbeit des Patienten ermöglicht. Nach anfänglicher professioneller Anleitung können verhaltenstherapeutische Interventionen auch von angelerntem Pflegepersonal oder von Angehörigen zu Hause umgesetzt werden. Die Realitätsorientierungstherapie (ROT) in ihrer strikten Form bemüht sich, die Orientierung dementer Patienten durch stets wiederholte Informationen (z. B. zu Person, Ort, Tageszeit) zu verbessern. Sie findet entweder in Form von schulklassenartigen Lerngruppen oder individualisiert und über den Tag verteilt statt. Im Alltag können eine Vielzahl realitätsorientierender Interventionen durchgeführt werden, die von der individuellen biographischen Orientierung bis hin zum Training sensorischer Qualitäten reichen. Die Selbsterhaltungstherapie (SET) ist diagnostisch spezifischer als die bisher genannten Verfahren. Sie orientiert sich an den Ausfallsmustern von Patienten mit Alzheimer-Demenz und kann als neuropsychologisches Trainingsverfahren aufgefasst werden, das das längere Erhaltenbleiben der personalen Identität anstrebt. Gedächtnistrainingsprogramme stellen, je strukturierter und anspruchsvoller sie sind, umso größere Anforderungen an die Patienten. Wenn also vorwiegend Leistungen trainiert werden, die aufgrund einer Demenz zunehmend beeinträchtigt sind, besonders also das verbale Gedächtnis, droht rasch Überforderung.

Es gibt derzeit keinen verlässlichen Hinweis, nach dem eine nichtmedikamentöse Therapie an spezifischen Demenzursachen ausgerichtet werden könnte. Anders sieht es dagegen mit dem Schweregrad aus. Je schwerer die Demenz ausgeprägt ist, desto eher kommen integrative sozialtherapeutische Konzepte zum Einsatz, die sich milieu- und verhaltenstherapeutischer Ansätze bedienen. Milieutherapie umfasst die Veränderung des gesamten Wohn- und Lebensbereiches in Richtung auf eine vermehrte Anregung und Förderung ansonsten brachliegender Fähigkeiten. Für die dementen Patienten kann durch die gezielte Anpassung der dinglichen Umgebung an die Störungen von Gedächtnis und Orientierung eine bessere »Ablesbarkeit« der Umgebung und damit ein höherer Grad von Autonomie erzielt werden. Eine noch grundlegendere Ebene soll mit dem Konzept der »basalen Stimulation« erreicht werden, bei dem grundlegende Sinnesqualitäten (z. B. Lage-, Tast-, Geruchs- und Geschmackssinn) sowohl als Quelle von Lebensqualität als auch als Elemente wiederzuentdeckender sozialer Kompetenz gezielt gefördert werden.

Bei keiner der geschilderten Interventionen wird auf die Kooperation der Angehörigen verzichtet werden können, für manche stellt sie vielmehr erst die Basis jeglicher Behandlungsmöglichkeit dar. Das IQWiG stellt den nichtmedikamentösen Therapieverfahren insgesamt eine negative Beurteilung aus (IQWiG 2009b). Lediglich den kognitiven Trainingsverfahren bei Früherkrankten und dem Angehörigentraining wird eine potenzielle Wirksamkeit attestiert. Aus klinischer Sicht entwickelt sich der Erhalt der Pflegemotivation und der Pflegekraft der Angehörigen im Fortschreiten der Erkrankung zu einem wesentlichen Ziel jeglicher Therapie bei demenziellen Erkrankungen (Gutzmann 2009).

Stets sind vor einer pharmakologischen Intervention die nichtpharmakologischen Therapiealternativen zu prüfen. Neben dem Zielsyndrom ist dabei gleichermaßen der Umgebung Aufmerksamkeit zu schenken. Schließlich dürfen nie die Interessen der Angehörigen aus den Augen verloren werden, die in der Demenztherapie als unverzichtbare Partner eine zentrale Rolle spielen.

Literatur

Ballard C, Waite J, Birks J (2006) Atypical antipsychotics for aggression and psychosis in Alzheimer's disease. Cochrane Database Syst Rev: CD003476

Bienstein C, Fröhlich A (1995) Basale Stimulation in der Pflege. Verlag Selbstbestimmtes Leben, Düsseldorf

Birks J (2006) Cholinesterase inhibitors for Alzheimer's disease. Cochrane Database Syst Rev: CD005593

Courtney C, Farrell D, Gray R et al (2004) AD2000 Collaborative Group. Long-term donepezil treatment in 565 patients with Alzheimer's disease (AD2000): randomised double-blind trial. Lancet 363: 2105–2115

Doody RS, Stevens JC, Beck C et al (2001) Practice parameter: management of dementia (an evidence-based review). Report of the Quality Standards Subcommittee of the American Academy of Neurology. Neurology 56: 1154–1166

Ehrhardt T, Plattner A (1999) Verhaltenstherapie bei Morbus Alzheimer. Hogrefe, Göttingen

Geldmacher DS, Provenzano G, McRae T et al (2003) Donepezil is associated with delayed nursing home placement in patients with Alzheimer's disease. J Am Geriatr Soc 51: 937–944

Gutzmann (2009) Therapie der nichtkognitiven Störungen. In: Mahlberg R, Gutzmann H (Hrsg) Demenzen – erkennen, behandeln, versorgen. Deutscher Ärzte-Verlag, Köln

Gutzmann H, Zank S (2005) Demenzielle Erkrankungen – Medizinische und psychosoziale Interventionen. Kohlhammer, Stuttgart.

IQWiG (Institut für Qualität und Wirtschaftlichkeit im Gesundheitswesen) (2007) Cholinesterasehemmer bei Alzheimer Demenz. Projekt Nr. A05–19A. www.iqwig.de/projekte.52.html?random=31fa73

IQWiG (Institut für Qualität und Wirtschaftlichkeit im Gesundheitswesen) (2008) Ginkgohaltige Präparate bei Alzheimer Demenz. Projekt Nr. A05–19B. www.iqwig.de/projekte.52.html?random=31fa73

IQWiG (Institut für Qualität und Wirtschaftlichkeit im Gesundheitswesen) (2009a) Memantin bei Alzheimer Demenz. Projekt Nr. A05–19C. www.iqwig.de/projekte.52.html?random=31fa73

IQWiG (Institut für Qualität und Wirtschaftlichkeit im Gesundheitswesen) (2009b) Nichtmedikamentöse Behandlung der Alzheimer Demenz. Projekt Nr. A05–19D. www.iqwig.de/projekte.52.html?random=31fa73

Livingston G, Johnston K, Katona C et al, Old Age Task Force of the World Federation of Biological Psychiatry (2005) Systematic review of psychological approaches to the management of neuropsychiatric symptoms of dementia. Am J Psychiatry 162(11): 1996–2021

Mahlberg R, Kunz D (2009) Circadiane Rhythmusstörungen. In: Mahlberg R, Gutzmann H (Hrsg) Demenzen – erkennen, behandeln, versorgen. Deutscher Ärzte-Verlag Köln

McCormick WC, Kukull WA, van Belle G et al (1994) Symptom patterns and comorbidity in the early stages of Alzheimer's disease. J Am Geriatr Soc 42: 517–521

Mittelman MS, Ferris SH, Shulman E et al (1996) A family intervention to delay nursing home placement of patients with Alzheimer disease: a randomized controlled trial. JAMA 276: 1725–1731

Sink KM, Holden KF, Yaffe K (2005) Pharmacological treatment of neuropsychiatric symptoms of dementia: a review of the evidence. JAMA 293(5): 596–608

Sturmer T, Glynn RJ, Field TS et al (1996) Aspirin use and cognitive function in the elderly. Am J Epidemiol 143: 683–691

Behandelbare somatische Risikofaktoren

Thorleif Etgen

Zum Thema

Demenzen und das häufige Vorstadium der leichten kognitiven Störung zeigen oft eine heterogene Ätiologie, sodass der Erkennung und Behandlung aller beteiligten kausalen Faktoren eine wichtige Rolle zukommt. Daher muss gezielt nach somatischen Risikofaktoren gesucht werden, um diese optimal zu behandeln, da dies zu einer kognitiven Leistungsverbesserung führen oder eine Progredienz einer kognitiven Störung verhindern kann.

18.1 Einführung

Kognitive Störungen unterschiedlicher Genese können Menschen aller Altersstufen betreffen. Sie können durch biologische und psychische Erkrankungen – z. B. eine depressive Störung –, deren Diagnose und Behandlung entscheidend für den Verlauf sein kann, unmittelbar verursacht oder verstärkt werden. Häufig ist eine zeitliche Parallele zwischen dem Verlauf der Grunderkrankung und der Symptomatik erkennbar. Mitunter gehen die Risikoerkrankungen aber der Manifestation kognitiver Störungen lange voraus. Dies ist besonders relevant hinsichtlich der leichten kognitiven Störungen vorwiegend älterer Menschen, die in den letzten Jahren als fragliches Vorstadium der Demenzen vermehrte wissenschaftliche Aufmerksamkeit auf sich gezogen haben.

Der Begriff »leichte kognitive Beeinträchtigung« (*mild cognitive impairment*, MCI) beschreibt eine erworbene Einschränkung von Merkfähigkeit, Aufmerksamkeit oder Denkvermögen, die einerseits über den Durchschnitt der entsprechenden Alters- und Ausbildungsstufe hinausgeht und die andererseits – im Gegensatz zu einer Demenz – nicht zu signifikanten Einschränkungen im Alltagsleben führt.

Die Ätiologie der MCI ist heterogen. Neuropathologische Befunde zeigen bei einem Teil der Patienten, dass die morphologischen Kriterien einer Alzheimer-Demenz (AD) vorliegen, sodass eine MCI, insbesondere eine amnestische MCI, eine Art »Prä-Alzheimer-Demenzstadium« darstellen kann. Ebenso liegen bei Patienten mit MCI und zerebrovaskulären Erkrankungen gehäuft Läsionen der weißen Substanz vor. Der Anteil einer MCI mit nichtklassifizierbarer Ätiologie ist aber mit > 30% relativ hoch, sodass somatischen Faktoren, die noch effektiver als vaskuläre und neurodegenerative Hirnerkrankungen zu beeinflussen sind, eine wichtige Rolle zukommt (Förstl et al. 2008).

Im Folgenden wird anhand der aktuellen Literatur eine Zusammenfassung mit Empfehlungen für die Praxis über den Stellenwert und die Therapie der wichtigsten somatischen Faktoren gegeben, die bei der Entwicklung leichter kognitiver Störungen bzw. Demenzen eine Rolle spielen oder für die dies vermutet wird (Etgen et al. 2009a).

18.2 Kardiovaskuläre Erkrankungen

18.2.1 Hypertonus

Hypertonus beschleunigt arteriosklerotische Veränderungen, die über eine Hypoperfusion mit zerebralen Infarkten und diffusen ischämischen Veränderungen (sog. Leukoaraiose) eine vaskuläre kognitive Störung verursachen. Patienten mit behandeltem Hypertonus wiesen weniger neuropathologische Veränderungen auf als nichthypertensive Kontrollpersonen, was für einen günstigen Effekt einer antihypertensiven Therapie spricht.

Ein Zusammenhang zwischen Bluthochdruck und kognitiven Defiziten wurde zunächst durch 28 Querschnittuntersuchungen nahe gelegt, wobei es allerdings sowohl positive, negative, J- und U-förmige Zusammenhänge gab. Die Mehrzahl der prospektiven populationsbezogenen Langzeitstudien bestätigte eine deutliche Assoziation zwischen erhöhtem Blutdruck und kognitiver Leistungsabnahme (Birns u. Kalra 2008).

Eine konsequente antihypertensive Therapie sollte also einen protektiven Effekt hinsichtlich der Entwicklung einer kognitiven Störung darstellen. Subanalysen aus großen plazebokontrollierten Studien, die die Beeinflussung der Entwicklung einer kognitiven Störung durch eine antihypertensive Therapie untersuchten, kamen zu unterschiedlichen Ergebnissen.

4 Studien (*MRC Trial of Hypertension, Systolic Hypertension in the Elderly Program* SHEP, *Study on Cognition and Prognosis in the Elderly* SCOPE, *Hypertension in the Very Elderly Trial – cognitive function assessment* HYVET-COG) zeigten keinen eindeutigen protektiven Effekt. Dagegen demonstrierten 2 andere Studien (*Perindopril Protection against Recurrent Stroke Study* PROGRESS, *Syst-Eur Trial*) einen schützenden Effekt. Aufgrund der – im Vergleich zu den anderen Studien – geringen falsch-positiven Behandlungsquote im Plazeboarm in der Studie *Syst-Eur Trial* ist der Effekt einer antihypertensiven Therapie wahrscheinlich. Der jüngste Cochrane-Review offen-

barte trotz signifikanter Blutdruckreduktion keinen die kognitive Leistung erhaltenden Effekt durch Antihypertensiva (McGuinness et al. 2009), während eine andere Metaanalyse einen grenzwertigen Trend für einen positiven Behandlungseffekt ergab (HR 0,87; 0,76–1,00, p = 0,045) (Peters et al. 2008).

Die unterschiedlichen Studienergebnisse beruhen u. a. auf methodischen Problemen und Unterschieden im Studiendesign (Poon 2008):

- hohe Abbruchzahlen,
- Unterschiede bei Einschlusskriterien, Beobachtungszeit und kognitiver Testung,
- hoher Anteil an Patienten im Plazeboarm mit antihypertensiver Therapie bei Studienende,
- verschiedene Antihypertensiva mit möglichen Unterschiede in der Schutzwirkung.

Es existiert ein altersabhängiger Zusammenhang zwischen Bluthochdruck und kognitiver Störung. Bluthochdruck im mittleren Lebensalter ist mit einem erhöhten Risiko eines kognitiven Abbaus assoziiert, dagegen ist dies für das höhere Lebensalter nicht eindeutig belegt. Die Evidenz einer antihypertensiven Therapie hinsichtlich Kognition bleibt jedoch kontrovers, wobei aus kardiovaskulären Gründen eine Behandlung ohnehin indiziert ist. Offene Fragen beinhalten das Ausmaß der erforderlichen Blutdrucksenkung (aktueller Zielwert 140/90 mmHg), die Latenz und Dauer der Therapie.

18.2.2 Diabetes mellitus

Daten aus Biochemie (Dysfunktion des Insulin-degrading-Enzyms), Neuroradiologie (Volumenreduktion gedächtnisrelevanter Strukturen) und Pathologie (mikrovaskuläre Infarkte) deuten auf eine Assoziation zwischen Diabetes mellitus und kognitivem Abbau hin. Als potenzielle Mechanismen für eine kognitive Störung bei Diabetes mellitus werden diskutiert:

- zerebrovaskuläre Schädigung,
- durch freie Radikale vermittelter oxidativer Stress,
- Erhöhung der Glykosilierungsendprodukte,
- eine Beeinträchtigung des zerebralen Insulinsignalsystems.

Fall-Kontroll-Studien zeigten erstmals schlechtere kognitive Leistungen bei Patienten mit Diabetes, insbesondere beim verbalen Gedächtnis. Ein systematischer Review von 14 Längsschnittstudien ergab eine höhere Inzidenz von MCI bei Diabetikern (Biessels et al. 2006). Zahlreiche prospektive Studien (u. a. *Nurses' Health Study*, *Physicians' Health Study II*, *Women's Health Study*) untermauern diesen Zusammenhang, eine Risikoerhöhung scheinen insbesondere die Dauer des Diabetes, eine fehlende orale Medikation und die Zahl der hypoglykämischen Episoden zu verursachen.

Eine kausale Assoziation zwischen Diabetes mellitus und der Entwicklung einer kognitiven Störung ist gut belegt. Allerdings gibt es nur indirekte Hinweise, dass eine antidiabetische Therapie diese Entwicklung verhindern kann, da entsprechende kontrollierte Studien bisher nicht vorliegen (Etgen et al. 2010a).

18.2.3 Hyperlipidämie

Autopsiestudien deuten auf einen Zusammenhang zwischen Hyperlipidämie und kognitiver Störung hin, denn hier ergab sich bei dementen Patienten eine Korrelation zwischen Hypercholesterinämie und der Ablagerung von Amyloid bzw. Arteriosklerose der Hirnbasisarterien.

Mehrere Studien ergaben, dass eine Hypercholesterinämie im mittleren Lebensalter mit einem langfristig erhöhten Risiko der Entwicklung einer kognitiven Störung assoziiert ist. So zeigte z. B. eine retrospektive Kohortenstudie mit 8845 Teilnehmern zwischen 40–44 Jahren, dass erhöhtes Cholesterin eine Risikoerhöhung von 40% für die Entstehung einer Demenz nach 30 Jahren bedeutet (Whitmer et al. 2005). Andere Studien mit überwiegend älteren Teilnehmern (> 65 Jahre) konnten dagegen keinen eindeutigen Zusammenhang zwischen einer Hyperlipidämie und kognitivem Abbau belegen.

Die meisten Beobachtungsstudien mit lipidsenkenden Medikamenten konnten einen positiven Einfluss auf den kognitiven Abbau nachweisen, der bei Statinen (Abb. 18.1) etwa eine Halbierung des Risikos bewirkte, aber bei Nichtstatinen (z. B. Fibraten) nicht nachweisbar war. Dieser Effekt konnte aber in 2 großen plazebokontrollierten Studien mit vaskulären Hochrisikopatienten (*Heart Protection Study* HPS: 20.536 Teilnehmer, Alter 40–80 Jahre, 5 Jahre Simvastatin; *The Prospective Study of Pravastatin in the Elderly at Risk* PROSPER: 5084 Teilnehmer, Alter 70–82 Jahre, 3 Jahre Pravastatin) nicht be-

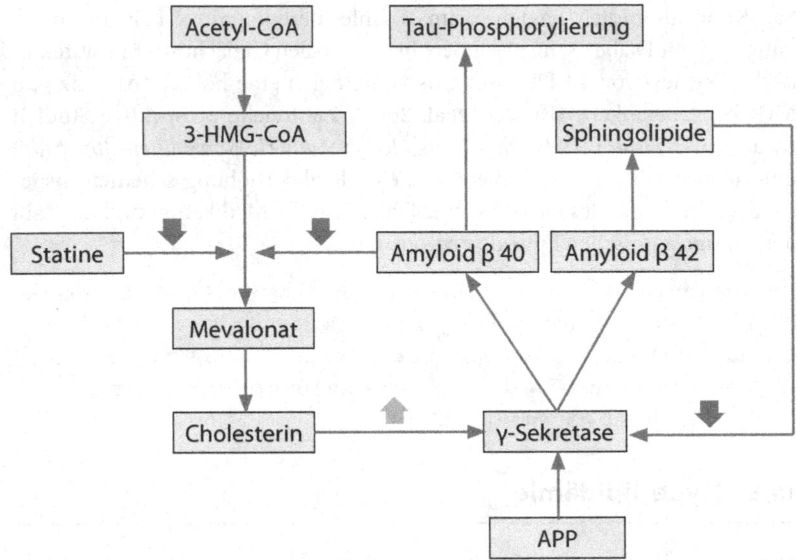

Abb. 18.1 Vereinfachter hypothetischer Wirkmechanismus von Statinen. *3-HMG-CoA* 3-Hydroxy-3-Methylglutaryl-Coenzym-A, *APP* Amyloidvorläuferprotein. (Aus Etgen et al. 2010a, mit freundlicher Genehmigung)

legt werden (Group 2002, Shepherd et al. 2002). Probleme dieser Studien bestanden in dem weiten Altersspektrum der Teilnehmer, dem Fehlen einer Kognitionsuntersuchung zu Studienbeginn und der Tatsache, dass die kognitive Funktion nicht das primäre Studienziel war.

Für die scheinbar widersprüchlichen Effekte der Hypercholesterinämie – im mittleren Lebensalter ein Risikofaktor und im höheren Lebensalter ein potenziell protektiver Faktor – werden verschiedene Ursachen diskutiert. So könnte eine Hypercholesterinämie in höherem Lebensalter Ausdruck einer »guten« Ernährung und damit Ausdruck geistiger Gesundheit sein. Im Gegensatz dazu könnten niedrige Cholesterinwerte auf Ernährungsprobleme im Rahmen einer kognitiven Störung sowie anderer medizinischer und psychosozialer Probleme hinweisen. Falls die Abnahme des Cholesterinspiegels in höherem Alter jedoch Ausdruck einer kognitiven Störung ist, könnte auch ein neurobiologischer Zusammenhang bestehen.

Es scheint ein bidirektionaler Zusammenhang zwischen Hypercholesterinämie und kognitiver Störung zu bestehen (Risikofaktor im mittleren Lebensalter und Abnahme im höheren Lebensalter). Die Effektivität einer Intervention mit Statinen ist hinsichtlich der kognitiven Leistung bisher nicht zuverlässig nachgewiesen.

18.2.4 Herzinsuffizienz

Im Sinne einer »kardiogenen Demenz« wurde schon früh über die Herzinsuffizienz als mögliche Ursache einer kognitiven Dysfunktion berichtet. Eine Metaanalyse von 22 Studien ergab bei einer gepoolten Stichprobe von 2937 Patienten mit Herzinsuffizienz und 14.848 Kontrollpersonen eine Odds Ratio (OR) von 1,62 (95% Konfidenzintervall KI: 1,48–1,79) für die Entwicklung von kognitiven Störungen bei Patienten mit Herzinsuffizienz (Vogels et al. 2007).

Pathophysiologisch wird eine chronische zerebrale Hypoperfusion durch reduzierten kardialen Output angenommen, da kognitive Störungen nach Herztransplantation aufgrund einer Verbesserung des kardialen Outputs reversibel waren. Darüber hinaus werden kardiale Embolien oder eine höhere Empfindlichkeit in der zerebralen Mikrozirkulation von Patienten mit Herzinsuffizienz bei Störungen in der Rheologie diskutiert. Eine rechtzeitige Diagnose ist hierbei entscheidend, da durch eine adäquate Therapie der Herzinsuffizienz eine Verbesserung der Kognition erreicht wird, wie dies auch bei Patienten mit Bradykardien durch eine Schrittmacherimplantation gezeigt werden konnte.

18.3 Pulmonale Erkrankungen

18.3.1 Chronisch-obstruktive Lungenerkrankung

Bei Patienten mit einer chronisch-obstruktive Lungenerkrankung (COPD) wurden kognitive Störungen berichtet, deren Ausmaß vom Grad der Hypoxie abhängt. So lag der Anteil an Patienten mit kognitiven Störungen bei leichter Hypoxie bei 27% und stieg bei schwerer Hypoxie auf 61% an. Diese Störungen, die insbesondere die Bereiche abstraktes Denken, Gedächtnis und Koordination bei einfachen motorischen Aufgaben betrafen, waren unter einer Langzeittherapie mit Sauerstoff partiell reversibel (Hjalmarsen et al. 1999).

18.3.2 Asthma bronchiale

Bei Asthmatikern zeigten 2 kleine Studien kognitive Probleme, die auf einem nächtlichen Abfall des maximalen Ausatemstroms mit konsekutivem nächtlichem Aufwachen und schlechter kognitiver Leistung tagsüber beruhte. Die kognitive Störung war durch eine adäquate Asthmatherapie reversibel (Weersink et al. 1997).

18.4 Metabolische Faktoren

18.4.1 Chronische Niereninsuffizienz

Metabolische und biochemische Veränderungen im ZNS bei Tieren mit chronischer Niereninsuffizienz (*chronic kidney disease*, CKD) wurden schon früh beschrieben.

Erste Querschnittstudien bestätigten eine positive Korrelation zwischen CKD und einer kognitiven Störung, was teilweise schwerpunktmäßig die Bereiche Lernen, Konzentration und visuelle Aufmerksamkeit betraf. Die meisten Längsschnittstudien der letzten Jahre fanden ebenfalls eine vom Grad der Niereninsuffizienz abhängige kognitive Beeinträchtigung, die unabhängig von zahlreichen anderen Risikofaktoren war (Etgen et al. 2009b).

Ursachen für kognitive Störungen bei CKD

1. In Betracht kommen traditionelle vaskuläre Risikofaktoren (Bluthochdruck, Diabetes mellitus, Hypercholesterinämie, Nikotinabusus etc.), die zu einer höheren Prävalenz von subklinischen zerebrovaskulären Erkrankungen führen.
2. Neuere vaskuläre Risikofaktoren, die mit kognitiven Störungen einhergehen, spielen eine Rolle, wie z. B. Hyperhomozysteinämie, Störungen der Hämostase oder Koagulabilität, Entzündungen und oxidativer Stress.

▶

3. Nichtvaskuläre Faktoren wie renale Anämie (Besserung der Kognition nach Behandlung der Anämie), Pharmakotherapie (multiple Medikamente mit Dosisproblemen, Interaktionen und Nebenwirkungen bei CKD) und Schlafstörungen (Tagesmüdigkeit) tragen zu einer kognitiven Beeinträchtigung bei.

CKD ist als unabhängiger Risikofaktor für eine kognitive Störung mittlerweile etabliert, allerdings gibt es kaum Untersuchungen über spezifische therapeutische Optionen.

18.4.2 Vitamin-B_{12}-Mangel

Seit der Beschreibung der perniziösen Anämie im Jahre 1849 ist ein Zusammenhang zwischen einem Vitamin-B_{12}-Mangel und neuropsychiatrischen Störungen bekannt. Tierexperimentelle Daten belegen, dass eine Vitamin-B-Mangeldiät zu einer kognitiven Dysfunktion führt und eine Verdünnung der hippokampalen Mikrovaskulatur bewirkt (Troen et al. 2008). Die Prävalenz eines reduzierten Vitamin-B_{12}-Spiegels steigt mit zunehmendem Alter an und liegt bei Personen > 75 Jahre bei 20% (Clarke et al. 2003).

Sowohl in einer großen Querschnitt- als auch in einer prospektiven Kohortenstudie zeigten Personen mit niedrigem Vitamin-B_{12}-Spiegel auch nach Adjustierung für andere Kovariaten ein etwa doppelt so hohes Risiko für eine kognitive Störung. Dagegen belegten alle bisherigen randomisierten doppelblinden plazebokontrollierten Studien mit einer Substitution von Vitamin B keinerlei positiven Effekt auf die Kognition.

Es bestehen zwar Hinweise für eine mögliche Assoziation zwischen einem Vitamin-B_{12}-Mangel und einer kognitiven Störung, aber aktuell gibt es keine Evidenz, dass die Gabe von Vitamin B_{12} dem Auftreten einer kognitiven Beeinträchtigung vorbeugt oder diese verlangsamt.

18.4.3 Hyperhomozysteinämie

Der Serumspiegel von Homozystein steigt zwar mit dem Alter und eingeschränkter Nierenfunktion an, wird aber hauptsächlich durch die Nahrungsaufnahme und die Vitamine B_6, B_{12} und Folsäure, die Homozystein in Methionin und Zystein umwandeln, bestimmt. Daten aus Tierstudien belegen, dass eine Hyperhomozysteinämie die Produktion von β-Amyloid steigert, was das räumliche Gedächtnis beeinträchtigt. Die Gabe von Folsäure und Vitamin B_{12} wiederum konnte diesen Effekt partiell aufheben.

Die meist kleinen (< 600 Teilnehmer) Querschnittstudien belegen eine Assoziation zwischen Hyperhomozysteinämie und kognitiver Störung, in der größten Querschnittstudie konnte dieser Trend aber nur für Personen mit gleichzeitig niedrigem Folsäurespiegel dokumentiert werden (Vidal et al. 2008). Dagegen sind die Ergebnisse der wenigen Längsschnittstudien widersprüchlich.

Der Effekt einer Therapie auf die Kognition durch Senkung des erhöhten Homozysteinspiegels mittels Gabe von Vitamin B_{12} und Folsäure wurde in einigen doppelblinden plazebokontrollierten randomisierten Studien untersucht. Obwohl in den Studien die Homozysteinkonzentration gesenkt werden konnte, ergab sich kein globaler Effekt auf die kognitive Performance. Möglicherweise beruht dies auf methodischen Problemen (kurze Studiendauer von ≤ 12 Wochen, verschiedene Kriterien der Homozysteinreduktion, unterschiedliche Studienpopulationen). Positive Effekte wurden immerhin bei Subgruppen beobachtet, z. B. gesunde ältere Personen mit hohen Homozysteinwerten oder Personen mit AD und Therapie mit Cholinesterasehemmern (Malouf u. Grimley Evans 2008).

Die vorhandenen Daten deuten auf ein gehäuftes gleichzeitiges Vorliegen von Hyperhomozysteinämie und kognitiver Störung hin. Der schlüssige Beweis, dass die Normalisierung der Homozysteinkonzentration durch die Gabe von Folsäure und Vitamin B_{12} neuroprotektiv, kognitionserhaltend oder therapeutisch wirksam ist, konnte jedoch nicht geführt werden.

18.4.4 Vitamin-D-Mangel

Geringere Sonnenlichtexposition, eingeschränkte Fähigkeit der Haut zur Vitamin-D-Produktion und niedrigere alimentäre Vitamin-D-Aufnahme führen zu einer Prävalenz eines Vitamin-D-Mangels von bis 50% bei älteren Personen.

Experimentelle Ergebnisse deuten auf eine wichtige Rolle von Vitamin D im ZNS hin, da sich Vitamin-D-Rezeptoren im Gehirn finden und Vitamin D bei der Synthese von Neurotransmittern und der Rezeptorregulation in gedächtnisrelevanten Regionen beteiligt ist.

3 größere Querschnittstudien fanden ein etwa doppelt so hohes Risiko für eine eingeschränkte kognitive Funktion bei einem erniedrigten Vitamin-D-Spiegel, eine andere Studie konnte dies nicht bestätigen. Ob Vitamin-D-Mangel primär zu einer kognitiven Störung führt oder kognitiv beeinträchtigte Personen sekundär einen Vitamin-D-Mangel entwickeln, lässt sich nicht durch Querschnittstudien klären. Die einzige prospektive Kohortenstudie zu diesem Thema, die *Osteoporotic Fractures in Men*-Studie (MrOS) mit 1604 Männern ≥65 Jahre, konnte nach mehr als 4 Jahren keinen Zusammenhang von kognitiven Funktionen mit Vitamin-D-Quartilen nachweisen (Slinin et al. 2010).

Bisher gibt es keinen eindeutigen Beweis einer Assoziation von Vitamin-D-Mangel und kognitiver Beeinträchtigung, sodass im Falle einer kognitiven Störung weder ein Laborscreening noch eine Substitution empfohlen werden kann.

18.5 Endokrine Faktoren

18.5.1 Testosteronmangel

Mit zunehmendem Alter sinkt bei Männern der Testosteronspiegel um bis zu 50%. Tierexperimentelle Daten deuten auf eine wichtige Funktion von Testosteron bei kognitiven Prozessen hin:

- Lokalisation testosteronassoziierter Aromatase- und Androgenrezeptoren in lernrelevanten Regionen,
- Erhöhung des Nervenwachstumsfaktors im Hippokampus,
- Hochregulation entsprechender Rezeptoren im Frontalhirn.

Bildgebende Studien unter Verwendung von Positronenemissionstomographie (PET) demonstrierten bei Männern mit Hypogonadismus nach Testosteronsubstitution eine Erhöhung der zerebralen Perfusion bei teilweise gleichzeitig verbesserter kognitiver Leistung.

Die Studienlage über eine Assoziation zwischen Testosteronspiegel und kognitiver Performance ist inkonsistent, da einige Studien einen positiven Zusammenhang fanden, der in anderen Studien nicht bestätigt wurde (Warren et al. 2008). Die Unterschiede sind partiell durch Unterschiede in der Studienpopulation (<1200 Männer) und ihrer Größe sowie eine Variabilität bei den kognitiven Testverfahren und der Testosteronbestimmung zu erklären. Die meisten Studien über eine Testosterondeprivation (alle Studien mit <100 Teilnehmern) zeigten einen Zusammenhang mit der kognitiven Funktion, die sich z. T. nach Beendigung der Androgenblockade wieder besserte.

Randomisierte plazebokontrollierte Studien (meist < 50 Teilnehmer) mit Testosteronsubstitution waren widersprüchlich, auch hier lagen die Gründe in methodischen Problemen.

> **Es ist ein Zusammenhang zwischen Testosteronmangel und kognitiven Einschränkungen möglich, insgesamt ist die Datenlage hierzu aber nicht ausreichend. Im Einzelfall kann bei nachgewiesenem Testosteronmangel und kognitiver Störung nach Ausschluss anderer Ursachen und regelmäßiger fachurologischer Betreuung eine Substitution durchgeführt werden (Nieschlag et al. 2005).**

18.5.2 Hormonersatztherapie

Östrogene umfassen verschiedene endogene Hormone (Östradiol, Östriol etc.), synthetische Östrogene (Bestandteil oraler Kontrazeptiva) oder andere Stoffe (z. B. das aus Pferdeurin gewonnene und bei Hormonersatztherapie verwendete Equilin). Progestine (oder Gestagene) beinhalten endogene Hormone (z. B. Progesteron) oder synthetische Substanzen.

Laborergebnisse belegen neuroprotektive Effekte von Östrogenen wie z. B. die Förderung neuronaler Aussprossung, die Reduktion des zerebralen Amyloidspiegels sowie antiinflammatorische Eigenschaften.

Zwar deuteten Querschnittstudien auf eine bessere kognitive Leistung bei postmenopausalen Frauen mit Östrogentherapie hin, aber prospektive Studien konnten diesen Effekt nicht bestätigen.

Auch in randomisierten plazebokontrollierten Studien zeigte sich kein positiver Einfluss einer Hormonersatztherapie auf die kognitive Leistung. Die *Women's Health Initiative Memory Study* (WHIMS) mit 4532 postmenopausalen Frauen >65 Jahre ergab nach 4 Jahren kombinierter Hormonersatztherapie (Östrogen und Progestin) sogar ein erhöhtes Risiko für die Entwicklung einer Demenz (HR: 2.05; 95% CI 1.21–3.48). Ähnliche Ergebnisse resultierten auch bei reiner Östrogentherapie. Eine große Metaanalyse unter Berücksichtigung von 16 Studien mit insgesamt 10.114 Frauen zeigte entsprechend weder für die reine Östrogen- noch für die kombinierte Hormonersatztherapie einen positiven Effekt auf die Kognition. Im Gegenteil ergab sich sogar ein Trend für eine mögliche negative Auswirkung (Lethaby et al. 2008).

Eine detaillierte Betrachtung dieser Ergebnisse offenbart allerdings, dass eine nicht ausreichende Berücksichtigung wichtiger Einzelfaktoren (unterschiedliche Altersgruppen, Art der Menopause, Modus der Hormonersatztherapie etc.) zu dem negativen Gesamtergebnis geführt haben könnte.

Unter diesem Aspekt scheint zumindest eine reine Östrogentherapie bei jüngeren (< 65 Jahre) postmenopausalen Frauen einen positiven Effekt auf das verbale Gedächtnis zu haben, während andere Formen der Hormonersatztherapie keinen oder einen negativen Einfluss auf die kognitive Leistung haben (Etgen et al. 2010b). Diese Interpretation wird durch bildgebende und pharmakologische Daten gestützt, die einen Einfluss von Östrogen auf cholinerge und serotonerge Systeme bei Erinnerungsprozessen nur bei jüngeren Frauen belegen konnten (Maki u. Dumas 2009).

Eine Hormonersatztherapie sollte bei kognitiven Störungen nur bei jüngeren (< 65 Jahre) postmenopausalen Frauen auf Östrogenbasis erwogen werden.

18.5.3 Subklinische Schilddrüsenfunktionsstörung

Der Zusammenhang zwischen einer Demenz und einer manifesten Schilddrüsenfunktionsstörung ist gut bekannt. Da tierexperimentell eine besondere Sensitivität des Hippokampus bei einer Schilddrüsendysfunktion (subklinischer Hypo- bzw. Hyperthyreoidismus) demonstriert wurde, könnte dies ebenfalls mit kognitiven Störungen assoziiert sein.

Ein **subklinischer Hypothyreoidismus** (TSH erhöht, T3 und T4 normal) steigt mit zunehmendem Alter an, sodass die Prävalenz bei über 60-jährigen

Personen ca. 25% beträgt. Kleinere Studien berichteten über ein erhöhtes Risiko für einen kognitiven Abbau bei Patienten mit subklinischem Hypothyreoidismus bzw. über eine Besserung nach Substitution. In 3 größeren Querschnittstudien (zusammen >7000 Teilnehmer) fand sich allerdings kein Zusammenhang zwischen subklinischem Hypothyreoidismus und kognitiver Störung (Roberts et al. 2006).

Die Prävalenz des **subklinischen Hyperthyreoidismus** (TSH subnormal, T3 und T4 normal) ist ebenfalls im Alter erhöht und beträgt je nach Jod-Versorgungssituation 1–8%. 2 größere Studien berichteten über ein 2- bis 3fach erhöhtes Risiko für die Entwicklung einer kognitiven Dysfunktion im Falle eines subklinischen Hyperthyreoidismus, während eine andere Studie unter Berücksichtigung zahlreicher Kovariaten dies nicht bestätigen konnte.

> **Es kann ein Zusammenhang zwischen einer latenten Schilddrüsenfunktion und einer kognitiven Störung nicht ausgeschlossen werden, aber die derzeitige Datenlage ist unzureichend, sodass größere Längsschnittstudien und kontrollierte Studien erforderlich sind.**

18.6 Infektionen

18.6.1 Hepatitis-C-Virus-Infektion

Die chronische Hepatitis-C-Virus(HCV)-Infektion ist die zweithäufigste auf dem Blutweg übertragene Infektionskrankheit (Prävalenz ca. 2% weltweit). Die Zahl der HCV-Infizierten mit chronischen Komplikationen wird sich voraussichtlich in den nächsten 10 Jahren verdreifachen. Insgesamt scheint bei etwa einem Drittel der Patienten mit HCV-Infektion eine leichte kognitive Störung vorzuliegen, die überwiegend frontal-subkortikale Bereiche wie Aufmerksamkeit, Konzentration und psychomotorische Geschwindigkeit betrifft (Perry et al. 2008). Ursächlich konnte eine ZNS-Beteiligung verursacht werden durch

- Einwanderung von infizierten Monozyten,
- einen zentralen Effekt von peripher entstandenen Zytokinen,
- eine Nebenwirkung der Interferonbehandlung.

Spezifische Therapien sind bisher nicht bekannt.

18.6.2 Humanes-Immundefizienzvirus-Infektion

Bei einer Infektion mit dem humanen Immundefizienzvirus (HIV) existieren neben einer HIV-1-assoziierten Demenz auch leichte kognitive Störungen, die v. a. Informationsverarbeitung, Gedächtnis, Aufmerksamkeit, Abstraktionsvermögen und exekutive Funktionen umfassen. Vor Einführung der hochaktiven antiretroviralen Therapie (HAART) waren ca. 22–30% aller HIV-Patienten im asymptomatischen Stadium von kognitiven Störungen betroffen (White et al. 1995). Nach neueren Schätzungen ist die Inzidenz der HIV-assoziierten kognitiven Störung sogar steigend, da einerseits durch HAART die HIV-assoziierte Demenz rückläufig ist und andererseits viele HIV-Patienten deutlich länger leben. Die Ursache der kognitiven Defizite besteht im Wesentlichen in der trotz aller Fortschritte noch teilweise ungeklärten HIV-Neurotoxizität, die größtenteils auf der zerebralen viralen Replikation bzw. Immunaktivierung in Monozyten, Mikroglia und Astrozyten beruht (Hult et al. 2008).

18.7 Lebensstil

18.7.1 Bewegungsmangel

Körperliche Aktivität reduziert das Risiko des Auftretens von kardiovaskulären Erkrankungen (Hypertonus, Diabetes mellitus, Schlaganfall etc.), die mit einem Verlust an kognitiven Funktionen assoziiert sind. Körperliche Aktivität führt darüber hinaus zu einer direkten Verbesserung der zerebralen Perfusion, einer Angiogenese im zerebralen Kortex, einer Steigerung der Neurogenese und einer vermehrten Bildung von neurotrophen Faktoren, insbesondere im Hippokampus.

Die meisten prospektiven Kohortenstudien, die die Beziehung zwischen körperlicher Bewegung und kognitivem Abbau untersuchten, kamen zu divergenten Ergebnissen, was wahrscheinlich auf methodischen Problemen beruht (teilweise kleine Teilnehmerzahl < 500 Personen ohne suffiziente Berücksichtigung von Störfaktoren; große Diskrepanzen innerhalb der einzelnen Studienpopulationen; große Variabilität bezüglich der Adjustierung für mögliche Einflussfaktoren; Inhomogenität der kognitiven Testverfahren; geringe Berücksichtigung einer möglichen reversen Kausalität) (Etgen et al. 2010c). Die jüngste Metaanalyse von 16 prospektiven Studien fand trotz dieser Probleme ein verringertes relatives Risiko für die Entwicklung einer Demenz in der Gruppe mit höchster körperlicher Aktivität im Vergleich zu der Gruppe mit niedrigster körperlicher Aktivität (gepooltes relatives Risiko: 0,72; 95% KI 0,60–0,86) (Hamer u. Chida 2009).

Zwar gibt es bisher nur einige kleine kontrollierte Interventionsstudien mit kurzer Beobachtungsdauer, aber hier ergab sich eine Verbesserung der Kognition durch körperliche Aktivität.

Ein protektiver Effekt auf die kognitive Leistung durch körperliche Aktivität ist vorhanden, allerdings bedürfen zahlreiche Detailfragen (z. B. Dauer und Art der Aktivität) noch der Klärung durch weitere Studien.

18.7.2 Ernährung

Die mediterrane Ernährung ist gekennzeichnet durch

- einen hohen Anteil an Fisch, Gemüse, Obst und ungesättigten Fettsäuren (überwiegend in Form von Olivenöl),
- einen niedrigen Anteil an Milchprodukten, Fleisch und gesättigten Fettsäuren,
- regelmäßigen, moderaten Alkoholgenuss.

Neben den bereits bekannten positiven Auswirkungen dieser Ernährungsform auf kardiovaskuläre Erkrankungen wurde in den letzten Jahren ein ähnlicher Effekt auf kognitiven Abbau diskutiert. Neben der Reduktion kardiovaskulärer Risikofaktoren könnten weitere Mechanismen (z. B. verbesserter Kohlenhydratmetabolismus, höherer Anteil an Antioxidanzien und antiinflammatorische Eigenschaften) hierzu beitragen.

Diese Überlegungen werden durch zahlreiche Beobachtungsstudien gestützt, in denen sich unter mediterraner Ernährung ein niedrigeres Risiko für die Entwicklung einer Demenz zeigte. So ergab z. B. eine neuere Metaanalyse unter Einschluss von 3 prospektiven Kohortenstudien mit > 130.000 Teilnehmern für den kombinierten Endpunkt M. Parkinson und AD ein um 13% niedrigeres Risiko unter mediterraner Ernährung (Sofi et al. 2008). Randomisierte kontrollierte Studien, die jeweils Teilaspekte dieser Ernährung (z. B. Vitamin E oder mehrfach ungesättigte Fettsäuren) untersuchten, konnten allerdings keinen Effekt hinsichtlich der Kognition belegen (Middleton u. Yaffe 2009).

Tab. 18.1 Zusammenhang somatischer Risikofaktoren bei kognitiven Störungen und Screening- und Therapieempfehlungen

Somatischer Faktor	Assoziation	Screening	Therapie
Hypertonus	Sicher	Ja	Blutdrucksenkung
Diabetes mellitus	Sicher	Ja	Normoglykämie
Hyperlipidämie	Möglich	Empfohlen	Unklar
Herzinsuffizienz	Sicher	Empfohlen	Optimierung
COPD	Sicher	Empfohlen	Vermeidung der Hypoxie
Asthma bronchiale	Sicher	Empfohlen	Optimierung
Chronische Niereninsuffizienz	Sicher	Ja	Optimierung
Vitamin-B_{12}-Mangel	Unwahrscheinlich	Nein	Keine Substitution
Hyperhomozysteinämie	Unwahrscheinlich	Nein	Keine Substitution
Vitamin-D-Mangel	Unwahrscheinlich	Nein	Keine Substitution
Testosteronmangel	Möglich	Nein	Substitution im Einzelfall
Hormonersatztherapie	Möglich	Unklar	Substitution im Einzelfall
Subklinische Schilddrüsendysfunktion	Möglich	Unklar	Substitution im Einzelfall
Hepatitis-C-Infektion	Möglich	Ja	Antivirale Therapie
HIV-Infektion	Sicher	Ja	Antiretrovirale Therapie
Bewegungsmangel	Sicher	Ja	Körperliche Aktivität
Ernährung	Möglich	Unklar	Mediterrane Ernährung

COPD chronisch-obstruktive Lungenerkrankung

Es ist zwar eine kausale Assoziation zwischen mediterraner Ernährung und protektiver Wirkung bei der Entwicklung kognitiver Störungen bisher nicht klar belegt, aber aufgrund der anderweitig gut dokumentierten Effekte sollte diese Ernährungsform empfohlen werden.

18.8 Zusammenfassung

Eine Übersicht über den Zusammenhang somatischer Risikofaktoren bei kognitiven Störungen und Empfehlungen für Screening und Therapie gibt ◘ Tab. 18.1.

Literatur

Biessels GJ, Staekenborg S, Brunner E et al (2006) Risk of dementia in diabetes mellitus: a systematic review. Lancet Neurol 5: 64–74

Birns J, Kalra L (2008) Cognitive function and hypertension. J Hum Hypertens 23(2): 86–96

Clarke R, Refsum H, Birks J et al (2003) Screening for vitamin B-12 and folate deficiency in older persons. Am J Clin Nutr 77: 1241–1247

Etgen T, Brönner M, Sander D et al (2009a) Somatic factors in cognitive impairment. Fortschr Neurol Psychiatr 77: 72–82

Etgen T, Sander D, Chonchol M et al (2009b) Chronic kidney disease is associated with incident cognitive impairment in the elderly: the INVADE study. Nephrol Dial Transplant 24: 3144–3150

Etgen T, Sander D, Bickel H et al (2010a) Cognitive decline: the relevance of diabetes, hyperlipidemia and hypertension. Br J Diab Vascul Dis 10: 115–122

Etgen T, Bickel H, Förstl H (2010b) Metabolic and endocrine factors in mild cognitive impairment. Ageing Res Rev 9(3): 280–288

Etgen T, Sander D, Huntgeburth U et al (2010c) Physical activity and incident cognitive impairment in elderly persons: the INVADE study. Arch Intern Med 170: 186–193

Förstl H, Bickel H, Frölich L et al (2008) Leichte kognitive Beeinträchtigung mit Vorzeichen rascher Verschlechterung. Dtsch Med Wochenschr 133: 431–436

Group HPSC (2002) MRC/BHF Heart Protection Study of cholesterol lowering with simvastatin in 20,536 high-risk individuals: a randomised placebo-controlled trial. Lancet 360: 7–22

Hamer M, Chida Y (2009) Physical activity and risk of neurodegenerative disease: a systematic review of prospective evidence. Psychol Med 39: 3–11

Hjalmarsen A, Waterloo K, Dahl A et al (1999) Effect of long-term oxygen therapy on cognitive and neurological dysfunction in chronic obstructive pulmonary disease. Eur Neurol 42: 27–35

Hult B, Chana G, Masliah E, Everall I (2008) Neurobiology of HIV. Int Rev Psychiatry 20: 3–13

Lethaby A, Hogervorst E, Richards M et al (2008) Hormone replacement therapy for cognitive function in postmenopausal women. Cochrane Database Syst Rev: CD003122

Maki PM, Dumas J (2009) Mechanisms of action of estrogen in the brain: insights from human neuroimaging and psychopharmacologic studies. Semin Reprod Med 27: 250–259

Malouf R, Grimley Evans J (2008) Folic acid with or without vitamin B12 for the prevention and treatment of healthy elderly and demented people. Cochrane Database Syst Rev: CD004514

McGuinness B, Todd S, Passmore P, Bullock R (2009) Blood pressure lowering in patients without prior cerebrovascular disease for prevention of cognitive impairment and dementia. Cochrane Database Syst Rev 4: CD004034

Middleton LE, Yaffe K (2009) Promising strategies for the prevention of dementia. Arch Neurol 66: 1210–1215

Nieschlag E, Swerdloff R, Behre HM et al (2005) Investigation, treatment and monitoring of late-onset hypogonadism in males. ISA, ISSAM, and EAU recommendations. Eur Urol 48: 1–4

Perry W, Hilsabeck RC, Hassanein TI (2008) Cognitive dysfunction in chronic hepatitis C: a review. Dig Dis Sci 53: 307–321

Peters R, Beckett N, Forette F et al (2008) Incident dementia and blood pressure lowering in the Hypertension in the Very Elderly Trial cognitive function assessment (HYVET-COG): a double-blind, placebo controlled trial. Lancet Neurol 7: 683–689

Poon IO (2008) Effects of antihypertensive drug treatment on the risk of dementia and cognitive impairment. Pharmacotherapy 28: 366–375

Roberts LM, Pattison H, Roalfe A et al (2006) Is subclinical thyroid dysfunction in the elderly associated with depression or cognitive dysfunction? Ann Intern Med 145: 573–581

Shepherd J, Blauw GJ, Murphy MB et al (2002) Pravastatin in elderly individuals at risk of vascular disease (PROSPER): a randomised controlled trial. Lancet 360: 1623–1630

Slinin Y, Paudel ML, Taylor BC et al (2010) 25-Hydroxyvitamin D levels and cognitive performance and decline in elderly men. Neurology 74: 33–41

Sofi F, Cesari F, Abbate R et al (2008) Adherence to Mediterranean diet and health status: meta-analysis. BMJ 337: a1344

Troen AM, Shea-Budgell M, Shukitt-Hale B et al (2008) B-vitamin deficiency causes hyperhomocysteinemia and vascular cognitive impairment in mice. Proc Natl Acad Sci USA 105: 12474–12479

Vidal JS, Dufouil C, Ducros V, Tzourio C (2008) Homocysteine, folate and cognition in a large community-based sample of elderly people – the 3C Dijon Study. Neuroepidemiology 30: 207–214

Vogels RL, Scheltens P, Schroeder-Tanka JM, Weinstein HC (2007) Cognitive impairment in heart failure: a systematic review of the literature. Eur J Heart Fail 9: 440–449

Warren MF, Serby MJ, Roane DM (2008) The effects of testosterone on cognition in elderly men: a review. CNS Spectr 13: 887–897

Weersink EJ, van Zomeren EH, Koeter GH, Postma DS (1997) Treatment of nocturnal airway obstruction improves daytime cognitive performance in asthmatics. Am J Respir Crit Care Med 156: 1144–1150

White DA, Heaton RK, Monsch AU (1995) Neuropsychological studies of asymptomatic human immunodeficiency virus-type-1 infected individuals. The HNRC Group. HIV Neurobehavioral Research Center. J Int Neuropsychol Soc 1: 304–315

Whitmer RA, Sidney S, Selby J et al (2005) Midlife cardiovascular risk factors and risk of dementia in late life. Neurology 64: 277–281

Neuropsychologische Untersuchung

Tina Theml und Thomas Jahn

Zum Thema

Die Erfassung kognitiver und affektiver (Dys)Funktionen im Rahmen der Demenzdiagnostik fällt in den Aufgabenbereich des klinischen Neuropsychologen. Sie erfolgt hypothesengeleitet aufgrund von Fragestellung, Vorbefunden und Patientenmerkmalen. Zentrale Bestandteile der neuropsychologischen Untersuchung sind neben psychometrischen Tests und Fragebogen auch Anamnese, Exploration und Verhaltensbeobachtung. Wichtigste Indikationen zur neuropsychologischen Untersuchung sind

1. Früherkennung und Quantifizierung kognitiver Defizite,
2. Leistungsprofilanalyse bei differenzialdiagnostischen Entscheidungen und
3. Verlaufsbeurteilung kognitiver Leistungseinbußen.

19.1 Einführung

Die klinische Neuropsychologie ist ein wissenschaftliches Anwendungsfach, welches auf Erkenntnissen der experimentellen Neuropsychologie, der allgemeinen und klinischen Psychologie, aber auch auf der Neurologie, Neuroanatomie und Neurophysiologie aufbaut (Hartje u. Poeck 2006, Karnath u. Thier 2003).

Bei Patienten mit Verdacht auf eine Demenz erfasst und analysiert der klinische Neuropsychologe kognitive und affektive (Dys)Funktionen und leistet damit einen Beitrag zur Beantwortung diagnostischer und differenzialdiagnostischer Fragestellungen. Die Ergebnisse der neuropsychologischen Untersuchung sollten in die Beratung und Therapie von Patienten und Angehörigen einfließen. Schließlich kann der klinische Neuropsychologe neuropsychologisch fundierte Therapiemaßnahmen planen und durchführen (Werheid u. Thöne-Otto 2010) sowie psychologische und pharmakologische Interventionen nach wissenschaftlichen Kriterien evaluieren (Jahn 2010).

Das vorliegende Kapitel konzentriert sich auf die Erfassung kognitiver (Dys)Funktionen im Rahmen der Demenzdiagnostik. Es wird dargestellt, welche Merkmale neuropsychologische Untersuchungsmethoden auszeichnen, wann sie indiziert sind und wie bei der Untersuchung vorgegangen wird.

19.2 Kennzeichen des neuropsychologischen Untersuchungsansatzes

Eine Besonderheit der neuropsychologischen Diagnostik ist die Verwendung standardisierter, psychometrischen Gütekriterien genügender Tests, deren Ergebnisse eine Beurteilung der Leistungsfähigkeit des Patienten relativ zur (ggf. alters-, geschlechts- und bildungsspezifischen) Normpopulation ermöglichen. Derartige Tests im engeren Sinne basieren auf Erkenntnissen der psychologischen Forschung über die Struktur psychischer Funktionen sowie deren Veränderungen im Alter bzw. nach Hirnschädigungen. Als klinisch einsetzbare Untersuchungsinstrumente erlauben sie die quantifizierende Erfassung verschiedener kognitiver Funktionen wie z. B. Wahrnehmung, Gedächtnis, Aufmerksamkeit, Sprache, Visuokonstruktion, Psychomotorik, Planung und Handlungskontrolle, schlussfolgerndes Denken und Intelligenz (Lezak et al. 2004, Sturm et al. 2009). Gegenüber kürzeren Screening-Verfahren zeichnen sich psychometrische Tests i. e. S. durch höhere Testgüte, größere Sensitivität und Spezifität und sorgfältigere Normierung aus, was reliablere (genauere) und validere (gültigere) Ergebnisse gewährleistet. Die Kombination mehrerer Tests für verschiedene kognitive Funktionen mit dem Ziel einer Leistungsprofilanalyse ist dabei häufig von zusätzlichem diagnostischem und differenzialdiagnostischem Nutzen, insbesondere bei der Erfassung von leicht ausgeprägten Beeinträchtigungen wie auch bei der Beschreibung von Veränderungen im Verlauf (s. unten).

19.2.1 Wichtige Datenquellen einer neuropsychologischen Untersuchung

Die neuropsychologische Untersuchung erfolgt hypothesengeleitet, je nach Fragestellung müssen dabei auch andere Datenquellen berücksichtigt werden. Dazu gehört eine Befragung des Patienten, ggf. auch der Angehörigen, hinsichtlich kognitiver und affektiver Beschwerden, deren Beginn und Verlauf. Um Bedeutung und Konsequenzen der Beschwerden einschätzen zu können, bedarf es auch genauer Informationen über familiäre, berufliche und soziale Kontextbedingungen. Nicht nur während Anamnese und Exploration, auch im Zuge der Testbearbeitung gibt die Verhaltensbeobachtung Aufschlüsse über emotionales Erleben, Motivation und Leistungsorientierung, soziales

Verhalten und Handlungssteuerung. Ergänzend können von Fall zu Fall auch Fragebogen, Selbst- und Fremd-Ratings sowie nichtstandardisierte klinische Prüfungen wertvolle Informationen liefern. Die systematische Erhebung all dieser Informationen unter Berücksichtigung relevanter Patientenmerkmale (z. B. Medikamenteneinnahme, Testerfahrung, Wahrnehmungseinschränkungen, motorische Behinderungen u. a.) verlangt in jedem einzelnen Fall eine entsprechend sorgfältige Vorbereitung und Durchführung der neuropsychologischen Untersuchung (◘ Abb. 19.1).

Aus der Sicht des praktisch tätigen Arztes mag die neuropsychologische Untersuchung zwei Nachteile haben: sie ist sehr zeitaufwendig und ohne spezielles Fachwissen kaum lege artis durchzuführen. Spezifische Kenntnisse sind weniger für die konkrete Durchführung und numerische Auswertung psychometrischer Tests vonnöten, die aus Gründen der Objektivität und Standardisierung in detaillierten Manualen beschrieben sind, als vielmehr im Hinblick auf Fragen der Testindikation, der zugrunde liegenden messtechnischen Operationen und der dahinter stehenden psychologischen Theorien, die bei der zusammenfassenden Interpretation der Ergebnisse berücksichtigt werden müssen (Jahn 2005).

19.3 Indikationen zur neuropsychologischen Untersuchung

Indikationsbereiche einer neuropsychologischen Untersuchung

- Früherkennung kognitiver Veränderungen, insbesondere bei fraglichen, leichten oder atypischen Defiziten
- Subjektiv beklagte Leistungseinbußen überdurchschnittlich leistungsfähiger Personen mit und ohne depressive Verstimmungen
- Feststellung beeinträchtigter, aber auch erhaltener kognitiver Funktionen im Hinblick auf differenzialdiagnostische Entscheidungen (psychometrische Profilanalyse)
- Quantifizierung des Schweregrades der kognitiven Leistungseinbußen und deren Verlaufsbeurteilung

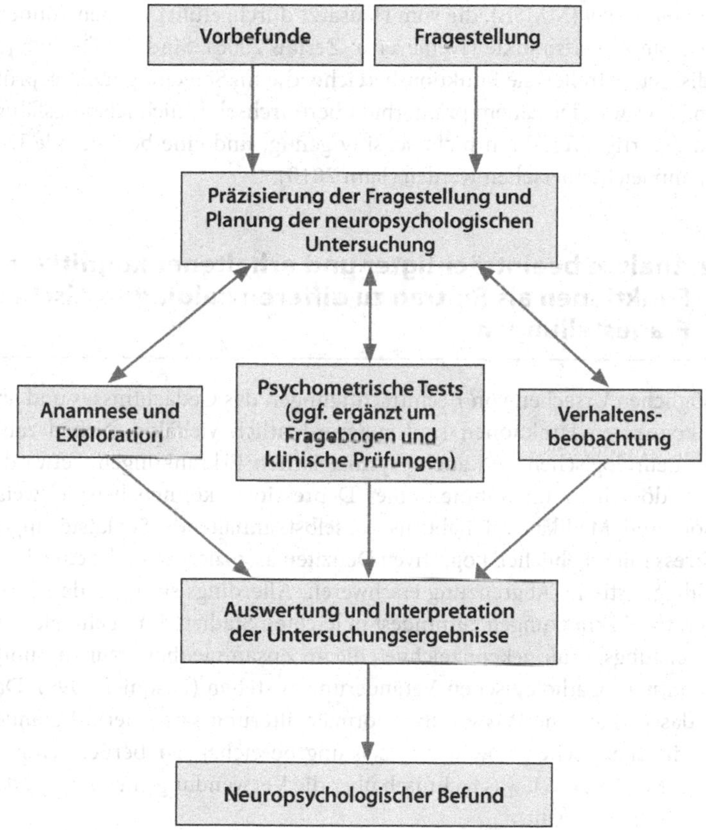

Abb. 19.1 Vorgehensweise und Komponenten einer neuropsychologischen Untersuchung

19.3.1 Möglichst frühzeitige Erfassung kognitiver Einbußen

Gedächtnisdefizite, aber auch andere Beeinträchtigungen der geistigen Leistungsfähigkeit sind zentrale diagnoseleitende Symptome einer Demenz. Um kognitive Einbußen, die über normale Alterungsprozesse hinausgehen, möglichst frühzeitig und genau zu erfassen, ist eine psychometrische Untersuchung unabdingbar. Zwar liefern Screening-Verfahren wie die *Mini-Mental*

State Examination (MMSE), die vom Hausarzt durchgeführt werden können, hierfür erste Anhaltspunkte (Ivemeyer u. Zerfaß 2006). Sind die Defizite jedoch diskret, betreffen sie Funktionsbereiche, die im Screening nicht geprüft werden, oder war der Patient prämorbid überdurchschnittlich leistungsfähig, so sind derartige Verfahren nicht sensitiv genug, und eine beginnende Demenz kann leicht übersehen werden (Jahn 2010).

19.3.2 Analyse beeinträchtigter und erhaltener kognitiver Funktionen als Beitrag zu differenzialdiagnostischen Fragestellungen

Die möglichen Ursachen von Beeinträchtigungen des Gedächtnisses und anderen kognitiven Funktionen sind außerordentlich vielfältig. Neben zahlreichen neurologischen und auch psychiatrischen Erkrankungen – etwa die sog. Pseudodemenz im Rahmen einer Depression – können beispielsweise Alkohol- und Medikamentenabusus, ja selbst anhaltende Schlafstörungen oder Stress mit erheblichen kognitiven Defiziten assoziiert sein, die eine differenzialdiagnostische Abgrenzung erschweren. Allerdings sind gerade neurodegenerative Erkrankungen zumindest in leichten Stadien durch charakteristische Leistungsprofile gekennzeichnet, die im Zusammenhang mit zugrunde liegenden neuropathologischen Veränderungen stehen (Pasquier 1999). Dabei ist das vorhandene Wissen über normale alterungsassoziierte Veränderungen in spezifischen kognitiven Leistungsbereichen zu berücksichtigen (Kalbe u. Kessler 2009), was technisch über die Verwendung altersnormierter Testverfahren geschieht.

Eine neuropsychologische Untersuchung mit genauer Analyse beeinträchtigter und erhaltener kognitiver Funktionen kann bei differenzialdiagnostischen Fragestellungen entscheidende Hinweise liefern. Das typische Leistungsprofil einer depressiven Störung im Alter unterscheidet sich von dem einer beginnenden Alzheimer-Demenz (AD) (Jahn et al. 2004). Eine beginnende frontotemporale Degeneration oder ein alkoholbedingtes amnestisches Syndrom gehen mit teilweise anderen Veränderungen von kognitiven und Verhaltensmerkmalen einher als eine beginnende AD. Bei der Abgrenzung dieser Erkrankungen ist eine neuropsychologische Untersuchung indiziert.

Bei anderen differenzialdiagnostischen Fragestellungen kann die Analyse des Leistungsprofils hilfreich sein, wenngleich die Aussagekraft neurologischer und bildgebender Befunde überwiegt. Beispiele sind die Abgrenzung der beginnenden AD von Parkinson-Erkrankungen oder von vaskulär bedingten Demenzen.

Schließlich gibt es auch eine Reihe von Erkrankungen, bei denen keine charakteristischen Unterschiede im kognitiven Leistungsprofil zu erwarten sind. So wäre beispielsweise ein Vergleich der Leistungsprofile zwischen den »subkortikalen« Erkrankungen Morbus Parkinson vs. Chorea Huntington in differenzialdiagnostischer Hinsicht wenig Erfolg versprechend (Rosenstein 1998).

19.3.3 Verlaufskontrolle kognitiver Defizite

Dem Verlaufsaspekt kommt bei der Diagnose einer Demenz besondere Bedeutung zu. Insbesondere initial geringgradige Leistungseinbußen prämorbid überdurchschnittlich leistungsfähiger Personen sind bei einmaliger Untersuchung nicht sicher zu bewerten. Auch bei schwierigen differenzialdiagnostischen Fragestellungen wie etwa der Unterscheidung zwischen einem demenziellen Prozess und einer Depression mit kognitiven Leistungseinbußen kann eine Verlaufsbeurteilung relevante Informationen liefern. Schließlich ist auch bei älteren Menschen mit der Diagnose einer leichten kognitiven Beeinträchtigung (LKB) eine Verlaufsuntersuchung nach 30 Monaten zu empfehlen, da deren Risiko erhöht ist, innerhalb dieses Zeitraums eine Demenz zu entwickeln (▶ Kap. 3).

Zur Verlaufsuntersuchung eignen sich psychometrische Tests, die änderungssensitiv sind und in verschiedenen Parallelformen angewendet werden können, um Wiederholungseffekte zu minimieren. Erst in späteren Krankheitsstadien sind zur Verlaufsbeurteilung Beobachtungsskalen, die ohne direkte Leistungsmessung auskommen, oder diagnostische Interviews vorzuziehen (▶ Kap. 4).

19.3.4 Indikationsgrenzen

Die Entscheidung, ob eine neuropsychologische Untersuchung sinnvoll und notwendig ist, erfordert ein Abwägen von individueller Belastung für den Patienten und potenziellem Informationsgewinn. Häufig bedeutet eine neuropsychologische Untersuchung die Konfrontation mit kognitiven Defiziten.

Beeinträchtigungen der Motorik oder der Wahrnehmung stellen die Durchführbarkeit vieler Tests in Frage bzw. verlangen nach sorgfältiger Auswahl geeigneter Alternativen. Generell wird sowohl die Untersuchungsdurchführung als auch die Ergebnisinterpretation mit zunehmendem Schweregrad der Erkrankung und bestehender Multimorbidität erschwert. Im Zweifelsfall sollte der Arzt dem Neuropsychologen die Entscheidung überlassen, ob eine psychometrische Untersuchung überhaupt noch möglich und in welchem Umfang sie sinnvoll ist. Ein »Overtesting« sollte vermieden werden.

19.4 Untersuchungsbeispiele

Nachfolgende, der eigenen klinischen Tätigkeit entnommene Fallbeispiele verdeutlichen die Aussagekraft, aber auch die Grenzen der neuropsychologischen Untersuchung im Rahmen der Demenzdiagnostik anhand einiger häufig vorkommender Fragestellungen (die Patientenangaben wurden anonymisiert).

19.4.1 Früherkennung Alzheimer-Demenz

Fallbeispiel

Patientin 1, 72 Jahre, pensionierte Kosmetikerin, klagt über seit etwa 2 Jahren zunehmende Vergesslichkeit. Im Haushalt sei sie inzwischen auf die Unterstützung durch ihren Ehemann angewiesen. Von den ärztlichen Kollegen werden zunächst eine ausführliche Anamnese sowie ein körperlicher, neurologischer und labormedizinischer Befund erhoben. Die Ergebnisse liefern keine hinreichende Erklärung der Beschwerden. Auch das kraniale MRT ist altersgemäß, in der Positronenemissionstomographie (PET) zeigt sich jedoch eine Hypoperfusion temporoparietal beidseits sowie links frontal, während Zentralregion und subkortikale Strukturen unauffällig sind. Die Patientin ist bewusstseinsklar, im MMSE erreicht sie 27 von 30 Punkten. Die neuropsychologische Untersuchung soll zur Klärung der Frage beitragen, ob die Beschwerden auf eine beginnende AD hinweisen.

Im psychometrischen Teil der Untersuchung werden deutliche Defizite in verbalen Lern- und Gedächtnisleistungen (*California Verbal Learning Test* CVLT) festgestellt. Aus einer Liste von 16 Wörtern kann die Patientin auch nach 5-maligem Vorlesen nur 6 Wörter unmittelbar wiedergeben. Nach einer zeitlichen Verzögerung von 20 Minuten kann sie nur noch 2 Wörter erinnern, daneben nennt sie auch einige listenfremde Wörter (Intrusionen). Beim anschließenden Wiedererkennen soll entschieden werden, welche Wörter einer nunmehr um sog. Distraktoren verlängerten Wortliste in der ursprünglichen Liste enthalten waren und welche nicht. Die Patientin ordnet der ursprünglichen Liste fälschlicherweise viele listenfremde Wörter zu und erkennt gleichzeitig nicht alle Wörter wieder. Sämtliche Teilergebnisse dieses Tests sind im Vergleich zu einer Normstichprobe von Frauen gleichen Alters deutlich unterdurchschnittlich, wie ◘ Abb. 19.2 anhand der erzielten Prozentränge verdeutlicht.

Auch visuokonstruktive Leistungen, wie das Nachlegen von Mustern mit farbigen Würfeln (Hamburg-Wechsler Intelligenztest für Erwachsene, HAWIE-R: Subtest Mosaiktest), sind im Vergleich zu ihrer Altersgruppe unterdurchschnittlich. Die zentralnervöse Informationsverarbeitungsgeschwindigkeit ist leicht reduziert (Nürnberger Altersinventar NAI: Zahlenverbindungstest). Das Benennen graphisch dargestellter Objekte, Situationen und Handlungen ist ebenfalls leicht beeinträchtigt (Aachener Aphasietest: Subtest Benennen; in ◘ Abb. 19.2 nicht dargestellt). Die Fehler, die der Patientin dabei unterlaufen, sind meist semantisch bedingt (z. B. »Dosenöffner« statt »Schraubenzieher«).

Fazit: Das Leistungsprofil von Patientin 1 ist charakteristisch für eine beginnende AD. Das früheste beobachtbare Symptom ist in der Regel eine Beeinträchtigung des Abspeicherns von neu zu lernenden Informationen. Der verzögerte freie Abruf von Lernmaterial erwies sich vielfach als sensitivstes Maß für eine beginnende AD (Zakzanis 1998). Bereits früh treten meist auch Beeinträchtigungen der semantisch-lexikalischen Sprachdimension und des Gesprächsverhaltens (Romero 1997) sowie visuokonstruktive Defizite und örtliche Orientierungseinbußen hinzu (Pasquier 1999).

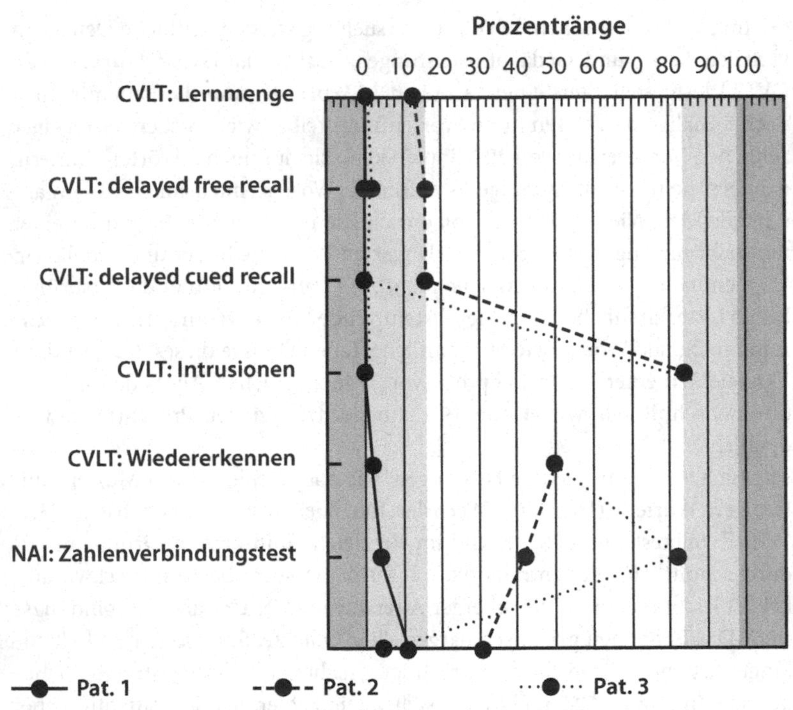

Abb. 19.2 Vergleichendes Leistungsprofil dreier Patienten in einigen ausgewählten psychometrischen Tests (*CVLT California Verbal Learning Test, HAWIE-R* Hamburg-Wechsler Intelligenztest für Erwachsene, rev. Fassung, *NAI* Nürnberger Altersinventar). Prozentränge < 16 signalisieren unterdurchschnittliche Leistungen (Erläuterungen s. Text)

19.4.2 Differenzialdiagnose Depression vs. Alzheimer-Demenz

Fallbeispiel

Patientin 2, 58 Jahre, Physiotherapeutin, klagt über seit etwa einem halben Jahr bestehende Beeinträchtigungen des Gedächtnisses, der Konzentration, der Wortfindung und der Orientierung. So könne sie sich beispielsweise Namen, Telefonnummern oder anstehende Erledigungen nicht mehr merken. In ihrer beruflichen Tätigkeit fühle sie sich dadurch beeinträchtigt. Während sie schon lange an depressiven Verstimmungen leide (aufgrund derer sie wiederholt in nervenärztlicher Behandlung gewesen sei), seien die kognitiven Beschwerden erst später hinzugekommen.

Zum Untersuchungszeitpunkt nimmt die Patientin keine Medikamente ein. Im MMSE erreicht sie die maximale Punktzahl von 30, im Beck-Depressions-Inventar bildet sich mit 37 Punkten eine ausgeprägte depressive Verstimmung ab. Das kraniale MRT ist altersentsprechend, die Laborbefunde sind normal. Die neuropsychologische Untersuchung soll klären helfen, ob zur depressiven Störung möglicherweise eine beginnende AD hinzugetreten ist.

In der psychometrischen Untersuchung zeigen sich bei durchschnittlicher Intelligenz leicht reduzierte Leistungen beim Erlernen sowie beim unmittelbaren und verzögerten freien Abrufen verbalen Materials (CVLT, ◘ Abb. 19.2). Die Patientin erkennt jedoch alle 16 Wörter der ursprünglich gelernten Liste richtig wieder und ordnet nur ein Wort fälschlicherweise der Liste zu, was einer durchschnittlichen Wiedererkennensleistung entspricht. Visuokonstruktive Defizite (Mosaiktest) lassen sich nicht feststellen, ebensowenig sprachliche Beeinträchtigungen (Aachener Aphasietest; in ◘ Abb. 19.2 nicht dargestellt).

Fazit: Somit liegen bei Patientin 2 keine Hinweise auf ein demenzielles Syndrom vor, die geringgradigen Beeinträchtigungen in bestimmten Aspekten der verbalen Lern- und Gedächtnisleistung lassen sich noch im Rahmen der depressiven Symptomatik erklären. Ärztlicherseits wird daraufhin die Diagnose einer mittelgradigen depressiven Episode bei rezidivierender depressiver Störung (ICD-10: F33.1) gestellt und eine entsprechende Behandlung eingeleitet.

Exkurs: Gedächtnisstörung bei Depression im Alter

Wie das Beispiel von Patientin 2 verdeutlicht, kann bei Depression im Alter die kognitive Leistungsfähigkeit nicht nur subjektiv, sondern auch objektiv herabgesetzt sein, häufig sogar noch deutlicher als in dem hier vorgestellten Fall. Derartige Beeinträchtigungen können Gedächtnis, Aufmerksamkeit, kognitives und psychomotorisches Tempo sowie exekutive Funktionen betreffen. Die Beeinträchtigungen sind jedoch meist geringer ausgeprägt, als es die subjektiven Beschwerden erwarten lassen. Vor allem sind sie reversibel, wenn sie sich oft auch erst einige Zeit nach Abklingen der affektiven Symptomatik zurückbilden. Nicht nur der Verlauf, auch das Profil der kognitiven Leistungsbeeinträchtigungen unterscheidet sich meist von dem bei beginnender AD (Jahn et al. 2004). Während bei Patienten mit AD beispielsweise schon das Abspeichern von Lernmaterial beeinträchtigt ist, beruht die Gedächtnisstörung bei Depressiven eher auf einer Beeinträchtigung des freien Abrufs gelernter Informationen. Dies bildet sich auch im Gedächtnisprofil von Patientin 2 mit leicht beeinträchtigter freier Abrufleistung und durchschnittlicher Wiedererkennensleistung ab (◘ Abb. 19.2) . Ein ausgeprägter Recency-Effekt (bevorzugte Wiedergabe der zuletzt dargebotenen Informationen), eine hohe Anzahl von Intrusionen (listenfremde Wörter) bei freier und vor allem bei gestützter Wiedergabe sowie viele falsch positive Antworten beim Wiedererkennen wären eher bei Patienten mit AD denn bei depressiven Patienten zu erwarten. Auch sprachliche Beeinträchtigungen, die bei vielen Patienten mit AD schon früh auftreten, sind bei älteren Depressiven eher die Ausnahme und allenfalls geringgradig ausgeprägt.

Besondere Bedeutung kommt hier auch der klinisch-psychiatrischen Beurteilung der Depressivität zu, die wie im vorliegenden Fall durch Selbst- oder Fremdbeurteilungsskalen gestützt werden sollte.

19.4.3 Differenzialdiagnose Alzheimer-Demenz vs. frontotemporale Demenz

Fallbeispiel

Patient 3, 66 Jahre, pensionierter Apotheker, kommt gemeinsam mit seiner Ehefrau in unsere Klinik. Der Patient klagt über Vergesslichkeit, die seit etwa 3 Jahren schleichend zunehme, seiner Frau jedoch mehr als ihm selbst auffalle. Die Ehefrau bemerkt nach eigener Aussage an ihrem Mann Anzeichen von Verlangsamung, Affektverflachung, Orientierungslosigkeit und Schwierigkeiten beim Bedienen elektrischer Geräte. Patient 3 ist bewusstseinsklar, im MMSE erreicht er 25 von 30 möglichen Punkten, es werden keine nennenswerten depressiven Symptome berichtet (Beck-Depressions-Inventar: 5 Punkte). Die ausführliche Anamnese, der körperliche und der neurologische Befund liefern keine hinreichende Erklärung für die Beschwerden des Patienten. Im kranialen MRT zeigt sich eine leicht- bis mittelgradige Erweiterung der Temporalhornspitze, eine geringgradige Hemiatrophie rechts und eine schwach ausgeprägte Kleinhirnatrophie. Im kranialen PET findet sich ein deutlicher Hypometabolismus beidseits frontal, wobei rechtsseitig bis auf den prämotorischen Kortex nahezu der gesamte Frontallappen betroffen ist. Differenzialdiagnostisch werden eine AD mit frontaler Beteiligung vs. eine frontotemorale Degeneration diskutiert.

In der neuropsychologischen Untersuchung reagiert Patient 3 nur auf direkte Aufforderung. Dennoch bearbeitet er alle ihm gestellten Aufgaben bereitwillig und ausreichend konzentriert. In den Ergebnissen (◼ Abb. 19.2) zeigen sich eine relative Verlangsamung der zentralnervösen Informationsverarbeitungsgeschwindigkeit (Nürnberger Altersinventar: Zahlenverbindungstest), eine Abrufstörung gelernter verbaler Informationen (unterdurchschnittlicher freier Abruf, jedoch durchschnittliche Wiedererkennensleistung im CVLT) , aber gute visuokonstruktive Fähigkeiten (HAWIE-R: Mosaiktest).

Weitere psychometrische Ergebnisse tragen zur Klärung der differenzialdiagnostischen Frage bei (in ◼ Abb. 19.2 nicht dargestellt): Während Sprachsystematik (Spontansprache, Benennen) und Wortflüssigkeit nach semantischem Kriterium (Demenztest: Subtest Supermarktaufgabe) unauffällig sind, ist die Wortflüssigkeit nach formalem Kriterium (je eine Minute lang Worte nennen, die mit den Buchstaben F, A bzw. S beginnen) deutlich reduziert. Beeinträchtigungen zeigen sich außerdem beim planenden und problemlösenden Denken (Transformationsaufgabe »Turm von Hanoi«).

Fazit: Im Leistungsprofil überwiegen somit Defizite, die meist mit einer Schädigung des präfrontalen Kortex assoziiert sind, während die charakteristischen Beeinträchtigungen einer AD fehlen. Im abschließenden Arztbrief lautet die Diagnose: »Leichtgradiges demenzielles Syndrom, am ehesten bei frontotemporaler Degeneration (ICD-10: F02.0)«.

Exkurs: Defizite bei frontotemporaler Demenz

Die sog. frontotemporale Demenz, eine von drei prototypischen klinischen Manifestationen der fokal beginnenden Hirndegenerationen (▶ Kap. 9; Neary et al. 1998, Pasquier 1999), ist durch frühe emotionale Defizite und Verhaltensänderungen gekennzeichnet, die sich bei Patient 3 in Affektverflachung, reduziertem Antrieb und Aspontaneität äußern. In der psychometrischen Untersuchung sind v. a. exekutive Funktionen wie Aufmerksamkeit, Planen, problemlösendes und abstraktes Denken sowie formale Wortproduktion beeinträchtigt. Minderleistungen in Gedächtnisaufgaben lassen sich typischerweise auf Aufmerksamkeitsschwankungen und Abrufdefizite zurückführen, während das Abspeichern von Informationen meist relativ erhalten ist. Minderleistungen in visuokonstruktiven Aufgaben ergeben sich eher aus dem wenig planvollen Vorgehen der Patienten, also einem Defizit der Handlungssteuerung, denn aufgrund von visuell-räumlichen oder räumlich-konstruktiven Defiziten. Außerdem ist die Sprachsemantik meist erhalten.

Der Einsatz hinreichend differenzierter Tests zur Erfassung von exekutiven Funktionen, Gedächtnis und Sprache ist zur Abgrenzung der frontotemporalen Degenerationen gegenüber beginnender AD von entscheidender Bedeutung. Während sich die Leistungsprofile dieser Demenzen zumindest im frühen Krankheitsstadium unterscheiden (Pasquier 1999, Neary et al. 1998), ist schon in mittleren Erkrankungsstadien eine zuverlässige Abgrenzung anhand des klinischen und neuropsychologischen Querschnittbefunds meist nicht mehr möglich (Förstl et al. 1996). Dies unterstreicht einmal mehr die Bedeutung, die einer möglichst frühzeitigen neuropsychologischen Untersuchung von Patienten mit der Verdachtsdiagnose einer Demenz zukommt.

19.5 Resümee

Dem klinischen Neuropsychologen stehen heute zahlreiche bewährte Untersuchungsmethoden zur Verfügung, wobei psychometrische Leistungstests i. e. S. für die möglichst frühzeitige In-vivo-Diagnose demenzieller Erkrankungen nahezu unverzichtbar sind. Zusammen mit anamnestischen, labormedizinischen und bildgebenden Befunden unterstützen diese auch differenzialdiagnostische Entscheidungen (Mathias u. Burke 2009). Besonders gilt dies im Hinblick auf die in den letzten Jahren vermehrt diskutierten *mild cognitive impairments* (MCI; leichte kognitive Beeinträchtigungen, LKB), die einerseits von alterstypischen Veränderungen schwierig abzugrenzen sind, für die andererseits aber gerade in Abhängigkeit von Art und Umfang kognitiver Defizite verschiedene Subtypen definiert wurden (Petersen 2005), mit teilweise unterschiedlichem Risiko für den späteren Übergang in eine Demenz (Ravaglia et al. 2006).

Die quantitativen Ergebnisse und qualitativen Beobachtungen einer lege artis durchgeführten neuropsychologischen Untersuchung müssen stets vor dem Hintergrund der subjektiven Beschwerden, der individuellen Krankheitsgeschichte und der aktuellen Lebenssituation des Patienten sowie im Kontext neuro- und labordiagnostischer Befunde interpretiert werden. Erfolgt die neuropsychologische Untersuchung frühzeitig genug und wird sie – was leider immer noch zu selten geschieht – in geeigneten Abständen konsequent wiederholt, leistet sie wertvolle Hilfe bei anstehenden diagnostischen und differenzialdiagnostischen Entscheidungen und damit bei der Behandlung betroffener Patienten.

Literatur

Förstl H, Besthorn C, Hentschel F et al (1996) Frontal lobe degeneration and Alzheimer's disease: a controlled study on clinical findings, volumetric brain changes and quantitative electroencephalography data. Dementia 7: 27–34

Hartje W, Poeck K (Hrsg) (2006) Klinische Neuropsychologie, 6. Aufl. Thieme, Stuttgart

Ivemeyer D, Zerfaß R (2006) Demenztests in der Praxis: Ein Wegweiser, 2. Aufl. Urban & Fischer, München

Jahn T (2005) Neuropsychologische Diagnostik. In: Wallesch CW, Förstl H (Hrsg) Demenzen. Thieme, Stuttgart, S 91–106

Jahn T (2010) Neuropsychologie der Demenzen. In: Lautenbacher S, Gauggel S (Hrsg) Neuropsychologie psychischer Störungen, 2. Aufl. Springer, Berlin Heidelberg New York Tokio, S 347–381

Jahn T, Theml T, Diehl J et al (2004) CERAD-NP und Flexible Battery Approach in der neuropsychologischen Differenzialdiagnostik Demenz versus Depression. Z Gerontopsychol Gerontopsychiatrie 17: 77–95

Kalbe E, Kessler J (2009) Gerontoneuropsychologie – Grundlagen und Pathologie. In: Sturm W, Herrmann M, Münte TF (Hrsg) Lehrbuch der Klinischen Neuropsychologie, 2. Aufl. Spektrum, Heidelberg, S 789–819

Karnath HO, Their P (Hrsg) (2003) Neuropsychologie. Springer, Berlin Heidelberg New York Tokio

Lezak MD, Howieson DB, Loring DW (2004) Neuropsychological Assessment, 4th edn. Oxford University Press, New York

Mathias JL, Burke J (2009) Cognitive functioning in Alzheimer's and vascular dementia: a meta-analysis. Neuropsychology 23: 411–423

Neary D, Snowden J S, Gustafson L et al (1998) Frontotemporal lobar degeneration. A consensus on clinical diagnostic criteria. Neurology 51: 1546–1554

Pasquier F (1999) Early diagnosis of dementia: Neuropsychology. J Neurol 246: 6–15

Petersen RC (2005) Mild cognitive impairment: Useful or not? Alzheimer's & Dementia 1: 5–10

Ravaglia G, Forti P, Maioli F et al (2006) Conversion of mild cognitive impairment to dementia: predictive role of mild cognitive impairment subtypes and vascular risk factors. Dement Geriatr Cogn Disord 21: 51–58

Romero B (1997) Sprachverhaltensstörungen bei Morbus Alzheimer. In: Weis S, Weber G (Hrsg) Handbuch Morbus Alzheimer. PVU, Weinheim, S 921–973

Rosenstein LD (1998) Differential diagnosis of the major progressive dementias and depression in middle and late adulthood: a summary of the literature of the early 1990s. Neuropsychol Rev 8(3): 109–167

Sturm W, Herrmann M, Münte TF (2009) Lehrbuch der Klinischen Neuropsychologie, 2. Aufl. Spektrum, Heidelberg

Werheid K, Thöne-Otto A (2010) Alzheimer-Krankheit. Ein neuropsychologisch-verhaltenstherapeutisches Manual. Beltz, Weinheim

Zakzanis KK (1998) Quantitative evidence for neuroanatomic and neuropsychological markers in dementia of the Alzheimer's type. J Clin Exp Neuropsychol 20(2): 259–269

Bildgebende Verfahren

Frank Hentschel und Hans Förstl

Zum Thema

Die strukturelle Bildgebung mit Magnetresonanztomographie (MRT) oder Computertomographie (CT) ist ein unverzichtbarer Bestandteil der Demenzdiagnostik. Rezeptorstudien und funktionelle Darstellungen mit funktioneller Magnetresonanztomographie (f-MRT), *Single-Photon Emission Computed Tomography* (SPECT) oder Positronenemissionstomographie (PET) sind speziellen Indikationen vorbehalten.

Vorwiegend innovative MRT-Techniken leisten Beiträge zur Aufdeckung der Pathophysiologie psychischer Erkrankungen. Die Ergebnisse sind in der Regel statistische Aussagen und nicht von individual-diagnostischer Bedeutung.

20.1 Grundlagen

Bei bis zu 30% der Patienten mit vermuteten demenziellen Erkrankungen verändert die Bildgebung die diagnostische Zuordnung (◘ Tab. 20.1). Gelegentlich liefert die strukturelle Bildgebung eindeutige Hinweise auf eine qualitativ andere Ursache der kognitiven Störungen, die eine spezielle Behandlung erfordert, z. B.

- Raumforderungen (hirneigenes oder metastatisches Malignom, Abszess, intrazerebrales, Sub- oder Epiduralhämatom),
- Liquorabflussstörungen (okklusiver oder Normaldruckhydrozephalus),
- Entzündungen (Herpes-simplex-Enzephalitis, limbische Enzephalitis; ◘ Abb. 20.1),
- metabolische Erkrankungen (Wernicke-Korsakoff-Enzephalopathie, zentrale pontine Myelinolyse).

Meist zeigt die strukturelle Bildgebung jedoch die quantitative Ausprägung der häufigsten degenerativen und vaskulären Demenzursachen, die häufiger gemeinsam als getrennt auftreten:

- kortikale Atrophie, z. B. bei Alzheimer-Demenz (AD) und frontotemporaler Degeneration,
- subkortikale Atrophie bei degenerativen Basalganglienerkrankungen, z. B. Chorea Huntington und Morbus Parkinson,
- makroangiopathische kortikale oder subkortikale Infarkte z. B. bei der sogenannten Multiinfarktdemenz oder den strategischen Thalamus- und Gyrus-angularis-Infarkten,

Tab. 20.1 Vor- und Nachteile von CT und MRT

CT	MRT
Bessere Akzeptanz	Bessere räumliche Auflösung
Vertretbare Strahlenbelastung bei älteren Patienten bei korrekter Indikationsstellung	Keine Röntgenstrahlen
Kürzere Untersuchungszeit	Untersuchung dauert länger und ist lauter (Gradientenschaltung)
Besonders geeignet zur Untersuchung von Dichteunterschieden wie Blutungen oder Knochenprozessen	Ebenen frei definierbar, daher besser geeignet zur Untersuchung von Hirnstamm, hinterer Schädelgrube, Mittellinie, Hypophyse
Breite Verfügbarkeit	Umfangreichere, auf die wählbare Relaxationszeit der Gewebe bezogene Darstellung (»innovatives Entwicklungspotenzial«)
Geringere strukturelle Auflösung und eingeschränkte funktionelle Innovationen	**Kontraindikationen!**
Keine Kontraindikationen bei korrekter Indikationsstellung	

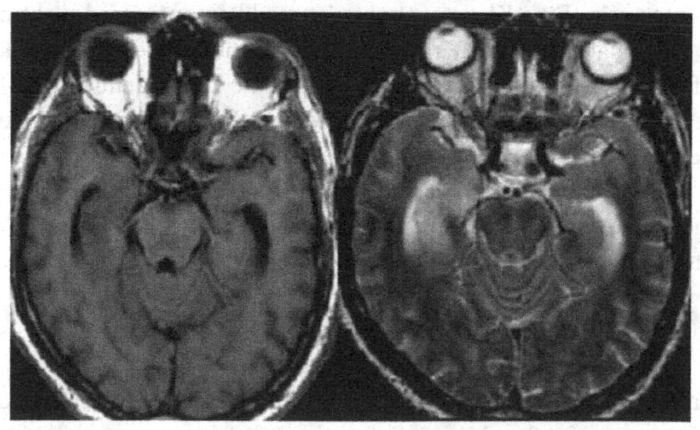

Abb. 20.1 Limbische Enzephalitis (MRT, 1,5 Tesla). *Linkes Bild* (T1w): beidseits unscharfe Abgrenzung von Rinde und Marklager, in der rechten Hemisphäre (*im Bild links*) mit Verlagerung des Temporalhorns nach rostral-lateral; *rechtes Bild* (T2w): hyperintenses Signal durch Störung der Blut-Hirn-Schranke in der Amygdala-Hippokampus-Formation, rechts deutlicher als links

- mikroangiopathische Parenchymläsionen, die von inkompletten Marklagerinfarkten (Leukoaraiose, *white matter lesions*, WML), bis zu kleinen kompletten Infarkten reichen (Lakunen, Status lacunaris).

Es ist die Aufgabe des (Neuro)Radiologen, das Verteilungsmuster und die Ausprägung dieser Veränderungen zu quantifizieren und den klinisch und praktisch tätigen Arzt mit Bezug auf klinische Angaben und Fragestellung darüber zu informieren.

Bei begrenzter, uniformer Reaktion des Gehirns auf Toxen und Noxen sind die mit hoher Sensitivität erhobenen strukturellen Befunde häufig unspezifisch. Pathologisch bedeutsame Befunde sind von altersnormalen Veränderungen häufig nur in Quantität und Verteilungsmuster zu unterscheiden.

»Inzidente« Zufallsbefunde wie asymptomatische Meningeome oder Pinealiszysten bedürfen keiner Therapie und daher auch keiner Ausweitung der Diagnostik.

Letztlich hat die Bildgebung bei der Demenz auch eine forensische Bedeutung. Dies gilt in gleicher Weise z. B. für die Untersuchung zur Fahrtauglichkeit wie für die gutachterliche Einschätzung nach stattgehabtem Unfall oder anderen Delikten.

Subjektiv können die Enge des Geräts und die lauten Geräusche belastend für Patienten sein. Eine Klaustrophobie ist medikamentös und nichtmedikamentös zu behandeln. Hochgradig verwirrte und inkooperative Patienten sind ggf. nicht zu untersuchen. Objektiv führt die Untersuchung im Magnetfeld zur Erwärmung oder Verlagerung ferromagnetischer Materialien und stört die Funktion aktiver biomedizinischer Implantate. Daher ist bei Patienten mit z. B. Herzschrittmachern, Kochlea-Implantaten, Eiseneinsprengseln im Auge und Aneurysma-Clips zu prüfen, ob nicht eine andere Untersuchungstechnik (CT, Ultraschall) einzusetzen ist.

Bei unumgänglichen Untersuchungen sind besondere Vorsichtsmaßnahmen zu treffen!

Unabhängig davon sind Beeinträchtigungen der Diagnostik durch lokale Artefakte ferromagnetischer Materialien zu berücksichtigen.

Auch bei älteren Menschen kommen Tätowierungen und – seltener – Piercings vor. Besonders bei Untersuchung im 3T-Gerät kann mittels Kühlakkus (internationale Empfehlungen) oder feuchten Kompressen (eigene Erfahrungen) Verbrennungen vorgebeugt werden.

Die modernere Technik der MRT ermöglicht durch spezielle Sequenzen die gezielte Untersuchung anatomischer und pathologischer Details (◘ Abb. 20.1) .

MRT-Sequenzen

- T1-w (*T1-gewichtet*): Anatomie, Mark- Rindendifferenzierung, Basalganglien,
- T1-w KM (*T1w-gewichtet mit Kontrastmittel*): Kontrastmittel i.v. ändert die Relaxation des Gewebes,
- T2/PDw (*Doppelecho, T2- und Protonen-gewichtet*): Pathologie v. a. mit abweichendem Flüssigkeitsgehalt und Störung der Anisotropie,
- T2*w (*T2-Stern-gewichtet*): empfindlich für Eisen bzw. Blutabbauprodukte,
- FLAIR (*fluid attenuated inversion recovery*): besonders sensitive T2-Sequenz mit Unterdrückung des stationären Liquorsignals; Marklager- und rindennahe Veränderungen,
- MTI (*magnetisation transfer imaging*): strukturelle Gewebeveränderungen auf molekularer Ebene in Abhängigkeit von freiem und gebundenem Wasser,
- DWI (*diffusion-weighted imaging*): Messung der Hirndiffusion; mikroskopische Wasserbewegung, axonale Intaktheit,
- DTI (*diffusion tensor imaging*): die strukturbedingte Einschränkung der Brownschen Molekularbewegung lässt die Fraktale Anisotropie (FA) und Diffusivität (D) im Marklager berechnen,
- *Fiber tracking*: Berechnung von zusammenhängenden funktionellen Strukturen (Faserbündeln) mit gleicher Anisotropie,
- PWI (*perfusion-weighted imaging*): Messung der Hirnperfusion,
- SWI (*susceptibility-weighted imaging*): Detektion von Mikroblutungen z. B. bei Amyloidangiopathie und Abbildung kleinster kortikaler Venen,
- SVM (*single-voxel morphometry*): statistisches Verfahren auf der Grundlage isometrischer Volumina (Voxel), Bestimmung des einzelnen Bildpunkts einer vorgewählten Intensität oder Relaxation zur Segmentierung oder zum quantitativen Gruppenvergleich von Strukturen,
- DBM (*deformation-based morphometry*): statistisches Verfahren, das auf SVM beruht und zur quantitativen Beurteilung kortikaler Strukturen genutzt wird.

MTI, DWI und DTI, SVM und DBM besitzen – im Gegensatz z. B. zur Neurologie und Neurochirurgie – für die Psychiatrie derzeit noch keine individual-diagnostische Bedeutung, tragen aber zur wissenschaftlichen Klärung der pathophysiologischen Grundlagen demenzieller Erkrankungen bei.

20.2 »Normales« Altern

Das Alter repräsentiert die »vierte Dimension« der diagnostischen Bildgebung. Keine der folgenden Hirnveränderungen kann grundsätzlich als »normal« im Sinne von gesund bezeichnet werden. Diese Befunde sind im Senium sehr häufig, ohne notwendigerweise mit einer kognitiven Leistungsstörung assoziiert zu sein:

- Hirnatrophie mit Aufweitung der Furchen und Ventrikel,
- periventrikulär betonte Marklagerveränderungen, »Leukoaraiose«,
- leichte zerebrale Hypo- oder Hyperperfusion,
- vermehrter Nachweis von Eisen oder Kalk im Hirngewebe, besonders in Kernstrukturen.

20.3 Leichte kognitive Beeinträchtigung (mild cognitive impairment)

Mild cognitive impairment (MCI) ist für einige Patienten die Vorstufe der Entwicklung eines Demenzsyndroms. Die strukturelle Bildgebung zeigt ein Kontinuum des hirnatrophischen Prozesses mit fokaler Akzentuierung von Gesunden über MCI hin zur AD. Zu unterscheiden ist zwischen den vielfältigen Formen subjektiver Leistungseinbuße mit Angst vor einer demenziellen Entwicklung und den Patienten, die eine Demenz entwickeln. Bei dem eigentlichen, zur AD konvertierenden *anamnestic MCI* (aMCI) werden strukturelle Befunde mit leichter, oft unilateraler mediotemporaler Atrophie gefunden (◘ Abb. 20.2). Die Befunde am medianen Temporallappen in nuklearmedizinischen Untersuchungen und PWI sprechen für den Versuch einer zumindest passageren Kompensation bei dem aMCI.

Bei subjektiver Leistungseinbuße ohne Objektivierung einer Demenz ist die Angst auszuräumen, die die Leistung blockieren und zur Depression führen kann. Auch sind reversible Prozesse frühzeitig zu behandeln:

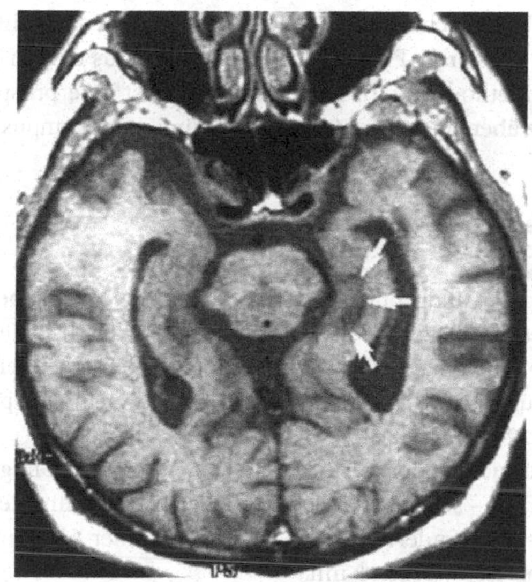

Abb. 20.2 Hippokampusatrophie bei klinisch diagnostizierter leichter kognitiver Beeinträchtigung (MCI) (MRT, 1,5 Tesla, T1w); transversal angulierte Darstellung der Amygdala-Hippokampus-Formation mit hypointenser Signalgebung durch Erweiterung der Fissura hippocampl, *links* stärker ausgeprägt (*Pfeile*)

- reversible und behandelbare Ursache: Infektion/Entzündung, autochthoner Hirntumor/Filia, Hydrozephalus, nutritiv-toxische Ursachen,
- Gefäßerkrankung mit beeinflussbaren Risikofaktoren: Hypertonus, Hyperlipidämie, Diabetes mellitus, Depression, Fehlernährung und Bewegungsmangel (»Lifestyle«),
- Alzheimer-typisches Atrophiemuster ohne Demenz: die Effektivität einer symptomatischen Frühbehandlung ist (noch?) nicht ausreichend geklärt.

Die größte Herausforderung an die Bildgebung ist der Beitrag zur frühen Identifikation der MCI-Konverter zur AD. Die Metaanalyse von SVM-Untersuchungen ergibt retrospektiv (!) für Konverter eine Minderung der Rindensubstanz des Hippokampus und des temporalen, parietalen und frontalen Kortex. Andere weisen bei Analyse mit SVM auf die Bedeutung eines Clusters unter Einbeziehung von anteriorem Zingulum und orbitofrontalem Kortex hin, die retrospektiv (!) zu 75% die Konversion zur AD erklären können. In funktionellen Untersuchungen mit PET ergibt sich ein dazu differentes hypometabolisches Muster in Praecuneus links und Gyrus cinguli posterior. Mit quantitativen Methoden, z. B. DWI, ist zumindest eine prospektive individuelle Aussage über einen definierten cut-off im Hippokampus zu treffen.

20.4 Alzheimer-Demenz

Die Bedeutung der Bildgebung besteht in erster Linie darin, beim klinischen Vorliegen eines Demenzsyndroms andere Ursachen auszuschließen. Daneben lassen sich typische fokal betonte Hirnveränderungen erkennen, die als positive Indizien für das Vorliegen einer AD gelten, etwa eine Hippokampusatrophie (▪ Tab. 20.2).

Das differenzialdiagnostische Hauptproblem mit der Bildgebung besteht darin, dass derzeit – selbst bei ungewöhnlichem Atrophiemuster und bei Vorliegen vaskulärer Veränderungen – das Vorliegen einer Alzheimer-Pathologie nicht ausgeschlossen werden kann.

> **Mit zunehmendem Alter ist bei Demenz in der Regel auch von einer Alzheimer-Pathologie auszugehen!**

Quantitative und funktionelle Untersuchungen zeigen, dass bei der AD kompensatorische Mechanismen aktiviert werden, z. B. bei der Verknüpfung von visuellen und lokalisatorischen Leistungen. Die potenzielle diagnostische Bedeutung des Plaque-Imaging wird untersucht.

20.5 Demenz und extrapyramidalmotorische Erkrankungen

Die Diagnose des idiopathischen Morbus Parkinson (MP) und der Demenz mit Lewy-Körperchen (DLK, *dementia with Lewy bodies*) erfolgt klinisch. Bei den »typischen« Lewy-Körperchen-Erkrankungen mit einer ausgeprägten morphologischen und funktionellen Veränderung der Substantia nigra liegt ein präsynaptisches Defizit der dopaminergen Projektionen vor. Die Dichte der präsynaptischen Dopamintransporter ist bei präsynaptischen Erkrankungen vermindert. Die Gabe von L-DOPA führt initial meist zu guten Behandlungserfolgen.

Tab. 20.2 Alzheimer-Demenz in der Bildgebung

Strukturell	Mediotemporale Atrophie mit Aufweitung der benachbarten Liquorräume, frontale, temporale (und hochparietale) Furchenaufweitung (Studien: Mit hoch auflösenden MRT ist bei frontaler Schnittführung eine Verschmächtigung des Nucleus basalis Meynert erkennbar)
Funktionell	Temporoparietale Hypoperfusion, Hypometabolismus
Differenzialdiagnose	Demenz mit Lewy-Körperchen: geringere mediotemporale Atrophie, okzipitale Atrophie und Hypoperfusion Frontotemporale Degeneration: frontal betonte, meist asymmetrische Atrophie und Hypoperfusion, frontal betonte Ventrikelerweiterung Vaskuläre Demenzen mit obligaten vaskulären Hirnveränderungen

Bei der frühen Manifestation des MP wurden im Vergleich mit Gesunden mittels DBM statistisch diskrete strukturelle Befunde am Kleinhirn gefunden, bei MP mit Demenz aber keine Beteiligung der medianen Temporallappenstrukturen. Bei atypischen Parkinson-Syndromen mit postsynaptischen Veränderungen sind sowohl die striatalen Dopamin-2-Rezeptoren vermindert als auch die Striatumperfusion reduziert als Indizien einer postsynaptischen Pathologie (Tab. 20.3). Die Gabe von L-DOPA führt daher nicht zum Erfolg, sondern verschlechtert das Befinden besonders bei kortikobasaler Degeneration (CBD). Zu den atypischen, neurodegenerativ bedingten Parkinson-Syndromen mit prä- und postsynaptischen Veränderungen zählen:

- Multisystematrophie (MSA, Abb. 20.3),
- progressive supranukleäre Parese (PSP),
- kortikobasale Degeneration (CBD),
- frontotemporale Degeneration mit Parkinson-Symptomatik.

Die bildgebenden Verfahren können bei der hepatolentikulären Degeneration (Morbus Wilson) eine ähnliche Befundkonstellation zeigen. Auch bei einem Striatuminfarkt können Liganden- und Funktionsuntersuchungen entsprechende neurodegenerative Veränderungen vortäuschen.

Tab. 20.3 Differenzialdiagnose typischer und atypischer Parkinson-Syndrome anhand morphologischer und funktioneller Kriterien

	Strukturell	Funktionell	DAT	D2
MP/(DLK)	Im hoch auflösenden MRT erkennbare Verschmächtigung Substantia nigra, Pars compacta; ansonsten leichte Hirnatrophie (geringer bei Parkinson-Demenz, etwas stärker ausgeprägt bei Demenz mit Lewy-Körperchen); Hypointensität des Putamen durch Eisenablagerung	Kortikale hufeisenförmige Hypoperfusion am temporoparietal/okzipitalen Übergang, besonders ausgeprägt bei visuell halluzinierenden Patienten	↓ asymmetrisch	↔
MSA	Atrophie und Hypointensität (durch Eisenablagerung) in Putamen und Caudatum; pathologische Kreuzfigur (*hot cross bun*, »Semmel-Zeichen«) im T2-gewichteten Horizontalschnitt des Brückenfußes durch Degeneration der Kleinhirnbahnen; Hypointensität und hyperintenser Randsaum des Putamen (*putaminal rim*) in 1,5 Tesla	Hypometabolismus in Putamen und Caudatum	↓ (symmetrisch)	↓
PSP	Mittelhirnatrophie mit Erweiterung der interpedunkulären Zisterne (»Mickey-Mouse-Zeichen«) und des III. Ventrikels		↓ symmetrisch	↓
CBD	Asymmetrische prä- und postzentrale kortikale und Basalganglienatrophie mit subkortikaler Gliose		↓ asymmetrisch	↓

MP Morbus Parkinson, *DAT* Dopamintransporter; D_2 Dopaminrezeptor Typ 2, *DLK* Demenz mit Lewy-Körperchen, *MSA* Multisystematrophie, *PSP* progressive supranukleäre Parese, *CBD* kortikobasale Degeneration.

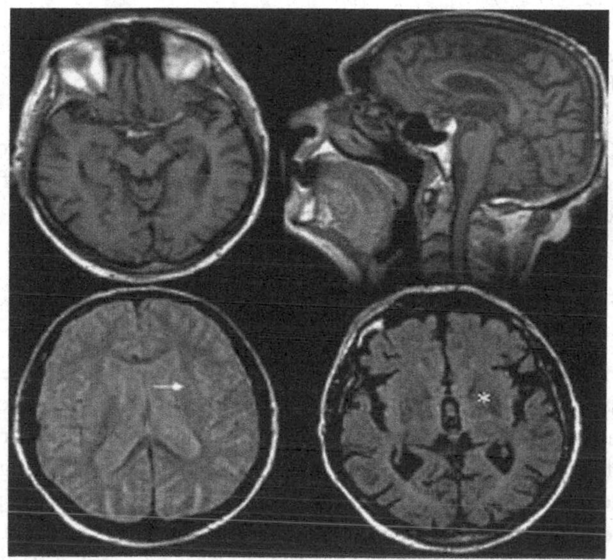

Abb. 20.3 Multisystematrophie (MSA) (MRT, 1,5 Tesla). *Links oben* (T1w): schmaler Hirnstamm mit vertiefter Cisterna interpedunculare (»Mickey-Mouse-Zeichen«); rechts oben (T1w): auf dem Sagittalbild Verschmälerung des gesamten Hirnstamms einschließlich Pons, Kleinhirnwurmatrophie; *links unten* (PDw): hypointenses Putamen mit hyperintensem Randsaum (*Pfeil*); *rechts unten* (T2w): hypointenses Signal in Putamen und Pallidum (*Stern*)

Die als typisch beschriebene Hirnstammatrophie bei PSP ist in erster Linie alterskorreliert und unterscheidet sich nicht bei subkortikaler vaskulärer Demenz und PSP. Die Ausprägung der WML (*white matter lesions*, Marklagerläsionen) ist bei Patienten mit MSA signifikant höher als bei Kontrollen. Ein Review struktureller Befunde bei MSA weist statistische Werte für PPV (positiv prädiktiver Wert) bis 100% auf, denen eine Sensitivität von 13% bis maximal 60% und damit eine eingeschränkte individualdiagnostische Bedeutung zuzuordnen ist.

Die folgenden Störungen können klinisch den Verdacht auf eine degenerative Erkrankung des Nigrostriatalsystems hervorrufen, weisen aber im Allgemeinen eine normale Dopaminrezeptordichte auf:

- kognitive Störungen z. B. bei AD, vaskuläre Demenzen,
- neuroleptikainduzierte Bewegungsstörungen,

- zervikale Dystonien,
- essenzieller Tremor,
- psychogener Tremor.

Bei der Chorea Huntington findet sich eine bilaterale Caudatumatrophie im CT und zusätzlich Volumenminderung anderer Basalganglien, des frontalen Marklagers und Kortex im MRT.

20.6 Frontotemporale Degenerationen

Besonders bei frühen Manifestationen der frontotemporalen Degenerationen (FTD) ist der strukturelle Befund sehr diskret und wird häufig als »Normalbefund« gesehen. Mit Fortschreiten der Erkrankung bekommt die vorwiegend asymmetrische Atrophie mit konsekutiver Liquorraumerweiterung (◘ Tab. 20.4) eine Bedeutung für die Differenzialdiagnose. Die kortikobasale Degeneration weist eine asymmetrische subkortikale zentrale Hyerintensität in T2w-Sequenzen auf und in T2*w-Sequenzen eine Unschärfe der Substantia nigra, pars compacta, im Hirnschenkel.

Bei den umschriebenen posterioren kortikalen Atrophien handelt es sich meist um atypische Verteilungsmuster und Verläufe einer Alzheimer-Pathologie. Mittels SVM sind für Probandengruppen differente strukturelle Ergebnisse für Varianten der FTD zu ermitteln, die quantitativen Veränderungen von Gesamthirn- (–1,6%) und Ventrikelvolumen (+11,6%) sind jedoch für FTD, semantische Demenz (SD) und progressive nonfluente Aphasie (PNFA) im Follow-up nach einem Jahr identisch. In Ausnahmefällen (selektive kortikale Kontusion) können die Folgen eines schweren Schädel-Hirn-Traumas mit den frontalen oder temporopolaren Läsionen einer FTD verwechselt werden. Ein FTD-relevantes Atrophiemuster (Rinde!) differiert aber regelhaft gegenüber dem nach schwerem Schädel-Hirn-Trauma mit kortikalen und subkortikalen (!) Residuen.

20.7 Vaskuläre Demenzen

Die Ursachen vaskulärer Hirngewebeläsionen mit schwerwiegenden kognitiven Störungen sind vielfältig, sodass nicht von einer vaskulären Demenz gesprochen werden kann (◘ Tab. 20.5).

20

Tab. 20.4 Varianten der frontotemporalen Degenerationen

Frontotemporale Degeneration	Frontotemporale, häufig asymmetrische Atrophie mit Betonung der Frontal- und/oder Temporalpole und Aufweitung des Interhemisphärenspalts bei fehlender mediotemporaler Atrophie; entsprechende präzentrale Hypoperfusion
Pick-Krankheit i. e. S.	Ausgeprägte, sehr asymmetrische anteriore kortikale Atrophie mit »Walnussrelief« der Rinde, mit »messerscheidescharfen (*knife blade*)« Windungen etc.
Semantische Demenz	Linkstemporale Betonung der kortikalen Atrophie etc.
Langsam progrediente Aphasie	Linkspräfrontale Betonung der Atrophie etc.
Langsam progrediente Soziopathie	Rechts betonte Aufweitung der Rolandischen Fissur
Kortikobasale Degeneration	Asymmetrische prä- und postzentrale kortikale und Basalganglienatrophie mit subkortikaler Gliose

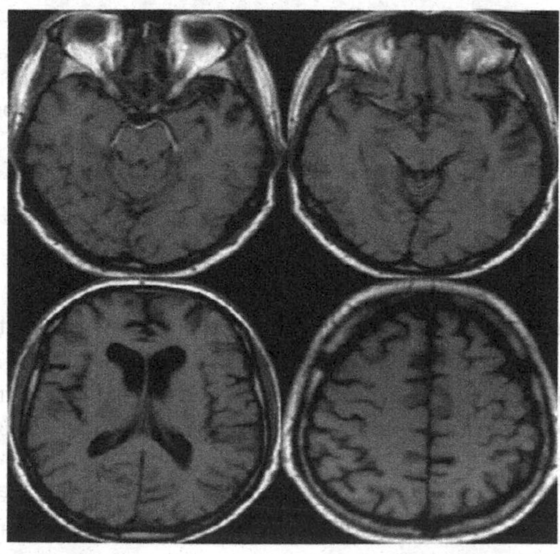

Abb. 20.4 Frontotemporale Degeneration/semantische Demenz (MRT, 1,5 Tesla, T1w). *Oben*: Atrophie des linken Frontallappens; *links unten*: plumpe Erweiterung der Frontalhörner; *rechts unten*: geringe Atrophie der frontalen Gyri mit konsekutiver Erweiterung des Subarachnoidalraums

Tab. 20.5 Vaskuläre Demenzen

Multiinfarktdemenz	Multiple, meist bilaterale kortikale und subkortikale Infarkte mit konsekutiver Atrophie; fleckförmige Hypoperfusion
Subkortikale vaskuläre Enzephalopathie (früher »subkortikale arteriosklerotische Enzephalopathie«, SAE, M. Binswanger); chronisch hypertensive Enzephalopathie	Diffuse Marklagerhypodensität (CT)/fleckförmig bis konfluierende T2w-Hyperintensität (MRT) mit lakunären Marklager- und Basalganglieninfarkten auf der Basis einer Fibrohyalinose
Hypoxie, z. B. nach CO-Intoxikation	Hypodensität im CT/T2w-MRT: Hyperintensität des Globus pallidus > Marklager > Putamen, Caudatum, Thalamus, Hippokampus etc.
Blutungen	Epidural, subdural, intrazerebral (Abb. 20.7)
Differenzialdiagnose	CADASIL, entzündliche Gefäßerkrankungen (▶ Kap. 6)
	Amyloid-Angiopathie mit »typisch-atypisch« lokalisierten subkortikalen und Stammganglien-Hämorrhagien
	Entzündliche Hirnerkrankungen mit infarktähnlichen Residuen, z. B. bei HIV, progressive multifokale Leukenzephalopathie und anderen opportunistischen Infektionen
	Andere Leukodystrophien

CADASIL zerebrale autosomal-dominante Arteriopathie mit subkortikalen Infarkten und Leukenzephalopathie.

Eine reine vaskuläre Demenz (VD) ist bei dementen Patienten über 50 Jahre eine Rarität, die Überlagerung mit neurodegenerativen Hirnveränderungen ist die Regel. Meist entwickeln Patienten nach einem Hirninfarkt eine Demenz, wobei bereits vorher bestehende leichte kognitive Defizite oft nicht bekannt sind.

In der Bildgebung zu unterscheiden sind mit absteigender Häufigkeit:

- Mikroangiopathien mit diffusen, ausgedehnten Marklagerveränderungen (Abb. 20.5),
- Makroangiopathien mit isolierten oder multiplen Infarkten in den Versorgungsgebieten der großen Hirngefäße oder in Grenzzonen (Abb. 20.6),

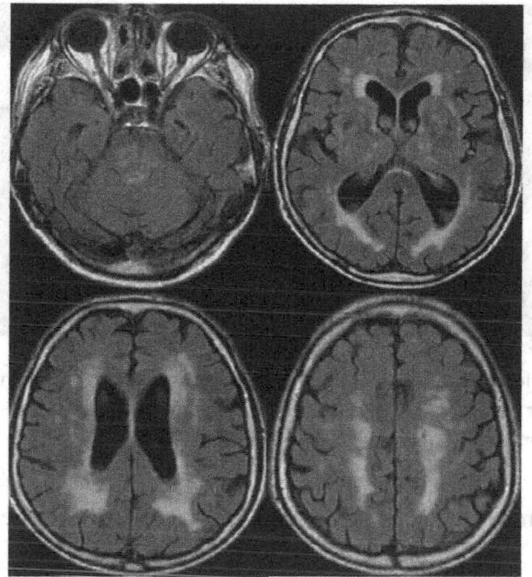

Abb. 20.5 Mikroangiopathie (MRT, 1,5 Tesla, FLAIR): hyperintense, fleckförmige Signale in Pons (*links oben*), Stammganglien (*rechts oben*) und Marklager (*unten*)

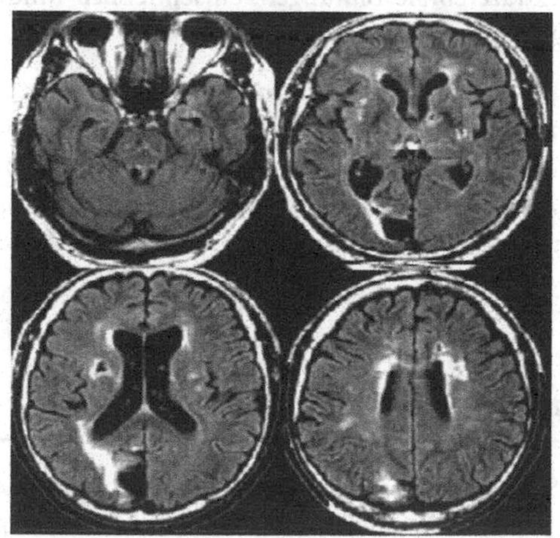

Abb. 20.6 Multiple ischämische Infarkte (MRT, 1,5 Tesla, FLAIR): Pons (*links oben*), Stammganglien (*rechts oben*) und Marklager (*unten*); okzipital makroangiopathischer Infarkt mit hypointenser, pseudozystischer Narbe und hyperintensem Randsaum

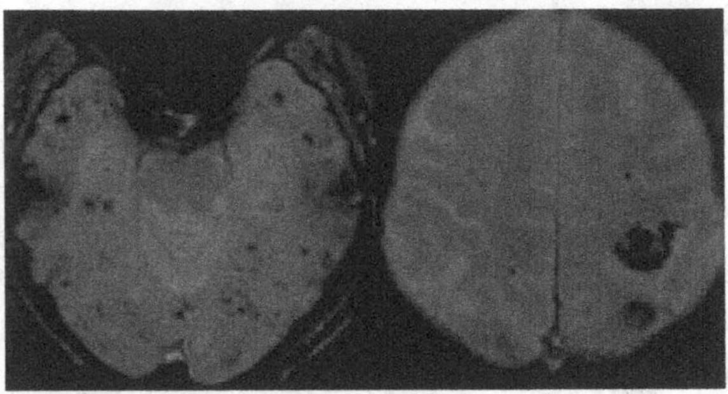

Abb. 20.7 Amyloid-Angiopathie (MRT, 1,5 Tesla, T2*w): multiple hypointense Signale als Residuen kleinster Blutungen (*linkes Bild*), hypointenses Blutungsresiduum zentral und postzentral links an »typisch-atypischer« Stelle (*rechtes Bild*)

- die Kombination von makro- und mikroangiopathischen Veränderungen,
- Hypoxien bei kardiovaskulärer Insuffizienz oder nach CO- und anderen Intoxikationen, Prädilektionsstellen sind Stammganglien und Grenzzonen,
- intra- und extrazerebrale Blutungen, einschließlich Mikroblutungen bei Amyloidangiopathie, und deren Folgen.

Grundsätzlich gilt, dass die Diagnose einer vaskulären bzw. gemischten Demenz ohne den radiologischen Nachweis ausgeprägter vaskulärer Veränderungen nicht zulässig ist. Der (Neuro)Radiologe beschreibt Ausmaß und Typ der vaskulären Hirnveränderungen. Diese Angaben muss der behandelnde Arzt differenzialdiagnostisch berücksichtigen.

20.8 Creutzfeldt-Jakob-Demenz

Die klinischen Symptome und der rasche Verlauf führen gemeinsam mit den biochemischen Merkmalen zur Diagnose, die allenfalls radiologisch ergänzt werden kann. Charakteristisch ist das »Pulvinarzeichen« mit symmetrischer Hyperintensität der posterioren Thalamusnuklei (Pulvinar) bei der neuen Variante der Creutzfeldt-Jakob-Demenz (CJD) (Abb. 20.8, Tab. 20.6).

20

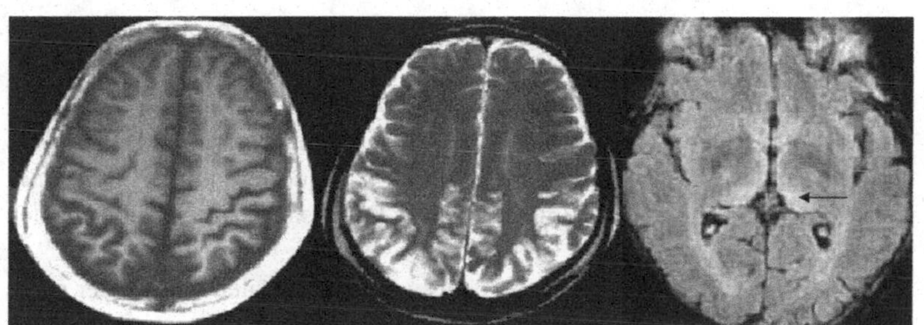

Abb. 20.8 Creutzfeldt-Jakob-Erkrankung (MRT, 1,5 Tesla). *Linkes Bild* (T1w): postzentrale Verschmälerung der Gyri; *mittleres Bild* (T2w): postzentral hyperintenses Signal durch eine Störung der Blut-Hirn-Schranke; *rechtes Bild* (FLAIR): hyperintense Signalgebung im Pulvinar (*Pfeil*)

Tab. 20.6 Creutzfeldt-Jakob-Demenz in der Bildgebung

Strukturell	T2w/DWI: Hyperintensität von Basalganglien, Thalamus und Neokortex; CT in 80% normal, gelegentlich Nachweis einer raschen Atrophie im Verlauf
Funktionell	Umschriebener Hypometabolismus in den stark betroffenen Arealen
Differenzialdiagnose	Kortikobasale Degeneration Multiinfarktdemenz Hypoxische Enzephalopathie

Die MR-Spektroskopie differenziert Gruppen von Patienten vs. Gesunden über NAA/Cr- bzw. NAA/μIno-Quotienten im Thalamus mit Sensitivität, Spezifität und NPV (negativ prädiktiver Wert) von 100%. Da der Zeitpunkt der Messung nicht angegeben wird, ist anzunehmen, dass die Diagnose bereits klinisch gestellt wurde.

20.9 Normaldruckhydrozephalus

Die diagnostische Trias fluktuierende kognitive Störungen, fluktuierende Gangstörungen und Urininkontinenz weisen auf einen Normaldruckhydrozephalus (NDH) hin mit symmetrischer Ventrikelaufweitung und meist »normalem« Liquordruck. Minimalinvasive Messungen lassen nächtliche Liquordruckspitzen registrieren (◘ Abb. 20.9, ◘ Tab. 20.7).

Prognostisch entscheidend ist der Nachweis einer symptomatischen Besserung v. a. der Gangstörungen nach lumbaler Liquorentnahme (*fluid tape-test*) – nach Ausschluss einer intrakraniellen Drucksteigerung mit Gefahr der Herniation!

Erschwert wird die Empfehlung eines ventrikuloatrialen Shunt oder einer Ventrikulostomie durch die häufige Koinzidenz von NDH und AD. Auch muss der NDH von einem sogenannten »benignen« Hydrozephalus unterschieden werden, der ohne einschlägige Symptome gelegentlich nebenbefundlich zu diagnostizieren ist. Dabei handelt es sich um das Residuum einer früheren Liquorzirkulationsstörung ohne Zeichen der Aktivität (»Kappen«) und ohne Therapiebedarf.

20.10 Alkoholassoziierte Hirnveränderungen

Alkohol kann zu vielfältigen akuten und chronischen Hirnveränderungen mit gravierenden kognitiven Defiziten und mitunter schwerwiegenden Komplikationen in der Therapie führen. Am häufigsten ist die alkoholinduzierte Demenz (◘ Tab. 20.8).

Die folgenden Alkoholfolgekrankheiten sind von besonderer diagnostischer Bedeutung, da sie oft unmittelbare therapeutische Konsequenzen erfordern:

- Chronisch rezidivierendes Subdural-, gelegentlich auch Epiduralhämatom, häufig durch geringe Traumata und beeinträchtigte Gerinnung (»Pachymeningiosis haemorrhagica interna«);
- akute Wernicke-Enzephalitis, »Polioenzephalitis haemorrhagica superior« mit akuter Einblutung in die Corpora mamillaria und therapiebedürftigem Thiaminmangel;
- wird der Thiaminmangel zu lange nicht erkannt, geht die Erkrankung über in ein chronisch amnestisches Korsakow-Syndrom mit atrophischen, hypointensen limbischen Strukturen (v. a. in den Corpora mamillaria und den dorsalen Thalamuskernen); meist liegen in diesem Stadium zusätzliche morphologische und klinische Veränderungen vor;

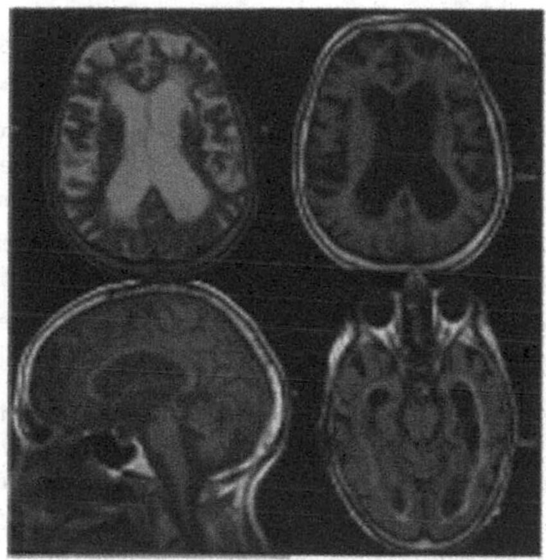

Abb. 20.9 Normaldruckhydrozephalus (MRT, 3 T). *Obere Reihe*: T2w (*links*), FLAIR (*rechts*), transversale Schichtorientierung; *untere Reihe*: T1w sagittale (*links*), FLAIR transversale (*rechts*) Schichtorientierung: Erweiterung des subarachnoidalen Liquorraums frontal, hydrozephale asymmetrische Erweiterung der Seitenventrikel; frontale Liquordiapedese (»Kappen«); weiter III. Ventrikel, kranial-konvexe Konfiguration des verdünnten Balkens; intraselläre Arachnoidalzyste; hydrozephal erweiterte Temporalhörner der Seitenventrikel mit periventrikulärer Liquordiapedese; Mikroangiopathie

- zentrale pontine und extrapontine Myelinolyse bei alkoholassoziierter Hyponatriämie (osmotisches Demyelinisierungssyndrom); diese Veränderung wird möglicherweise durch eine zu rasche Rekompensation begünstigt und fällt häufig als asymptomatischer Neben- oder Residualbefund auf (Abb. 20.10).

20.11 Andere Hirnveränderungen mit schwerwiegenden kognitiven Komplikationen

Bei einer Vielzahl von Hirnerkrankungen, die mit schwerwiegenden kognitiven Störungen einhergehen, sind Anamnese, klinische und biochemische Befunde so charakteristisch, dass die Diagnostik nicht auf die Bildgebung angewiesen ist. Dennoch finden sich vielfach wichtige Hinweise auf Lokalisation und Ausprägung der Veränderungen.

Tab. 20.7 Normaldruckhydrozephalus in der Bildgebung

Strukturell	Symmetrische Aufweitung und Unschärfe der Seitenventrikel und des III. Ventrikels bei weitgehend normalem IV. Ventrikel, engen hochfrontalen und -parietalen Furchen sowie intaktem Mediotemporalkortex
	Periventrikuläre Liquordiapedese mit frontalen und temporalen »Kappen«
	Fokale Erweiterungen z. B. der Inselzisterne oder einzelner Sulci schließen einen NDH nicht aus!
Funktionell	Im MRT abnorm verstärktes Signal im Aquädukt durch gesteigerten, hyperdynamen Pendelfluss; periventrikulär verminderte zerebrale Perfusion (beide Symptome sind unspezifisch und findet sich auch bei 30% älterer Personen ohne NDH und Demenz)
	Bisher liegen keine prädiktiven Befunde in der strukturell-quantitativen oder funktionellen Bildgebung für ein positives Shunt-Ergebnis vor
Differenzialdiagnose	Benigner oder arretierter Hydrozephalus als Residuum einer passageren Liquorabflussstörung – ohne therapeutische Konsequenz
	AD – mediotemporale Atrophie
	SVE – stärker ausgeprägte Marklagerveränderungen bei geringerer und dabei gleichmäßiger verteilter Aufweitung der äußeren iquorräume; keine Liquordiapedese

SVE subkortikale vaskuläre Enzephalopathie.

Daneben kann die Differenzialdiagnose zwischen Hirnerkrankungen und chronischen oder erstmals im Senium aufgetretenen und atypischen psychischen Erkrankungen Schwierigkeiten bereiten. Mit deutlichen kognitiven Störungen einhergehen können v. a.

- schizophrene Residualsyndrome,
- affektive Erkrankungen, v. a. beim sogenannten Demenzsyndrom der Depression.

Bei ausgeprägten strukturellen Veränderungen ist zu beachten:

- Alte Patienten mit langen und schweren psychischen Erkrankungen wie Schizophrenien (v. a. Typ II) oder affektiven Erkrankungen können ausgeprägte morphologische und funktionelle Hirnveränderungen aufweisen, die als solche die Diagnose einer AD o. ä. nicht ausreichend begründen (Anamnese!).

Tab. 20.8 Alkoholinduzierte Demenz in der Bildgebung

Strukturell	Globale, frontal betonte Atrophie mit Erweiterung des frontalen Interhemisphärenspalts und der Seitenventrikel, Kleinhirn-, insbesondere Vermis-Atrophie »Marklagerschrumpfung« mit konsekutiver Ventrikelerweiterung
Funktionell	Diffuse Verminderung von Perfusion und Metabolismus
Differenzialdiagnose	Alzheimer-Demenz Malnutrition, z. B. Anorexie Olivopontozerebelläre Atrophien Chronische Phenytoinmedikation Missbrauch organischer Lösungsmittel (»Schnüffelstoffe«)

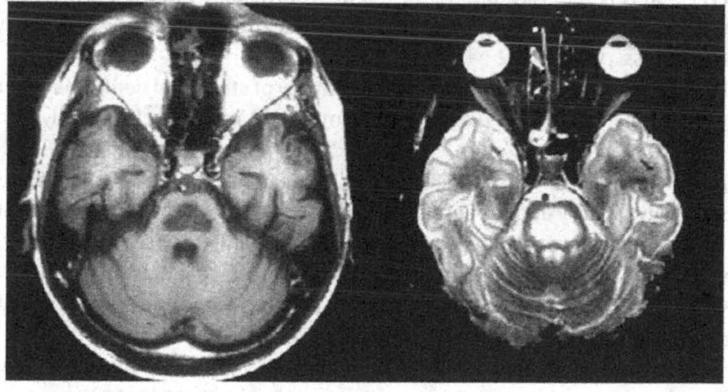

Abb. 20.10 Zentrale pontine Myelinolyse (MRT, 1,5 Tesla). *Linkes Bild* (T1w): hypointense Demyelinisierung im Pons als Zeichen der Strukturläsion; *rechtes Bild* (T2w): hyperintenses Signal als Ausdruck der Wassereinlagerung

- Eine chronische oder rezidivierende psychische Erkrankung schützt den Patienten nicht gegen die Entwicklung einer (zusätzlichen) Hirnerkrankung im Senium. Gerade diese Patienten müssen im Verlauf sorgfältig diagnostisch verfolgt und behandelt werden.
- Wichtig ist die Bildgebung bei neu aufgetretener (neurologischer) Symptomatik oder Symptomwandel, die sich allein aus der bekannten Erkrankung nicht erklären lassen.

In einer Metaanalyse (SVM) ist statistisch die regionale Rindenreduktion im paralimbischen System (Gyrus cingulus anterior und Insula) kennzeichnend für die bipolare Psychose. Bei der Schizophrenie sind die strukturellen Veränderungen ausgeprägter und beziehen sich auf limbische und neokortikale Strukturen, einschließlich der paralimbischen Region.

Literatur

Arvanitakis Z (2010) Update on frontotemporal dementia. Neurologist 16: 16–22

Eckert T, Eidelberg D (2005) Neuroimaging and therapeutics in movement disorders. NeuroRx 2: 361–371

Ellison-Wright I, Bullmore E (2010) Anatomy of bipolar disorder and schizophrenia: a meta-analysis. Schizophr Res 117: 1–12

Hentschel F (2006) Bildgebende Diagnostik. In: Grünnewig T, Erbguth F (Hrsg) Praktische Neurogeriatrie. Kohlhammer, Stuttgart, S 107–121

Hentschel F, Förstl H (2008) Neuroimaging and neurophysiology in the elderly. In: Jacoby R, Oppenheimer C, Dening T, Thomas A (eds) Oxford textbook of old age psychiatry. Oxford University Press, pp 181–192

Hentschel F, Kreis M, Damian M (2005) The clinical utility of structural neuroimaging with MRI for diagnosis and differential diagnosis of dementia. A memory clinic study. Int J Geriatr Psychiatry 20: 645–650

Hentschel F, Damian M, Krumm B, Frölich L (2007) White matter lesions – age-adjusted values for cognitively healthy and demented subjects. Acta Neurol Scand 115: 174–180

Kai H (2010) Novel non-invasive approach for visualizing inflamed atherosclerotic plaques using fluorodeoxyglucose-positron emission tomography. Geriatr Gerontol Int 10: 1–8

Kantarci K, Petersen RC, Boeve BF et al (2005) DWI predicts future progression to Alzheimer disease in mild cognitive impairment. J Neurol 64: 902–904

Knopman DS, Jack CR, Kramer JH et al (2009) Brain and ventricular volumetric changes in frontotemporal lobar degeneration over 1 year. J Neurol 72: 1843–1849

Lodi R, Parchi P, Tonon C et al (2009) Magnetic resonance diagnostic markers in clinically sporadic prion disease: a combined brain magnetic resonance imaging and spectroscopy study. Brain 132: 2669–2679

Osborn AG (ed) (2004) Diagnostic imaging – brain. Amirsys Inc, Salt Lake City, UT

Plant C, Teipel SJ, Oswald A et al (2010) Automated detection of brain atrophy patterns based on MRI for the prediction of Alzheimer`s diesease. Neuroimage 50: 162–174

20

Labordiagnostik

Robert Perneczky und Panagiotis Alexopoulos

Zum Thema

Serologische, biochemische und molekularbiologische Methoden zur Bestimmung von Blut- und Liquorparametern leisten einen klinisch bedeutsamen Beitrag in der Differenzialdiagnostik der Demenz, insbesondere bei der Aufdeckung potenziell reversibler Ursachen.

21.1 Serologische und biochemische Diagnostik im Blut

21.1.1 Indikation und Vorgehen

Die serologische und biochemische Blutdiagnostik ist wegen des geringen Risikos für die Patienten, der niedrigen Kosten und der hohen klinischen Relevanz im Rahmen der Abklärung demenzieller Syndrome obligat (Leitlinien der Liquordiagnostik der Deutschen Gesellschaft für Liquordiagnostik und Klinische Neurochemie). Sie spielt v. a. eine zentrale Rolle bei der Identifikation potenziell reversibler sekundärer Demenzen sowie in deren Abgrenzung von primären neurodegenerativen Demenzursachen wie beispielsweise der Alzheimer-Krankheit.

21.1.2 Blutparameter

Die Prävalenz potenziell reversibler Demenzursachen liegt bei bis zu 9%. Ihre Erkennung ist von hoher klinischer Relevanz, da sie oft die Möglichkeit einer kausalen Therapie eröffnet. Im Rahmen der Basisdiagnostik sollten folgende Serum- und Plasmaparameter routinemäßig bestimmt werden:

- Blutbild,
- Elektrolyte (Natrium, Kalium, Kalzium),
- Nüchternblutzucker,
- TSH (Thyreotropin),
- Blutsenkungsgeschwindigkeit,
- CRP (C-reaktives Protein),
- GOT (Glutamat-Oxalacetat-Transaminase),
- γ-GT (γ-Glutamyltransferase),

- Kreatinin,
- Harnstoff,
- Vitamin B_{12}.

Treten diagnostische Unsicherheiten auf oder kommen aufgrund des spezifischen klinischen Bildes andere Verdachtsdiagnosen infrage (z. B. Neuroborreliose, Nebenniereninsuffizienz), sollten je nach Verdacht gezielt weitere Laboruntersuchungen durchgeführt werden (z. B. Differenzialblutbild, Phosphat, HbA_{1c}, Homozystein, fT3, fT4, Schilddrüsen-Antikörper, Kortisol, Parathormon, Coeruloplasmin, Vitamin B_6, Folsäure, Borrelien-Serologie, Blei, Quecksilber, Kupfer, Lues-Serologie, HIV-Serologie, Drogenscreening, Blutgase).

21.2 Liquordiagnostik

21.2.1 Indikation und Vorgehen

Im Rahmen der Demenzdiagnostik werden mit der Bestimmung von Liquorparametern zwei Ziele verfolgt: Einerseits dient die Liquordiagnostik bei spezifischem klinischem Verdacht der Sicherung oder dem Ausschluss von nicht primär neurodegenerativen Erkrankungen wie beispielsweise entzündliche ZNS-Prozesse. Andererseits trägt die Liquordiagnostik auch zur Festigung der klinischen Diagnose einer primär neurodegenerativen Demenzursache wie der Alzheimer-Krankheit bei.

Eine Diagnose sollte aber niemals allein auf der Grundlage der Liquorparameter gestellt werden.

Eine diagnostische Lumbalpunktion führt bei älteren Patienten selten zum Auftreten eines postpunktionellen Syndroms mit Kopfschmerz, Erbrechen und Übelkeit (Häufigkeit 2–10%). Unter Berücksichtigung der Kontraindikationen (z. B. Blutgerinnungsstörungen, Hirndruck, Antikoagulation mit Heparin) ist das Auftreten von schwerwiegenden unerwünschten Ereignissen äußerst rar. Eine Therapie mit Thrombozytenaggregationshemmern ist keine Kontraindikation für eine diagnostische Lumbalpunktion.

Der Umgang mit dem Probenmaterial spielt im Rahmen der Liquordiagnostik bei Demenz eine besonders wichtige Rolle. Zur Vermeidung von artifiziell veränderten Parametern sollten unbedingt Polypropylen-Probengefäße verwendet werden, da es bei Polystyrol- oder Glasgefäßen zu Adsorptionsphänomenen kommen kann. Die Proben sollten schnellstmöglich ohne Einfrieren an das Labor geschickt werden, um die Proteindenaturierung möglichst gering zu halten.

21.2.2 Liquormarker

Nichtdegenerative Demenzen

Ein Liquorgrundprofil sollte sowohl bei klinischem Verdacht auf eine nichtdegenerative Demenzursache als auch bei Fehlen eines solchen Verdachts erstellt werden. Die Liquordiagnostik kann auch dann Hinweise auf nichtdegenerative Demenzursachen ergeben, wenn Anamnese, körperlicher Befund und übrige technische Zusatzdiagnostik an sich nicht dafür sprechen. Im Rahmen des Liquorgrundprogramms sollten untersucht werden:

- Zellzahl,
- Gesamtprotein,
- Laktat- und Glukosekonzentration,
- Albuminquotient,
- intrathekale IgG-Produktion,
- oligoklonale Banden.

Gegebenenfalls sollte zusätzlich bei klinischer Indikation die intrathekale IgA- und IgM-Produktion ergänzend erhoben werden. Anhand der Ergebnisse können Neuroborreliose, Neurosarkoidose, Hirnabzesse, Virusenzephalitiden, postvirale Enzephalitiden, Lues und Morbus Whipple diagnostiziert oder ausgeschlossen werden. Auch Vaskulitiden, multiple Sklerose, Metastasen oder paraneoplastische Enzephalopathien lassen sich auf diese Weise aufdecken.

> **Im Rahmen der diagnostischen Abklärung eines Demenzsyndroms trägt die Liquordiagnostik zum Ausschluss entzündlicher Gehirnprozesse bei. Die Liquordiagnostik kann auch dann auf eine nichtdegenerative Ätiologie einer Demenz hinweisen, wenn die Anamnese, der körperliche Befund und die restliche technische Diagnostik keine pathologischen Befunde ergeben haben.**

Alzheimer-Demenz

Die Liquordiagnostik ermöglicht eine Quantifizierung der zentralen histopathologischen Prozesse der Alzheimer-Krankheit. Für die klinische Routine sind folgende Parameter relevant: β-Amyloid-1-42 ($A\beta_{1\text{-}42}$), gesamt Tau-Protein (Tau) und phosphoryliertes Tau-Protein (pTau). $A\beta_{1\text{-}42}$ stellt den wesentlichen Bestandteil der Amyloid-Plaques dar und ist ein Produkt der Proteolyse des Amyloid-Vorläuferproteins (*amyloid precursor protein*, APP) durch die Enzyme β- und γ- Sekretase. Es zeigt eine große Neigung zur Aggregation und lagert sich in aggregiertem Zustand in neuritischen Plaques ab. Vermutlich durch diese Ablagerung in Plaques ist die $A\beta_{1\text{-}42}$-Konzentration im Liquor bei Alzheimer-Demenz (AD) signifikant niedriger im Vergleich zu kognitiv gesunden älteren Menschen und anderen Demenzformen.

Ein weiteres typisches histopathologisches Korrelat der Alzheimer-Krankheit besteht aus hyperphosphoryliertem Tau, das eine entscheidende Rolle beim Aufbau des Zytoskeletts spielt. Hyperphosphoryliertes Tau lagert sich zu intrazellulären Neurofibrillenbündeln zusammen und führt letztlich zum Zelltod. Dabei wird Tau freigesetzt, das sich im Liquor nachweisen lässt. Patienten mit AD weisen im Vergleich zu gesunden Kontrollpersonen daher höhere Tau- und pTau-Liquorkonzentrationen auf.

Die kombinierte Messung von $A\beta_{1\text{-}42}$, Tau und pTau zeigte im Rahmen einer Metaanalyse eine hohe Sensitivität (92%) und Spezifität (89%), die ihre klinische Verwendung in der Abgrenzung von Patienten mit AD gegenüber gesunden älteren Menschen rechtfertigt. Der diagnostische Nutzen der genannten Liquormarker für die Feststellung einer AD wurde neuerlich durch eine Studie, in der Autopsiebefunde als diagnostischer Goldstandard dienten, bestätigt. Die Effizienz der Liquordiagnostik in der Abgrenzung zwischen AD und anderen neurodegenerativen Demenzformen ist allerdings mit einer Sensitivität von 85% und einer Spezifität von 60% deutlich niedriger. Auch scheinen die genannten Parameter als Verlaufsmarker nicht geeignet zu sein.

Eine kombinierte Bestimmung der Parameter $A\beta_{1\text{-}42}$ Tau und pTau im Liquor ist der Bestimmung einzelner Parameter vorzuziehen und wird als wichtiger Baustein einer umfassenden klinischen Demenzabklärung empfohlen. Die Diagnose sollte jedoch niemals alleine auf Grundlage auffälliger Liquorwerte gestellt werden.

Frontotemporale Degenerationen

Pathologische veränderte Tau-Werte sind nicht spezifisch für die AD, so finden sich auch im Liquor von Patienten mit frontotemporalen Degenerationen erhöhte Tau und pTau-Konzentrationen. Einige Studien deuten darauf hin, dass die Untersuchung von unterschiedlichen Tau-Phosphorylierungsstellen hilfreich sein könnte bei der Differenzierung zwischen AD und frontotemporalen Degenerationen. Die Datenlage reicht aber noch nicht aus, um klinische Konsequenzen aus diesen Ergebnissen zu ziehen. Neben erhöhten Tau-Werten können sich auch bei frontotemporalen Degenerationen mäßig erniedrigte $A\beta_{1\text{-}42}$-Konzentrationen finden.

Demenz mit Lewy-Körperchen

Bei Patienten mit Demenz mit Lewy-Körperchen wurde in einigen Studien eine mäßige Reduktion des Spiegels von $A\beta_{1\text{-}42}$ beobachtet. Außerdem finden sich im Vergleich zu gesunden älteren Menschen häufig erhöhte Tau- und pTau-Konzentrationen. Wie auch bei der frontotemporalen Degenerationen könnte die differenzierte Betrachtung unterschiedlicher Tau-Phosphorylierungsstellen hilfreich sein bei der Unterscheidung zwischen Demenz mit Lewy-Körperchen und Alzheimer-Demenz. Derzeit reicht aber auch hier die Datenlage nicht für eine abschließende Beurteilung aus.

Parkinson-Demenz

Die Liquorkonzentrationen von Tau und pTau sind als Korrelate des neurodegenerativen Prozesses auch bei der Parkinson-Demenz erhöht. Zusätzlich können sich auch erniedrigte Werte von $A\beta_{1\text{-}42}$ finden.

Vaskuläre Demenzen

Bei einem Teil der Patienten mit vaskulären Demenzen findet man erhöhte Tau-Konzentrationen sowie mäßig reduzierte Werte von $A\beta_{1\text{-}42}$. Der Spiegel von pTau ist bei reinen vaskulären Demenzen meist unauffällig. Bei den häufigeren gemischten Demenzen kann die pTau-Liquorkonzentration jedoch auch pathologisch erhöht sein.

Creutzfeldt-Jakob-Erkrankung

Bei der sporadischen Creutzfeldt-Jakob-Erkrankung lässt sich typischerweise das Protein 14-3-3 im Liquor nachweisen. Außerdem findet sich meist eine stark erhöhte Tau-Konzentration (>1300 pg/ml), bei ungleich weniger stark erhöhten pTau-Werten. Die Konzentration von $A\beta_{1-42}$ kann erniedrigt sein. Bei der neuen Variante der Creutzfeld-Jakob-Erkrankung zeigt sich häufig eine weniger stark ausgeprägte Konzentrationserhöhung von Tau und pTau, die sich auch im selteneren Nachweis des Proteins 14-3-3 niederschlägt (Otto et al. 1999, Seipelt et al. 1999).

Leichte kognitive Beeinträchtigung

Liquorveränderungen sind schon in sehr frühen Krankheitsstadien neurodegenerativer Erkrankungen nachzuweisen. Ein Liquorprofil mit erniedrigten Werten von $A\beta_{1-42}$ und erhöhtem Tau sowie pTau bei Patienten mit leichter kognitiver Beeinträchtigung weist auf eine Alzheimer-Krankheit hin. Diese Patienten haben ein erhöhtes Risiko, das klinische Bild einer AD zu entwickeln (Hansson et al. 2006, Mattsson et al. 2009). In der klinischen Routine ist die Bestimmung von Neurodegenerationsparametern im Liquor bei Patienten mit leichter kognitiver Beeinträchtigung jedoch noch nicht fest etabliert.

21.3 Nachweisverfahren bei demenziellen Erkrankungen

Einen Überblick über die Labordiagnostik bei demenziellen Erkrankungen bietet ◘ Tab. 21.1.

21.4 Genetische Diagnostik

21.4.1 Mutationen bei demenziellen Erkrankungen

In ◘ Tab. 21.2 sind einige wichtige demenzielle Erkrankungen mit den assoziierten Genen zusammengestellt.

21.4.2 Genetische Marker

Alzheimer-Demenz

Neben dem Alter ist eine positive Familienanamnese der zweitwichtigste Risikofaktor bei der AD (Khachaturian et al. 2004). Bei etwa 30% der Patienten finden sich weitere Betroffene in der engeren Verwandtschaft. Verwandte

Tab. 21.1 Demenzielle Erkrankungen und ausgewählte Labornachweisverfahren

Diagnose	Labordiagnostik
Demenzsyndrom aufgrund von chronischer Infektion	
Neuroborreliose	Borrelienserologie, Liquoranalytik
Neurosyphilis	TPHA, Liquoranalytik
HIV-Infektion	HIV-Antikörpernachweis, Liquoranalytik
Morbus Whipple	Dünndarmbiopsie, PCR
Demenzyndrom aufgrund von akuter Infektion	
Herpes-simplex-Virusenzephalitis	Virus-DNA-Nachweis mit PCR
HIV-Enzephalitis und *AIDS Dementia Complex*	Liquordiagnostik, Virus-DNA Nachweis mit PCR (CMV, EBV)
Demenzsyndrom aufgrund von Neoplasie	
Primäre und sekundäre Neoplasien	Tumormarker
Demenzsyndrom aufgrund von Schilddrüsenerkrankung	
Hypothyreose, Hyperthyreose	TSH, fT3, fT4, TPO- und TG-Antikörper, Liquordiagnostik
Demenzsyndrom aufgrund von Nebenschilddrüsenerkrankung	
Hypoparathyreoidismus, Hyperparathyreoidismus	Parathormon, cAMP, Kalzium in Serum/Urin, Phosphat in Serum/Urin, alkalische Phosphatase, Kalium im Urin, Magnesium im Serum, Phosphor im Serum
Demenzsyndrom aufgrund von Hypovitaminose	
Vitamin-B_{12}-Mangel	Differenzialblutbild, Spiegelbestimmung
Folsäuremangel	
Vitamin-B_1-Mangel	Laktatspiegelbestimmung
Demenzsyndrom aufgrund von Lebererkrankung	
Chronische hepatische Enzephalopathie, hepatische Enzephalomyopathie	Ammoniakspiegel, GOT, γ-GT

Tab. 21.1 Fortsetzung

Diagnose	Labordiagnostik
Demenzsyndrom aufgrund von Nierenerkrankung	
Chronisches Nierenversagen	Kreatinin, Harnstoff, Kalium, Magnesium, Natrium, Kalzium, pH-Wert, Blutvolumen
Dialysedemenz, Aluminiumenzephalopathie	Blutbild, Aluminiumkonzentration im Serum
Demenzsyndrom aufgrund von Nebennierenerkrankung	
Morbus Cushing	Serumkortisolspiegel, 17-Hydroxykortikosteroide im Urin, Dexamethasontest
Morbus Addison	Serumkortikosteroidspiegel, Glukose, Natrium, Chlorid, Kalium im Serum
Demenzsyndrom aufgrund von Hypoglykämie	
Chronische Hypoglykämie	Blutzucker
Demenzsyndrom aufgrund von Intoxikation	
Drogen und Betäubungsmittel	Drogennachweis in Blut, Urin, Magensaft
Alkohol	Alkoholnachweis, CDT, Blutbild, Transaminasen
Schwermetallintoxikation	Alkalische Phosphatase, Cholinesterase, γ-GT, Serumkonzentrationen
Industriegifte (z. B. Kohlenmonoxid, Blei)	Serumkonzentrationen
Medikamente (z. B. Kardiaka, Psychopharmaka)	
Demenzsyndrom aufgrund von Elektrolytstörung	
Hyponatriämie, Hypernatriämie	Serumkonzentrationen
Demenzsyndrom aufgrund von Autoimmunerkrankung	
Vaskulitis, z. B. systemischer Lupus erythematodes, Kussmaul-Maier-Krankheit	Blutkörperchensenkungsgeschwindigkeit, CRP, antinukleäre Antikörper, Phospholipidantikörper

Tab. 21.1 Fortsetzung

Diagnose	Labordiagnostik
Multiple Sklerose	Liquordiagnostik
Demenzsyndrom aufgrund von spongiformer Enzephalopathie	
Creutzfeld-Jakob-Erkrankung	14-3-3 und Tau im Liquor
Demenzsyndrom aufgrund von neurodegenerativer Erkrankungen	
Alzheimer-Demenz	Aβ_{1-42}, Tau und pTau im Liquor
Frontotemporale Degenerationen	
Demenz mit Lewy-Körperchen	
Parkinson-Demenz	

TPHA Treponema-pallidum-Hämagglutinations-Assay, *PCR* Polymerasekettenreaktion, *CMV* Cytomegalovirus, *EBV* Epstein-Barr-Virus, *TSH* Thyreotropin, *fT3* freies Trijodthyronin, *fT4* freies Thyroxin, *TPO* Thyreoideaperoxidase, *TG* Thyreoglobulin, *GOT* Glutamat-Oxalacetat-Transaminase, *γ-GT* γ-Glutamyltransferase, *CDT carbohydrate deficient transferrin*, *CRP* C-reaktives Protein.

Tab. 21.2 Mögliche Mutationen bei ausgewählten demenziellen Erkrankungen

Diagnose	Mutationen
Alzheimer-Demenz	*APP, PSEN1, PSEN2, APOE*
Frontotemporale Degenerationen	*MAPT, PGRLN*
Morbus Parkinson	*PARK1, PARK2, PARK3, PARK4, PARK5, PARK6, PARK7, PARK8, PARK9, NR4A2*
Chorea Huntington	*HTT*
Morbus Wilson	*ATP7B*
Hereditäre spongiforme Enzephalopathien	*E200K, D178N, P102L*
Zerebrale autosomal-dominante Arteriopathie mit subkortikalen Infarkten (CADASIL)	*NOTCH3*

1. Grades haben ein etwa vierfach erhöhtes Erkrankungsrisiko im Vergleich zum Bevölkerungsdurchschnitt, bei Verwandten 2. Grades ist das Risiko verdoppelt. Sind weitere Personen in der Familie erkrankt, steigt das Erkrankungsrisiko weiter an. Ein präseniler Krankheitsbeginn bei einem Verwandten steigert das Risiko ebenfalls. Genetische Faktoren spielen demnach bei der Entstehung der sporadischen, bevorzugt in fortgeschrittenem Lebensalter auftretenden Form der AD eine wichtige Rolle. Dabei muss jedoch auch erwähnt werden, dass neben genetischen auch viele andere Faktoren wie das Alter, Lebensgewohnheiten und Umwelteinflüsse das Erkrankungsrisiko wesentlich beeinflussen.

Unter den genetischen Risikofaktoren für das Auftreten der sporadischen AD wurde das Apolipoprotein-E-Gen (*APOE*) bisher in den meisten Studien bestätigt. Es sind 3 allelische Varianten beim Menschen zu finden, die als ε2, ε3 und ε4 bezeichnet werden und von denen ε3 am häufigsten vorkommt. Die Häufigkeit des Risikoallels ε4 beträgt 10% bei gesunden Personen, hingegen 30–42% bei Patienten mit AD. Im Vergleich zu ε3-Homozygoten haben heterozygote Träger des ε4-Allels mit der Allelkombination ε3/ε4 ein 2- bis 3-fach erhöhtes Lebenszeitrisiko für die Entwicklung einer AD. Das Risiko ist bei ε4-Homozygoten (ca. 2% der Bevölkerung) sogar bis zu 12-fach erhöht. Das Vorliegen von *APOE* ε4 ist jedoch weder eine notwendige noch eine hinreichende Voraussetzung für eine AD. Für diagnostische und prognostische Fragestellungen eignet sich die Bestimmung des *APOE*-Genotyps daher nicht.

In den letzten Jahren wurde eine Reihe weiterer Gene als mögliche Risikofaktoren der AD beschrieben. Unter den Top-Kandidatengenen befinden sich derzeit *CLU*, *PICALM*, *SORL1*, *GWA*, *TNK1*, *ACE*, *IL8*, *LDLR* und *CST3*. Der klinische Nutzen dieser Gene ist jedoch nach derzeitiger Datenlage noch offen (Bertram u. Tanzi 2008).

> **Eine isolierte Bestimmung des *APOE*-Genotyps als genetischer Risikofaktor ist infolge mangelnder diagnostischer Trennschärfe und niedriger prädiktiver Wertigkeit im Rahmen der klinischen Demenzdiagnostik wenig aussagekräftig (Mayeux et al. 1998).**

Neben den Risikogenen für die sporadische Form der AD sind einige Genmutationen bekannt, die einem dominanten Erbgang folgen und für die sehr seltenen familiären, meist präsenilen Formen verantwortlich sind. Bei etwa 50–80% aller autosomal-dominant vererbten Formen der AD findet sich eine Mutation im Präsenilin-1-Gen (*PSEN1*, Chromosom 14). Seltener führen

Mutationen in den Präsenilin-2- (*PSEN2*, Chromosom 1) und Amyloidvorläuferprotein-Genen (*APP*, Chromosom 21) zu einer dominant vererbten AD. APP-Mutationen finden sich auch bei bestimmten Formen der Amyloidangiopathie und sind mit einem besonders frühen Symptombeginn (teils vor dem 40. Lebensjahr) verbunden. Präsenilin 1 und 2 spielen im Rahmen des γ-Sekretase-Komplexes eine wesentliche Rolle bei der Entstehung von Amyloid.

Bei Verdacht auf eine familiäre Form und früher Manifestation der ersten Demenzsymptome ist eine genetische Analyse auf Mutationen in *PSEN1* empfehlenswert.

Frontomporale Degenerationen

Trotz eines relativ hohen Anteils von weiteren Erkrankungen unter Verwandten von Patienten mit frontotemporalen Degenerationen (bei bis zu 40% weitere Fälle in der Familie) sind die genetischen Ursachen bis auf wenige, überwiegend autosomal-dominante Krankheitsfälle weitestgehend unklar. Zu den bekannten genetischen Risikofaktoren zählen Mutationen im Tau-Gen (*MAPT*, Chromosom 17), die zu einer frontotemporalen Demenz mit oder ohne zusätzliche Parkinson-Symptomatik führen. Vor kurzem wurden außerdem Mutationen bei Patienten mit frontotemporalen Degenerationen im Progranulin-Gen (*PGRLN*, Chromosom 17) beschrieben, die zu einem variablen klinischen Bild führen. Weitere sehr seltene Mutationen in anderen Genen sind in einigen Familien beschrieben. Über den Einfluss von *APOE*, dem bisher wichtigsten genetischen Risikofaktor der sporadischen AD, gibt es einige widersprüchliche Berichte, die eine abschließende Beurteilung derzeit nicht ermöglichen.

Chorea Huntington

Chorea Huntington ist ein gutes Beispiel für eine Erkrankung, bei der die demenzielle Entwicklung eine wesentliche Rolle spielt und die mithilfe genetischer Methoden diagnostiziert werden kann. Für den dominanten Erbgang sind Mutationen im Huntingtin-Gen (*HTT*, Chromosom 4) verantwortlich, die zu einer erhöhten Anzahl der Basentripletts CAG führen. Das Ausmaß der CAG-Triplett-Expansion korreliert mit dem Krankheitsbeginn, ohne dass sich dabei direkte Aussagen für den einzelnen Patienten treffen ließen. Im Generationsverlauf lässt sich häufig beobachten, dass das Erkrankungsalter v. a.

bei paternaler Erkrankung sinkt (genetische Antizipation). Es besteht außerdem eine hohe Spontanmutationsrate (Djoussc et al. 2003).

Literatur

Bertram L, Tanzi RE (2008) Thirty years of Alzheimer's disease genetics: the implications of systematic meta-analyses. Nat Rev Neurosci 9: 768–778

Caselli RJ, Boeve BF (1999) The degenerative dementias. In: Goetz CG, Pappert EJ (eds) Textbook of clinical neurology. Saunders, Philadelphia, PA, pp 629–653

Clarfield, AM (2003) The decreasing prevalence of reversible dementias: an updated meta-analysis. Arch Intern Med 163: 2219–2229

Deutsche Gesellschaft für Liquordiagnostik und Klinische Neurochemie: Leitlinien der Liquordiagnostik. http://www.uke.de/extern/dgln/

Deutsche Gesellschaft für Psychiatrie, Psychotherapie und Nervenheilkunde, Deutsche Gesellschaft für Neurologie (2009) S3 Leitlinie Demenzen, 23.11.2009. http://www.dgn.org/images/stories/dgn/pdf/s3_leitlinie_demenzen.pdf

Djousse L, Knowlton B, Hayden M et al (2003) Interaction of normal and expanded CAG repeat sizes influences age at onset of Huntington disease. Am J Med Genet A 119A: 279–822

Dubois B, Feldman HH, Jacova C et al (2007) Research criteria for the diagnosis of Alzheimer's disease: revising the NINCDS-ADRDA criteria. Lancet Neurol 6: 734–746

Engelborghs S, De Vreese K, Van de Casteele T et al (2008) Diagnostic performance of a CSF-biomarker panel in autopsy-confirmed dementia. Neurobiol Aging 29: 1143–1159

Growdon JH (1999) Biomarkers of Alzheimer disease. Arch Neurol 56: 281–283

Hansson O, Zetterberg H, Buchhave P et al (2006) Association between CSF biomarkers and incipient Alzheimer's disease in patients with mild cognitive impairment: a follow-up study. Lancet Neurol 5: 228–234 (Erratum in: Lancet Neurol 2006, 5: 293)

Khachaturian AS, Corcoran CD, Mayer LS et al (2004) Apolipoprotein E ε4 count affects age at onset of Alzheimer disease, but not lifetime susceptibility: The Cache County Study. Arch Gen Psychiatry 61: 518–524

Margolis RL, Ross CA (2003) Diagnosis of Huntington disease. Clin Chem 49: 1726–1732

Martin JB (1999) Molecular basis of the neurodegenerative disorders. N Engl J Med 340: 1970–1980

Mattsson N, Zetterberg H, Hansson O et al (2009) CSF biomarkers and incipient Alzheimer disease in patients with mild cognitive impairment. JAMA 302: 385–393

Mayeux R, Saunders A, Shea S et al (1998) Utility of the apolipoprotein E genotype in the diagnosis of Alzheimer's disease. N Engl J Med 338: 506–511

Mayeux R, Saunders AM, Shea S et al (1998) Utility of the apolipoprotein E genotype in the diagnosis of Alzheimer's disease. Alzheimer's Disease Centers Consortium on Apolipoprotein E and Alzheimer's Disease. N Engl J Med 338: 506–511

Mitchell AJ (2009) CSF phosphorylated tau in the diagnosis and prognosis of mild cognitive impairment and Alzheimer's disease: a meta-analysis of 51 studies. J Neurol Neurosurg Psychiatry 80: 966–975

Otto M, Zerr I, Wiltfang J et al (1999) Laborchemische Verfahren in der Differentialdiagnose der Creutzfeldt-Jakob-Krankheit. Dt Ärtzebl 96: B2494–2499

Petersen RC (1995) Normal aging, mild cognitive impairment, and early Alzheimer's disease. Neurologist 1: 326–344

Seipelt M, Zerr I, Nau R et al (1999) Hashimoto encephalitis as a differential diagnosis of Creutzfeldt-Jakob disease. J Neurol Neurosurg Psychiatry 66: 172–176

Sunderland T, Linker G, Mirza N et al (2003) Decreased beta-amyloid1-42 and increased tau levels in cerebrospinal fluid of patients with Alzheimer disease. JAMA 289: 2094–2103

Snider BJ, Fagan AM, Roe C et al (1999) Cerebrospinal fluid biomarkers and rate of cognitive decline in very mild dementia of the Alzheimer type. Arch Neurol 66: 638–645

The Ronald and Nancy Reagan Research Institute of the Alzheimer's Association and the National Institute on Aging Working Group (1998) Consensus report of the Working Group on: Molecular and Biochemical Markers of Alzheimer's Disease. Neurobiol Aging 19: 109–116

Neurophysiologie

Hans Förstl

Zum Thema

Elektrophysiologische Verfahren besitzen große praktische Bedeutung (und großes wissenschaftliches Potenzial) für die Differenzialdiagnose und die Verlaufskontrolle demenzieller Erkrankungen.

22.1 Elektroenzephalographie

Derzeit werden elektrophysiologische Methoden hinsichtlich ihres praktischen und wissenschaftlichen Stellenwerts stark unterbewertet – nachdem sie bis vor 20 Jahren zu hoch gehandelt worden waren. In nervenärztlichen Praxen werden Elektroenzephalogramme immer noch gerne abgeleitet. Das Elektroenzephalogramm (EEG) stellte die erste Möglichkeit zu einer unmittelbaren und dabei nichtinvasiven Untersuchung der Hirnfunktion dar, und neue quantitative Auswertemethoden führten gegen Ende des letzten Jahrhunderts zu einem erneuten wissenschaftlichen Interesse, dessen komplexe Ergebnisse aber mit der Attraktivität der morphologischen und funktionellen Bildgebung nicht Schritt halten konnten. Vielleicht kann eine ganz kurze und bescheidene Darstellung der Möglichkeiten dieser immer noch weit verfügbaren und weitestgehend nebenwirkungsfreien Methode das Bild zurechtrücken.

22.1.1 Befunde

Im Wesentlichen können mit dem konventionellen EEG (■ Tab. 22.1) folgende Veränderungen registriert werden:

- Allgemeinveränderung – eine diffuse Verlangsamung der Grundaktivität,
- Herdbefund – lokalisierte Veränderungen entweder aufgrund einer Schädelanomalie oder einer umschriebenen Funktionsstörung in einem Hirnareal,
- pathologische Wellen – z. B. spitze und steile Abläufe als Ausdruck gesteigerter zerebraler Erregbarkeit.

Allgemeinveränderung

Sieht man von Normvarianten ab, so beträgt die Grundaktivität bei geschlossenen Augen zwischen 8 Hz und 12 Hz und ist okzipital am besten ausge-

■ **Tab. 22.1** Frequenzbereiche des EEG

γ-Wellen	> 30/s
β-Wellen	14–30/s
α-Wellen	8–13/s
θ-Wellen (Zwischenwellen)	4–7/s
δ-Wellen	0,5–3/s
Sub-δ-Wellen	< 0,5/s

prägt. Im Alter nimmt die durchschnittliche Grundaktivität ab, bleibt aber über 8 Hz. Finden sich langsamere Frequenzen, handelt es sich um eine Allgemeinveränderung (■ Tab. 22.2):

- bei leichter Allgemeinveränderung finden sich etwa 30% θ-Wellen,
- bei mittelschwerer Allgemeinveränderung etwa 50% θ- und 10% δ-Wellen,
- bei schwerer Allgemeinveränderung 50% θ- und 50% δ-Wellen.

> **Findet sich bei Patienten im mittelschweren Demenzstadium eine mittelschwere oder schwere Allgemeinveränderung, handelt es sich um keine reine Alzheimer-Demenz, sondern vermutlich um eine gemischte Demenz oder einen metabolisch bedingten Verwirrtheitszustand, der weitere diagnostische Schritte erfordert.**

Das Ausmaß der Allgemeinveränderung ist mit dem Risiko für das Auftreten und mit der Ausprägung eines Verwirrtheitszustands korreliert (Thomas et al. 2008). Möglicherweise steht dieser Zusammenhang auch hinter der Beobachtung, dass eine geringer ausgeprägte Allgemeinveränderung für eine Alzheimer-Demenz (AD) und eine stärkere Ausprägung für eine Demenz mit Lewy-Körperchen oder eine Demenz bei Morbus Parkinson spricht (Bonanni et al. 2008). Fluktuationen und Verwirrtheitszustände auf der Basis eines stärkeren cholinergen Defizits sind bei den letztgenannten Demenzformen häufiger als bei einer AD.

Ein EEG mit dominierender diffuser β-Tätigkeit kann als Hinweis auf eine Benzodiazepinitoxikation aufgefasst werden.

Tab. 22.2 Allgemeinveränderung als diagnostisches Indiz bei Demenzverdacht

Befund	Verdacht z. B	Differenzialdiagnose z. B.
»Hypernormales« EEG mit auffallend gut ausgeprägter α-Aktivität	Frontotemporale Demenz (bis auf Spätstadien)	Keine Hirnerkrankung
Keine AV	Keine Hirnerkrankung	Demenzsyndrom der Depression, schizophrenes Residualsyndrom, leichte kognitive Störung bei beginnender AD, leichte AD
Leichte AV	(Leichte oder) mittelschwere AD, Demenz mit Lewy-Körperchen oder Demenz bei Morbus Parkinson	Ausgeprägter Erschöpfungszustand, internistische Erkrankung
Mittelschwere und schwere AV	Verwirrtheitszustand	Gemischte neurodegenerative und vaskuläre Demenz, weit fortgeschrittene AD

AV Allgemeinveränderung, *AD* Alzheimer-Demenz.

Herdbefund

Hinsichtlich der Lokalisation zerebraler Veränderungen ist das EEG den modernen bildgebenden Verfahren hoffnungslos unterlegen. Gelegentlich zeigt das EEG fokale Veränderungen bei betont asymmetrisch verlaufenden neurodegenerativen Erkrankungen (z. B. langsam progrediente Aphasie, semantische Demenz, kortikobasale Degeneration) oder Hirninfarkten. Kaum führt heute ein Herdbefund im EEG zur Entdeckung eines umschriebenen vaskulären, entzündlichen oder malignen Prozesses, der ansonsten nicht gefunden worden wäre, es sei denn, er wäre sehr klein und äußerte sich in erster Linie durch epileptische Potenziale.

Pathologische Potenziale

Selten kann im EEG ein nichtkonvulsiver epileptischer Status (Absencenstatus oder komplex fokaler Status) mit generalisierter irregulärer Spike-wave-Aktivität oder Spike-wave-Aktivität von 2–4/s als Ursache einer vermeintlich demenziellen Störung aufgedeckt werden. Das Risiko zerebraler Anfälle ist zwar bei einer AD gegenüber der altersgleichen Allgemeinbevölkerung deutlich erhöht (etwa 8-fach), erreicht insgesamt aber dennoch kein alarmierendes Ausmaß (etwa 1 Anfall pro 250 Beobachtungsjahre; nach Scarmeas et al. 2009).

Ein erheblicher Teil der Patienten mit Creutzfeldt-Jakob-Erkrankung zeigt bei Fortschreiten der Erkrankung periodische, generalisierte, triphasische, steile Abläufe (*periodic sharp wave complexes*, PSWC), wie sie ähnlich auch bei Lithiumintoxikation oder postanoxischer Enzephalitis auftreten können.

22.2 Andere Verfahren

Hier muss streng unterschieden werden zwischen Verfahren mit praktischem Nutzen und solchen von vorrangig wissenschaftlichem Interesse. Die aufwendigen quantitativen Analysen des EEG (**qEEG**), evozierte Potenziale (**EP**) und Herzratenvariabilität (**HRV**) gehören zur letzten Gruppe von interessanten Methoden, die **möglicherweise** künftig dazu beitragen können,

- Patienten mit leichten kognitiven Störungen und beginnender Demenz besser zu identifizieren, etwa durch eine verminderte α-Reaktivität bei Augenöffnen (van der Hiele et al. 2007), Veränderungen im γ-Frequenzband (Missonnier et al. 2010) oder eine reduzierte Komplexität des EEG-Signals (Besthorn et al. 1997, Stam et al. 2007);
- das Monitoring des Therapieverlaufs zu verbessern (qEEG, EP; die Grundaktivität wird durch die zentrale cholinerge Aktivität mitbestimmt, ebenso wie die spätlatenten Aufmerksamkeitspotenziale, z. B. P300);
- Nebenwirkungen einer Antidementiva- und Neuroleptikabehandlung leichter zu erkennen und zu quantifizieren (EKG, HRV; Birkhofer u. Förstl 2005).

Die einfache Methode der **Aktometrie** zur quantitativen Erfassung der Motilität über 24 Stunden wird als Instrument zur Quantifizierung von Apathie und Agitation und zum rechtzeitigen Erkennen einer Eskalation sowie zur

Therapieplanung (frühzeitige Intervention, Vermeidung von Auslösesituationen, zirkadiane Rhythmisierung) vernachlässigt.

Polysomnographie und nächtliches Videomonitoring können bei kooperativen Patienten und Verdacht auf eine Schlafstörung nützliche Hinweise geben, etwa auf eine REM-Schlaf-Störung im Frühstadium einer Demenz mit Lewy-Körperchen oder auf nächtliche zerebrale Anfälle. Bei Patienten mit manifester Demenz sind die aufwendigen Polysomnographien meist zum Scheitern verurteilt.

Literatur

Adamis D, Sahu S, Treloar D (2005) The utility of EEG in dementia: a clinical perspective. Int J Geriatr Psychiatry 20(11): 1038–1045

Besthorn C, Zerfass R, Geiger-Kabisch C et al (1997) Discrimination of Alzheimer's disease and normal ageing by EEG data. EEG Clin Neurophysiol 103: 241–248

Birkhofer A, Förstl H (2005) Herz und Hirn – der Einfluss psychischer Erkrankungen und ihrer Behandlung auf die Herzratenvariabilität. Fortschr Neurol Psychiatr73: 192–205

Bonanni L, Thomas A, Tiraboschi P et al (2008) EEG comparisons in early Alzheimer's disease, dementia with Lewy-bodies and Parkinson's disease with dementia patients with a 2-year follow-up. Brain 131: 690–705

Missonnier P, Herrmann FR, Michon A et al (2010) Early disturbances of gamma band dynamics in mild cognitive impairment. J Neurol Transm 117: 489–498

Scarmeas N, Honig LS, Choi H et al (2009) Seizures in Alzheimer disease – who, when, and how common? Arch Neurol 66: 992–997

Stam CJ, Jones BF, Nolte G et al (2007) Small-world networks and functional connectivity in Alzheimer disease. Cereb Cortex 17: 92–99

Thomas C, Hestermann U, Kopitz J et al (2008) Serum anticholinergic activity and cerebral cholinergic dysfunction: an EEG study in frail elderly with an without delirium. BMC Neurosci 9: 86

Van der Hiele K, Vein AA, van der Welle A et al (2007) EEG and MRI correlates of mild cognitive impairment and Alzheimer's disease. Neurobiol Aging 28: 1322–1329

Konsil- und Liaisonpsychiatrie bei Demenz

Torsten Kratz

Zum Thema

Im Konsil- und Liaisonpsychiatrischen Dienst (CL-Dienst) beziehen sich ca. ein Drittel aller Konsilanforderungen auf Patienten, die älter als 64 Jahre sind. Die meisten dieser Patienten werden aufgrund einer Demenz bzw. einer assoziierten Komplikation wie Delir bei Demenz oder Verhaltensauffälligkeiten bei Demenz im Sinne einer organisch bedingten psychischen Störung, vorgestellt. Darüber hinaus sind wesentliche Fragestellungen das kognitive Screening (z. B. die Differenzialdiagnose Demenz/Depression) sowie die Frage zur Einwilligungsfähigkeit oder zur Notwendigkeit der Einrichtung einer Betreuung bei Demenz.

23.1 Definition

Unter **Konsiliarpsychiatrie** wird die Arbeit eines Psychiaters verstanden, der durch einen nichtpsychiatrisch tätigen Arzt (oder durch entsprechendes Pflegepersonal) auf eine somatische Station gerufen wird. Der Psychiater wird nicht von sich aus tätig.

Der Begriff **Liaisonpsychiatrie** (französisch: *liaison* = Bindung, Verbindung) geht hier einen deutlichen Schritt weiter. Liaisonpsychiatrie ist die Tätigkeit eines Psychiaters, der kontinuierlich auf einer somatischen Station arbeitet. Er ist im Rahmen eines multidisziplinären Teams, also auch ohne direkte Anforderung, präsent. Insbesondere in Bezug auf die demenziellen Erkrankungen besteht seine Aufgabe nicht nur im direkten Patientenkontakt. Er ist auch in der Beratung des gesamten Teams der somatischen Station tätig, z. B. im Umgang mit Verhaltensauffälligkeiten bei Demenz, aber auch in psychosozialen Fragen sowie in Fragen der Ausbildung, Lehre und Forschung. Gerade bei der zunehmenden Häufigkeit von demenziellen Erkrankungen auf somatischen Stationen ist es notwendig, das somatische Team, das auch als Mediator der Therapie in psychologischen und psychiatrischen Aspekten bei somatischen Erkrankungen dient, zu schulen. In der Praxis sind fließende Übergänge zwischen beiden Tätigkeitsbereichen notwendig, sodass sich der Begriff der Konsiliar- und Liaisonpsychiatrie durchgesetzt hat.

23.2 Besonderheiten und Organisation des Konsildienstes bei Demenz

Gerade in der Betreuung dementer Patienten auf somatischen Stationen kommt es zu zunehmend komplexeren Qualitätsanforderungen im Bereich der Konsiliar- und Liaisonpsychiatrie.

> **Der Psychiater, der demenzielle Erkrankungen im somatischen Bereich mitbetreut, muss psychogene Einflüsse auf das Krankheitsbild und dessen Heilung erkennen und beeinflussen können. Darüber hinaus muss er in der Lage sein, somatische Differenzialdiagnosen für psychische Begleitsymptome der Demenz oder deren Verhaltensauffälligkeiten mitzudiskutieren. Er benötigt deshalb Wissen um somatopsychische Zusammenhänge und somatische Erkrankungen bei Demenz.**

In der gerontopsychiatrischen Konsilversorgung demenzieller Erkrankungen stehen aufgrund der komplexen Krankheitsbilder zunehmend neuropsychologische Fragestellungen und neuropsychologisches Wissen des Konsilpsychiaters im Vordergrund. Die häufig auftretenden postoperativen Verwirrtheitszustände dementer Patienten sollten vom gerontopsychiatrischen Konsilpsychiater gut beherrscht werden. Deshalb ist es notwendig, dass er mit der Vielzahl der z. B. auf einer Intensivstation gegebenen zerebral wirksamen Medikamente vertraut ist, um so als versierter gerontopsychiatrischer Konsiliarius Hilfestellung geben zu können. Die verschiedenen Formen des Delirs bei Demenz, insbesondere das hypoaktive Delir, sollten ihm bekannt sein, da insbesondere hypoaktive Delirien bei Demenz von somatisch arbeitenden Kollegen gelegentlich als Depression verkannt und entsprechend unzureichend behandelt werden.

23.3 Häufigste Konsilanfragen bei Demenzerkrankungen

Die Konsilanforderungen im gerontopsychiatrischen Konsiliar- und Liaisonpsychiatriedienst beziehen sich in Bezug auf demenzielle Erkrankungen zu einem überwiegenden Teil auf die zahlreichen Komplikationen, die im Rahmen einer demenziellen Erkrankung auftreten können. Hierzu zählen insbesondere

- das hyperaktive (meist postoperative) Delir bei Demenz,
- aber auch produktive Verhaltensstörungen wie
  - Aggressivität,
  - Unruhe,
  - Misstrauen,
  - Schlaf-Wach-Rhythmus-Störungen,
  - Nichtaufnahme von Nahrung,
  - Weglauftendenz.

Auffällig ist dabei, dass insbesondere eher hyperaktive Störungsbilder zur Vorstellung kommen. Selten werden Patienten aufgrund reaktiver Verhaltensstörungen bei Demenz, wie z. B. Apathie, oder auch aufgrund eines hypoaktiven Delirs vorgestellt.

Mit Zunahme der demenziellen Erkrankungen und damit ihrer Häufigkeit auf somatischen Stationen sowie mit zunehmendem Interesse somatisch tätiger Kollegen an den Demenzerkrankungen rückt die Früherkennung auch auf somatischen Stationen in den Blickpunkt. So nimmt die Zahl der Konsilanforderungen in Bezug auf Früherkennungsmaßnahmen einer Demenz zu. Hier ist der Konsiliar- und Liaisonpsychiater in Fragen zu Screeningverfahren und Früherkennungsmaßnahmen bei Demenz sowie zur Abgrenzung zum Delir oder zur Depression gefordert. Letztlich beziehen sich viele Konsilanfragen im Rahmen von dementen Patienten auf die Frage der Einrichtung einer Betreuung oder der Beurteilung der Einwilligungsfähigkeit eines Patienten mit Demenz.

Häufige Konsilanfragen bei Patienten mit Demenz

- Delir bei Demenz (ICD-10: F05.1)
- Verhaltensauffälligkeiten bei Demenz
- Organisch-wahnhafte und/oder organisch-affektive Störung bei Demenz
- Screening der Demenz und Abgrenzung zum Delir oder zur Depression
- Einrichtung einer Betreuung und/oder Beurteilung der Einwilligungsfähigkeit bei Demenz

23.3.1 Delir bei Demenz

Das Delir bei Demenz stellt die häufigste Komplikation und eine der wichtigsten Anfragen im Konsildienst bei Patienten mit Demenz dar. Bereits 30% der dementen Patienten leiden bei stationärer Aufnahme in ein Allgemeinkrankenhaus an einem Delir. Weitere 30% entwickeln ein Delir während der stationären Behandlung, insbesondere nach operativen Eingriffen.

Definition

Das Delir ist ein Synonym für Verwirrtheitszustände und bezeichnet alle psychischen Störungen, die eine organische Ursache haben und mit verändertem Bewusstsein, gestörter Aufmerksamkeit und anderen kognitiven Störungen einhergehen.

Bereits aus dieser Definition wird deutlich, dass ein Delir keine psychiatrische Erkrankung per se darstellt. Die Demenzerkrankung geht mit erhöhter somatischer Vulnerabilität einher. So können scheinbar banale somatische Erkrankungen wie ein Harnwegsinfekt oder eine beginnende Pneumonie oder auch eine mit Juckreiz verbundene Hauterkrankung dazu führen, dass schwere Verwirrtheitszustände bei dementen Patienten auftreten. Aufgabe des Konsilpsychiaters ist es, zusammen mit den somatisch tätigen Kollegen, diese den Verwirrtheitszustand auslösenden Grunderkrankungen zu erkennen und mit medikamentösen (z. B. Antibiotikum) und nichtmedikamentösen Verfahren (z. B. Validation) zu behandeln. Die symptomatische Begleitbehandlung mit z. B. einem Neuroleptikum sollte in Abhängigkeit von den bestehenden Grunderkrankungen des Patienten (z. B. M. Parkinson), des Krankheitsverlaufs und der bereits bestehenden Medikation und immer nur kurzzeitig erfolgen.

Formen des Delirs im Konsil- und Liaisondienst

- **Hyperaktives Delir:** Es geht mit psychomotorischer Unruhe bis hin zur Erregung, erhöhter Irritierbarkeit, ungerichteter Angst, Halluzinationen und ausgeprägten vegetativen Zeichen einher. Aufgrund seiner beeindruckenden Symptomatik führt diese Delirform häufig zur Konsilanforderung. Es wird frühzeitig einer Diagnostik zugeführt und hat deshalb

▼

eine gute Prognose. Insgesamt macht diese Delirform jedoch nur ca. 15% der Delirien aus.
- **Hypoaktives Delir:** Es stellt gegenüber dem hyperaktiven Delir eine Herausforderung dar (ca. 25% der Fälle). Hier bestehen scheinbare Bewegungsarmut und wenig Kontaktaufnahme. Auch sind kaum vegetative Zeichen zu erkennen. Die Defizite (Halluzination und Desorientierung) werden erst nach intensivem Befragen deutlich.
- **Gemischtes Delir:** Es tritt am weitaus häufigsten im Rahmen einer Demenz auf (ca. 50% der Fälle). Sowohl hyper- als auch hypoaktive Symptome können bei demselben Patienten ineinander übergehen oder in rascher Folge alternieren.

Ursachen

Bei der Entstehung des Delirs bei Demenz ist meist von einer multifaktoriellen Genese auszugehen, da die wichtigsten prädisponierenden Faktoren das hohe Lebensalter, die Demenzerkrankung per se und die Multimorbidität sind.

Es wird davon ausgegangen, dass das Zusammenspiel prädisponierender Faktoren und exogener Einflüsse zum Delir bei Demenz führt. Im Konsildienst kommt den hospitalisierungsbezogenen Faktoren besondere Bedeutung zu. Dabei sind neben der Immobilisierung bei körperlicher Erkrankung die Fehlernährung, die Polypharmazie, das Vorliegen eines Blasenkatheters und iatrogener Ereignisse, insbesondere Erkrankungen infolge von diagnostischen Behandlungen und therapeutischen Interventionen, zu berücksichtigen.

Wichtige **prädisponierende Faktoren** für die Entstehung eines Delirs im Rahmen einer Demenz sind
- somatische Komorbidität (z. B. ein begleitender Harnwegsinfekt oder eine beginnende Pneumonie),
- Dehydratation (z. B. bei Apraxie im Rahmen einer Alzheimer-Demenz),
- Hör- und Sehbehindung.

Das **multifaktorielle Modell** geht davon aus, dass diese prädisponierenden Faktoren bereits mit niedrigpotent einwirkenden psychosozialen Noxen (wie z. B. der fremden Umgebung, der körperlichen Beschränktheit oder Immobilisation) ein Delir auslösen können. Andererseits können auch prädisponierende Faktoren mit niedriger Vulnerabilität wie leichte kognitive Störungen, Einsamkeit und niedrige Intelligenz, kombiniert mit potenten Noxen wie z. B. einem chirurgischen Eingriff oder der Behandlung mit Anticholinergika, ein Delir auslösen.

Multifaktorielle Genese des Delirs bei Demenz

Prädisponierende Faktoren (Vulnerabilität):

- Hohes Lebensalter
- Demenzerkrankung
- Somatische Komorbidität
- Hör- und Sehbehinderung
- Dehydratation

Exogene Einflüsse (Noxen):

- Chirurgischer Eingriff
- Behandlung mit Anticholinergika
- Intensivpflichtigkeit

Daneben wird das **Neurotransmittermodell** diskutiert. Es konnte gezeigt werden, dass ein cholinerges Defizit, insbesondere in Kombination mit einem aminergen Überschuss, zu einem Delir bei Demenz führt. Es wird hierbei eine Störung des zerebralen oxidativen Metabolismus diskutiert, der bei Patienten mit Demenz durch verminderte Synthese von Neurotransmittern ein Delir auslöst. Diese Hypothese wird durch die Tatsache gestützt, dass anticholinerg wirksame Medikamente Delirien auslösen können. Die Störung exekutiver Funktionen bei Patienten, die an Delir bei Demenz leiden, weist auf eine Dysfunktion im präfrontalen Kortex und damit der dopaminergen Projektion hin. Dies wird insofern plausibel, wenn man bedenkt, dass die Behandlung mit Risperidon (ein potenter Dopaminantagonist) zur Besserung des Delirs führt. Eine erhöhte Delirogenität bei Patienten mit Demenz geht jedoch in der Regel mit einem cholinergen Defizit und einem aminergen Überschuss einher.

Die wichtigsten **pathophysiologischen Ursachen** des Delirs bei Demenz sind

- Polypharmazie,
- Exsikkose,
- somatische Begleiterkrankungen,
- Stressfaktoren, z. B. im Rahmen der Krankenhausbehandlung,
- medikamentöse Einflüsse wie
  - die Inhibierung des Endorphinmetabolismus durch ACE-Hemmer,
  - die Veränderung der Transmitterhomöostase durch Amantadin,
  - die Veränderung der Ionenhomöostase durch Kalziumantagonisten,
  - eine Überdosierung durch Digitoxin,
  - die Einschränkung der renalen Clearance durch Cephalosporine,
  - die Blockade der noradrenergen β-Rezeptoren durch Antiarrhythmika.

Diagnostik und Therapie

Die Diagnose des Delirs wird immer klinisch gestellt. Die Laboruntersuchung und die apparative Diagnostik tragen jedoch wesentlich zur Klärung der Ätiologie des Delirs bei und sind damit Voraussetzung für die kurative Behandlung des Delirs bei Demenz. Das Delir bei Demenz geht zum einen mit zentralnervösen Symptomen, die sich in Störungen des Bewusstseins, der Kognition, der Psychomotorik, des Schlafes und des Affekts äußern, andererseits aber auch mit peripheren Symptomen einher.

Zentralnervöse Symptome des Delirs bei Demenz

Bewusstsein:
- Verminderte Aufmerksamkeit

Kognition:
- Fehlwahrnehmungen
- Halluzinationen
- Beeinträchtigung des abstrakten Denkens und des Kurzzeitgedächtnisses
- Desorientierung

Psychomotorik:
- Wechsel zwischen Hypo- und Hyperaktivität
- Verlängerte Reaktionszeiten
- Veränderter Redefluss
- Verstärkte Schreckreaktion

►

- Nesteln

Schlaf:

- Gestörter Schlaf-Wach-Rhythmus
- Albträume
- Nachts Verschlechterung der Unruhe und Verwirrtheit

Affekt:

- Depression
- Angst
- Aggression

Periphere Symptome des Delirs bei Demenz

- Trockene Haut und Schleimhäute
- Fieber
- Mydriasis
- Harnverhalt
- Obstipation bis hin zum paralytischen Ileus
- Tachykarde Herzrhythmusstörung
- Blutdruckabfall

Ein wichtiger Grundsatz in klinisch-diagnostischen Überlegungen des Konsiliar- und Liaisonpsychiaters ist die Akuität des Geschehens. Es gibt keine akute Demenz. Somit müssen Verwirrtheitszustände im Rahmen einer Demenz immer abgeklärt werden. Wichtig ist hierbei zunächst die genaue Erfassung von Symptomatik und Verlauf. Möglichst sollten eine Fremdanamnese und eine ausführliche Medikamentenanamnese erfolgen. Hirnorganische Vorerkrankungen und die Einnahme anticholinerg wirksamer Medikamente müssen berücksichtigt werden.

Der Konsilpsychiater sollte zunächst den psychopathologischen Befund erheben. Psychometrische Untersuchungen können hierbei genutzt werden. Wichtig sind eine eingehende internistische und neurologische Untersuchung. Das Labor sollte ein Blutbild zur Abklärung einer Anämie, einer Entzündung sowie die Elektrolyte und Osmolarität zur Abklärung einer Exsikkose, eines hyperosmolaren Komas, einer Elektrolytentgleisung oder eines Hypoparathyreoidismus beinhalten. Darüber hinaus müssen die Glukosewerte zum Ausschluss einer Hyper- oder Hypoglykämie als Ursache des Delirs bei Demenz erhoben werden. Die Leberwerte dienen zum Ausschluss eines Leberversagens, die Retentionswerte zum Ausschluss eines Nierenversagens. Mittels TSH sollte eine Hypo- oder Hyperthyreose ausgeschlossen werden. Wichtig sind die Überprüfung des CRP zum Ausschluss einer Entzündung und insbesondere die Urinanalyse zum Ausschluss eines Harnwegsinfekts. Durchaus sinnvoll erscheint, das Vitamin B_{12} und Folsäure zum Ausschluss einer Hypovitaminose zu bestimmen, gelegentlich kann es sinnvoll sein, eine Borrelien- und Lues-Serologie zu erheben.

An apparativer Diagnostik sind die Untersuchung der Vitalparameter, des Blutdrucks, des Pulses und der Temperatur sinnvoll. Zum Ausschluss einer kardialen Genese muss ein EKG erfolgen. Ebenfalls notwendig ist eine Röntgen-Thoraxuntersuchung. Sollten Hinweise auf eine zerebrale Ursache vorliegen, sind eine cCT oder cMRT (akute Ischämie) bzw. ein EEG (nichtkonvulsiver Status) notwendig. In Abhängigkeit vom klinischen Bild sollten Blutkulturen und Medikamentenspiegel, insbesondere Digitoxin und Lithium im Serum, bestimmt werden. Eine Liquorpunktion ist bei Hinweisen auf eine zerebral entzündliche Genese notwendig.

Die Behandlung des Delirs ist in erster Linie eine Behandlung der zugrunde liegenden organischen Störung. Eine spezifische Therapie besteht nicht. Da die Entstehung des Delirs bei Demenz auf einer multifaktoriellen Genese gründet, erfolgt auch die Behandlung in verschiedenen Therapiestrategien, die miteinander abgestimmt werden müssen. Besondere Bedeutung kommt den allgemeinen (kurativen) Maßnahmen zu. Hier geht es um die Behandlung oder Kompensation der auslösenden Faktoren.

Allgemeine (kurative) Maßnahmen zur Behandlung und Kompensation der auslösenden Faktoren

- Optimierung der Medikation (anticholinerge, monaminerge, delirogene Substanzen)
- Behandlung der Grunderkrankung (z. B. Pneumonie, Harnwegsinfekt, Exsikkose)
- Ausgleich von Medikamentenspiegeln (z. B. Digitoxin, Lithium)
- Flüssigkeitsbilanzierung
- Korrektur metabolischer Störungen
- Überwachung der Vitalwerte

Zudem sollten vorrangig nichtmedikamentöse Maßnahmen wie Reizabschirmung, Reorientierungshilfen und Flüssigkeitsbilanzierung erfolgen. Nur bei akuter Eigen- oder Fremdgefährdung (Stürze, Fehlhandlung) sollten hochpotente Neuroleptika wie Risperidon in geringen Dosen eingesetzt werden. Fixierungen können durch Einsatz einer Sitzwache meist vermieden werden.

Nichtmedikamentöse Therapiemaßnahmen (APA 1999)

- Bereitstellung von Reorientierungshilfen (Uhr, Kalender, Foto)
- Reizabschirmung (Zimmer, Personalwechsel, Lärm)
- Sensorische Hilfen (Brille, Hörgerät)
- Gute Beleuchtung (Tag-Nacht-Rhythmus)
- Persönliche Zuwendung, vertraute Bezugsperson
- Validierender Umgang
- Vorbeugung selbstverletzenden Verhaltens
- Fixierung als letzte Option

Medikamentöse Therapie zur symptomatischen Behandlung bei akuter Eigen- oder Fremdgefährdung

- Hochpotente Neuroleptika (Mittel der Wahl; z. B. Risperidon 0,25–2 mg/Tag)
- Benzodiazepine (möglichst mit kurzer Halbwertszeit; z. B. Oxazepam 2,5–10 mg/Tag)
- Clomethiazol (2,5–10 ml/Tag)
- Niederpotente Neuroleptika

Prävention

Eine wichtige Bedeutung kommt im konsiliar- und liaisonpsychiatrischen Dienst der Prävention des Delirs bei Demenz zu. Hierzu stellt das *Hospital Elder Life Program* eine wichtige präventive Maßnahme zur Verhinderung eines postoperativen Delirs bei vorliegender Demenzerkrankung dar. Im Rahmen einer Krankenhausbehandlung, insbesondere präoperativ, werden im Rahmen des konsiliar- und liaisonpsychiatrischen Dienstes die somatischen Risikofaktoren des Patienten kompensiert. Es erfolgt eine Optimierung der Medikation, insbesondere die Verringerung der Polypharmazie und das Absetzen von anticholinerger Medikation. Darüber hinaus kann die Narkosetechnik und -medikation in Rücksprache mit dem Anästhesisten optimiert werden. Perioperativ sollte eine standardisierte Beobachtung und Behandlung des Patienten auf der Intensivstation, z. B. durch eine »Delirschwester«, erfolgen.

Prävention des Delirs durch Management der Risikofaktoren

Kognition:
- Orientierungshilfen
- Täglich kognitiv stimulierende Aktivitäten

Schlafdeprivation:
- Möglichst nichtpharmakologisch (z. B. Aromatherapie)

Immobilität:
- Frühmobilisation
- Vermeidung der Bewegungseinschränkung

Visusminderung:
- Visuskorrektur

Hörminderung:
- Hörgerät

Dehydratation:
- Ausreichende Flüssigkeitszufuhr (**cave:** Apraxie)

Biorhythmus:
- Lichtrhythmus
- Geräuschrhythmus
- Pflegerhythmus

23.3.2 Verhaltensauffälligkeiten bei Demenz

Definition

Neben der Beeinträchtigung kognitiver Fähigkeiten und dem Auftreten typischer somatischer Begleiterkrankungen bei Demenz leiden demente Patienten im Verlauf der Erkrankung besonders stark an psychischen Symptomen.

Diese führen häufig zu Fragestellungen im gerontopsychiatrischen Konsiliar- und Liaisondienst und fordern eine rasche ärztliche Intervention. Diese psychischen Veränderungen werden heute als BPSD (*behavioral and psychological symptoms of dementia*) bezeichnet. Gelegentlich wird auch der Begriff nichtkognitive Symptome bei Demenz benutzt. Davon abzugrenzen sind organisch-affektive und organisch-wahnhafte Störungen bei Demenz, die in der ICD unter F06.3 bzw. F06.2 klassifiziert sind.

Etwa 92% der Patienten mit Demenz entwickeln Verhaltensauffälligkeiten. Bei den nichtkognitiven Störungen bei Demenz wird unterschieden zwischen

- **produktiven Verhaltensstörungen** (Aggressivität, Misstrauen, Unruhe, Schlaf-Wach-Rhythmus-Störungen, Wahn, Halluzinationen und Angst) und
- **reaktiven Verhaltensstörungen** (Depressivität, sozialer Rückzug, Apathie und Appetitverlust).

Häufig werden im konsiliar- und liaisonpsychiatrischen Dienst Fragen zu produktiven Verhaltensstörungen gestellt. Diese werden dann rasch einer Diagnostik und Therapie zugeführt, obwohl nur 50% der Dementen davon betroffen sind.

> **Weitaus häufiger, bei nahezu 90% der dementen Patienten, treten reaktive Verhaltensstörungen auf. Diese werden häufig von somatisch tätigen Kollegen übersehen und sind ein Zufallsbefund im konsiliar- und liaisonpsychiatrischen Dienst. In ihrer Auswirkung sind sie jedoch genauso leiderzeugend wie die produktiven Verhaltensstörungen.**

Somatische und psychiatrische Ursachen

In Abhängigkeit vom Demenztyp entwickeln demente Patienten unterschiedliche nichtkognitive Störungen. Deshalb sollte sich der Konsiliar- und Liaisonpsychiater einen Eindruck darüber verschaffen, welcher Demenztyp der Verhaltensstörung zugrunde liegt. So ist es beim Auftreten von **Aggressivität** entscheidend zu hinterfragen, welche Symptomatik eigentlich zur Aggressivität geführt hat:

- Im Rahmen einer **Alzheimer-Demenz** durch Beteiligung des paralimbischen Systems kann Aggressivität häufig durch Wahnsymptome wie Vergiftungs- oder Bestehlungserleben ausgelöst werden.

- Im Gegensatz dazu zeigen die **frontotemporalen Lobärdegenerationen** (insbesondere der frontotemporale Typ) Enthemmungsphänomene und emotionale Indifferenz. Die dadurch entstehenden Probleme in der Interaktion mit anderen (z. B. dem Pflegepersonal) führen dann zur Aggressivität des Patienten.
- Letztendlich zeigt aber auch ein Patient mit einer subkortikalen **vaskulären Demenz** mit der typischen Affektlabilität im Verlauf der Erkrankung Aggressivität.

Alle drei Ursachen von Aggressivität bei Demenz müssen jedoch unterschiedlich behandelt werden. Bei Wahnsymptomatik (im Rahmen der Alzheimer-Demenz) ist ein hochpotentes atypisches Neuroleptikum Mittel der Wahl. Die Affektlabilität im Rahmen der subkortikalen Demenz wird am besten mit einem Antidepressivum behandelt. Die Enthemmungsphänomene im Rahmen der frontotemporalen Demenzen sind möglicherweise einer Behandlung mit selektiven Serotoninwiederaufnahmehemmern (SSRI) zugänglich.

Verhaltensstörungen bei Demenz mit affektiven oder psychotischen Symptomen können durchaus Teil der Demenzerkrankung sein (z. B. szenische Halluzination im Rahmen einer Demenz mit Lewy-Körperchen). Meist treten sie jedoch im Rahmen einer somatischen oder psychischen Komorbidität auf. Häufige somatische Ursachen für Aggressivität, Unruhe und Enthemmung sind **Schmerzen**, z. B. durch unerkannte Frakturen nach Stürzen oder das Vorliegen einer unbehandelten Osteoporose. Ebenfalls führen Störungen im Bereich der Zahnprothese zu diesen Symptomen. Oft findet sich bei Patienten mit Demenz als Ursache der Aggressivität eine Digitalis- und Neuroleptikaüberdosierung. Letztlich können zahlreiche internistische Erkrankungen, wie z. B. eine Hyperthyreose oder ein Diabetes mellitus, aber auch Harnwegsinfekte oder eine chronisch obstruktive Lungenerkrankung (COPD), Verhaltensauffälligkeiten auslösen.

Somatische Ursachen für Aggressivität, Unruhe, Enthemmung

- Schmerzen (Frakturen aus unerkannten Stürzen, Osteoporose, Zahn- und Kieferschmerzen)
- Organisch-affektive Störungen (gereizte Manie nach linkshemisphärieller Ischämie)

▶

- Organisch-wahnhafte Störungen (z. B. Bestehlungswahn)
- Digitalisüberdosierung
- Neuroleptikaüberdosierung
- Benzodiazepin- oder Alkoholentzug

Der Begriff der »Nahrungsverweigerung« sollte nicht mehr angewendet werden. Die **Nichtaufnahme von Nahrung** wird heute im Sinne einer somatischen oder psychischen Komorbidität verstanden. Eine häufige somatische Ursache ist die Helicobacter-pylori-Besiedlung der Magenschleimhaut. Aber auch eine Digitalis- oder eine Psychopharmakoüberdosierung bzw. die Polypharmazie können für die Nichtaufnahme von Nahrung verantwortlich sein.

Somatische Ursachen für Nichtaufnahme von Nahrung

- Helicobacter-pylori-Gastritis
- Psychopharmaka- und Digitalisüberdosierung
- Polypharmazie (> 6 Medikamente)
- Zahnprobleme, Entzündungen im Mund (**cave:** Prothese)
- Zerebrale Ischämie mit Schluckapraxie, z. B. Wallenberg-Syndrom
- Organisch-affektive Störung (depressiv nach linkshemisphärieller Ischämie)
- Organisch-wahnhafte Störung (z. B. Vergiftungswahn nach zerebraler Ischämie)

Häufig zeigen Patienten mit Demenz **Bestehlungs-, Einbruchs- und Eifersuchtswahn**. Psychosoziale Faktoren wie die Aufnahme in ein Krankenhaus können diese subklinischen Befunde triggern und führen dann zu einer Vorstellung des Patienten im konsiliar- und liaisonpsychiatrischen Dienst. Bei Halluzinationen trifft man häufiger auf optische Halluzinationen. Diese sind in der Regel ein Hinweis auf das Vorliegen einer organischen Ursache.

23

Somatische Ursachen für Wahn und Halluzinationen

Wahn: überwiegend Bestehlungs-, Eifersuchts-, Vergiftungswahn

Halluzinationen: meist optisch, selten akustisch oder Körperhalluzinationen

- Hyperthyreose, Hyper- oder Hypoglykämien
- Antiparkinson-Medikamente, Digitalispräparate
- Psychopharmaka-Überdosierung (Neuroleptika, Anticholinergika)
- Sehbehinderung und Hörbehinderung

Neben den häufig im Konsildienst nachweisbaren somatischen Ursachen für Verhaltensstörungen bei Demenz treten psychiatrische Ursachen auf. Diese können im Rahmen einer affektiven Störung, einer psychotischen Störung oder einer zugrunde liegenden Persönlichkeitsakzentuierung beobachtet werden. Häufig treten affektive Störungen im Rahmen der Demenzerkrankung im Sinne von Anpassungsstörungen auf. Der demente Patient wird von seiner ungeschulten Umwelt unbewusst, aber dauerhaft mit seinen Einschränkungen konfrontiert. Er erlebt seine kognitiven Störungen als Defizite mit der daraus resultierenden Minderung seines Selbstwertgefühls. Zusätzlich sind gerade Patienten mit Demenz mit Veränderungen im psychosozialen Umfeld konfrontiert (z. B. Verlust des Partners oder Umzug in ein Heim). Neben den affektiven Störungen sind aber auch psychotische Störungen zu beobachten, die im oft Rahmen einer organisch-wahnhaften Störung zu werten sind.

Therapie der Verhaltensauffälligkeiten bei Demenz

Verhaltensauffälligkeiten sind integraler Bestandteil des Demenzsyndroms und einer therapeutischen Intervention zugänglich. Aufgabe des Konsiliar- und Liaisonpsychiaters ist es, ein Gesamtkonzept zu erstellen, das medikamentöse und nichtmedikamentöse Behandlungsverfahren umfasst.

Medikamentöse Therapie

Vor einer symptomatischen Behandlung von Verhaltensstörungen muss der entsprechende Demenztyp diagnostiziert werden. Danach ist es notwendig, zunächst die medikamentöse Basistherapie (z. B. die Behandlung mit einem Acetylcholinesterasehemmer) auszuschöpfen, um dann eine symptomatische Begleitbehandlung der Verhaltensstörungen zu veranlassen.

Die symptomatische Behandlung von Aggressivität, Erregung, krankhaftem Misstrauen, sozialem Rückzug, gestörtem Schlaf-Wach-Rhythmus und Wahn erfolgt heute mit einem hochpotenten Neuroleptikum. Mittel der Wahl ist das Medikament Risperidon. Reaktive Symptome, wie Depression und Apathie, werden heute mit Mitteln der Stimmungsaufhellung oder Antriebssteigerung behandelt. Mittel der Wahl sind dabei die Serotoninwiederaufnahmehemmer.

Nichtmedikamentöse Therapie

Frühzeitig sollte der Konsiliar- und Liaisonpsychiater nicht nur den Patienten, sondern auch seine Angehörigen und die Pflegekräfte in die Strukturierung und Durchführung der nichtmedikamentösen Therapieverfahren einbeziehen. Wichtiges Instrument in der nichtmedikamentösen Therapie ist das Aufklärungsgespräch mit Angehörigen, Patienten und dem Pflegepersonal der anfordernden somatischen Abteilung. Weitere Behandlung und Hilfen sind die Aufrechterhaltung alltagspraktischer Fertigkeiten, die Förderung erhaltener Kompetenzen, psychologische Ansätze, milieutherapeutische Interventionen, die Unterstützung pflegender Bezugspersonen sowie verschiedene Strategien zur kognitiven Aktivierung. Hier stehen insbesondere die **Verfahren der spezifischen Stimulation** zur Verfügung. Insbesondere die Erinnerungstherapie, die Selbsterhaltungstherapie (SET) nach Frau Dr. Romero sowie das Kommunikationstraining sollten angewendet werden. Eine indirekte Intervention erfolgt über Milieugestaltung, Soziotherapie, Angehörigenarbeit, adäquate Beschäftigung, Musik-, Ergo- und Kunsttherapie. Darüber hinaus kommen psychotherapeutische Verfahren wie kognitive Verhaltenstherapie und Validation zum Einsatz. Milieutherapeutische Maßnahmen geben dem an Patienten mit Demenz trotz des fortschreitenden Krankheitsprozesses Orientierungshilfen und eine überschaubare Tagesstruktur. Eine Konstanz in der Pflegebetreuung sollte gewährleistet werden. Hier kann das Prinzip der Bezugspflege eingesetzt werden.

Zwar ist die **Validation** im engeren Sinne kein psychotherapeutisches Verfahren. Sie ist jedoch eine wichtige Grundhaltung in der nichtmedikamentösen Therapie. Dabei vermittelt der Konsiliar- und Liaisonpsychiater dem somatisch arbeitenden Team, sich in die Gefühlswelt eines Patienten mit Demenz einzufühlen, diese zu benennen und für gültig zu erklären. Geschult angewendet führt dies zu Nähe und Vertrauen sowie einem Sicherheitsgefühl für den Patienten mit Demenz. Dies wiederum führt zur Stärkung seiner emotionalen Gefühlswelt und damit zu einer Steigerung des Selbstwertgefühls. Demente Patienten mit gestärktem Selbstwertgefühl leiden weniger häufig unter Verhaltensstörungen.

23.3.3 Kognitives Screening im Konsildienst

> **Dem kognitiven Screening in der Konsiliar- und Liaisonpsychiatrie, insbesondere im Allgemeinkrankenhaus, kommt erhebliche Bedeutung zu.**

Einen Schwerpunkt bildet dabei sicherlich die Früherkennung und Frühdiagnose von demenziellen Erkrankungen. Darüber hinaus hat das kognitive Screening jedoch wesentlichen Einfluss auf die Planung der eigentlich zur Aufnahme führenden somatischen Erkrankungen. Durch die Verifizierung kognitiver Defizite zu Beginn der Behandlung können Therapiestrategien etabliert werden, die insbesondere delirante Zustände und Verhaltensauffälligkeiten verhindern können. Letztendlich dienen kognitive Screeningverfahren aber auch der Abgrenzung einer demenziellen Erkrankung von der Depression und vom Delir.

Etwa ein Drittel der Patienten, die in ein Allgemeinkrankenhaus aufgenommen werden, zeigen deutliche Beeinträchtigungen von Konzentration, Merkfähigkeit und Gedächtnis. Da die Aufnahme in das Allgemeinkrankenhaus oft primär aufgrund einer organischen Erkrankung erfolgt und Diagnostik und Therapie durch den somatisch tätigen Mediziner hierauf fokussiert sind, werden kognitive Störungen häufig nicht erkannt.

Dies ist insbesondere dann zu beobachten, wenn die kognitiven Störungen nicht von gravierenden Verhaltensauffälligkeiten begleitet werden. Erst dann, wenn im Zusammenspiel der somatischen Erkrankung und der noch nicht erkannten kognitiven Störung produktive psychische Symptome auftreten, wird durch den somatisch tätigen Mediziner an eine kognitive Komorbidität gedacht und der konsiliar- und liaisonpsychiatrische Dienst aktiviert. Deshalb ist es wichtig, im Rahmen der Behandlung somatischer Erkrankungen im Allgemeinkrankenhaus, das Vorliegen kognitiver Defizite frühzeitig zu eruieren, da sie in der Behandlung der somatischen Grunderkrankung erschwerend hinzukommen und möglicherweise den Krankenhausaufenthalt bzw. die Krankenhausliegedauer verlängern können. Auch die hohe Letalität von 25%

bei Patienten mit Delir im Allgemeinkrankenhaus spricht für die Notwendigkeit einer frühzeitigen Diagnose kognitiver Störungen.

Über die Tatsache hinaus, dass Patienten mit somatischen Erkrankungen im Allgemeinkrankenhaus durch unentdeckte kognitive Störungen häufig Verhaltensauffälligkeiten und delirante Zustände entwickeln, ist es für die Behandlung in einer somatischen Abteilung entscheidend zu wissen, inwieweit kognitive Defizite die somatische Behandlungsplanung beeinträchtigen können. Kognitive Störungen können z. B. bedeutend für die Einwilligungsfähigkeit und die Entscheidungsfähigkeit des Patienten sein. Auch haben kognitive Defizite aufgrund der damit verbundenen Vulnerabilität Bedeutung für die medikamentöse Behandlungsplanung. Insbesondere anticholinerge Substanzen, Benzodiazepine und trizyklische Antidepressiva müssen dann vermieden werden.

Auch für die präoperative Phase, die Wahl der Narkose und das postoperative Management ist die Kenntnis möglicherweise vorliegender kognitiver Defizite relevant. Letztendlich können bei frühzeitigem Erkennen kognitiver Defizite die möglicherweise im Verlauf zu erwartenden Verhaltensauffälligkeiten oder deliranten Zustände frühzeitig durch nichtmedikamentöse Verfahren, insbesondere Copingstrategien, reduziert oder verhindert werden.

Die einzelnen Screeningverfahren für kognitive Störungen werden hierzu ausführlich in ► Kap. 19 beschrieben. Im Konsildienst sollten einfache und in angepasstem zeitlichem Rahmen durchzuführende Verfahren angewendet werden. Hierzu gehören MMSE (*Mini-Mental State Examination*), Uhrentest und DemTect. Für die Interpretation dieser Tests muss der Konsilpsychiater neben seinem klinischen Eindruck und der zugrunde liegenden Symptomatologie (z. B. Aphasie, Apraxie und Agnosie) den Einfluss somatischer Grunderkrankungen (z. B. einer COPD) und den Einfluss möglicherweise vorliegender Medikationen (insbesondere anticholinerge Medikation) berücksichtigen.

Typische somatische Erkrankungen als Ursache für kognitive Defizite

- Schwere kardiopulmonale Erkrankungen (z. B. COPD, Emphysem, Herzinsuffizienz)
- Endokrinopathien (Hypothyreose, seltener Hyperthyreose)

▼

- Elektrolytstörungen (Hypo- und Hypernatriämie, Hyperkalzämie, Hypokaliämie)
- Anämie, Exsikkose, Mangel- und Fehlernährung
- Hypovitaminosen (Vitamin B_{12}, Folsäure)
- Chronische Hepatopathie (z. B. Leberzirrhose)
- Chronische Nephropathie (z. B. chronische Niereninsuffizienz)

Letztendlich führt sehr häufig die Frage der Differenzialdiagnose kognitiver Defizite (liegt eine Demenz, ein Delir oder eine Depression vor?) zu einem Konsil. Neben der zugrunde liegenden psychiatrischen Symptomatik und dem Verlauf ist hier eine ausführliche Fremdanamnese sinnvoll.

Anhand folgender Punkte kann jedoch auch klinisch die **Differenzialdiagnose zwischen Delir, Demenz und Depression** im Konsildienst erfolgen:

- Für eine Demenz sprechen dabei der schleichende und chronische Verlauf sowie die ungestörte Bewusstseinslage.
- Das Delir tritt plötzlich auf und zeigt die o. g. Bewusstseins- und Aufmerksamkeitsstörung.
- Im Rahmen eines Delirs ist die Psychomotorik gesteigert und/oder reduziert, während bei der Demenz meist eine ungestörte Psychomotorik vorliegt.
- Bei der Demenz ist, im Gegensatz zum Delir, die Kognition meist global gestört.
- Für eine Depression spricht der langsame Beginn.
- Bezüglich der Tagesschwankung zeigt die Depression ein Morgentief.
- Im Gegensatz zum Delir und zur Demenz ist die Symptomatik bei der Depression am Abend eher besser, dafür zeigen die Patienten ein Früherwachen.
- Depressive Patienten leiden unter Schlafstörungen, Interessensverlust und Appetitlosigkeit.
- Das Delir als fluktuierende Erkrankung zeigt meist eine nächtliche Verschlechterung; die Demenz, insbesondere die Alzheimer-Demenz, eine Verschlechterung in den Nachmittags- und Abendstunden (Sundowning-Phänomen).

23.3.4 Einwilligungsfähigkeit bei Patienten mit Demenz

Einwilligungsfähigkeit und Geschäftsfähigkeit

Durch die steigende Anzahl von an dementen Patienten im Allgemeinkrankenhaus nehmen im konsil- und liaisonpsychiatrischen Dienst die Anfragen zur Einschätzung der Einwilligungsfähigkeit erheblich zu. Häufig stellt sich die Situation so dar, dass ein an Patient mit Demenz in einer somatischen Abteilung eines Krankenhauses behandelt wird und ein bestimmter Eingriff oder eine Operation durchgeführt werden soll. Der somatisch tätige Kollege ist sich in Hinblick auf die Einwilligungsfähigkeit des Patienten unsicher.

> Die **Einwilligungsfähigkeit** ist ein juristischer Begriff. Er beschreibt die Fähigkeit des Betroffenen, die Vor- und Nachteile einer Maßnahme abzuwägen und eine vernünftige Entscheidung darüber zu treffen. Der Jurist spricht auch von Einsichts- und Steuerungsfähigkeit. Dabei ist Einwilligungsfähigkeit etwas anderes als Geschäftsfähigkeit. Unter **Geschäftsfähigkeit** versteht man die Fähigkeit, selbstständig wirksame rechtsgeschäftliche Willenserklärungen abzugeben oder zu empfangen. Voraussetzung ist hierfür die Bildung des **freien Willens**.

Im Gegensatz zur Geschäftsfähigkeit ist die Einwilligungsfähigkeit graduierbar. Dies bedeutet, dass ein Patient, der an einer Demenzerkrankung leidet, möglicherweise die Fähigkeit besitzt, Vor- und Nachteile z. B. einer Lipomentfernung gegeneinander abzuwägen, dass er jedoch nicht in der Lage ist, die Vor- und Nachteile einer ERCP (endoskopisch-retrograde Cholangiopankreatikographie) gegeneinander abzuwägen. Im Allgemeinen kann man davon ausgehen, dass, je komplexer der geplante Eingriff ist, die Anforderungen an die Einwilligungsfähigkeit umso höher sein müssen.

Prüfung der Einwilligungsfähigkeit

Zur Beurteilung der Einwilligungsfähigkeit eines dementen Patienten sollte geprüft werden, ob der Betroffene über die Fähigkeit verfügt, den Sachverhalt zu verstehen (Verständnis). Darüber hinaus muss er die Fähigkeit besitzen, die ihm gegebenen Informationen, d. h. mögliche Folgen und Risiken, in angemessener Weise zu verarbeiten (Verarbeitung). Er muss Behandlungsalternativen angemessen bewerten (Bewertungsfähigkeit) und letztendlich einen eigenen Willen auf der Grundlage von Verständnis, Bearbeitung und Bewertung finden und artikulieren können (Willensbildung).

Ein dementer Patient ist dann einwilligungsfähig, wenn er Art, Bedeutung, Tragweite und Risiken der ärztlichen Maßnahme erfassen kann.

Voraussetzungen für Einwilligungsfähigkeit

1. Verständnis: Fähigkeit, einen bestimmten Sachverhalt zu verstehen
2. Verarbeitung: Fähigkeit, Informationen bezüglich Folge und Risiken zu verarbeiten
3. Bewertung: Fähigkeit, Behandlungsalternativen angemessen zu bewerten
4. Willensbildung: Fähigkeit, den freien Willen zu bilden

Sollte bereits eine Betreuung für die Gesundheitssorge vorliegen, schließt dies die Einwilligungsfähigkeit des dementen Patienten nicht aus. Im Gegenteil, die Entscheidung des Betreuers gemäß § 1901 BGB muss zum Wohl des Betreuten erfolgen, der Wille des Betroffenen hat Vorrang. Das Betreuungsrecht hat die Aufgabe, Defizite bei der Abgabe von Willenserklärung oder der Erledigung von Rechtsgeschäften zu kompensieren. Es muss immer geprüft werden ob bereits eine Willensbekundung z. B. im Sinne einer Patientenverfügung nach § 1901a BGB vorliegt.

Praktisches Vorgehen

In der klinisch-praktischen Arbeit ist das wichtigste Instrument zur Feststellung der Einwilligungsfähigkeit das ärztliche Gespräch. Es sollte zunächst eine Einschätzung des Ausmaßes der kognitiven Einschränkungen erfolgen. Hierzu sind im Konsildienst einfache Skalen wie MMSE, Uhrentest oder Demtect anzuwenden. Eine schwere Depression oder eine Psychose sowie der Einfluss von Medikation auf die Kognition sollten ausgeschlossen werden.

Im Folgenden sollte dem Patienten der geplante Eingriff ausführlich und mit Rücksicht auf die Demenzerkrankungen (Aphasie) in kurzen und prägnanten Sätzen und mit verschiedenen Umschreibungen dargelegt werden. Somit können möglicherweise vorliegende Auffassungs-, Konzentrations-, Merkfähigkeits- und Wortverständnisstörungen kompensiert werden. Im Anschluss wird der Betroffene gebeten, das Besprochene zu wiederholten. Somit kann die Verständnisfähigkeit beurteilt werden. Danach sollte gefragt werden, über welche Risiken man gesprochen hatte und welche Folgen möglicherweise mit dem Eingriff verbunden sind. Hiermit kann die Verarbeitungsfähigkeit geklärt werden. Nach Vorstellung von Behandlungsalternativen bittet man den Patienten, diese aus seiner Sicht zu kommentieren, und erhält somit einen Eindruck über die Bewertungsfähigkeit. Bestehen die Fähigkeit zum Verständnis, zur Verarbeitung und zur Bewertung, ist davon auszugehen, dass der Patient den freien Willen bestimmen kann, und er ist damit, trotz seiner Demenzerkrankung, einwilligungsfähig.

Wenn eine Betreuung vorliegt und der demente Patient einwilligungsfähig ist, kann er selbst in den Eingriff einwilligen. Der Betreuer muss dann, wenn er den Bereich der Gesundheitssorge betreut, über den Eingriff informiert werden. Ist der Patient mit Demenz nicht einwilligungsfähig, dann muss die Einwilligung in den Eingriff durch den Betreuer erfolgen. Dieser ist dabei dem Wohl des Betreuten und seinem mutmaßlichen Willen verpflichtet.

Literatur

American Psychiatric Association (1999) Practice guideline for the treatment of patients with delirium. Am J Psychiatry 156 (5 Suppl): 1–20

Arolt V (2004) Die Häufigkeit psychischer Störungen bei körperlich Kranken. In: Arolt V, Diefenbacher A (Hrsg) Psychiatrie in der klinischen Medizin. Steinkopff, Darmstadt, S 19–53

Cohen-Mansfield J et al (1989) An observational study of agitation in agitated nursing home residents. Int Psychogeriatr 1(2): 153–165

Cummings JL et al (1994) The Neuropsychiatric Inventory: comprehensive assessment of psychopathology in dementia. Neurology 44(12): 2308–2314

DGN (2005) Therapieempfehlungen der «Kommission Leitlinien⊠ der Deutschen Gesellschaft für Neurologie. In: Diener HC (Hrsg) Leitlinien für Diagnostik und Therapie in der Neurologie, 3. Aufl. Thieme, Stuttgart, S 792

Diefenbacher A (2005) Konsiliarpsychiatrie und -psychotherapie. In: Schölmerich J (Hrsg) Medizinische Therapie, 2. Aufl. Springer, Berlin Heidelberg New York Tokio, S 1402–1406

Draper B, Melding P (eds) (2001) Geriatric consultation liaison psychiatry. Oxford University Press, Oxford

Kratz T, Diefenbacher A (2008) Die gerontopsychiatrische Konsiliarpsychiatrie. Z Psychiatr Psychol Psychother 56(1): 39–46

Fischer P, Assem-Hilger (2003) Delir/Verwirrtheitszustand. In: Förstl H (Hrsg) Lehrbuch der Gerontopsychiatrie und -psychotherapie. Thieme, Stuttgart, S 394–408

Hoyer S (2000) Brain glucose and energy metabolism abnormalities in sporadic Alzheimer disease. Causes and consequences: an update. Exp Gerontol 35(9–10): 1363–1372

Inouye SK, Charpentier PA (1996) Precipitating factors for delirium in hospitalized elderly persons: predictive model and interrelationship with baseline vulnerability. J Am Med Assoc 275: 852–857

Inouye SK, Bogardus ST, Baker DI et al (2000) The hospital elder life program: a model of care to prevent cognitive and functional decline in older hospitalized patients. J Am Geriatr Soc 48: 1697–1706

IQWiG (2007) Cholinesterasehemmer bei Alzheimer-Demenz – Abschlussbericht A05-19A. Institut für Qualität und Wirtschaftlichkeit im Gesundheitswesen (IQWiG), Köln

Köhler H(2010) Bürgerliches Gesetzbuch BGB, 65. Aufl. DTV-Beck, München

Kratz T (2007) Delir bei Demenz. Z Gerontol Geriatr 40: 1–8

Reischies FM, Diefenbacher A (2000) Demenz-Screening bei älteren psychiatrischen Konsiliarpatienten im Allgemeinkrankenhaus. Med Klin (Munich) 95(6): 300–304

Gedächtnissprechstunden (Memory-Kliniken)

Janine Diehl-Schmid, Nicola T. Lautenschlager und Alexander Kurz

Zum Thema

In diesem Kapitel wird die Institution Memory-Klinik oder Gedächtnissprechstunde vorgestellt, wie sie sich entwickelte und wie sie sich definiert. Im Weiteren werden der Aufgabenbereich und der Untersuchungsablauf skizziert. Die für den Hausarzt wichtigen Punkte wie Überweisungsindikation und Zusammenarbeit werden ausführlich besprochen.

24.1 Historischer Überblick

Die organisch bedingten psychischen Störungen, v. a. die Demenzen, waren jahrzehntelang ein vernachlässigtes Gebiet der Nervenheilkunde in Deutschland, aber auch in anderen europäischen Ländern. Die Zahl der neurodegenerativen Syndrome in der Bevölkerung stieg jedoch fortlaufend an, weil immer mehr Menschen das Risikoalter für die gerontopsychiatrischen Krankheiten erreichen. Dieses Missverhältnis mag ein Beweggrund gewesen sein, der vor knapp 3 Jahrzehnten zur Gründung der ersten spezialisierten Einrichtungen für die Diagnostik und Behandlung von Demenzerkrankungen führte. Ein weiterer Anlass war der Aufruf der Weltgesundheitsorganisation (WHO), die 1981 zur Gründung von Institutionen aufforderte, die sich speziell der Erkennung und Behandlung psychischer Störungen im Alter widmen.

1983 wurde die erste *memory-clinic* (»*clinic*« bedeutet übersetzt »Ambulanz«) in London gegründet. Die erste Memory-Klinik im deutschsprachigen Europa folgte 1985 an der TU München (Kurz et al. 1991). Danach folgte 1986 eine ähnliche Einrichtung an der geriatrischen Universitätsklinik Basel. Es haben sich mittlerweile viele weitere Einrichtungen dieser Art etabliert. In Deutschland, Österreich und der Schweiz gibt es derzeit über 160 verschiedene Memory-Kliniken. Es ist anzunehmen, dass in den kommenden Jahren viele weitere ähnliche Institutionen hinzukommen werden.

24.2 Definition einer Memory-Klinik

Die Definition einer Memory-Klinik hängt eng mit der Zielsetzung der entsprechenden Einrichtung zusammen. Im Mittelpunkt stehen die diagnostische Aufklärung von kognitiven Störungen, die medikamentöse Therapie der zugrunde liegenden Krankheitsbilder, die Durchführung kognitiver Trainingsverfahren und die Beratung der Patienten und Angehörigen. Hinsichtlich der Trägerschaft sind die Memory-Kliniken sehr heterogen. Hierunter finden sich Universitäten, Bezirkskrankenhäuser, städtische Kliniken, spezialisierte Arztpraxen, private Träger und Rehabilitationskliniken. Die Arbeitsweise der Memory-Kliniken ist durch das Zusammenwirken verschiedener Berufsgruppen gekennzeichnet. Diese »multiprofessionellen Teams« umfassen in typischen Fällen Psychiater, Neurologen, Geriater, Psychologen, Pflegepersonal, Beschäftigungstherapeuten, Krankengymnasten, Ergotherapeuten und Sozialpädagogen. Natürlich haben die Memory-Kliniken, je nach Institution, der sie angegliedert sind, unterschiedliche Möglichkeiten und Schwerpunkte der Diagnostik und Therapie. Dies hängt auch von den Rahmenbedingungen der jeweiligen Memory-Klinik ab: Befindet sie sich in der Großstadt oder hat sie ein ländliches Einzugsgebiet, hat die jeweilige Region ein knapp bemessenes oder gutes Angebot an ärztlicher Versorgung, existiert eine lokale Alzheimer-Gesellschaft vor Ort? Dennoch hat sich eine Übereinkunft bezüglich der Ziele und Strukturen einer Memory-Klinik herauskristallisiert.

Eine Memory-Klinik ist auf die Diagnose und Therapie von organisch bedingten psychischen Erkrankungen älterer Patienten spezialisiert. Sie arbeitet multiprofessionell.

Memory-Kliniken haben sich mit der Zeit zu Kristallisationspunkten spezialisierten Wissens entwickelt, die sowohl Allgemeinärzten als auch Neurologen und Psychiatern zur Verfügung stehen. Außerdem können sie bedeutende Infrastrukturen für die Forschung auf dem Gebiet der Demenzen sein. Memory-Kliniken können unter verschiedenen Bezeichnungen arbeiten, wie z. B. »Gedächtnissprechstunde«, »Demenzambulanz« oder »Alzheimer-Zentrum« etc.

In den Zentren werden 90% der Patienten ambulant versorgt, etwa die Hälfte verfügt zusätzlich über teilstationäre und stationäre Behandlungsmöglichkeiten. Fast in allen Einrichtungen sind Neuropsychologie, Computertomographie oder Kernspintomographie und Elektroenzephalographie diagnostischer Standard. Während im niedergelassenen Bereich selten Zeit für ausführliche neuropsychologische Tests bleibt und zumeist nur Screening-Tests wie *Mini-Mental State Examination* (MMSE) oder DemTect durchgeführt werden, dient die neuropsychologische Untersuchung in der Memory-Klinik nicht nur dazu, die Ausprägung kognitiver Beeinträchtigungen zu erfassen, sondern auch ein Leistungsprofil zu erstellen. In den Memory-Kliniken wird hierfür mehrheitlich die CERAD-NP (*The Consortium to Establish a Registry for Alzheimer's Disease* – Neuropsychologische Batterie) verwendet. Bei besonderen Fragestellungen, wie z. B der Frage nach dem Ausmaß von Beeinträchtigungen der sprachlichen Fähigkeiten oder der exekutiven Funktionen, werden ggf. weiterführende kognitive Tests passend zur individuellen Fragestellung ausgewählt (Diehl et al. 2005).

Während die Liquoruntersuchung in einigen Memory-Kliniken zum diagnostischen Standard zählt, wird die Liquorpunktion in anderen Memory-Kliniken nur in Einzelfällen bei spezifischen Fragestellungen durchgeführt. Zunehmend mehr Memory-Kliniken haben Zugang zur *Single-Photon Emission Computed Tomography* (SPECT) und zur Positronenemissionstomographie (PET) für spezielle klinische Fragestellungen oder für Forschungsprojekte.

Im Durchschnitt werden in jeder Memory-Klinik etwa 160, in einigen bis zu 400 neue Patienten im Jahr untersucht.

Die am häufigsten gestellte Diagnose in den Memory-Kliniken ist die Alzheimer-Demenz (AD), gefolgt von vaskulärer Demenz (VD) bzw. »gemischter Form«, bei der sich gleichzeitig Anzeichen für eine Alzheimer-Krankheit und eine vaskuläre Pathologie zeigen. Auch seltenere Demenzursachen, wie z. B. frontotemporale lobäre Degenerationen, werden an jeder Memory-Klinik diagnostiziert. Der Anteil derjenigen Patienten, die bereits im Stadium der leichten kognitiven Beeinträchtigung diagnostiziert werden, nimmt seit Jahren kontinuierlich zu. Die beteiligten Institutionen folgen bei der Diagnostik international anerkannten Diagnosekriterien: der ICD-10 und dem DSM-IV bzw. den NINDS-ADRDA-Kriterien für die AD und den NINDS-AIREN-Kriterien für die VD.

24.3 Indikationsstellungen

Bei der Diagnostik und Therapie organisch bedingter psychiatrischer Syndrome, besonders von Demenzzuständen, treten an einigen Stellen immer wieder besondere Probleme auf, die es für den Allgemeinarzt oder Nervenarzt ratsam scheinen lassen, den Rat einer Memory-Klinik einzuholen.

Es ist im Allgemeinen empfehlenswert, der Überweisung an eine Memory-Klinik bereits erhobene Vorbefunde beizufügen.

Überweisungsindikationen für eine Memory-Klinik

- Junge Patienten mit Gedächtnisstörungen oder Demenz
- Alleinstehende Patienten mit Demenz
- Früherkennung von Demenzen
- Schwierige Differenzialdiagnosen
- Rasche Progredienz und atypische klinische Bilder von Demenzsyndromen
- Verdacht auf eine seltene Demenzursache

Die Bezugspersonen des Patienten müssen darauf aufmerksam gemacht werden, dass eine genaue Fremdanamnese eine wesentliche Informationsquelle für die Diagnosefindung darstellt und dass daher ihre Teilnahme an der Untersuchung unbedingt erforderlich ist. Wichtig sind auch Hinweise zur Medikamenteneinnahme und Familienvorgeschichte.

24.3.1 Besonders problematische Patientengruppen

Junge Patienten

Eine Überweisung an eine Memory-Klinik zur Aufklärung von Gedächtnisstörungen bei jungen Patienten ist sinnvoll, da die subjektiven mnestischen Probleme nicht selten ihren Ursprung in funktionellen psychischen oder in besonderen neurologischen Erkrankungen haben (Werner et al. 2009).

Bei jungen Patienten mit Gedächtnisstörungen liegt die Ursache oft in einer funktionellen psychischen oder in einer spezifischen neurologischen Störung.

Besonders Depressionen, aber auch Schizophrenien, Persönlichkeitsstörungen, Suchterkrankungen oder akute Belastungsreaktionen können für Gedächtnisstörungen bei jungen Patienten verantwortlich sein. Hier kann besonders die psychiatrische Untersuchung weiterhelfen. Memory-Kliniken versuchen, in diesen Fällen eine psychiatrische bzw. psychotherapeutische Behandlung zu initiieren.

Sind die Patienten noch berufstätig, fallen kognitive Defizite häufig zuerst am Arbeitsplatz auf, besonders wenn sich die Anforderungen ändern oder neue Aufgaben gelernt werden müssen. In der Regel wendet sich der Patient mit diesen Schwierigkeiten zuerst an den Hausarzt. Auch wenn bei jüngeren Patienten als mögliche Ursache der Probleme eine Demenz nicht die wahrscheinlichste Ursache ist, sollte diese Möglichkeit unbedingt in Erwägung gezogen werden. Bei jüngeren Patienten ist die Häufigkeitsverteilung der möglichen Demenzursachen anders als bei älteren. Die Inzidenz von AD und VD steigen mit dem Alter an. Daraus ergibt sich, dass bei jüngeren Patienten mit Demenz die Wahrscheinlichkeit im Vergleich zu alten Patienten höher ist, an einer seltenen Demenzursache zu leiden (Ott et al. 1997), z. B. einer frontotemporalen Demenz, bei welcher der durchschnittliche Krankheitsbeginn mit rund 58 Jahren im Präsenium liegt (Johnson et al. 2005). Es ist also besonders wichtig, bei der diagnostischen Abklärung jüngerer Patienten auch an primär neurologische Erkrankungen wie Chorea Huntington, Morbus Parkinson, Creutzfeldt-Jakob-Erkrankung, motorische Vorderhornerkrankungen und Systematrophien zu denken. Auch metabolische, entzündliche und infektiöse Erkrankungen müssen in Betracht gezogen werden.

Besonders bei jungen Patienten mit einem Demenzsyndrom ist die gewissenhafte Suche nach weniger häufigen Demenzformen vordringlich.

Daraus folgt, dass die neurologische Untersuchung eine große Bedeutung im Rahmen der diagnostischen Abklärung hat. Zudem sollte besonders bei jungen Patienten eine ausführliche Labordiagnostik durchgeführt werden. Häufig müssen auch kostspielige Untersuchungsverfahren wie die PET zur Diagnosefindung eingesetzt werden, die nicht überall zur Verfügung stehen.

Fachübergreifende Zusammenarbeit ist besonders bei der medizinischen Aufklärung von Demenzsyndromen junger Patienten wichtig, um seltene Ursachen nicht zu übersehen.

Auch bei der Therapie der Demenz finden sich häufig Unterschiede zu den älteren Patienten. Oft verläuft die Krankheit rascher; Antidementiva sind gelegentlich weniger wirksam. Daneben sind die sozialen Belastungen bei jungen Patienten oft extrem. Meist muss die Arbeitsstelle aufgegeben werden, die Familie ist ihrer Zukunftsplanung beraubt und steht nicht selten vor erheblichen finanziellen Problemen, da die Rente nicht gesichert ist oder Kredite noch nicht abbezahlt sind. Minderjährige Kinder haben erhebliche Probleme, mit der Demenzerkrankung der Mutter oder des Vaters zurechtzukommen. Die Patienten brauchen Beistand und Beratung bei der Bewältigung dieser einschneidenden Veränderungen.

Wird tatsächlich die Diagnose einer Demenz gestellt, benötigen jung erkrankte Patienten und ihre Familie intensive Beratung. Problematisch ist, dass die meisten Versorgungsstrukturen auf ältere Patienten mit Demenz zugeschnitten sind.

Junge Patienten haben oft Probleme, z. B. Tagesstätten zu akzeptieren, in denen überwiegend deutlich ältere Menschen betreut werden. Nur langsam entwickeln sich besondere Therapievorschläge für junge Patienten mit Demenz, die in Einzelfällen in Memory-Kliniken in Zusammenarbeit mit den lokalen Alzheimer-Gesellschaften erprobt werden.

Alleinstehende Patienten

Immer mehr ältere Menschen leben, besonders in den Großstädten, in Einpersonenhaushalten. Daher stellen sich auch immer mehr alleinstehende Ältere, v. a. ältere Frauen, mit Gedächtnisstörungen beim Arzt vor.

Hier ist eine diagnostische Einschätzung der Beschwerden schwierig, da oft keine Fremdanamnese zur Verfügung steht. Dies trifft insbesondere für die Situation zu, in der Patienten keine subjektiven Gedächtnisprobleme äußern, der Hausarzt aber aufgrund ihres Verhaltens entsprechende Probleme vermutet.

Alleinstehende Patienten mit Demenz brauchen frühzeitig den Aufbau eines sozialen Netzes, um die nötige Versorgung sicherzustellen.

Da alleinstehende demente Patienten auch in besonderem Maße durch fehlende familiäre Unterstützung frühzeitig in ihrer Sicherheit gefährdet sein können, ist hier die Sozialberatung einer Memory-Klinik besonders wertvoll. Bei Vorliegen einer Demenz kann ein tagesklinischer Aufenthalt zu Beginn zur medikamentösen Einstellung und Regelung wichtiger sozialer Fragen nützlich sein, z. B. bei der Organisation ambulanter Hilfen, beim Herausführen aus der sozialen Isolation und der Anbindung an eine Gruppe oder ein Altenservicezentrum.

Auch alleinstehende Patienten mit Demenz können mit entsprechendem sozialpsychiatrischem Aufwand noch längere Zeit in der eigenen Wohnung leben.

Alleinstehende demente Patienten müssen in der Regel mit Fortschreiten ihrer Erkrankung wesentlich früher in ein Heim aufgenommen werden als Patienten, die von Angehörigen zu Hause versorgt werden können. Aufgrund der fehlenden Unterstützung der Familie im zeitlichen Verlauf der Erkrankung sind sie demenztypischen Gefahren deutlich früher ausgesetzt, wie das »Nicht-mehr-nach-Hause-Finden«, mangelnde Selbstversorgung, unzureichende Ernährung, Vernachlässigung der Körperhygiene, Verwahrlosung und Medikamentenfehlverwendung. Darüber hinaus sind sie in verstärktem Maße durch z. B. Betrug und Erbschleicherei gefährdet. Sollte es jedoch der ausdrückliche Wunsch des Patienten sein, möglichst lange zu Hause zu leben, kann auch bei alleinstehenden Patienten versucht werden, dies mit ambulanten oder teilstationären Hilfen zu realisieren. Dabei ist es besonders wichtig, dass eine Institution, wie z. B. ein Altenservicezentrum, ein sozialpsychiatrischer Dienst oder eine Memory-Klinik, für die Koordination der ambulanten Versorgung verantwortlich ist und auch einen Notfallplan ausarbeitet, falls plötzlich eine Zustandsverschlechterung oder unvorhergesehene Ereignisse eintreten, auf die ein dementer Patient nicht mehr angemessen reagieren kann (körperliche Krankheit, Ausfall eines ambulanten Dienstes etc.).

24.4 Diagnostische Schwierigkeiten

24.4.1 Früherkennung

Eine besondere Herausforderung ist die Früherkennung von Demenzsyndromen. Da der Hausarzt in der Regel die erste Anlaufstelle der Patienten ist, sieht er auch Patienten mit beginnenden demenziellen Syndromen. Da mittlerweile medikamentöse Therapien zur Verfügung stehen, die besonders bei leichtgradigen Demenzen sinnvoll sind, kommt der Früherkennung inzwischen eine entscheidende Bedeutung zu. Patienten mit beginnenden Demenzen versuchen jedoch oft, ihre kognitiven Defizite zu verbergen und äußern beim Hausarzt nicht von sich aus ihre Beschwerden. Deshalb ist es für den Hausarzt wichtig, auf typische Warnzeichen (s. unten) zu achten.

Warnzeichen für eine beginnende Demenz

Neu aufgetretene, anhaltende oder fortschreitende Schwierigkeiten

- beim Lernen und Speichern neuer Information
- bei der Ausführung gewohnter Tätigkeiten
- bei der räumlichen Orientierung, besonders in unvertrauter Umgebung
- beim Finden von Wörtern im Gespräch

Klagt ein älterer Patient in der hausärztlichen Praxis über Gedächtnisstörungen, die ihn jedoch bei den gewohnten Alltagsaktivitäten nicht beeinträchtigen, können leichte kognitive Beeinträchtigungen vorliegen. Heute weiß man, dass alle Patienten mit einer neurodegenerativ verursachten Demenz, etwa auf der Basis einer Alzheimer-Erkrankung, eine Prädemenzphase mit leichten kognitiven Beeinträchtigungen durchlaufen. Andererseits können subjektiv geäußerte kognitive Beschwerden auch für einen depressiven Zustand sprechen.

> **Patienten mit leichten kognitiven Beeinträchtigungen erwähnen ihre kognitiven Probleme häufig zuerst gegenüber dem Hausarzt.**

Häufig werden diese leichtgradigen Veränderungen von außenstehenden Personen nicht bemerkt. Diese Beeinträchtigungen sind in einem kurzen Gespräch und einer kurzen Screening-Untersuchung nur sehr unzureichend festzustellen. Zur genaueren Abklärung ist eine neuropsychologische Testung mit altersnormierten Testverfahren notwendig, die in der Regel in der Allgemeinarztpraxis oder beim niedergelassenen Nervenarzt nicht möglich ist. Solche diagnostischen Verfahren zur Früherkennung gehören in Memory-Kliniken zum Standardprogramm.

> **Patienten mit leichten kognitiven Beeinträchtigungen haben ein deutlich erhöhtes Risiko, später eine Demenz zu entwickeln.**

Diese diagnostisch noch nicht genau erfassbare Gruppe der leichten kognitiven Beeinträchtigungen mit uneinheitlicher Ätiologie und unterschiedlicher Prognose (Petersen et al. 2009) ist als mögliche Vorstufe eines Demenzsyndroms besonders interessant, da gegenwärtig die möglichst frühzeitige Behandlung eines beginnenden Demenzsyndroms angestrebt wird und in Zukunft vor Erreichen der Demenzschwelle prophylaktische und krankheitsverzögernde Behandlungsmaßnahmen zum Einsatz kommen werden. Zunehmend häufiger haben Patienten und Angehörige Fragen zu Früherkennung und Präventivmaßnahmen. Memory-Kliniken können hier ausführlich beraten und informieren, da sie z. T. auch an klinischen Studien mit diesen Forschungsschwerpunkten teilnehmen (Middleton u. Yaffe 2009).

24.4.2 Schwierige Differenzialdiagnosen

Differenzialdiagnose Depression oder beginnende Demenz

Häufig melden sich depressive Patienten selbst bei ihrem Hausarzt mit der Bitte um eine Untersuchung des Gedächtnisses, da sie die Gedächtnisstörungen subjektiv deutlich wahrnehmen und darunter leiden.

Mitunter ist die Differenzialdiagnose zwischen einer depressiven Störung mit einer einhergehenden »Pseudodemenz« und einer beginnenden Demenz schwierig, da viele beginnend demente Patienten auch depressiv reagieren (Panza et al. 2010). Auch hier ist die Überweisung an eine Memory-Klinik sinnvoll, da mithilfe einer ausführlichen neuropsychologischen Untersuchung oder auch mit bildgebenden Verfahren in der Regel gut zwischen diesen beiden Krankheitsbildern unterschieden werden kann.

Mitunter hilft bei der Differenzialdiagnose zwischen Depression und beginnender Demenz eine Beobachtung der Alltagsaktivitäten in Rahmen einer tagesklinischen Behandlung.

In solchen Fällen kann es zweckmäßig sein, eine tagesklinische Behandlung in einer Memory-Klinik zur medikamentösen antidepressiven Einstellung und Verhaltensbeobachtung einzuleiten. Denn die Alltagsaktivitäten sind in diesen Fällen für eine diagnostische Zuordnung sehr informativ.

Nach Feststellung eines demenziellen Syndroms ist die Differenzialdiagnostik bezüglich der kausalen Zuordnung des demenziellen Syndroms mitunter schwierig. Folgende differenzialdiagnostischen Entscheidungen sind mitunter in der Praxis schwer zu fällen und können eine Überweisung in eine Memory-Klinik sinnvoll machen:

Schwierige Differenzialdiagnosen bei Demenz

- Alzheimer-Demenz oder frontotemporale Degeneration?
- Alzheimer-Demenz, Demenz bei Morbus Parkinson oder Lewy-Körperchen-Variante der Alzheimer-Demenz?
- Mischformen von Alzheimer-Demenz und vaskulärer Demenz?
- Rasch verlaufende Alzheimer-Demenz oder Creutzfeldt-Jakob-Erkrankung?

Rasche Progredienz und atypische klinische Bilder von Demenzsyndromen

Ist das demenzielle Syndrom eines Patienten im Verlauf rasch progredient, sodass sich innerhalb von Monaten trotz Behandlung eine deutliche Verschlechterung zeigt, sollte an eine Überweisung zur Memory-Klinik gedacht werden.

Gegebenenfalls muss in Anbetracht der raschen Progredienz die Diagnose überprüft werden. Seltene, rasch verlaufende Demenzen, wie die Creutzfeldt-Jakob-Erkrankung, sind in Betracht zu ziehen.

Auch wenn die Demenz einen atypischen Verlauf zeigt, der sich aus der vermuteten Krankheitsursache nicht erklären lässt, sollte an eine Vorstellung in einer Memory-Klinik gedacht werden.

Dies gilt z. B. für Patienten, die früh im Krankheitsverlauf fluktuierende Verwirrtheitszustände erfahren oder dramatische Verhaltensauffälligkeiten, Halluzinationen oder zusätzliche neurologische Symptome (z. B. Ataxie, Myoklonie oder Dysarthrie) zeigen.

Verdacht auf eine seltene Demenzursache

Sollten sich Hinweise auf seltenere Demenzursachen ergeben, ist eine weitere diagnostische Aufklärung an einer Memory-Klinik auf jeden Fall empfehlenswert (Lautenschlager u. Martins 2005).

Dies trifft auch bei Verdacht auf frontotemporale Degenerationen zu, die sich oft mit einer frontalen Veränderung der Persönlichkeit ankündigen im Sinne von zunehmender Enthemmung, Gleichgültigkeit gegenüber der Umgebung, bizarrem Verhalten mit zwanghaften Ritualen und Hyperoralität. Da die Verhaltensauffälligkeiten hier ganz im Vordergrund stehen, ergeben sich in besonderem Ausmaß unangenehme und belastende Situationen für die betroffene Familie, und eine frühzeitige Information über die Krankheit und eine Sozialberatung sind dringend nötig.

Bei Demenzformen, bei denen Verhaltensauffälligkeiten im Vordergrund stehen, ist eine frühzeitige ausführliche Beratung der Familie besonders wichtig.

24.5 Besondere Fragestellungen

24.5.1 Fragen zur Therapie

Besondere Fragestellungen zur Therapie von Demenzsyndromen sind inzwischen komplex geworden, da in den vergangenen Jahrzehnten verschiedene medikamentöse Therapien etabliert wurden. Da einige der modernen Antidementiva teuer sind, kann es für den Allgemeinarzt sinnvoll sein, sich bei einer Memory-Klinik beraten zu lassen.

Fragen zur Therapie mit Antidementiva

- Indikation zur medikamentösen Therapie
- Auswahl des passenden Antidementivums
- Kontraindikationen und Nebenwirkungen
- Erfolgskontrolle
- Präparatewechsel
- Einleitung und Beendigung der medikamentösen Behandlung

Eine Memory-Klinik bietet durch ihre Spezialisierung eine gewisse Garantie, bezüglich der neuesten Entwicklungen von Antidementiva auf dem Laufenden zu sein. Memory-Kliniken bieten den Patienten und ihren Angehörigen auch die Teilnahme an Medikamentenstudien, z. B. von neuen, noch nicht zugelassenen Medikamenten an, die Vorteile für die Patienten aufweisen können.

Nichtkognitive Symptome

Besonders belastend sind für die betroffenen Familien die mit der Erkrankung einhergehenden Verhaltensauffälligkeiten wie Depression, Aggression, Unruhe, Schlafstörungen und Apathie. Hier kann eine Memory-Klinik beraten, welche Psychopharmaka oder nichtmedikamentösen Behandlungsverfahren zum Einsatz kommen könnten (Kurz 1998, Aarsland et al. 2005).

Nichtansprechen auf die medikamentöse Therapie

Der Therapieerfolg ist nicht einfach mit einer Symptomverbesserung gleichzusetzen. Unter Umständen ist eine Stagnation der Symptomatik, also ein

»Sich-nicht-Verschlechtern«, bei einer neurodegenerativ verursachten Demenz wie z. B. der AD schon als Therapieerfolg zu bewerten. Eine Memory-Klinik kann hier in regelmäßigen zeitlichen Abständen ambulante Verlaufsuntersuchungen durchführen. Gerade für den niedergelassenen Arzt wird es immer wichtiger, durch den regelmäßigen Nachweis des Therapieerfolgs den Einsatz moderner Antidementiva zu rechtfertigen. Fragen, wie lange ein Antidementivum gegeben werden soll, können diskutiert werden. Eine schwerwiegende Frage betrifft die Beendigung der Therapie. Sie sollte immer unter Einbezug der Angehörigen diskutiert werden.

Psychotherapeutische Strategien

Manche Memory-Kliniken bieten Informationen oder auch die Durchführung von psychotherapeutischen Verfahren für Patienten mit leichter kognitiver Beeinträchtigung bzw. Demenz an.

Psychotherapeutische Verfahren

- (Modifizierte) Verhaltenstherapie
- Kognitives Training
- Kreative Verfahren
- Erinnerungstherapie
- Milieutherapie
- Selbsterhaltungstherapie (SET)
- Realitätsorientierungstraining (ROT)
- Validation

Besonders in der Therapie der nichtkognitiven Symptome von Patienten mit Demenz scheinen diese nichtmedikamentösen Strategien effektiv zu sein (Haupt 1997, Cotelli et al. 2006). Der Einsatz der verschiedenen psychotherapeutischen Strategien muss die einzelnen Stadien der Erkrankung und damit das Ausmaß der Beeinträchtigungen berücksichtigen. Bei beginnenden Demenzen zählt die Verhaltenstherapie zu den am besten erprobten Verfahren. Ihr Ziel ist es v. a., depressive Reaktionen der Patienten positiv zu beeinflussen und die Entwicklung von Coping-Strategien zu fördern.

Kognitives Training kann unter bestimmten Bedingungen zur Stabilisierung, evtl. sogar zur Verbesserung kognitiver Leistungsbereiche, der Stimmung und der Lebensqualität führen (Kurz et al. 2009). Eine Verbesserung der Fähigkeiten zur Bewältigung der Alltagsaktivitäten durch kognitives Training wurde bislang allerdings nicht nachgewiesen.

Die Erinnerungstherapie macht sich die Tatsache zunutze, dass der positive Rückblick auf das eigene Leben einen wichtigen Beitrag zur Bewältigung altersspezifischer Veränderungen leisten kann.

Die Selbsterhaltungstherapie (SET) versucht, durch die Beschäftigung mit der Biographie des Erkrankten die personale Identität möglichst lange zu erhalten (Romero u. Eder 1992).

Das Realitätsorientierungstraining (ROT) findet besonders bei dementen Patienten in Heimen Anwendung und versucht durch intensive Zuwendung des Pflegepersonals, die Orientierung der Patienten möglichst lange aufrecht zu halten.

Die Validation (Feil 1992) stellt die persönliche Sichtweise des Patienten mit Demenz in den Mittelpunkt der Therapie und gibt wichtige Verhaltensregeln für den Umgang mit dementen Patienten, mit dem Ziel, dessen Selbstwertgefühl zu stärken.

Bei dementen Patienten umfasst die Milieutherapie, die darauf abzielt, Selbstständigkeit zu erhalten und pathologisches Verhalten abzubauen, im Sinne einer optimalen Lebensraumgestaltung Hilfestellungen zur Orientierung, sinnvolle Beschäftigung, psychotherapeutische bzw. kreative Verfahren, aber auch z. B. architektonische Maßnahmen und die Schulung der Bezugspersonen.

24.5.2 Fragen der Betroffenen und Angehörigen

Genetische Disposition

Sind in der Familie eines Patienten mit einer Demenz weitere Demenzfälle bekannt, kann eine Überweisung an eine Memory-Klinik ebenfalls sinnvoll sein. Bei 30% der Patienten mit einer AD findet sich mindestens ein weiteres erkranktes Familienmitglied (Lautenschlager et al. 1994). Bei einem nur sehr geringen Prozentsatz liegt jedoch ein Stammbaum vor, der einen autosomal-dominanten Erbgang wahrscheinlich macht, wie etwa bei der Chorea Huntington. Unter Umständen wünscht die betroffene Familie eine genetische Beratung, und gesunde Familienmitglieder möchten Auskunft über ihr eigenes individuelles Erkrankungsrisiko erhalten.

Da das Wissen über genetische Faktoren bei der AD ständig wächst (Avrampopoulos 2010), sollten eine eingehende Beratung und etwaige genetische Untersuchungen an einem humangenetischen Institut durchgeführt werden (Lautenschlager et al. 1999).

Meist ergibt sich jedoch kein ausreichender Anhalt aus einem Familienstammbaum für eine eindeutige autosomal-dominante Vererbung, sodass um Rat suchende Familienmitglieder im Gespräch beruhigt werden können.

Sozialmedizinische Beratung der Patienten und der Angehörigen

Da Memory-Kliniken auf die Diagnostik und Therapie besonders von Demenzerkrankungen spezialisiert sind, stehen neben ärztlichen Mitarbeitern in der Regel auch Sozialpädagogen zur Verfügung, die mit der dafür nötigen Zeit Beratungsgespräche durchführen können. Patienten, die in frühen Stadien einer Demenzerkrankung diagnostiziert werden, sind zumeist allenfalls gering in ihrer Fähigkeit beeinträchtigt, Themen wie Vorsorgevollmacht, finanzielle Situation, Berentung oder Schwerbehindertenausweis zu diskutieren und Entscheidungen zu fällen. Bei Patienten mit fortgeschrittenen Demenzerkrankungen ist es Aufgabe des Sozialpädagogen, mit den Angehörigen Themen wie Pflegeversicherung, Einrichtung einer Betreuung, Organisation von ambulanten Hilfen, Tagesstätten, stationäre Rehabilitationsmaßnahmen wie auch Wohnungsanpassung und mögliche zukünftige Heimunterbringung zu besprechen. Mit Wohnungsanpassung ist gemeint, dass technische Hilfsmaßnahmen die Betreuung des dementen Patienten zu Hause erleichtern können.

> **Es ist wichtig, den Angehörigen die Angst vor diesen Themen zu nehmen und sie frühzeitig anzusprechen, da oft lange Vorbereitungsphasen nötig sind.**

Im Rahmen der Beratung ist es auch Aufgabe der Memory-Klinik, heikle Themen wie z. B. den Gebrauch von Waffen oder das Führen von Fahrzeugen anzusprechen und Empfehlungen abzugeben. Bei erkennbaren Gefahren kann die zuständige Behörde benachrichtigt werden, da der Arzt in solchen Fällen im Interesse der öffentlichen Sicherheit berechtigt ist, die Schweigepflicht zu umgehen.

Ein entscheidender Vorteil der Memory-Kliniken besteht darin, dass die in diesem Kapitel geschilderten diagnostischen und therapeutischen Maßnahmen in ambulanten und teilstationären Settings durchgeführt werden. Es wird versucht, möglichst auf die stationäre Aufnahme der Patienten zu verzichten, da das Herausnehmen aus der vertrauten häuslichen Umgebung häufig mit einer Zustandsverschlechterung der Patienten einhergeht.

Alle Memory-Kliniken arbeiten mit den lokalen Alzheimer-Gesellschaften zusammen und vermitteln dorthin Kontakte (▶ Anhang A7). Ebenso ist dort umfangreiches schriftliches Informationsmaterial erhältlich (z. B. *Alzheimer Europe* 2005). Angehörige können dort an Angehörigengruppen teilnehmen und sich bei zahlreichen Veranstaltungen über die Krankheit informieren sowie den richtigen Umgang mit den Patienten lernen.

Literatur

Aarsland D, Sharp D, Sharp S, Ballard C (2005) Psychiatric and behavioral symptoms in Alzheimer's disease and other dementias: etiology and management. Curr Neurol Neurosci Rep 5: 345–354

Alzheimer Europe (2005) Handbuch der Betreuung und Pflege von Alzheimer-Patienten. Thieme, Stuttgart

Avrampopoulos D (2009) Genetics of Alzheimer's disease: recent advances. Genome Med I: 34

Cotelli M, Calabria M, Zanetti O (2006) Cognitive rehabilitation in Alzheimer`s disease. Aging Clin Exp Res 18: 141–143

Diehl J, Monsch AU, Marksteiner J et al (2005) Diagnostik und Therapie dementieller Erkrankungen – Erfahrungen aus deutschsprachigen Memory-Kliniken. NeuroGer 1: 1–11

Feil N (1992) Validation – Ein neuer Weg zum Verständnis alter Menschen. Altern & Kultur – Validation, Österreich

Haupt M (1997) Psychotherapeutische Strategien bei kognitiven Störungen. In: Förstl H (Hrsg) Lehrbuch der Gerontopsychiatrie. Enke, Stuttgart, S 210–218

Johnson J, Diehl J, Mendez M et al (2005) Frontotemporal lobar degeneration: demographic characteristics among 353 patients. Arch Neurol 62: 925–930

Kurz A (1998) »BPSSD«: Verhaltensstörungen bei Demenz. Nervenarzt 69: 269–273

Kurz A, Haupt M, Müller-Stein M et al (1991) Alzheimer-Sprechstunde – Erfahrungen in der Diagnostik und Therapie von organisch bedingten psychischen Störungen. Psychiatr Prax 18: 109–114

Kurz A, Pohl C, Ramsenthaler M, Sorg C (2009) Cognitive rehabilitation in patients with mild cognitive impairment. Int J Geriatr Psychiatry 24: 163–168

Lautenschlager N, Martins RN (2005) Common versus uncommon causes of dementia. Int Psychogeriatr 17(Suppl 1): S27–S34

Lautenschlager N, Foley EJ, Haupt M et al (1994) Eine systematische genetisch-epidemiologische Familienerhebung bei Alzheimerkranken – Erfahrungen mit der MIRAGE-Studie in Deuschland. Z Gerontol 27: 341–345

Lautenschlager N, Kurz A, Müller U (1999) Erbliche Ursachen und Risikofaktoren der Alzheimer-Krankheit. Nervenarzt 70: 192–205

Middleton LE, Yaffe K (2009) Promising strategies for the prevention of dementia. Arch Neurol 66: 1210–1215

Ott A, Breteler MBM, Van Harskamp F et al (1997) The incidence of dementia in the Rotterdam study. In: Iqbal K, Winblad B, Nishimura T, Takeda M, Wisniewski HM (eds) Alzheimer's disease: biology, diagnosis and therapeutics. Wiley, Chichester, pp 3–10

Panza F, Frisardi V, Capurso C et al (2010) Late-life depression, mild cognitive impairment, and dementia: possible continuum? Am J Geriatr Psychiatry 18: 98–116

Petersen RC, Roberts RO, Knopman DS et al (2009) Mild cognitive impairment: ten years later. Arch Neurol 66: 303–308

Romero B, Eder G (1992) Selbst-Erhaltungs-Therapie (SET): Konzept einer neuropsychologischen Therapie bei Alzheimerkranken. Z Gerontopsychol Gerontopsychiatr 5: 1447-1455

Werner P, Stein-Shvachman, AD Korczyn (2009) Early onset dementia: clinical and social aspects. Int Psychogeriatr 21: 631–636

Geriatrische Stationen

Not-Rupprecht Siegel

Zum Thema

Mit zunehmendem Alter der Bevölkerung steigt auch der Anteil der hochaltrigen Patienten in der Geriatrie. Das Krankheitsbild der Demenz ist dabei allein schon deshalb von Bedeutung, weil das Alter den Hauptrisikofaktor für die Erkrankung darstellt. Insbesondere die stationäre Geriatrie steht damit vor einer großen Herausforderung. Denn hier sind häufig Patienten anzutreffen, die nicht nur multimorbide sind, sondern durch eine gleichzeitige demenzielle Erkrankung prolongierte und erschwerte Verläufe zeigen. Die rasche und zielgerichtete Erkennung solcher Krankheitskombinationen entscheidet nicht selten darüber, ob eine Behandlung überhaupt gelingt – und fast noch häufiger darüber, ob die durchgeführten Therapien nachhaltige Effekte zeitigen.
Stationäre Einrichtungen sind sicher nicht als erste Anlaufstelle für demente Patienten anzusehen. Die ungewohnte Umgebung, unbekannte Personen und zahlreiche systemimmanente Gefahrenherde sollten der Einweisung eines dementen Patienten in stationäre Behandlung immer eine genaue Prüfung der Notwendigkeit voranstellen. Gerade bei komplexen unklaren Krankheitsbildern aber bewährt sich die Möglichkeit, den Patienten außerhalb seiner beschützenden und damit auch coupierenden Lebensumwelt über einen längeren Zeitraum beobachten und therapieren zu können. Hierin liegt die Stärke stationärer geriatrischer Behandlung.

25.1 Wer weist demente Patienten in geriatrische Stationen ein?

Der niedergelassene Arzt, insbesondere der Allgemeinarzt, aber auch andere Ärzte in hausärztlich tätigen Fachrichtungen, der niedergelassene Neurologe und/oder Psychiater und die Ärzte in den Ambulanzen der Kliniken sind in der Regel die erste Anlaufstelle für demente Patienten. Oft versteckt sich aber die eigentlich zur Behandlung führende Erkrankung, die Demenz, hinter der Präsentation organischer Erkrankungen. Vor allem der Symptomenwandel im Alter stellt für alle an der Diagnostik Beteiligten eine erhebliche Hürde dar. Da insbesondere ältere Patienten sehr häufig multimorbide sind, erlebt der Arzt häufig, dass – trotz identifizierter somatischer Erkrankung und adäquater Therapie – dauerhafte Erfolge und eine damit verbundene Stabilisierung der sozialen Kompetenz ausbleiben (Franke 1995).

Diese vermeintliche Diskrepanz ist eine hausgemacht medizinische, geht sie doch davon aus, dass nur die organbezogene Betrachtungsweise richtig und zielführend ist und folglich der Arzt die einzig mögliche Diskriminierungsstelle für medizinische Diagnosen darstellt.

Diejenigen, welche die Demenz am häufigsten zuerst bemerken, sind in der Regel die Patienten selbst. Nur können oder wollen sie diesen Zusammenhang oft nicht akzeptieren. Ihre bewusste oder unbewusste Angst vor Entdeckung dieses in unserer Gesellschaft ehrenrührigen Mangels verbergen sie dann häufig hinter veränderten Verhaltensweisen, wie beispielsweise Ungeduld oder Aggressionen. Oder sie reagieren mit der Präsentation von unspezifischen Symptomen, die primär mit dem eigentlichen Problem nichts zu tun haben. Schwindel, unbestimmte Schmerzen, Übelkeit, Kopfschmerzen, die sich nicht organisch erklären lassen, können Hinweise auf eine solche Konstellation sein. Aber auch psychologische Übertragungen können immer wieder als vermeintlicher Ausweg aus dieser Belastungssituation beobachtet werden. Es ist wegen dieser oft irreführenden Reaktionen erforderlich, gerade für den dementen Patienten denjenigen Personenkreis zu erweitern, der kompetent ist, die Störung frühzeitig zu erkennen. Vor allem den Angehörigen fällt oft zuerst auf, dass sich etwas im Verhalten des Patienten verändert. Aber auch für andere Mitglieder des sozialen Umfeldes kann ungewohntes Verhalten ein erster Hinweis auf eine Demenz sein. Andere Berufsgruppen, wie etwa Krankengymnasten oder Arzthelferinnen, erkennen im Rahmen ihrer Tätigkeit oft als erste, dass ein Patient kognitive Störungen entwickelt.

25.2 Wer entdeckt demente Patienten?

Demente Patienten werden häufig von den im Folgenden aufgeführten Personenkreisen entdeckt:

- Angehörige,
- Nachbarn, Freunde, Bekannte,
- Hausangestellte,
- Hausarzt,
- Arzthelferinnen,
- Therapeuten (Physiotherapeuten, Ergotherapeuten),
- soziale Pflege- und Betreuungsdienste,
- Facharzt nach Ausschluss und Therapie fachgebundener Diagnosen.

Patienten, für die eine geriatrische Behandlung infrage kommen, zeichnen sich dadurch aus, dass regelhaft eine Multimorbidität existiert aus somatischen, psychosozialen und psychiatrischen Diagnosen (Fischer et al. 1986). Zum anderen bestehen funktionelle Defizite, welche die Selbstständigkeit in mehr oder weniger starkem Maße bedrohen. Altersphysiologische Veränderungen sind für sich bereits bedrohlich und verstärken die Folgen dieser Erkrankungen und Defizite. Geriatrische Einrichtungen sind darauf spezialisiert, diese besonderen Gegebenheiten in die Behandlung einzubeziehen. Sie bieten die Voraussetzungen, sowohl die organspezifischen und psychiatrischen Erkrankungen zusammen mit den jeweiligen Fachärzten zu behandeln als auch gleichzeitig alltagsrelevante funktionelle Defizite zu therapieren.

Insbesondere demente Patienten werden von einer stationären geriatrischen Behandlung profitieren, und zwar dann, wenn neben der manifesten Demenz relevante Einschränkungen der Alltagsaktivitäten (*activities of daily living*, ADL) existieren und gleichzeitig Therapieerschwernisse durch die begleitende Multimorbidität vorhanden sind. Ebenfalls müssen hierbei altersgebundene physiologische Veränderungen, wie das Nachlassen der Seh- und Hörkraft, die Verminderung der Nervenleitungsgeschwindigkeit, die Verringerung der Muskelmasse, die Abnahme der Elastizität von Sehnen und Bändern bis hin zur Abnahme des Durstantriebs, berücksichtigt werden (Füsgen 1995).

Altersphysiologische Veränderungen

- Abnahme der Sauerstoffaufnahme im Blut (bis zu 40%)
- Reduzierte Knochenmarkaktivität (bis zu 25%)
- Abnahme der Vitalkapazität (bis zu 56%)
- Abnahme des Herzminutenvolumens (bis zu 35%)
- Abnahme der Nierendurchblutung (bis zu 50%)
- Verlangsamte Nervenleitungsgeschwindigkeit (bis zu 90%)
- Veränderung der Schmerzwahrnehmung
- Abnahme der Muskelmasse
- Abnahme des Durstantriebs
- Abnahme des Flüssigkeitsvolumens
- Zunahme der Trockenmasse des Körpers
- Verminderung elastischer Fasern
- Geistige und körperliche Verlangsamung

Die vier »großen I« der Geriatrie

- Immobilität,
- Instabilität,
- Intellektueller Abbau,
- Inkompetenz.

Ältere Menschen sind prinzipiell nicht bereits durch altersphysiologische Veränderungen in der Selbstständigkeit ihrer Lebensführung bedroht. Im Zusammenhang mit Erkrankungen kann sich aber eine solche Bedrohung manifestieren. Bei gleichzeitiger Veränderung des sozialen Umfeldes wird die Bedrohung zur akuten Gefahr. Eine besondere Rolle spielt hierbei auch der altersassoziierte Symptomenwandel, der häufig die Schwere des aktuellen Krankheitsbildes verschleiert. Dadurch werden gefährliche Situationen auch immer wieder nicht rechtzeitig wahrgenommen (Trögner u. Heinrich 1996).

> **Altersphysiologische Veränderungen und Symptomenwandel im Alter verschleiern häufig bedrohliche Situationen und erfordern deshalb besondere diagnostische Sorgfalt.**

Grundsätzlich sind beim dementen Patienten unterschiedliche Berufs- und Gesellschaftsgruppen gefordert. Die Frage allerdings, ob der Patient ambulant geführt werden kann oder in eine geriatrische Station bzw. eine psychiatrische Abteilung eingewiesen werden soll, ist letztlich nur vom behandelnden Arzt sicher zu beantworten. Hier spielt der Hausarzt im eigentlichen Sinne eine wesentliche Rolle als »Case-Manager«. Diese heute häufig missbrauchte Funktionsbezeichnung trifft auf den Hausarzt deswegen in besonderer Weise zu, weil bei ihm nicht nur alle erhobenen Befunde und Informationen zusammenlaufen. Ihm ist in den allermeisten Fällen die persönliche Biographie seiner älteren Patienten bekannt. Er ist der einzige Mediziner, der ein umfangreiches geriatrisches Assessment durch vorbestehendes Wissen um die psychosozialen Umstände des Patienten zumindest teilweise ersetzen kann (Siegel 1996). Nichtsdestoweniger bedarf es aber noch erheblicher Anstrengungen, den altersmedizinischen Wissenstand der Hausärzte zu vertiefen.

Merkmale, die für eine stationäre geriatrische Einweisung sprechen

- Relevante internistische Begleiterkrankungen
- Multimorbidität
- Kombination mit funktionellen Störungen
- Altersassoziierte Funktionsstörungen
- ADL-relevante Einschränkungen
- Instabiles soziales Umfeld
- Keine Anzeichen für eine akute und primär psychiatrische Erkrankung
- Skepsis vor »psychiatrischer« Behandlung v. a. in Frühstadien
- Keine Notwendigkeit geschlossener Unterbringung
- Keine Suizidgefahr
- Unfähigkeit, zu Hause zu leben
- Unfähigkeit, an einer ambulanten geriatrischen/rehabilitativen Behandlung teilzunehmen

Versteckte Hinweise für eine Demenz neben einer Gedächtnisstörung

- Allgemeiner körperlicher Abbau
- Neu aufgetretene Gangunsicherheit
- Neu aufgetretene Schwerhörigkeit
- Neu aufgetretene Inkontinenz
- Neu aufgetretene Sprachänderung (Fäkalsprache, ungewohnter Wortschatz)
- Verhaltensänderung, z. B. Aggressivität
- Bisher nicht beobachtete depressive Verstimmungen
- Übertragungen

25.3 Wen überweist der Arzt?

25.3.1 Exkurs: Wer ist für eine geriatrische Behandlung geeignet?

Die Definition dieser Patientengruppe gelingt nicht problemlos, und so soll an dieser Stelle eine Anlehnung an die Erkenntnisse von Marjorie Warren erfolgen. In ihrer in den 1940er Jahren im *Lancet* publizierten Arbeit forderte sie einen medizinischen Schwerpunkt zur Versorgung der beiden folgenden Patientengruppen:

1. der kleinen Gruppe, die längerfristiger Krankenversorgung bedarf, und
2. der größeren Patientengruppe mit multiplen aktiven medizinischen Problemen, die ohne adäquate Intervention Gefahr laufen, ihre soziale Kompetenz zu verlieren.

Ein solcher Schwerpunkt sollte besonders für Patienten tätig werden, die Gefahr laufen, von anderen Teildisziplinen vernachlässigt zu werden. Tatsächlich sind das meist die älteren Patienten, wobei das Alter nicht der Grund ihrer Vernachlässigung ist. Selbst für den älteren Patienten gibt es kein Risiko, in anderen Fachgebieten vernachlässigt zu werden, vorausgesetzt, er hat ein einziges, gut angehbares medizinisches Problem.

Demgegenüber erfordern multiple aktive medizinische Probleme Lösungsansätze, die sich an Denkweisen der Multidimensionalität geriatrischer Fragestellungen, der Funktionalität des Patienten und ganzheitlichem Denken orientieren. Somit entzieht sich Geriatrie den üblichen Definitionsschemata und führt zusätzliche Dimensionen wie z. B. Funktionsorientierung und Ganzheitlichkeit ein. Beides resultiert in Verständnis- und Akzeptanzschwierigkeiten bei den etablierten Fächern, die sich weitgehend organspezifisch abgrenzen.

25.3.2 Das geriatrische Assessment

In Ermangelung ausreichend vorhandener geriatrischer Strukturenzur Untersuchung und Testung derjenigen Patienten, über die der Hausarzt keine ausreichenden Informationen besitzt, sollte es zum Standard gehören, dass neben der klassischen ärztlichen Untersuchung und Anamnese möglichst bereits in der Praxis ein geriatrisches Basis-Assessment für Patienten mit solchen Fragestellungen durchgeführt wird (◘ Abb. 25.1, Pientka 1995).

Zur Erkennung, ob ein Patient geriatrische Intervention benötigt, ist insbesondere das geriatrische Assessment nach Lachs geeignet (◘ Tab. 25.1). Ergänzt wird dieses Instrument durch den Barthel-Index als Maß für die Fähigkeiten des täglichen Lebens und die *Mini-Mental State Examination* (MMSE) sowie den Uhrentest zur orientierenden Beurteilung der kognitiven Funktionen.

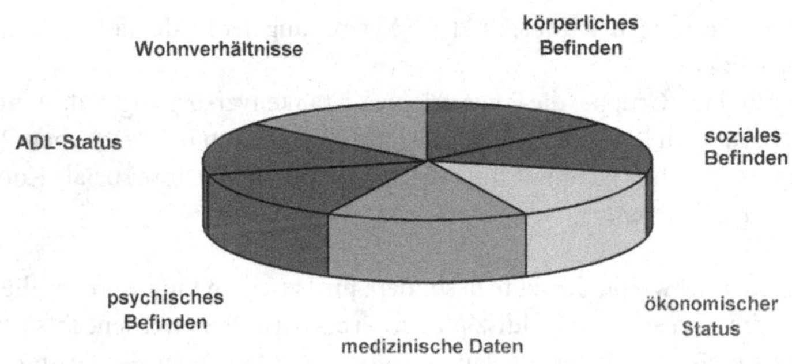

Abb. 25.1 Multidimensionales Assessment. *ADL activities of daily living*

> **Gewarnt sei an dieser Stelle aber vor einer bedingungslosen Testgläubigkeit. Auch die genannten Testverfahren haben Schwächen und gelten nicht immer. Ganz sicher jedoch werden kognitive Defizite genauer erfasst als ohne sie.**

Sollten die Untersuchungen in der Praxis nicht durchgeführt worden sein, so sollten sie doch spätestens in der Klinik erfolgen (Folstein et al. 1975, Lachs et al. 1990, Mahoney u. Barthel 1965, Shulman et al. 1986; die einzelnen Testverfahren sind in ▶ Anhang A1–A4 beigefügt).

Noch eine Anmerkung zu testpsychologischen Verfahren aus den Bereichen Kognition und Depression. Allein die Tatsache, dass eine solche Testung durchgeführt wird, verunsichert viele Patienten sehr. Außerdem muss der Untersucher gegebenenfalls auch mit aggressiven Ausbrüchen zurechtkommen, etwa nach dem Motto: »Ich bin doch nicht blöd, was erlauben Sie sich!« Aufklärung über den Sinn der Diagnostik hilft hier oft genauso weiter wie die Erwähnung, dass heute ja auch Behandlungsmöglichkeiten für eventuell entdeckte Erkrankungen bestehen. Trotzdem kommen immer wieder Patienten, insbesondere mit vermeintlichen oder real erkennbaren Defiziten, mit den Testverfahren nicht zurecht und bedürfen der zugewandten Unterstützung. Bei depressiven Patienten kann sogar eine ärztliche Intervention erforderlich sein.

> **Für die Durchführung von testpsychologischen Verfahren im Rahmen des geriatrischen Assessments empfiehlt sich der Einsatz berufs- und lebenserfahrener Mitarbeiter oder des Arztes selbst.**

Tab. 25.1 Das geriatrische Assessment in der hausärztlichen Praxis

Test	Durchführung	Benötigte Zeit
Geriatrisches Screening nach Lachs	Arzt	5–10 Minuten
Barthel-Index	Helferin	10 Minuten
MMSE (*Mini-Mental State Examiantion*)	Helferin	10–15 Minuten
Uhrentest	Helferin	10 Minuten
Syndrom-Kurztest	Helferin	10 Minuten
GDS (Geriatric Depression Scale)	Arzt oder geschulte Helferin	10–15 Minuten

Zeigen sich in den Testverfahren Hinweise auf eine kognitive Einschränkung, die der stationären Behandlung bedarf, stellt sich die grundsätzliche Frage, ob der Patient alleine oder in Begleitung, beispielsweise der Angehörigen, aber auch enger Vertrauter, behandelt werden soll.

Liegen bei dem Patienten kognitive Störungen vor, die den Alltagsrahmen nur wenig belasten, und ist der Patient weder suizid-, weglaufgefährdet noch fremdaggressiv, so wird in aller Regel die Einweisung des Patienten ohne Begleitung ausreichen.

> **Geriatrische Einrichtungen sind in der Regel überfordert mit Patienten, die weglaufen, fremd- oder autoaggressiv sind, die stark agitiert oder laut sind.**

Vor allem dann, wenn Patienten an ausgeprägten Ängsten leiden, sehr unruhig sind oder weglaufgefährdet, hat sich je nach Schweregrad der Symptomatik ein echtes **Rooming-in** mit dem Patienten bzw. auch ein Wohnen in der Nähe des Angehörigen bewährt, sodass die Therapie jederzeit unterstützt werden kann. Eng vertraute Menschen schaffen v. a. in der Anfangsphase der Rehabilitation allein durch ihre Anwesenheit ein »bekanntes« Umfeld. Ihr Dasein, ihre Stimme, ihr Geruch, die vertrauten Bewegungen sind Anker in einer unbekannten und verwirrenden Umgebung. Im Vorfeld ist bereits zu überlegen, dass eine abgebrochene (weil »erfolglose«) Therapie für den Patienten bereits per se eine Verschlimmerung seines Leidens darstellt. Die Enttäuschung wird groß sein, und Angst und Abwehr vor Neuem werden zunehmen. Deshalb sollte die Indikation zur Einbeziehung naher Bezugspersonen in die Therapie, ganz im Gegensatz zur häufigen Praxis, großzügiger gestellt werden. Insbesondere geriatrische Einrichtungen halten in aller Regel die Möglichkeit vor, solche gemeinsamen Unterbringungen auch praktisch und preiswert zu gestalten. Auf die Mithilfe der Krankenkassen kann in diesen Fällen allerdings nur gelegentlich gehofft werden. Aus der täglichen Praxis sind ausgeprägte regionale Unterschiede bekannt.

Ein stationäres Rooming-in stellt in vielen Fällen selbst bei fortgeschrittenen Demenzen die Rehabilitationsfähigkeit zumindest teilweise wieder her.

25.4 Wann sollte ein Patient in stationäre geriatrische Rehabilitation eingewiesen werden?

Für die stationäre geriatrische Rehabilitation ist spätestens der Zeitpunkt zu wählen, an dem die Demenz alltagsrelevante Auswirkungen zeitigt, die entweder dem Patienten selbst oder seinem sozialen Umfeld auffallen und die verknüpft sind mit den bereits erwähnten altersassoziierten oder alterspathologischen Einschränkungen. Aus geriatrischer Sicht steht dabei die Frage nach der Ursache der Demenz nicht an erster Stelle. Die sinnvollen Indikationen reichen von der Beeinträchtigung im psychosozialen Leben wegen des Nichteinhaltens von Terminen, des Vergessens von Namen und ähnlicher von der Gesellschaft schlechter tolerierter Symptome bis hin zu Stürzen aufgrund mangelnder kognitiver Kontrolle der Bewegungsprozesse sowie dem Verlust von alltagspraktischen Fähigkeiten wie Kochen, Körperpflege usw. Insbesondere die inzwischen gesicherten Erkenntnisse zur Wirkung der Acetylcholinesterasehemmer und die Ergebnisse der Studien zu Bewegung, funktionellem Training und Kognition fordern den möglichst frühen Beginn der Demenztherapie.

Die Hauptschwierigkeit liegt letztlich aber darin, wie denn dieser »möglichst frühe Zeitpunkt« erkannt werden kann. Selbst als Hausarzt ist man in der Regel nicht in der Lage, ständig, gewissermaßen protektiv, hinter seinen Patienten herzulaufen. Es gibt aber auch andere Möglichkeiten, zu einem rationellen und dichten Informationsfluss zu gelangen (Sandholzer et al. 1999). Statistisch nehmen demenzielle Entwicklungen jenseits des 70. Lebensjahres so zu, dass sich eine Art lockeres Screening lohnt (s. unten). Vor dem Hintergrund der Tatsache, dass zwischenzeitlich die Bevölkerungsgruppe der über 100-Jährigen prozentual und diejenige der über 90-Jährigen absolut am schnellsten wächst (Altersbericht der Bundesregierung 2005), gewinnt diese Art des Vorgehens an Bedeutung.

Praxis-Screening zur Früherkennung kognitiver Veränderungen

- Ältere Patienten (> 70 Jahre) alle Vierteljahre einbestellen
- Durchführung eines geriatrischen Screenings (Lachs et al. 1990) bei dieser Ordination
- Uhrentest als Ergänzung (MMSE zur Wiederholung ungeeignet)
- Beim Hausbesuch auf auffällige Veränderungen achten
- Funktionelle Veränderungen abfragen und beachten
- Auch körperliche Veränderungen auf die kognitive Leistung beziehen
- Es ist verdächtig, wenn der Patient sich der Untersuchung entzieht
- Hinweise von Angehörigen und Bekannten sind wichtig

25.5 Warum sollte eine stationäre Einweisung in eine geriatrische Einrichtung erfolgen?

Grundsätzlich gilt, dass geriatrische Therapie und besonders Demenztherapie im häuslichen Umfeld die größte Chance auf Erfolg hat. So muss immer zuerst geprüft werden, ob Diagnostik und Therapie zu Hause möglich sind. Eine Grundvoraussetzung stellt dafür die körperliche und seelische Belastbarkeit des Patienten dar. Eine stabile soziale Umgebung, ein aktiver Lebenspartner, eine geeignete Wohnung und nicht zuletzt ausgeglichene wirtschaftliche Verhältnisse sind zusätzlich von Vorteil. Selbstverständlich bedarf es des Vorhandenseins einer leistungsfähigen ambulanten geriatrischen Rehabilitationseinrichtung. Bereits das Fehlen einer dieser Voraussetzungen spricht für einen stationären Therapieversuch. Allerdings muss die stationäre Therapie vom Patienten zumindest toleriert werden, um erfolgreich zu sein.

Gründe für eine stationäre geriatrische Demenztherapie

- Fehlende körperliche Belastbarkeit des Patienten
- Fehlende seelische Belastbarkeit des Patienten
- Fehlende Mobilität
- Instabiles soziales Umfeld
- Fehlen potenzieller Helfer
- Ungeeignetes Wohnumfeld
- Keine geeignete ambulante Rehabilitationseinrichtung vorhanden
- Weite Wege zur ambulanten Therapie
- Schlechte wirtschaftliche Verhältnisse

Viele verschiedene Berufsgruppen therapieren unter ärztlicher Moderation gemeinsam (◘ Abb. 25.2). Die stationäre Behandlung hat hier einen strukturellen Vorteil gegenüber dem ambulanten Bereich. Dieser Vorteil wächst, wenn man bedenkt, welcher Aufwand an Ausschlussdiagnostik bei Verdacht auf eine AD nötig ist. Der zeitweise Wegfall belastender häuslicher Umstände entspannt den Patienten häufig. Die korrigierende Einflussnahme der Angehörigen, teils aus Scham, teils aus Unverstand, kann für die Diagnostik weitgehend ausgeschlossen werden. Die ordnende Wirkung einer strukturierten Therapie wirkt sich im stationären Bereich zudem besonders positiv aus.

Außer diesen grundsätzlichen Erwägungen spielen aber noch spezielle Aspekte der stationär-geriatrischen Demenztherapie eine Rolle. Neben der medikamentösen Therapie ist die Kombination einer kognitiven Therapie mit gezielter Bewegungstherapie geeignet, den Verlauf der AD zu verlangsamen. In Verbindung mit der Möglichkeit, alltagsrelevante Fähigkeiten gewissermaßen unsanktioniert zu erproben und zu trainieren, ist diese Therapieform aus praktischen Gründen im stationären Bereich gut angesiedelt.

25.6 Wie kann die Einweisung in eine geriatrische Einrichtung erfolgen?

Es gibt derzeit noch keine bundeseinheitlichen Richtlinien für die Zuweisung in geriatrische Einrichtungen. Die Einweisungsmöglichkeiten sind bekannt und entsprechen den Richtlinien in den Bundesländern. Die einzelnen Län-

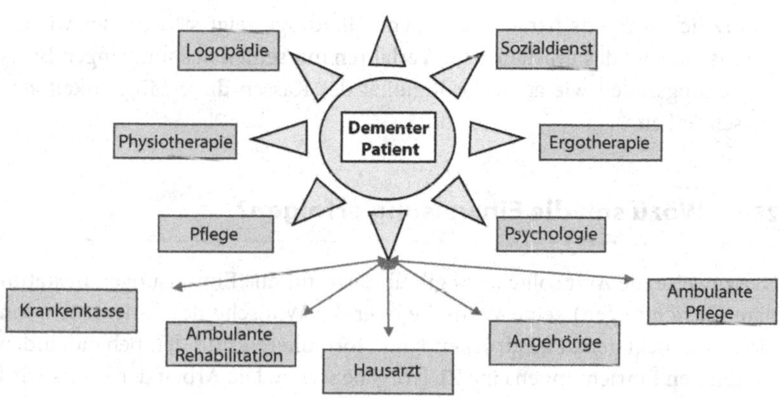

Abb. 25.2 Das therapeutische Team

der zuzuordnen, ist nicht sinnvoll, da damit gerechnet werden kann, dass es im Rahmen laufender Verhandlungen bald zu Änderungen kommt.

In aller Regel sind die geriatrischen Einrichtungen darauf eingerichtet, sich um die Wünsche potenzieller Zuweiser zu kümmern. Ein informeller Kontakt zu der für den Patienten nächstgelegenen, also wohnortnahen, geriatrischen Klinik lohnt sich allemal. Häufig wird von diesen Einrichtungen auch der Antragsprozess bei der zuständigen Krankenkasse übernommen.

- Dort, wo die Geriatrie als sog. Akutgeriatrie betrieben wird, ist die direkte Einweisung durch den niedergelassenen Arzt in geriatrische Stationen möglich.
- Dort, wo es geriatrische Schwerpunkte an den Kliniken gibt, kann die Einweisung in diesen Schwerpunkt bzw. in die geriatrische Fachabteilung des Krankenhauses erfolgen mit der Maßgabe, das Problem der vermuteten Demenz zu bearbeiten und ggf. an spezialisierte geriatrische Rehabilitationseinrichtungen weiterzugeben.
- Dort, wo die Geriatrie ausschließlich in der Rehabilitation angesiedelt ist, kann die Zuweisung zur geriatrisch-stationären Behandlung grundsätzlich nur nach vorangegangenem Krankenhausaufenthalt in die Rehabilitationseinrichtung erfolgen. Eine Direkteinweisung aus der hausärztlichen Praxis oder der Notfallambulanz eines anderen Krankenhauses ist nicht möglich (Antrag 61 A). Allerdings besteht grundsätzlich die Möglichkeit, einen Antrag auf stationäre geriatrische Rehabilitation auch aus der haus-

ärztlichen Praxis heraus zu stellen. Allerdings zeigt sich immer wieder, dass sowohl das umständliche Verfahren mit seinen bekannt langen Bearbeitungszeiten wie auch die Rigidität der Kassen diese Möglichkeit einschränken.

25.7 Wozu soll die Einweisung erfolgen?

Der zuweisende Arzt sollte (dies gilt übrigens für alle Einweisungen in stationäre Einrichtungen) seine Wünsche oder die Wünsche des Patienten, wenn dieser sie nicht genau ausdrücken kann, formulieren und den behandelnden stationären Einrichtungen eine Zielvorgabe setzen. Die Arbeit der Klinik wird wesentlich erleichtert, wenn das gewünschte Behandlungsziel eingegrenzt ist. Aufgrund der oben beschriebenen Voraussetzungen leiden geriatrische Patienten an komplexen kognitiven und funktionellen Leistungsstörungen. Von der eigentlichen Therapie des Patienten über die individuelle Angehörigenberatung bis hin zum therapeutischen Hausbesuch und zu der Vernetzung der Kliniktätigkeit mit der Tätigkeit des Hausarztes müssen alle möglichen Bereiche der Zusammenarbeit zwischen Ambulanz und Klinik berücksichtigt werden.

> **Der zuweisende Arzt sollte bei Patienten mit Demenz klare Zielvorstellungen für die stationäre geriatrische Behandlung formulieren.**

Die viel beschworene Rolle des Hausarztes als Case-Manager ist hier nicht nur Etikett.

Um die stationäre Behandlung des Patienten zielgerichtet und effektiv zu gestalten, sind die vorliegenden Befunde und Diagnosen unverzichtbar. Da der Betroffene in der Regel keine sicheren Informationen mehr weitergeben kann, spart eine zeitnahe Einbringung ambulant erhobener Befunde aufwendige und für den Patienten oft beunruhigende Doppeluntersuchungen. Die Zielsetzung der Einweisung eines Dementen, die Diagnostik und Therapie kognitiver und dadurch verursachter funktioneller Störungen, geht dann nicht in einem Wust unnötiger medizinischer Diagnostik unter.

Die Einweisungsziele sind umso wichtiger, als der Patient sie oft selbst nicht mehr beschreiben kann. Häufig bestehen relativ »einfache« Zielwünsche wie die Herstellung der Pflegefähigkeit eines Patienten oder das Erreichen eines sicheren Rollstuhltransfers. Die geriatrische Klinik wird sich an den

Vorgaben derjenigen, die den Patienten seit Jahren kennen, gerne orientieren. Informationen über Vorlieben sind dabei nicht weniger wichtig als vom Patienten geäußerte Todeswünsche.

25.8 Wohin soll der Patient gehen?

Aus der Sicht des Geriaters ist es natürlich wenig sinnvoll, geriatrische Patienten in stationäre Einrichtungen zu verlegen, die sich mit den Problemen des geriatrischen Patienten nicht ausreichend beschäftigen können. Selbstverständlich erkennt die Geriatrie die fachliche Kompetenz der organspezifisch orientierten Fachgebiete, wie beispielsweise der inneren Medizin oder der Neurologie, nicht nur an, sondern sie kann ohne enge Vernetzung mit den spezialisierten Fachabteilungen gar nicht umfassend arbeiten. Dies gilt insbesondere auch für die engste Kooperation mit psychiatrischen Einrichtungen. Häufig jedoch sind somatisch orientierte Abteilungen insbesondere bemüht, spezifische Organdefizite zu erfassen und isoliert zu behandeln. Ein geriatrischer Patient mit Verdacht auf eine Demenz oder mit einer manifesten Demenz wird in einer solchen Einrichtung häufig nicht den gleichzeitigen therapeutischen Ansatz finden, den er oft mehr braucht als organbezogene Diagnostik. Ganz im Gegenteil kann die bestgemeinte Organdiagnostik und organspezifische Therapie für demente Patienten eine rasche und schlimmstenfalls sogar irreversible Verschlimmerung ihres Leidens bedeuten.

Auf der anderen Seite ist zu fordern, dass die gewählte geriatrisch-stationäre Einrichtung in der Lage ist, demenzverursachende Erkrankungen, nötigenfalls in Zusammenarbeit mit einem Spezialisten, adäquat zu behandeln. Als Beispiele seien hier kardiale, metabolische oder neurologische Erkrankungen genannt. Auch ist eine leistungsfähige chirurgische Einheit in geringer Entfernung von Vorteil, da Verletzungen bei dementen Patienten häufig vorkommen. Für das komplexe Krankheitsbild der Demenz des älteren Patienten scheinen deshalb solche Rehabilitations- oder Kureinrichtungen, die organspezifisch ausgerichtet sind, beispielsweise mit orthopädischem oder kardiologischem Schwerpunkt, per se weniger geeignet, adäquate diagnostische und therapeutische Ansätze zu bieten.

Stationäre geriatrische Therapie ist grundsätzlich geeignet, einem älteren dementen Patienten zu helfen. Je früher eine spezifische medikamentöse, kognitive und funktionelle Therapie beginnt, umso größer ist die Chance, soziale Kompetenz zu erhalten. Oft wird bemängelt, dass eine solche Behandlung »zu teuer« sei. Die von interessierter Seite penetrant gestellte Frage, inwieweit durch eine stationäre geriatrische Behandlung Kosten eingespart werden können, ist andererseits nicht sicher zu beantworten. Sicher aber ist, dass geriatrische Behandlung die soziale Kompetenz auch kognitiv eingeschränkter Patienten stabilisieren und häufig auch verbessern kann (Olbrich 1987). Die damit verbundene Verbesserung der Lebensqualität ist den Einsatz spezieller stationärer Therapieverfahren wert.

Geriatrie behandelt Patienten v. a. unter somatischen, funktionsbezogenen Aspekten. Die Abstimmung der diagnostischen und therapeutischen Strategien mit gerontopsychiatrischen Einrichtungen ist häufig erforderlich.

Literatur

Fischer B, Weidenhammer W, Lehrl S (1986) Über den Zusammenhang zwischen körperlicher und geistiger Leistungsfähigkeit im Alter. Ger Preger Rehab 2(3): 55–71

Folstein MF, Folstein SE, McMugh PR (1975) A practical method for grading the cognitive state of patients for the clinicians. J Psychiatr Res 12: 189–198

Franke H (1995) Multimorbidität und Polypathie in der Praxis. MMV Medizin Verlag, Vieweg

Fünfter Altersbericht der Bundesregierung (2006) Bundesministerium für Familie, Senioren, Frauen und Jugend, Berlin

Füsgen I (Hrsg) (1995) Der ältere Patient. Problemorientierte Diagnostik und Therapie. Urban & Schwarzenberg, München

Lachs MS et al (1990) A simple procedure for general screening of functional disabilitiy in elderly patients. Ann Intern Med 112: 699–706

Mahoney FI, Barthel DW (1965) Functional evaluation. The Barthel Index. Maryland Med J 14: 61–65

Olbrich E (1987) Kompetenz im Alter. Z Gerontol 20: 319–330

Pientka L (1995) Geriatrische Funktionsbewertung. In: Füsgen I (Hrsg) Der ältere Patient. Problemorientierte Diagnostik und Therapie. Urban & Schwarzenberg, München, S 57–73

Sandholzer H, Breull A, Fischer GC (1999) Früherkennung und Frühbehandlung von kognitiven Funktionseinbußen: Eine Studie über eine geriatrische Vorsorgeuntersuchung im unausgelesenen Patientengut der Allgemeinpraxis. Z Gerontol Geriatr, Darmstadt

Sheikh JI, Yesavage JA (1986) Geriatric Depression Scale (GDS). Recent evidence and development of a shorter version. Clinical gerontology: a guide to assessment and intervention. The Haworth Press, New York, pp 165–173

Shulman KL, Shedletsky R, Silver IL (1986) The challenge of time: clock drawing and cognitive function in the elderly. Int J Geriatr Psychiatr 1: 135–140

Siegel NR (1996) Case-Management beim geriatrischen Patienten. Allgemeinarzt 9: 950–957

Trögner J, Heinrich R (1996) Mit dem Alter wandeln sich die Symptome. Extracta Geriatrica 5: 4

Gerontopsychiatrische Stationen

Rainer Kortus

Zum Thema

Die Einweisungs- und Aufnahmesituation in eine gerontopsychiatrische Station findet oft unter schwierigen Umständen statt. Im Krankenhaus überschattet sie dann eventuell den Kontakt zum Patienten und zu seinen Angehörigen und erschwert auch zunächst die weitere Behandlung.
Patient und Angehörige sind oft betroffenen über die Aufnahme auf einer zumeist geschlossenen Station, wo sie mit anderen Verwirrten konfrontiert werden. Angst und Ratlosigkeit spielen eine große Rolle, wenn der Weg zur Behandlung gebahnt werden soll. Die immer noch vorhandene Einstellung »Die kriegen ja doch nichts mehr mit« ist grundfalsch und behindert das Verständnis der Patienten: Er ist ein alt gewordener Mensch mit seiner ganzen Lebenserfahrung, die v. a. durch zunehmende Gedächtnis- und Orientierungslosigkeit beeinträchtigt ist.
Eine erste Schwierigkeit besteht also bereits oft darin, die Zusammenarbeit mit dem Patienten zu bahnen. Beschwichtigende Hinweise, dass der Patient sich im Krankenhaus »nur mal vorstellen solle« oder dass er sicher in Kürze wieder entlassen werde, sind der Situation genauso wenig förderlich wie übereilte gewaltsame Einweisungsprozeduren mithilfe kräftigen Transportpersonals oder gar der Polizei. Die Schwierigkeiten bei der Einweisung erfordern oft Geduld und Übersicht des einweisenden Arztes sowie Klarheit und Bestimmtheit. Oft erweist sich aber auch der Zeitdruck in der Praxis als belastend, der allerdings beim alten Menschen grundsätzlich fehl am Platz ist.

26.1 Rahmenbedingungen

Mit der Einweisung in eine gerontopsychiatrische Abteilung hat der niedergelassene Arzt seine Betreuung meist nur für das stationäre Intervall aufgegeben. Anschließend setzt er sich weiter mit dem Schicksal seines Patienten auseinander. Da wohl die wenigsten niedergelassenen Ärzte je eine gerontopsychiatrische Station von innen gesehen haben (nur 0,5% der niedergelassenen Ärzte haben nach der Approbation schon einmal in einer psychiatrischen Klinik gearbeitet!), erscheinen einige Hinweise zum Hintergrund der Arbeitsweise und zur Erlebniswelt solcher Abteilungen angebracht.

Alterspsychiatrische Fachabteilungen sind je nach Größe gegliedert in mehrere Stationen; darüber hinaus haben sie oft eine Institutsambulanz, z. T. auch Tageskliniken. Im stationären Bereich findet sich oft eine (geschützte)

Demenzstation, eine (offene) Depressionsstation und eine allgemeine Aufnahmestation.

Das Stationsteam setzt sich multidisziplinär zusammen aus Ärzten, Psychologen und Pflegepersonal, des Weiteren aus Sozialpädagogen, Ergotherapeuten, Physiotherapeuten und Mitarbeitern aus anderen therapeutischen Berufen. Diese sind vertraut mit den modernen Möglichkeiten der Differenzialdiagnostik und Therapie von Demenzerkrankungen.

In den großen psychiatrischen Fachkrankenhäusern besteht trotz der Psychiatrie-Personal-Verordnung zumeist ein mehr oder minder ausgeprägter Personalmangel für alle Berufsgruppen. Dies führt dazu, dass ärztlicherseits zwischen Aufnahmeformalitäten, Untersuchungen, Befundauswertungen und Absprache der Therapeuten untereinander meist nur wenig Zeit für Einzel- und Angehörigengespräche bleibt. Unter den derzeitigen Rahmenbedingungen (wiederholte »Reformen« im Gesundheitswesen, Budgetierungen, exzessive Dokumentationspflichten sowie massive Arbeitsverdichtung) stehen sämtliche Patienten- und Angehörigenkontakte, aber auch die Kontakte mit den niedergelassenen Kollegen, unter enormem Zeitdruck.

Die Stationen sind oft noch zu groß, 22–28 Betten sind keine Seltenheit, und oft sind sie auch nicht kommunikativ und übersichtlich gebaut, sodass die persönliche Betreuung erschwert wird. Unzureichende Räumlichkeiten für verschiedene Therapien beeinträchtigen die Arbeitsmöglichkeiten und sorgen für relative Enge bei der Durchführung der Therapiesitzungen. Kurz: Die Arbeitsweise auf einer alterspsychiatrischen Station ist mit der einer Station im Allgemeinkrankenhaus nicht zu vergleichen. Erschwerend kommt hinzu, dass sich durch den anhaltenden Anstieg der Aufnahmezahlen die Verweildauer verringert und ein enormer Zeitdruck entsteht.

Daher ist zunächst gewissenhaft zu klären, ob und mit welcher Indikation eine stationäre Behandlung tatsächlich notwendig ist. Eine telefonische Rücksprache mit dem Aufnahmearzt der zuständigen alterspsychiatrischen Abteilung kann hier gute Dienste leisten. Diese sollte dann allerdings so früh wie möglich erfolgen, und der Weg in die Klinik sollte durch ausreichende Information des Patienten und der Angehörigen gut vorbereitet werden.

Natürlich muss gesehen werden, dass der alte Patient, oft multimorbid, häufig erst im Krankenhaus die Möglichkeiten einer schnelleren Krankheitsabklärung erfährt und daher eine Einweisung unumgänglich sein kann. Dennoch ist es durchaus korrekt, den Patienten und die Angehörigen darauf hinzuweisen, dass die Aufnahme in ein Krankenhaus immer eine große Belastung darstellt und der multimorbide Patient somit schnell zum »Hochrisikopatienten« wird. Familienangehörige haben sich dies meist nicht klargemacht, sind aber in der Regel dankbar für eine entsprechend sorgfältige Aufklärung.

26.2 Wohin erfolgt die Einweisung?

Je nach akutem Krankheitsbild wird die geriatrische oder die alterspsychiatrische Kompetenz mehr oder weniger benötigt. Ein multimorbider Patient mit schweren körperlichen Begleiterkrankungen und einer Demenz ist eher in der Geriatrie am richtigen Platz, während für einen Patienten mit Demenz ohne erhebliche somatische Erkrankungen die Alterspsychiatrie angebracht ist (▶ Kap. 25).

Auch an psychiatrischen Abteilungen am Allgemeinkrankenhaus können diese Patienten behandelt werden, wenn dort gerontopsychiatrische Kompetenz vorhanden ist. Dies kann man als niedergelassener Kollege erfahren im Rahmen der telefonischen Anmeldung; v. a. wird man aus der Zusammenarbeit mit der Abteilung seine Erfahrungen ziehen.

26.3 Durch wen erfolgt die Einweisung?

Meist ist der Hausarzt der erste Ansprechpartner für den Patienten und die Angehörigen. Aber auch der Nervenarzt/Psychiater oder der Notdienst kommt in die Situation, einen dementen Patienten einweisen zu müssen. Entsprechend der demographischen Entwicklung werden auch aus den Allgemeinkrankenhäusern zunehmend demente Patienten der Alterspsychiatrie zugewiesen.

Hilfreich ist immer der Kontakt von Arzt zu Arzt: Durch eine kurze telefonische Anmeldung lässt sich sowohl die aktuelle Problemlage darstellen als auch mit Hinweisen die weitere Vorgeschichte, die soziale Situation, Begleiterkrankungen und die notwendige Medikation erläutern. Außerdem wird besprochen, mit welcher Erwartung der Patient eingewiesen wird: z. B. Diagnostik, Akutbehandlung von störenden Symptomen, Abwendung einer akuten Gefährdung etc. Schließlich lässt sich durch das kollegiale Gespräch manche Einweisung vermeiden, was für den Patienten und die Angehörigen durchaus die beste Lösung sein kann.

> **Einweisungsgründe wie »Abklärung«, »Diagnosestellung«, »im Heim nicht tragbar« reichen weder der Krankenkasse zur Kostenübernahme aus noch kann der Krankenhausarzt damit die stationäre Aufnahme begründen. Im Gegenteil sei daran erinnert, dass der Krankenhausarzt nochmals verpflichtet ist, die Indikation zur stationären Aufnahme zu überprüfen und ggf. eine andere Behandlungsform (ambulant, vorstationär, teilstationär) einzuleiten. Dies wird, soweit möglich, in Rücksprache mit dem einweisenden Arzt geschehen.**

Die Aufnahme des Patienten wird erheblich erleichtert, wenn der einweisende Arzt wichtige Befunde in Kopie sowie eine Übersicht über die aktuelle Medikation mitgibt. Patient und Angehörige sind in der Aufnahmesituation oft viel zu aufgeregt, um hierüber komplette Angaben zu machen.

Insbesondere interessieren nervenärztliche Vorbefunde wie die Ergebnisse von einfachen Tests wie *Mini-Mental State Examination* (MMSE) oder einem Test zur Früherkennung von Demenzen, z. B. DemTect, Computertomographie (CT), EEG und weiteren Spezialuntersuchungen.

26.4 Wer wird eingewiesen?

Wenn es auch klar sein sollte, dass eine Krankenhauseinweisung nur zur Behandlung des Patienten dient, so finden in der Alterspsychiatrie immer wieder Einweisungen zur Entlastung des Partners oder der Familie statt (s. unten, Einweisungsgründe). Dabei muss allerdings die Behandlung des Patienten im Mittelpunkt stehen. So ist z. B. ein Therapieversuch sehr belastender Verhaltensauffälligkeiten wie permanentes lautes Rufen oder heftige Abwehr von Pflegemaßnahmen (»Aggressivität«) durchaus ein Einweisungsgrund.

Typische Einweisungsgründe

- Umkehrung des Tag-Nacht-Rhythmus mit nächtlicher Unruhe und Weglaufgefahr und Müdigkeit/Apathie am Tag
- Verkennung von Angehörigen/Betreuern als Fremde und heftige Ablehnung der notwendigen Hilfen (»Aggressivität«)

▼

- Meist optische Halluzinationen mit störenden fremden Menschen oder paranoide Wahninhalte (v. a. Bestehlungswahn, übersteigertes Misstrauen)
- Verschlechterung des Krankheitsbildes, möglicherweise durch unbekannte Begleiterkrankungen, Medikamentenunverträglichkeit oder Unfallfolgen (»Bagatelltrauma«: Subduralhämatom) bedingt
- Unfähigkeit der Nahrungsmittel- und Flüssigkeitsaufnahme durch zunehmende Apraxie (vorher mit den Angehörigen besprechen, ob wirklich eine PEG-Sonde erwünscht ist!)

Bereits bei der Einweisung sollte dem Patienten (und den Angehörigen) ein Einweisungsgrund mitgeteilt werden: Viele Patienten erleben selbst, dass ihr Gedächtnis nicht mehr sicher ist; daher sind sie oft auch bereit, eine »Gedächtniskrankheit« sowie die daraus folgenden Unsicherheiten abklären zu lassen. Auch das Erleben einer depressiven Verstimmung fördert bei manchen Patienten die Bereitschaft, sich untersuchen und behandeln zu lassen. Schließlich können fürsorgliche Angehörige auch deutlich machen, dass sie selber große Sorge haben um den Gesundheitszustand des Patienten und daher an einer möglichst gründlichen Untersuchung und Behandlung interessiert sind.

Einweisungen auf Wunsch der Angehörigen, »weil es zu Hause nicht mehr geht«, sind oft von Beginn an problematisch: Der Krankenhausarzt muss sogleich begründen können, warum die stationäre Aufnahme des Betroffenen notwendig ist. Hier kann der einweisende Kollege durch seinen Anruf schon darauf hinweisen, dass z. B. der Patient bei erheblicher Unruhe nicht mehr ausreichend isst oder bei Störungen des Tag-Nacht-Rhythmus sich völlig verzehrt; somit ist der Versuch einer Behandlung zur Wiederherstellung der Tagesstrukturierung mit soziotherapeutischen und medikamentösen Maßnahmen durchaus gerechtfertigt.

Auch sollte den Angehörigen klar sein, dass eine stationäre Behandlung lediglich kurzzeitig mit einer bestimmten Zielsetzung erfolgt. Längerfristige Verwahrung im Krankenhaus, eventuell so lange, bis ein Heimplatz bereitsteht, ist bei einer durchschnittlichen Verweildauer von ca. 22 Tagen in der

Regel heutzutage nicht mehr möglich. Deshalb muss die Frage nach dem beabsichtigten Entlassort möglichst schon bei der Aufnahme angesprochen werden.

26.5 Wann soll die Einweisung erfolgen?

Eine stationäre Einweisung wird immer dann nötig, wenn ambulante oder teilstationäre Behandlungsmöglichkeiten nicht mehr ausreichen. Dies ist z. B. dann der Fall, wenn der Patient aufgrund seines Unverständnisses die Versorgung heftig ablehnt, es zu herausforderndem Verhalten (»Aggressivität«) kommt, wenn der Patient sich in Unrast verzehrt, aber auch wenn er zurückgezogen und apathisch nicht mehr am Alltagsleben teilnimmt. Hier geht es um die differenzialdiagnostische Klärung der aktuellen Symptomatik sowie der notwenigen Therapie.

In diesem Zusammenhang soll auf ein wichtiges Problem in der Betreuung dementer Patienten hingewiesen werden: Aufgrund der wirkungsvolleren Behandlungsmöglichkeiten als noch vor einigen Jahren zielt das Interesse darauf ab, eine Behandlung möglichst frühzeitig zu beginnen, um die Lebensqualität zu erhalten und Schwerpflegebedürftigkeit möglichst lange hinauszuschieben (▶ Kap. 17). Obwohl die Frühdiagnostik außerordentlich wichtig ist, besteht dabei nur in seltenen Fällen ein Einweisungsgrund zur stationären Behandlung. Die Frühdiagnostik kann in der Regel von niedergelassenen Nervenärzten ausreichend sicher durchgeführt werden. Im Bedarfsfall wäre hier noch alternativ die Zuweisung zur Institutsambulanz (Gedächtnissprechstunde, Memory-Klinik, ▶ Kap. 24) eines psychiatrischen Krankenhauses zu erwägen, schließlich auch die Möglichkeit einer umfangreichen Klärung unter tagesklinischer Behandlung. Lediglich das Vorliegen einer komplizierteren Multimorbidität rechtfertigt eine stationäre Einweisung zur Frühdiagnostik.

26.6 Warum soll eine Einweisung erfolgen?

Wie oben dargestellt, erfordert eine stationäre Einweisung eine klare Indikation einschließlich realistischer Vorstellungen über das mögliche Ergebnis der Krankenhausbehandlung. Eine Krankenhausaufnahme ist heute im Wesentlichen aus drei Gründen erforderlich:

Gründe für eine Krankenhausaufnahme

1. Zur Differenzialdiagnostik entsprechend komplizierter Krankheitsbilder mit Multimorbidität, die das Zusammengehen der diagnostischen Möglichkeiten eines Krankenhauses erfordern.
2. Zur Krisenintervention bei zugespitzten Verhaltensauffälligkeiten, die von den betreuenden Personen nicht mehr aufgefangen werden können.
3. Zur Krisenintervention mit Klärung der Weiterversorgung, wenn das bisherige Versorgungssystem zusammengebrochen ist, z. B. weil der pflegende Partner plötzlich erkrankt ist. Wenngleich in dieser Situation oft auch über den Hausarzt, die Sozialstation oder die Beratung der Krankenkasse/Pflegekasse kurzfristig Hilfe erfolgen wird, so kann trotzdem in entsprechenden Fällen die stationäre Aufnahme erforderlich sein, wenn der Gesundheitszustand des Patienten mit Demenz durch Wegfall der Versorgung akut gefährdet ist.

26.6.1 Problematische Situationen bei der Einweisung

Eine besondere Problematik stellen die Einweisungen am Freitagnachmittag dar (»akute Freitagsnachmittagsdemenz«!): Die Angehörigen machen sich Sorgen wegen des bevorstehenden Wochenendes, der Arzt weist noch ein und ist dann oft nicht mehr zu erreichen.

Für den Patienten selbst entsteht durch die Aufnahme eine besonders belastende Situation: Erstkontakt durch den diensthabenden Arzt, am Samstag ärztliche Betreuung durch einen anderen Diensthabenden, ebenso am Sonntag wieder durch einen anderen Arzt. Auch im Pflegedienst findet sich am Wochenende oft eine Personalausdünnung, und die Mitarbeiter des sonstigen therapeutischen Dienstes arbeiten in der Regel am Wochenende nicht. Der Patient fällt also von der Krisensituation, die zur Aufnahme führte, in eine ausgesprochene Versorgungslücke! Viele Komplikationen und Unfälle fallen in diesen daher besonders gefürchteten Zeitraum. Die »Misserfolge«, die z. B. durch eine Oberschenkelhalsfraktur in den ersten Behandlungstagen entstehen, stellen für den Patienten eine außerordentliche Gefährdung dar, führen bei Angehörigen zu Vorwürfen gegen das Krankenhauspersonal und berauben die Patienten und Ärzte des möglichen Erfolgs.

> **Um dies zu verbessern, sollten die Einweisungen möglichst früh angemeldet werden und nicht als »Notfall« erfolgen zu Zeiten, zu denen der niedergelassene Kollege für Rückfragen eventuell in der Praxis schon nicht mehr erreichbar ist!**

26.7 Wie erfolgt die Einweisung?

Im Regelfall wird der Patient durch seinen Hausarzt oder Nervenarzt/Psychiater eingewiesen. Der telefonische Kontakt zwischen einweisendem und aufnehmendem Arzt bzw. eine Anmeldung mit Terminvergabe in der Gerontopsychiatrie hilft, spätere Unklarheiten und Missverständnisse über Sinn und Zweck der Einweisung zu vermeiden. Wichtig ist in diesem Zusammenhang, dass der Patient durch eine einfühlsame Führung nicht das Gefühl bekommt, er solle »abgeschoben werden«.

26.7.1 Juristische Rahmenbedingungen bei der Einweisung

Komplikationen psychischer Erkrankungen und die Einweisung in ein psychiatrisches Krankenhaus erfordern es auch, die juristischen Rahmenbedingungen zu kennen.

> **Die Unterbringung auf einer »geschlossenen Station« ist eine freiheitsentziehende Maßnahme, die entweder die Zustimmung des Patienten oder aber eine juristische Absicherung erfordert. Wenn diese Voraussetzungen nicht vorliegen, muss der Krankenhausarzt den Patienten eventuell wieder entlassen, falls keine akute Selbst- oder Fremdgefährdung vorliegt. Dies führt immer wieder zu Verärgerung beim einweisenden Kollegen, aber auch zu Ratlosigkeit bei den Angehörigen. Deshalb ist es wichtig, gegebenenfalls die notwendigen Schritte einzuleiten.**

Ein Patient, der auch zu Hause gut führbar ist und keine »Weglauftendenz« aufweist, lässt sich zumeist auch auf einer geschützten Station gut betreuen. Er wird vermutlich nicht dezidiert seine Entlassung verlangen, sodass mit ausreichender Kooperation bei der Behandlung sein Einverständnis vorausgesetzt werden darf.

Schwierig ist die Situation hingegen bei Patienten, die mit einer Krankenhausaufnahme nicht einverstanden sind, sei es, weil sie ratlos sind und »nach Hause« wollen, sei es, weil sie sich von Angehörigen im Stich gelassen fühlen oder gar befürchten, dass ihnen Schaden entstehen könnte. Zur Einweisung von solchen Patienten sind drei Wege möglich:

1. im Rahmen des Betreuungsrechts,
2. im Rahmen der Unterbringungsgesetze (UBG) oder der Gesetze zur Behandlung psychisch Kranker (Psych-KG), die in den einzelnen Bundesländern verschieden sind,
3. mit einer sog. »Vorsorgevollmacht« bzw. Generalvollmacht mit dem Aufgabenbereich der Gesundheitsfürsorge und dem Recht der geschlossenen Unterbringung.

26.7.2 Betreuungsrecht

Das Betreuungsrecht (von 1992) ermöglicht es, einem psychisch kranken Menschen einen Betreuer an die Seite zu stellen, der in bestimmten Bereichen die Interessen des Erkrankten zu wahren hat.

Typische Versorgungsbereiche sind

- Gesundheitsfürsorge,
- Vermögenssorge,
- Aufenthaltsbestimmungsrecht,
- Rentenangelegenheiten.

Wenn keine »Vorsorgevollmacht« vorliegt, mit der der Patient schon zu gesunden Zeiten festgelegt hat, wer ihn in welchen Bereichen vertreten soll, und wenn auch keine weiteren Vollmachten bestehen, so ist die Anregung einer Betreuung (durch den Hausarzt oder durch Angehörige) immer dann zu empfehlen, wenn der Patient seine Belange nicht mehr ausreichend sicher vertreten kann. Die Durchführung eines Betreuungsverfahrens dauert einschließlich Begutachtung meist 2–3 Monate und länger, bis ein Betreuer (nach dem Betreuungsrecht wo möglich ein Angehöriger) bestellt ist und dem Patienten zur Seite steht (► Kap. 29).

Im Akutfall hat das Gericht nach § 1846 BGB die Möglichkeit, eine sog. Eilbetreuung auszusprechen und die Durchführung des notwendigen Betreuungsbedarfs zu verfügen, bis das Verfahren abgeschlossen und ein Betreuer bestellt ist. Hierzu bedarf es jedoch in der Regel der Gutachtenserstellung durch einen Nervenarzt/Psychiater. Im ambulanten Bereich wird von dieser Möglichkeit selten Gebrauch gemacht, zumal auch seitens der verfahrensbeteiligten Richter hierzu nicht immer große Bereitschaft besteht. Ein solches Verfahren macht auch nur Sinn bei einer dringenden Behandlungsindikation ohne gleichzeitig bestehende Selbst- oder Fremdgefährdung.

26.7.3 Unterbringungsgesetz

Liegt allerdings eine akute Gefahr für den Patienten, seine Umgebung oder sein Vermögen vor, so ist auch eine Einweisung nach dem Unterbringungsgesetz (UBG) möglich. Eine solche Gefahr besteht z. B. im Weglaufen von zu Hause bei Unsicherheit im Verkehr, bei situativer Zuspitzung in Form »aggressiver« Durchbrüche mit Bedrohung von Angehörigen oder auch Suizidalität, im Unvermögen, Gefahrenquellen im Haushalt (elektrische Herdplatten, Bügeleisen, Gasversorgung) zu beaufsichtigen. Die Rechtsprechung verlangt allerdings, dass diese Gefahren akut und absehbar sind; damit wird gleichzeitig ausgeschlossen, dass die Unterbringung nach dem UBG erfolgt, wenn der Patient z. B. einmalig vor 6 Wochen eine Herdplatte hat brennen lassen!

Wenn eine Unterbringung wegen akuter Selbst- oder Fremdgefährdung notwendig ist, so muss auch ggf. die Polizei als Erfüllungsgehilfe hinzugezogen werden, die den Transport in das psychiatrische Krankenhaus begleitet und einen Einsatzbericht erstellt, aus dem die Gefahrenlage ersichtlich ist.

> **Eine Bescheinigung des einweisenden Arztes, aus der die akute Selbst- oder Fremdgefährdung hervorgeht (möglichst mit stichwortartigen Beispielen), erleichtert dem Krankenhausarzt die Beantragung eines entsprechenden Gerichtsbeschlusses und ermöglicht somit die baldige Behandlung.**

Auch wenn mit solchen Regularien die Einweisung in ein psychiatrisches Krankenhaus erschwert erscheinen mag, so sei daran erinnert , dass sie mit einer Freiheitsentziehung verbunden wäre; die Freiheit der Person steht aber nach dem Grundgesetz unter besonderem Schutz! Damit ist andererseits gewährleistet, dass die Psychiatrie nicht missbraucht wird, um schwierige Menschen loszuwerden – ein Umstand, der für das Selbstverständnis der Psychiatrie sehr wichtig ist. Zu oft ist die Psychiatrie instrumentalisiert worden, und auch heute noch gibt es in der Bevölkerung Vorstellungen, die die Psychiatrie zu einem absolut rechtlosen Raum erheben! Dem muss im Interesse der Patienten, aber auch der psychiatrisch Tätigen, durch die entsprechende Gesetzgebung und Überwachung vorgebeugt werden.

26.7.4 Vollmacht

Textvorschläge für sog. »Generalvollmachten« sind erhältlich beim Bundesjustizministerium, im Internet und bei jedem Notar, der dann auch für eine überschaubare Gebühr eine Beratung durchführt; Voraussetzung für eine Vollmachtserteilung ist allerdings die Geschäftsfähigkeit.

26.8 Wozu soll eine Einweisung erfolgen?

Wenn eine Einweisung notwendig ist, sollten die Gründe (s. unten) und die Erwartungen mit dem Patienten und den Angehörigen sachlich besprochen werden. Falsch ist es, den Patienten von solchen Gesprächen auszuschließen: Er fühlt sich entwertet, nicht ernst genommen, hintergangen. Gegebenenfalls kann nach einem gemeinsamen erklärenden Gespräch noch ein kurzes Gespräch erfolgen, bei dem die Angehörigen die notwendigen Detailinformationen erhalten, aber auch dies sollte mit Wissen des Patienten geschehen. Das Hintergehen des Betroffenen führt oft dazu, dass er in misstrauischer Abwehrhaltung eine Krankenhausbehandlung verweigert und paranoide Ängste gegen Angehörige und Behandler entwickelt.

Typische Einweisungsgründe bei akuter Selbstgefährdung

- Unkontrollierter Umgang mit Gas/Herd, elektrischem Strom, gefährlichen Werkzeugen
- Anhaltende Unfähigkeit, Nahrung und Flüssigkeit aufzunehmen
- Desorientiertheit mit Gefahr des Verlaufens (besonders im Winter), Gefahren im Straßenverkehr werden nicht mehr erkannt ▶

Typische Einweisungsgründe bei akuter Fremdgefährdung

- Weglaufgefahr mit Unsicherheit im Straßenverkehr (bei einer Betreuung oder auch beim Heimaufenthalt sind auch Fürsorge- und Haftungsfragen betroffen)
- Situationsverkennung mit »Aggressivität« und Abwehrhaltung gegen die Umwelt
- Achtlosigkeit mit Feuergefahr, z. B. mit Zigaretten oder Herdplatten (bei mehrmaligem Vorkommen)

Es darf daran erinnert werden, dass es nicht nur wohlmeinende Angehörige gibt und so manche »Wahnbildung« mit Vernichtungswahn, Bestehlungswahn etc. des Patienten durchaus realistische Hintergründe hat!

Die Demenzproblematik ist bereits so verbreitet, dass ihr nur mit ernsthafter und kompetenter Fürsorge begegnet werden kann. Dies bedeutet auch, dass in der Zukunft die enge und vertrauensvolle Zusammenarbeit aller an der Behandlung Beteiligten noch wichtiger wird als schon jetzt. Im Austausch von Hausarzt und Nervenarzt, in der Einbeziehung von Ergotherapie, psychiatrischer Fachpflege und Sozialbetreuung durch den sozialen Dienst der Krankenkassen, des Krankenhauses oder der Kommune liegt eine wichtige Chance, um zukünftig die psychotherapeutischen, soziotherapeutischen und medikamentösen Behandlungsstrategien und Beratungsinterventionen noch besser abzustimmen. Damit können erwiesenermaßen das Leid der Patienten und die Not und Schuldgefühle der Angehörigen erheblich abgemildert werden.

Aus der klinischen Erfahrung lässt sich feststellen, dass die mögliche Beruhigung einer Akutsymptomatik, die Entängstigung eines verzweifelten Dementen und die sachgerechte Beratung von Angehörigen von diesen oft so entlastend empfunden wird, dass sie nach der Behandlung eine »Besserung« feststellen.

Alle Patienten mit einer schweren chronisch-progredienten Erkrankung haben das Recht auf eine ausreichende Behandlung. Diese dürfen wir auch den dementen Patienten nicht vorenthalten, sondern müssen im Gegenteil bei dem großen und langfristigen Leid, das die Patienten und die Angehörigen zu ertragen haben, alles tun, um die Situation abzumildern.

26

Wichtige Grundsätze bei einer Einweisung

- Patienten, Angehörige und Arzt erwarten von der Einweisung eine Besserung; diese kann nur in enger Zusammenarbeit aller Beteiligten eintreten.
- Eine Einweisung zu Differenzialdiagnostik und medizinischem Behandlungsversuch sollte frühzeitig erfolgen.
- Telefonische Absprachen zwischen einweisendem und aufnehmendem Arzt helfen, die Indikation zur stationären Aufnahme zu klären und Unklarheiten zu vermeiden.
- Die Einweisung eines dementen Patienten sollte möglichst nicht als »Notfall« zu ungünstigen Zeiten erfolgen.
- Die Einweisung auf eine geschützte (geschlossene) Station stellt eine Freiheitsentziehung dar und muss rechtlich abgesichert sein. Rechtsgrundlage (Betreuung, UBG) rechtzeitig veranlassen!
- Diagnostischer und therapeutischer Nihilismus sind nicht gerechtfertigt.

Literatur

Alzheimer Europe (Hrsg) (2005) Handbuch der Betreuung und Pflege von Alzheimer-Patienten. Thieme, Stuttgart

Deutsche Gesellschaft für Gerontopsychiatrie und -psychotherapie, Stellungnahme (2008) Gerontopsychiatrischen Klinken fehlt das Personal. www.dggpp.de

Wächtler C (Hrsg) (2003) Demenzen. Thieme, Stuttgart

Alten- und Pflegeheime

Jens Bruder

Zum Thema

Die Einweisung in eine Pflegeinstitution, zugleich der Beginn der letzten Lebensphase, zählt für den Patienten mit Demenz und seinen – meist vorhandenen – pflegenden Angehörigen zu den größten seelischen Belastungen (Rothenhäusler u. Kurz 1997). Das hat mehrere wichtige Gründe: Die in der Regel vorangegangene erschöpfende Pflege war und ist oft durch sehr widerstreitende Gefühle gekennzeichnet. Dem Bedürfnis, möglichst allen Anforderungen der Versorgung bis zum Tod des Patienten gewachsen zu sein, stehen Wünsche nach seinem baldigen Tod oder der Beendigung der Pflege durch Heimversorgung gegenüber, in der Regel mit Schuldgefühlen verbunden. Wenn die Entscheidung zur Heimeinweisung dann zustande gekommen ist, führt das neben der Entlastungsperspektive oft zu verstärkten Schuldgefühlen, denn auf der symbolischen Ebene bedeutet die Beendigung der Versorgung durch ein Kind oder den Ehepartner wohl immer auch den Verstoß gegen uralte Gebote der Hilfsbereitschaft in den engsten aller menschlichen Beziehungen. Die bereits getroffene Entscheidung erzwingt jedoch die Kontrolle solcher Empfindungen. Diese Anstrengung kommt zu denen der Heimplatzsuche und der Vorbereitung der Übersiedlung hinzu. Während des Erkundens, das mit sehr unterschiedlichen Versorgungsqualitäten konfrontiert, können Zweifel an der Entscheidung wiederbelebt werden und zusätzlich belasten. Zudem ist einzuräumen, dass kaum eine Institution die Vertrautheit und das persönlich-biographische Wissen haben oder erwerben kann, das in lebenslangen engen Beziehungen gewachsen ist.
Für den Patienten selbst mit seinen reduzierten Anpassungs- und Kontrollmöglichkeiten zählt der Übergang in das Heim subjektiv sicher zu den größten Belastungen überhaupt, wenn man von den sehr weit fortgeschrittenen Krankheitszuständen mit bereits massiv eingeschränkter Wahrnehmungsfähigkeit und Emotionalität absieht. Eine Vielzahl neuer Eindrücke muss verarbeitet werden, und unvermeidlich häufen sich zunächst die Erfahrungen, dabei zu scheitern, was zu Unsicherheit, Scham, Angst und Erregung führen kann. Zugleich ist allerdings zu sehen, dass von dem gemeinschaftlichen Leben im Heim anregende und belebende (zugleich also auch von belastenden Affekten ablenkende) Impulse ausgehen können.

27.1 Bedeutung der Einweisung für den dementen Patienten und seine Angehörigen

Sehr schwerwiegend ist im Zusammenhang mit einer Heimeinweisung, dass fortgeschritten Kranke nur in sehr begrenztem Umfang in den Entscheidungsprozess und die Planungen einbezogen werden können. Die Pflegenden sind überwiegend auf ihre Vermutungen darüber angewiesen, was der Patient empfindet. Es liegt im Wesen dieser Schwierigkeit, dass häufig eher düstere Befürchtungen entstehen, der Patient leide, weil er sich argumentativ nicht mehr zu wehren vermag.

Mit diesen schlaglichtartigen Hinweisen auf die Bedeutung der Institutionalisierung soll die Notwendigkeit unterstrichen werden, diesen Prozess so gut wie irgend möglich vorzubereiten und ärztlich zu begleiten. Dabei ist zu bedenken, dass sich dieser Versorgungsbereich im lebhaften Umbruch befindet: Das Gewicht von Selbsthilfe- und multiprofessionellen Beratungsorganisationen nimmt (erfreulicherweise) ständig zu. Es gibt mittlerweile mehr als 120 regionale Alzheimer-Gesellschaften und darüber die Deutsche Alzheimer Gesellschaft mit einem breiten Schriftenangebot (▶ Anhang A7). Eine wertvolle Ergänzung des Hilfesystems sind auch die bundesweit entstehenden Pflegestützpunkte mit Wegweiserfunktion. Es wird aber weiterhin Geduld und Anstrengungen erfordern, bis sich stabile Ergänzungsbeziehungen dieser neuen Angebote zum hausärztlichen System entwickelt haben.

Besonders in den über 12.000 deutschen Alten- und Pflegeheimen finden vielfältige Entwicklungen statt, wie sich etwa in den mehrmals im Jahr stattfindenden Arbeitstagungen der seit 1995 existierenden Deutschen Expertengruppe Dementenbetreuung (DED) zeigt.

Von wachsender Bedeutung sind überdies die in den letzten gut 10 Jahren entstandenen Wohn- bzw. Hausgemeinschaften für Menschen mit Demenz (etwa 700), entweder als ambulante Form oder als stationärer Bereich (Reitinger et al. 2010). Sie sind familienähnliche kleine (8–12 Plätze) Gemeinschaften für mobile Kranke mit großer Kontinuität und ständiger Präsenz der Mitarbeiter und dem Wohnzimmer als Mittelpunkt (Schritt von der »zimmerbezogenen zur wohnzimmerbezogenen Betreuung«).

Diese Entwicklungen zu überschauen, kann Mühe bereiten. Hintergrund ist die Tatsache, dass die Versorgung dementer Patienten, besonders der schwer und verhaltensgestörten, immer mehr zur Hauptaufgabe der stationären Altenhilfe wird, weil auch hochentwickelte, technikgestützte Hilfesysteme im ambulanten Bereich versagen, wenn der Patient aufgrund seiner geistigen Schwäche nicht mehr selbst über ihre Inanspruchnahme entscheiden kann oder seine Angehörigen durch Problemverhalten überfordert. Heute haben über 60% der Bewohner von Altenpflegeheimen Störungen, die für ein Demenzsyndrom sprechen (Bickel 1996). Das Niveau der Auseinandersetzung mit den Störungen variiert zwischen den Einrichtungen noch stark (Hanns et al. 2011).

27.2 Anlässe, Wege und Häufigkeit der Einweisung

27.2.1 Anlässe

Die bereits erwähnte Überforderung der Pflegenden lässt sich in eine Reihe von Einzelaspekten aufschlüsseln: Zunahme von Verhaltensauffälligkeiten (Unruhe, Weglauftendenzen, Aggressivität, starke Antriebsschwäche, Klammern, Schreien, Kotschmieren, starke und überraschende Schwankungen der Symptome) und – in geringerem Umfang – der kognitiven Defizite (besonders schubartige Verschlechterungen bei erhaltener Mobilität).

Überforderung entsteht aber auch dann, wenn keine Effekte der eigenen pflegerischen Anstrengungen mehr erkannt werden können, bei insgesamt negativ getönter Beziehung (Orrell u. Bebbington 1995) oder bei anhaltender körperlicher Schwächung der Pflegenden. Neben den sozialen Gründen (Verlust oder Wechsel der Betreuungsperson, neue Belastungen in anderen Lebensbereichen, Verlust der Unterstützung der Pflegeperson durch weitere Angehörige, nachlassende Verbindlichkeit von Normen, Überforderung nachbarschaftlicher Hilfe) gibt es psychologische (Auflösung der ambivalenten Einstellung zur Einweisung durch ihre Befürwortung bei somatischen Krankenhausbehandlungen oder akuten Verwirrtheitszuständen, Verletztheit durch demenzbedingt kränkendes Verhalten) oder strukturelle (überzeugende neue Versorgungseinrichtung, Wahrnehmung von – neuen – Selbsthilfe- oder Beratungsangeboten).

27.2.2 Wege und Häufigkeiten

Bei querschnittlicher Betrachtung werden immer noch etwa 75% aller Patienten mit Demenz in Deutschland familiär versorgt. Im Längsschnitt zeigt sich jedoch, dass ein wachsender Anteil – gegenwärtig über 60% – im späteren Verlauf des Leidens doch stationär weiterversorgt wird (Bickel 1996). Der Anteil der aus der Häuslichkeit Aufgenommenen nimmt zu, aber oft über die Zwischenstation der somatischen Krankenhausbehandlung. Der früher häufige, oft als Wartezeit auf einen Pflegeheimplatz sehr ausgedehnte Aufenthalt in psychiatrischen Bezirks- und Landeskrankenhäusern ist seltener geworden; auch deshalb, weil die notwendige bildgebende Diagnostik heute ambulant erfolgen kann.

27.3 Auswahl eines geeigneten Heims

Anders als vor etwa 10 Jahren sind Angehörige auf der Suche nach einem Heim heute nicht mehr gezwungen, jeden einzigen frei werdenden Platz anzunehmen, der sich bietet. Die Einführung der Krankenkassenleistungspflicht für ambulante Krankenpflege 1988 und – noch stärker – die 1994 eingeführte Pflegeversicherung haben zum Ausbau der ambulanten Versorgung geführt und damit den stationären Bereich entlastet. Hinzu kam die Förderung von Wettbewerb (Abschaffung des Kostendeckungsprinzips durch das neue Gesetz). Heute gibt es keine stationäre Altenpflegeeinrichtung mehr, die sich noch unübersehbar langer Warteschlangen rühmen kann. Es müssen durchweg Anstrengungen unternommen werden, um eine gute Auslastung zu erreichen. Dieser Umstand, die wachsende Zahl der Patienten mit Demenz und das deutlich wachere Bewusstsein für das Problem auch im politischen Raum haben immer mehr zur Suche nach verbesserten Formen des Umgangs mit den Krankheitssymptomen geführt. Aber der Weg ist lang, und es gibt derzeit etwa 12.000 stationäre Altenpflegeeinrichtungen in Deutschland (Statistisches Bundesamt 2011). Weniger als im Krankenhausbereich kann man davon ausgehen, dass bestimmte elementare Qualitätsanforderungen überall erfüllt werden. Das betrifft besonders den (unbeobachteten) unmittelbaren Kontakt mit den Kranken, den zu beurteilen für Ärzte schwierig sein kann. Es geht sehr elementar um Vertrauen.

Voraussetzung für die Beratung suchender Angehöriger durch den Arzt sind möglichst gute Kenntnisse der Einrichtungen im Einzugsgebiet seiner Praxis (s. unten). Das erfordert Aufgeschlossenheit und konstruktive Neugier bei bereits stattfindenden Patientenbesuchen im Heim und im Umgang mit den Mitarbeitern. Beides sollte sich aus geriatrisch-gerontopsychiatrischem und möglichst auch pflegerischem Wissen und Interesse speisen. Man kann als Arzt von (guten) Altenpflegekräften sehr viel lernen.

> **Wichtig ist, die Angehörigen aktiv werden zu lassen. Indem sie Einrichtungen aufsuchen und erkunden, sich für Einzelheiten interessieren, Vergleiche anstellen und dabei möglicherweise immer sachverständiger werden, kann in ihnen das Gefühl von Kompetenz und Verantwortlichkeit für die Einweisung und damit auch für deren Berechtigung wachsen. Das erleichtert die spätere Organisation des Übergangs selbst und die Zeit danach. Selbstverständlich hängt dieser Prozess wesentlich von den Qualitätseindrücken ab, die bei den Besichtigungen entstehen, und natürlich kann es in dünn besiedelten Regionen überhaupt keine Auswahl geben, sodass Gefühle von Abhängigkeit und Ohnmacht entstehen.**

Insgesamt stehen die Such- und Orientierungsphase mit dem sich dabei ergebenden Beratungs- und emotionalen Unterstützungsbedarf durch den Hausarzt im Zentrum des Einweisungsprozesses. Mit seiner immanenten Endgültigkeit bedeutet er ja viel mehr, als das stark mit dem Krankenhaus assoziierte Wort »Einweisung« zunächst nahe legt. Vieles spricht für positive Effekte einer längeren und gründlicheren Auseinandersetzung mit der Heimauswahl. Sie darf allerdings nicht zum zirkulären Eingefangensein in Zweifel werden. Unter Umständen müssen sehr detaillierte Besichtigungspläne vereinbart werden. Die erwähnten professionellen Beratungsstellen für pflegende Angehörige und Pflegestützpunkte sowie die Unterstützungsangebote der regionalen Alzheimer-Gesellschaften können durch Information und emotionale Entlastung wertvolle Hilfe leisten und Entlastung des Arztes bedeuten. Hilfreich ist auch das Serviceportal Wegweiser Demenz (Bundesministerium für Familie, Senioren, Frauen und Jugend 2010). Eine ausführliche Zusammenstellung aller Fragen der Heimplatzauswahl findet sich bei Pantlen (1999), jedoch ohne besonderen Bezug auf Patienten mit Demenz.

Als Grundlage für die Beratungstätigkeit des Arztes werden im Folgenden die wichtigsten Qualitätsmerkmale gerafft dargestellt (eine ausführliche Darstellung vieler Aspekte findet sich bei Wojnar 2007):

Vergleichsweise harte, d. h. gut überprüfbare Qualitätsmerkmale (bzw. günstige Bedingungen) von stationären Altenhilfeeinrichtungen

- **Allgemeine Daten:** Platzzahl nicht über 100–125 (mehr Plätze machen die Kenntnis aller Bewohner/Mitarbeiter und damit auch die Entwicklung einheitlicher Sicht- und Umgangsweisen unmöglich; außerdem erhöhen sie das Risiko unüberschaubarer Inseln), Breite des Einzugsgebiets (als Zeichen guten Rufes), Vorhandensein von Tagespflege/Kurzzeitpflege/ambulantem Pflegedienst, Offenheit nach außen (Mahlzeiten, Aktivitäten), Möglichkeit des Probewohnens, Gästezimmer, Durchschnittsalter bei Aufnahme, durchschnittliche Verweildauer, Pflegestufenverteilung, Verbandszugehörigkeit mit Qualitätsselbstverpflichtung, Vorhandensein und Aktivität von Heimbeirat und Angehörigenbeirat
- **Sonderbereiche für schwer und verhaltensgestörte Patienten mit Demenz (15–30 Plätze):** Erforderliche Gesamtgröße der Einrichtung zwischen 50–125 Betten (kleinere Heime können dies nur kooperativ leisten, bisher selten), Einsicht in Sinn von Sonderbereichen für diese Zielgruppe ist deutlicher Hinweis auf Verständnis der Problematik (bei integrierter Betreuung kommt es zu aggressiven Handlungen, überwiegend an den schwer Dementen)
- **Wohngemeinschaftsartige Bereiche (▶ 27.1)** für mobile Kranke mit großer Kontinuität und ständiger Präsenz der Mitarbeiter und dem Wohnzimmer als Mittelpunkt
- **Bauliche Ausstattung und Einrichtung:** Einbettzimmer als Standard mit einigen Zweibettzimmern (Gemeinschaft auch nachts für manche Patienten mit Demenz günstig), ausreichende Helligkeit und Beleuchtung (500 Lux in Augenhöhe, mittlere Schattigkeit: zu schwache Kontraste erschweren Formwahrnehmung und Erkennen, zu starke können erschrecken und Angst auslösen), Wegeflächen zum Ausleben von Bewegungsdrang (Sich-fortbewegen-Können gehört zu den wenigen

▼

verbliebenen, elementaren Befriedigungen), zentrale Lage von Sitzecken und Räumen für Gemeinschaft und Aktivitäten (zur Anregung möglichst gut einsehbar), Veranda/Garten, Vermeidung von bedrängender Enge ebenso wie von toten oder dunklen Ecken (Herausforderung zum Urinieren), Heraushebung von für die Patienten bedeutsamen Türen, Nivellierung der Unterschiede zur Umgebung von Türen, die nicht benutzt werden sollen (Demenz macht die Akzeptanz von Grenzen immer schwerer, auch die von persönlicher Zurückweisung), Vermeidung von Treppen und höhenversetzten Fluren (Sturzgefahr), Vermeidung von Spiegeln (Zuordnung gespiegelter Bilder nicht mehr möglich), Vorhandensein von Rollstühlen (Mobilitätserlebnis), Raumtemperaturen 21–23°C, Vermeidung völliger nächtlicher Stille (die ängstliche Unruhe erzeugen kann), zentrale Musikanlage, Sicherstellung neutraler oder sogar angenehmer, verwöhnender Gerüche (die Demenz ermöglicht nur noch wenige lustvolle Erfahrungen), (zum Trinken anregende) Verfügbarkeit von Getränken, insgesamt Gestaltung einer beruhigenden, farblich gut abgestimmten, warm wirkenden Umgebung mit häuslichem Charakter (»Wohnzimmer«) und ohne zu viele unterschiedliche und damit anstrengende Elemente (Prinzip der sich selbst erklärenden Umgebung ohne bedeutsame Entscheidungszwänge)

- **Organisatorische Merkmale der Betreuung:** Definierte, möglichst standardisiert beschriebene Zielgruppe (etwa mit dem *Cohen-Mansfield Agitation Inventory*, Cohen-Mansfield 1986), Stellenschlüssel besser als 1:1,8, ausreichende Zahl von Mitarbeitern pro Schicht, Führung der Station als offen (bei guter Betreuung ist nur für kleine Zahl von Patienten geschlossene Unterbringung erforderlich), möglichst geringe Zahl verschiedener Betreuungspersonen, d. h. Orientierung am Gruppenpflegeprinzip (oft schwer realisierbar), permanent aktivierende Grundhaltung (aus kleinen Handlungsimpulsen der Patienten möglichst lang dauernde Handlungsketten machen), persönliche Gepflegtheit der Patienten (Haare, Rasur, Nägel, Kleidung, Gerüche) und Mitarbeiter, räumliche Gepflegtheit (kein Fäkaliengeruch, kein Geruch nach »alten Leuten«, keine Tesafilm-Unkultur, kein abgegriffenes Bilder- oder Lesematerial, gepflegte Pflanzen, saubere

▶

Tischdecken), Essenskultur (möglichst mit Selbstbedienung: »aus dampfenden Schüsseln«) – eine sorgfältige und gepflegte Umgebung kann auch bei Demenz wohl tun – Einhaltung einer festen, aber im Einzelfall elastisch gehandhabten Tagesstruktur (als Orientierungshilfe), Tagesstrukturierung durch Aktivitätsangebote (Musik, Tanz, Malen, Gymnastik, Spiele, Haushaltsaktivitäten wie Bügeln – auch nur von Stoffresten –, Nähen, Stopfen, Stricken; auch scheinbar sinnlose, der Zeit des Patienten aber Gestalt gebende Handlungen können wertvoll sein; sie sind u. U. Ergebnis von phantasievollem, geduldigem Ausprobieren der Betreuer und damit zugleich auch wichtiges Qualitätsmerkmal), Vielfalt der im Aktivierungsbereich tätigen Berufsgruppen (Ausdruck von Offenheit und Phantasie), überwiegend durchgängiges Zusammensein der Betreuer mit den Patienten als Grundlage vieler hier benannter Merkmale, Einbeziehung von Angehörigen und ehrenamtlich Engagierten, Warnsystem für Weglaufgefährdete, offener, nicht vertuschender Umgang mit freiheitsbeschränkenden bzw. unterbringungsähnlichen Maßnahmen, guter Kontakt mit juristischen Betreuern, Vormundschaftsrichtern und MDK-Mitarbeitern, Qualität der Dokumentation, Pflegeplanung, Beteiligung an Qualitätsentwicklungsprogrammen

- **Ärztliche Versorgung:** Obwohl der stationäre Altenhilfebereich formal in die Zuständigkeit der Vertragsärzte fällt, gilt der folgende Grundsatz aus dem Krankenhaus auch hier: Je multimorbider, stärker psychisch krank und intensiver behandlungsbedürftig die Patienten einer Station sind, desto unverzichtbarer sind einheitliche therapeutische Vorgehensweisen, mit denen alle Mitarbeiter vertraut sind. Insbesondere Spezialstationen für verhaltensauffällige Patienten mit Demenz werden deshalb am besten von nur einem oder zwei Ärzten versorgt, die so wie im Krankenhaus für alle Patienten zuständig sind (Bruder u. Wojnar 1998). Sie sollten geriatrisch und gerontopsychiatrisch aufgeschlossen oder sogar qualifiziert sein (die zweijährige Weiterbildung »Klinische Geriatrie« kann inzwischen in allen deutschen Ärztekammerbereichen erworben werden)
- Gute Pflegeheime versuchen, einen Nervenarzt mithilfe besonderer Vereinbarungen enger in die Versorgung ihrer Bewohner einzubinden

▼

(feste Zeitkontingente, auch für Fallbesprechungen); mancherorts existieren auch Absprachen mit Ambulanzen von psychiatrischen Bezirks- und Landeskrankenhäusern; eine größere Zahl von Ärzten derselben Fachdisziplin in einem Heim durchschnittlicher Größe spricht tendenziell gegen dessen Qualität

- **Einstellungen und Haltungen, Wissen (soweit als sog. harte Merkmale erfahrbar):** Anteil voll ausgebildeter Pflegekräfte 50% und mehr, Teilnahme an Fort- und Weiterbildungen, hausinterne Angebote, Mitarbeiter mit gerontopsychiatrischer Zusatzqualifikation, Sonderqualifikationen, die in Berufsfeldern und Lebenszusammenhängen jenseits der Gesundheitsberufe erworben wurden (die Fähigkeit zur guten Betreuung dementer Patienten speist sich in erheblichem Umfang aus der Persönlichkeit), Möglichkeit von Fallbesprechungen mit externer Fachkraft, Einsatz von standardisierten Erhebungsinstrumenten zur Quantifizierung der Defizite, Kenntnisse von Biographie, Primärpersönlichkeit und bisheriger Lebenssituation der Patienten
- Wichtig sind systematische Überlegungen, möglichst auch schriftlich niedergelegte Konzepte über den Umgang mit dementen Patienten, etwa orientiert an den Grundzügen der Milieutherapie (Klingenfeld u. Bruder 1997) oder der Selbsterhaltungstherapie (SET, Romero u. Eder 1992)

Vergleichsweise weiche, schwer überprüfbare Qualitätsmerkmale einer stationären Altenhilfeeinrichtung

- **Umgang mit den dementen Patienten**
  - Sprachlicher Umgang: Verständlichkeit (ausreichende Lautstärke, ruhige Stimmlage, konkrete Begriffe, kurze Sätze, Vermeidung von zu gedrängter Information), Innehalten zur Überprüfung des Verständnisses, Grundbemühung um Austausch, Bereitschaft zum Wiederholen bzw. zur Vergessensvorbeugung, Aufgreifen von sprachgestörten Äußerungen und Hilfen zum Ausdruck des Gemeinten

▶

- Nichtsprachliche Aspekte des Umgangs mit den dementen Patienten: Erreichen der Patienten auf möglichst vielen sensorischen Ebenen gleichzeitig (bei Ansprache auch Berührung und Blickfixierung, also zugleich Schutz vor Ablenkung), Ermöglichung angenehmer Sinneserfahrungen, Ernstnehmen der subjektiven Bedeutungen und der damit verknüpften Empfindungen (z. B. Angst aus Missverständnissen), Bedacht im körperlichen Umgang (langsames Berühren und allmähliche Kraft- bzw. Druckverstärkung, wenn pflegerische Handlungen dies erfordern), Beachtung der Symbolik von Alltagshandlungen (z. B. keine frontale Annäherung mehrerer Pflegepersonen bei bekanntermaßen aggressionsbereiten Patienten, sondern zeitversetzt und von der Seite; Gespräch auf gleicher Kopfhöhe, also nicht von oben nach unten), Grundhaltung der Suche nach (erfüllbaren) Bedürfnissen der Patienten, Bereitschaft zum gemeinsamen Lachen, Strategien zur Überwindung von Widerstand gegen Einbeziehung in vom Patienten früher bereits als wohltuend erfahrene Aktivitäten (etwa durch Ablenkung, Umstimmung, freundliche Überrumpelung), Wahrung der Intimsphäre, Beachtung des »Sie« mit Bereitschaft zum – manchmal sehr erwünschten – vertrauensvollen »Du«, Gestaltung einer lebendigen, warmen und fürsorglichen Atmosphäre

Qualität des Umgangs der Heimmitarbeiter mit Angehörigen, die sich informieren

- Aus den Berichten platzsuchender Angehöriger ergeben sich auch für den Arzt viele Qualitätshinweise. Dazu zählen Ansprechbarkeit der Leitungskräfte und (spontan) von nachgeordneten Pflegekräften, Umfang der Information über die vielfältigen Aspekte der Arbeit (u. a. Pflegekonzepte, Beschwerdemanagement, Kontakte zu Vormundschaftsrichtern, Heimaufsicht), Differenziertheit des Verständnisses von Demenz (z. B. als allmählicher Verlust der Kontrolle nicht nur nach außen (Aufgabenbewältigung), sondern auch nach innen (Gefühlskontrolle); Bedeutung der lange erhalten bleibenden emotionalen Wahrnehmungsfähigkeit, Zugang zu allen Gemeinschaftsräumen, unbegleiteter Aufenthalt (des Platzsuchenden) auf der Station einschließlich Möglichkeit des Gesprächs mit Bewohnern, stilles Beobach-

▼

ten des Geschehens im Tagesraum und von Gruppenaktivitäten oder Mahlzeiten, Angebot eines abschließenden Gesprächs zur Nachlese und Klärung von Fragen (auch mit dem Angehörigenbeirat). Sehr viel drückt sich schließlich darin aus, wie die Vertreter des Heims einen Eindruck von dem Patienten zu gewinnen versuchen, um dessen Einweisung es geht.

27.4 Organisation des Übergangs

27.4.1 Juristische Betreuung und Pflegebedürftigkeitsbegutachtung

Bei allen schwerer an Demenz erkranken Patienten, die nicht mehr einwilligungsfähig sind, muss eine Betreuung vorhanden sein oder eingerichtet werden. Eine Vorsorgevollmacht mit Bekräftigung in den letzten 2 Jahren vor Verlust der Einwilligungsfähigkeit kann sie erübrigen. Dies ist nicht nur wegen der Aufenthaltsbestimmung, sondern auch im Hinblick auf medizinische Maßnahmen erforderlich.

Falls noch nicht erfolgt, sollten die Anerkennung einer Pflegestufe durch MDK-Begutachtung oder – bei Zustandsverschlechterung – eine Höherstufung beantragt werden.

27.4.2 Maßnahmen zum wechselseitigen Vertrautmachen

Für den Patienten

Soweit nicht zu belastend und nicht abgewehrt, sollten die Patienten schon in die Besuche der in Frage kommenden Heime einbezogen werden. Dabei ergeben sich Anhaltspunkte für die Chancen guten Einlebens in die neue Umgebung, und zugleich kann aus dem Umgang der Mitarbeiter mit den Patienten auf die Betreuungsqualität geschlossen werden. Mehrere solcher Aufenthalte sind sinnvoll, weil damit ein erstes Bekannt- oder sogar Vertrautwerden eingeleitet werden kann, das dem Patienten gut tut und mögliche Ängste reduziert, aber auch Zweifel der Angehörigen auszuräumen vermag. Sie können dann die weitere Vorbereitung mit größerer innerer Sicherheit und daraus eventuell abgeleiteter fürsorglicher Bestimmtheit leisten. Zunehmend häufig werden heute auch längere Eingewöhnungsphasen vereinbart, etwa eine 3-6 Monate dauernde, in der Frequenz allmählich gesteigerte Teilnahme an bestimmten Gruppenaktivitäten im Heim. Dabei kann dann u. U. auch ihr grundlegender Vorteil zum Tragen kommen, nämlich das in der Gemeinschaft an sich, also ohne äußere Beeinflussung gegebene größere Lebendigkeitspotenzial. Gelegentlich entdecken Angehörige dabei sogar neue Fähigkeiten an ihren Kranken. Manchmal lassen sich mit den Kostenträgern (als kombiniert ambulant-stationäre Leistung) sogar weiter gehende Regelungen vereinbaren: mehrtägige Aufenthalte pro Woche über eine Reihe von Monaten, ohne dass sie zwangsläufig zur endgültigen Aufnahme führen müssen – ein Test für alle Seiten. Damit wird die nicht selten bedrückende Endgültigkeit der Entscheidung tendenziell aufgehoben. Grundsätzlich ist festzuhalten, dass es noch organisatorische Spielräume für elastischer gestaltete, sanftere Übergänge ins Heim gibt.

Für das Heim

Im Rahmen der oben beschriebenen Besuche oder sogar Aufenthalte können die Angehörigen bereits viel an Informationen über ihre Patienten vermitteln und das Heim viel Wertvolles für die eventuelle Betreuung erfragen (s. unten). Wenn es dann zur Aufnahmeentscheidung gekommen ist, sollten die verantwortlichen Heimmitarbeiter mithilfe der Angehörigen ein möglichst differenziertes Bild vom Patienten gewinnen (Lebensweg, Primärpersönlichkeit, Defizite, Stärken und erhaltene Potenziale). Dieser Prozess birgt große Chancen für das künftige Wohlbefinden des Patienten im Heim und bedeutet deshalb eine erhebliche Verantwortung. Zugleich müssen die für gute Pflege erforderlichen ärztlichen Daten und Anweisungen rechtzeitig zur Verfügung gestellt werden bzw. erfolgen.

Heute wird es immer üblicher, dass vor der Aufnahme eines neuen Bewohners von verantwortlichen Heimmitarbeitern Hausbesuche gemacht werden. Aus ihrer Umgebung lässt sich sehr viel über die Patienten und ihr Wesen, aber auch über ihre Störungen und deren Niederschlag erfahren. Das wissen die Hausärzte am besten. Ihre Vertrautheit mit den Patienten entstand zum großen Teil in deren Häuslichkeit, und sie kann sich in dieser Phase besonders segensreich auf die Begleitung und Unterstützung der Patienten und ihrer Angehörigen auswirken.

Literatur

Bickel H (1996) Pflegebedürftigkeit im Alter. Ergebnisse einer populationsbezogenen retrospektiven Längsschnittstudie. Gesundheitswesen 58, Sonderheft 1: 56–62

Bruder J, Wojnar J (1998) Betreuungs- und Behandlungskonzepte in Langzeiteinrichtungen für Demenzkranke. Hamburger Ärztebl 52: 243–246

Bundesministerium für Familie, Senioren, Frauen und Jugend (2010) *www.wegweiser-demenz.de*

Cohen-Mansfield J (1986) Agitated behavior in the elderly: preliminary results in the cognitively deteriorated. J Am Geriatr Soc 34: 722–727

Hanns S, Born A, Nickel W, Brähler E (2011) Versorgungsstrukturen in stätionären Pflegeeinrichtungen – Eine Untersuchung in Leipziger Pflegeheimen. Z Gerontol 44: 33–38

Klingenfeld H, Bruder J (1997) Nichtmedikamentöse Behandlungs- und Betreuungsformen Demenzkranker. fidem aktuell 2, Zechnersche Buchdruckerei, Speyer

Orrell M, Bebbington P (1995) Social factors and psychiatric admission for senile dementia. Int J Geriatr Psychiatry 10: 313–323

Pantlen A (1999) Ratgeber zur Auswahl eines Heimplatzes für ältere Menschen und ihre Angehörigen. Urban & Fischer, München

Reitinger E, Pleschberger S, Schumann F (2010) Leben und Sterben in Wohngemeinschaften für Menschen mit Demenz – Eine explorative qualitative Studie. Z Gerontol Geriat 43: 285–290

Romero B, Eder G (1992) Selbst-Erhaltungs-Therapie (SET): Konzept einer neuropsychologischen Therapie bei Alzheimer-Kranken. Z Gerontopsychol Gerontopsychiatrie 5(4): 267–282

Statistisches Bundesamt (2011) Pflegestatistik 2009 – Pflege im Rahmen der Pflegeversicherung – Deutschlandergebnisse. Wiesbaden

Rothenhäusler H-B, Kurz A (1997) Emotionale Auswirkungen einer Heimunterbringung Alzheimererkrankter auf deren Ehepartner. Z Gerontopsychol Gerontopsychiatrie 10(1): 55–59

Wojnar J (2007) Die Welt der Demenzkranken – Leben im Augenblick. Vincentz Network, Hannover

Zur Psychotherapie

Rolf-Dieter Hirsch

Zum Thema

Durch eine Psychotherapie sollen psychische Störungen des Erlebens und Verhaltens eines Menschen mit psychologischen Mitteln verringert, gelockert oder aufgelöst werden. Bei alten Menschen ist gezielt auf die Verbesserung der Lebensqualität zu achten. Gibt es auch keine allgemeingültige Definition, so sind folgende (Mindest-)Kriterien (in Anlehnung an Strotzka 1978) zu berücksichtigen, um von einer Psychotherapie zu sprechen:

- Bewusster und geplanter interaktioneller Therapieprozess zur Beeinflussung von Verhaltensstörungen und Leidenszuständen mit einer klaren Zielvorstellung (z. B. Symptomverringerung),
- Einsatz von psychologischen Mitteln (durch Kommunikation) meist verbal, aber auch averbal mittels lehrbarer und auf Effizienz überprüfbarer Techniken auf der Basis einer Theorie des normalen und pathologischen Verhaltens.

28.1 Ist eine Psychotherapie sinnvoll?

Gestützt durch zahlreiche Untersuchungen hat sich erst allmählich das generelle Vorurteil, dass eine Psychotherapie für alte Menschen nicht mehr sinnvoll sei, verringert (Heuft et al. 2006, Maercker 2002). Einige Untersuchungen weisen darauf hin, dass psychosozialer Stress neurodegenerative Prozesse einleiten kann (Kropiunigg et al. 1999) und psychosoziale Faktoren bei der Entstehung und für die Art des Verlaufs eine wichtige Rolle bei der Alzheimer-Erkrankung spielen (Bauer 1997, Bernhardt et al. 2002). So wurde z. B. in Untersuchungen ein positiver Zusammenhang mit der Entstehung einer Demenz für Personen gefunden, die allein leben, keine engen sozialen Bindungen haben, nie verheiratet waren und an keinen sozialen oder Freizeitaktivitäten teilnahmen. Zu beobachten ist, dass Erleben, Empfinden und Anpassungsversuche der Betroffenen den Krankheitsprozess beeinflussen. Eine Demenz könnte sich nach Kitwood (2000, S. 82) durch »ein dialektisches Wechselspiel zwischen neurologischer Beeinträchtigung und maligner Sozialpsychologie« individuell in sehr verschiedener Weise entwickeln, wenn sozialpsychologische Faktoren (z. B. »Infantilisieren«, »Vorenthalten«, »Ignorieren«, »zur Machtlosigkeit verurteilen«) neurologische Beeinträchtigungen negativ verstärken würden.

So ergeben sich für die Psychotherapie zahlreiche Ansatzpunkte zur Beeinflussung des Kranken. Mögen auch manche der veröffentlichten Untersuchungen über die Wirkung einer Psychotherapie bei einem Patienten mit einer Demenz nicht den wissenschaftlichen Standards genügen und bedarf es hierzu weiterer empirischer Untersuchungen, so gibt es dennoch einige gut strukturierte, validierte und z. T. spezifische psychotherapeutische Strategien (Gutzmann u. Zank 2005, Haupt 2004, Cohen-Mansfield 2001). Sie können je nach Schwere der Erkrankung wesentlich zu einer kognitiven und affektiven Stabilisierung sowie zu einer Minderung von Verhaltensauffälligkeiten beitragen (Hirsch 2001, Wächtler et al. 2005). Der Bericht über die Nutzerbewertung von nichtmedikamentösen Behandlungsverfahren bei der Alzheimer-Demenz (IQWIG 2009) kommt zu dem Schluss, dass es zumindest Hinweise für einen Nutzen gibt. Eine Psychotherapie ist auch dann schon sinnvoll, wenn sie zu symptomatischen Verbesserungen in Teilbereichen oder zu einer Konsolidierung des bestehenden Funktionsniveaus beiträgt. Vorübergehende Verbesserungen von Alltagseinbußen, affektiven und Verhaltensauffälligkeiten sind in allen Stadien möglich.

Neben dem dementen Patienten leiden auch seine Angehörigen (z. B. Partner oder primärversorgende Angehörige) unter den Auswirkungen dieses schweren Leidens. Vielfältig sind die Anforderungen an sie, denen sie oft nicht gewachsen sind. Reicht eine informelle, soziale, beratende oder medizinische Unterstützung nicht aus, ist eine psychotherapeutische Behandlung erforderlich.

28.2 Wer ist zur Psychotherapie geeignet?

Hauptindikationsbereiche sind Kranke mit einer beginnenden bis zu einer mittelschweren Demenz. Paitenten mit Demenz mit mittelschweren kognitiven Leistungseinbußen, die z. B. ohne fremde Hilfe nicht mehr zurechtkommen, im Einzelfall auch Schwerdemente, können von verhaltenstherapeutischen Methoden profitieren.

Im Vordergrund der psychotherapeutischen Bemühungen steht weniger die Beeinflussung der kognitiven Störungen (diese können sich aber sekundär bessern) als die Behandlung von

- affektiven Störungen (z. B. Angst, Panik, emotionale Labilität, depressive Symptome, Aggressivität, Selbstunsicherheit, Hilflosigkeit),
- narzisstischer Kränkung über wahrgenommene Defizite und Veränderungen,

- Verhaltensstörungen (auch »störendes« wie z. B. aggressives Verhalten),
- Antriebsstörungen (z. B. Unruhe, Aspontaneität, Desinteresse, Initiativlosigkeit),
- Persönlichkeitsveränderungen (z. B. Vergröberung des Affekts, Enthemmung),
- funktionellen Störungen (z. B. Harninkontinenz),
- sozialem Rückzug und Regression.

Bei der Entscheidung für eine Psychotherapie ist die Individualität eines Patienten mit einer Demenz, die Einzigartigkeit seines Entwicklungsprozesses, die das aktuelle Erscheinungs- bzw. Störungsbild bestimmen, zu berücksichtigen (Junkers 1994). Einzubeziehen ist auch die Art, wie der Kranke seine zunehmenden kognitiven Leistungseinbußen wahrnimmt, bewertet sowie erlebt, wie er diese zu bewältigen oder abzuwehren versucht und welche Chancen ihm von seinem sozialen Umfeld gegeben werden. Mitentscheidend ist, inwieweit Angehörige und weitere Bezugspersonen das »Anderssein« des Kranken akzeptieren und ihn stützen können.

28.3 Welche Ziele sollen durch die Psychotherapie erreicht werden?

Die Therapieziele bei einem Patienten mit Demenz sind abhängig von dessen bestehenden Defiziten, Kompetenzen, Leidensschwerpunkten sowie dem Milieu, in welchem er lebt. Zu berücksichtigen sind die Schwere und Progredienz der Störung. Die Therapieziele sollen am Anfang der Behandlung möglichst klar formuliert werden (s. unten). Unrealistische Erwartungen des Kranken und seiner Angehörigen sollten ebenso wenig genährt werden wie ein therapeutischer Nihilismus. Selbstsicherheit, Selbstständigkeit, Identität und Wohlbefinden sollen durch psychotherapeutische Interventionen verbessert und möglichst lange stabilisiert werden, um ein hohes Maß an Lebensqualität zu ermöglichen (Hirsch 2009).

Ziele der Psychotherapie bei Patienten mit Demenz

- Stützung der Selbstsicherheit und des Selbstbildes und Verringerung von Hilflosigkeit und Abhängigkeit
- Klärung von Gefühlen zum Selbst, dem Körper und zu den Bezugspersonen
- Akzeptieren und Bewältigen der bestehenden und zunehmenden Verluste sowie Anpassung an die jeweilige Verlustsituation
- Stabilisierung und Förderung von vorhandenen Kompetenzen (Ansatz der Intervention bei den vorhandenen Ressourcen) und Aktivitäten des täglichen Lebens
- Verringerung von Verhaltensauffälligkeiten (z .B. verbale oder physische aggressive Verhaltensweisen, Ruhelosigkeit, Weglauftendenzen, dissoziale Umgangsweisen)
- Stabilisierung der Emotionen und Affekte, auch mit dem Ziel, kognitive Einbußen annehmen zu können, diese (möglichst) zu verringern und vorhandene kognitive Fähigkeiten maximal nutzen zu können
- Verringerung einer frühzeitigen, dem neuropsychologischen Defizit nicht entsprechenden, psychosozialen Deaktivierung
- Verringerung von depressiven Symptomen, Ängsten, Rückzugs- und regressiven Tendenzen
- Stabilisierung und Förderung von familiären Beziehungsstrukturen sowie sozialen Kompetenzen
- Förderung von Interesse an der Umwelt und an Tätigkeiten

Kranke, die unter einem leichten demenziellen Prozess leiden, haben meist eine noch intakte Persönlichkeit. Sie leiden oft unter ihren von ihnen nicht mehr kontrollierbaren Einbußen. Sie erleben z. B., dass »im Kopf irgendetwas vorgeht«, was sie ängstigt und verunsichert. Sie können ihre Arbeit nicht mehr so rasch, so intensiv und effektiv bewältigen wie bisher. Sie fühlen sich hilflos, innerlich leer und sind irritiert. So kann ein Teufelskreis von Inaktivität, kognitiver Veränderung, depressiver Stimmung und weiterer neuronaler Degeneration entstehen und aufrechterhalten werden (Forstmeier u. Maercker 2008).

Je weiter der demenzielle Prozess fortgeschritten ist, desto mehr ist der Kranke auf Außenreize angewiesen, die auf ihn krankheitsvermindernd einwirken. Dennoch hat er noch immer ein bestimmtes Maß an Autarkie. Bei schwer an Demenz Erkrankten ist quasi das soziale Umfeld der Patient, welches behandelt werden muss, um dem Kranken eine Linderung seines Leidens zu ermöglichen oder den Krankheitsprozess zu verzögern.

28.4 Wo kann die Psychotherapie durchgeführt werden?

Grundsätzlich kann die Psychotherapie in der Praxis eines Psychotherapeuten, in einer (gerontopsychiatrischen) Tagesklinik, in einer (gerontopsychiatrischen oder gerontopsychosomatischen) Fachklinik/-abteilung/-station, aber auch zu Hause oder im Altenheim stattfinden. Je nach Zielvorstellung können die Interventionen einzeln oder in der Gruppe sowie als Paar- oder Familientherapie durchgeführt werden. Einzubeziehen sind alle professionellen Helfer (z. B. Hausarzt, Gerontopsychiater, Mitarbeiter eines ambulanten Pflegedienstes oder eines Altenheims) und engere Bezugspersonen (Partner, Familienangehörige). Ausgehend von einer differenzierten Betrachtungsweise ist eine Behandlung immer mehrschichtig und bedarf einer multidisziplinären sowie oft auch einer institutionsübergreifenden Arbeitsweise. Diese ist natürlich abhängig von dem Stadium der Erkrankung, den Möglichkeiten der Bezugspersonen, den vorhandenen regionalen Versorgungsangeboten sowie dem Wissensstand der professionellen Helfer. Zwischen den einzelnen Interventionen, die z. T. berufsübergreifend durchgeführt werden, bestehen Überlappungen und Verknüpfungen. Entscheidend ist nicht die Vielzahl der Interventionen, die eingesetzt werden, sondern die Erstellung eines individuellen Behandlungs- und Pflegeplans, in welchem rationell und effizient die verschiedenen Interventionen eingesetzt und, wenn erforderlich, im Verlauf verändert werden. Notwendig ist es schon deshalb, dass alle Interventionen aufeinander abgestimmt werden. Die gemeinsame Zielvorstellung der Beteiligten soll sein, die Selbstbestimmung und Selbstständigkeit der kranken Menschen so lange wie möglich aufrechtzuerhalten und alles zu tun, um eine persönliche Lebensqualität und Würde auch im Spätstadium der Krankheit noch zu gewährleisten.

28.5 Welche psychotherapeutischen Möglichkeiten gibt es?

Welches psychotherapeutische Verfahren angewendet wird, ist abhängig von

- der Biographie des Kranken,
- der Schwere und Progredienz der Demenz,
- der Lebens- und Wohnsituation,
- den Zielvorstellungen und dem Leidensdruck des Kranken (soweit er dies noch formulieren kann) und den Bezugspersonen,
- der Verfügbarkeit eines geschulten Psychotherapeuten und von Personen, die den Behandlungsprozess unterstützen können (z. B. Pflegepersonal, Ergotherapeut, Sozialarbeiter).

Je schwerer die Beeinträchtigungen sind, desto mehr werden nonverbale, verhaltensbezogene und umweltstrukturierende Maßnahmen eingesetzt. Sprachschwierigkeiten verringern die Möglichkeit, tiefenpsychologisch orientierte Methoden einzusetzen. Ausgeprägte Gedächtnisstörungen führen dazu, dass verhaltenstherapeutische Interventionen nur dann Erfolg versprechend eingesetzt werden können, wenn eine kontinuierliche längerfristige Behandlung in einem freundlichen und angstfreien Milieu erfolgt. Möglich ist, dass Bezugspersonen verhaltenstherapeutische Interventionen nach einer Behandlung unter fachlicher Supervision weiterführen. Eine kontinuierliche Überprüfung der Wirkung von Interventionen ist Voraussetzung einer Behandlung. Berücksichtigt werden sollen bei den Interventionen die folgenden formalen Aspekte (Diehl u. Kurz 2004):

- Vereinfachung und Verständlichkeit,
- Wiederholungen,
- Strukturierung des Geschehens im Behandlungsprozess,
- Problem- und Alltagsorientierung,
- Einfache, nachvollziehbare Therapieschritte und -methoden,
- einfache Hausaufgaben.
- Behutsame Konfrontation mit Leistungsgrenzen und Hilfeannahme

Neben den psychotherapeutischen Methoden im engeren Sinn gibt es psychotherapeutisch orientierte Verfahren, die positive Effekte bei Patienten mit Demenz erzielen können wie Musik-, Tanz-, Kunst- und Gestaltungstherapie. Als Bestandteil eines ganzheitlich orientierten Ansatzes insbesondere in Institutionen leisten sie einen wichtigen Beitrag (▪ Tab. 28.1).

Tab. 28.1 Indikation von Psychotherapie im Verlauf von Demenzerkrankungen. (Mod. nach Diehl u. Kurz 2004, Hirsch 1999, 2009, Techtmann 2008, Wächtler et al. 2005)

Demenzstadium	Leicht	Mittelgradig	Schwer
Psychotherapie	Modifizierte tiefenpsychologisch orientierte Psychotherapie	–	–
	Kognitive Psychotherapie	–	–
	Interpersonelle Psychotherapie	–	–
	Entspannungstraining	–	–
	Klassische Verhaltenstherapie		–
	Modifizierte Verhaltenstherapie		
Psychotherapeutisch orientierte Verfahren	Erinnerungstherapie		
	Selbsterhaltungstherapie		
	Musiktherapie		
	Tanztherapie		
	Gestaltungstherapie		
	–	Dementia Care Mapping	
	–	–	Validation
Psychotherapie und Psychoedukation bei Angehörigen	Tiefenpsychologisch orientierte Einzeltherapie		
	Kognitive Psychotherapie		
	Psychoedukative Gruppe		
	Selbsthilfegruppe		
	Beratung		

28.5.1 Entspannungstraining

Die Förderung von Entspannung hat einen positiven Effekt auf Patienten mit Demenz. Über Erfahrungen mit dem autogenen Training (Hirsch 1991, Stetter u. Stuhlmann 1987) und der progressiven Relaxation (Suhr et al. 1999, Welden u. Yesavage 1982) wird berichtet. Patienten mit Demenz im leichten bis mittelschweren Stadium, die zumindest ein einfaches und geordnetes Gespräch führen können, können von diesen Verfahren profitieren. Dies kann einzeln oder in der Gruppe geschehen. Vorzuziehen ist das Lernen in der Gruppe, da in dieser gleichzeitig auch Sozialverhalten und Selbstsicherheit geübt wird. Wichtig ist die Aufforderung zum häuslichen Üben.

Für die Vermittlung des autogenen Trainings empfiehlt sich ein stufenweises Vorgehen.

Vorgehensweise beim autogenen Training mit Patienten mit Demenz (nach Hirsch 1991)

1. Sämtliche Sitzungen sollen in ruhiger, gelockerter und spielerischer Atmosphäre stattfinden. Instruktionen sollen vorsichtig, freundlich und nicht zu starr angeboten werden. Vom Übungsleiter ist Ausdauer, Geduld, Gelassenheit, »Erfindungsreichtum« und eine gewährende Haltung erforderlich, verbunden mit Humor. Er muss langsam, laut und deutlich sprechen sowie kurze Sätze verwenden.
2. Angehörige sollen über die Grundlagen des autogenen Trainings informiert werden, um den Patienten an das häusliche Üben zu erinnern und ihm die dazu nötige Ruhe zu verschaffen.
3. Die Erstinformation sollte möglichst einfach gehalten sein. Erst im Laufe der Sitzungen sind je nach Auffassungsgabe der Patienten spezifischere Informationen sinnvoll.
4. Anfangs sollten die einzelnen Formeln vom Übungsleiter vorgesprochen werden. Notwendig ist, mit allgemeinen Entspannungssätzen zu beginnen und erst allmählich die üblichen Formeln des autogenen Trainings vorzugeben.
5. Zu beschränken ist das autogene Training auf die Formeln: Ruhe, Schwere, Wärme und Atmung.

▼

6. Die »Schweigeintervalle« sind erst kurz zu halten und dann allmählich auf mehrere Minuten (bis zu 10) auszudehnen.
7. Erst wenn der Patient im Gruppenrahmen mit den Übungen vertraut ist, sollte er ermuntert werden, zu Hause kontinuierlich zu üben.
8. Die Abstände zwischen den einzelnen Sitzungen sollten nicht zu lange sein (mindestens zweimal wöchentlich), die Dauer der einzelnen Sitzungen sollte ca. 30 Minuten und die Kurszeit ca. 3 Monate betragen. Kurze Wiederholungssitzungen sind später sinnvoll.

Nach einiger Zeit können bei den Patienten positive Veränderungen festgestellt werden wie z. B. Mehrinteresse am Tagesablauf, vermehrtes Interesse an Alltagsaktivitäten (z. B. auch wieder Zeitunglesen), emotionale Ausgeglichenheit und Kommunikationsinteresse.

Ähnliche Ergebnisse sind mit der progressiven Relaxation zu erzielen. Wenn zusätzlich verhaltenstherapeutische Interventionen eingesetzt werden, wird dieses Verfahren bevorzugt.

28.5.2 Tiefenpsychologisch orientierte Verfahren

Einen erheblichen Beitrag zum Verstehen der scheinbar unverständlichen Innenwelt des Patienten mit Demenz und von dessen Gefühlsausbrüchen, Äußerungen sowie Handlungen kann die Psychoanalyse geben. Viele Handlungen von Patienten mit Demenz halten wir für »sinnlos«. Kennen wir die Lebensgeschichte und verstehen etwas von Symbolen, so lassen sich viele »Irrungen« nachvollziehen. Scheinbar unverständliche Worte, Handlungen und Verhaltensweisen von Patienten mit Demenz könnten sich nach psychodynamischer Sichtweise sehr wohl als »sinnvoll«, aber für »Normale« nicht verstehbar herausstellen. Diesbezügliche Deutungen fördern den Behandlungsprozess. Manche Äußerungen von Patienten mit Demenz können als Material interpretiert werden, welches freien Assoziationen vergleichbar ist. Weniger die Deutung ist hier sinnvoll als vielmehr, den Kontakt zwischen Nicht-Subjekt und Subjekt zu ermöglichen und damit als eine Art »Prothese« zu wirken (Junkers 1994).

Tab. 28.2 Regressionsfördernde und -hemmende Maßnahmen. (Mod. nach Radebold 1994)

Regressionsfördernde Maßnahmen	Regressionshemmende Maßnahmen
Neutralisieren als »Fall«	Kennenlernen der bisherigen Umwelt
Passivierende Pflege (»satt«, »sauber«, »ruhig« u. a.)	Kennenlernen der Lebensgeschichte
Infantilisierende Umwelt	Kompetenzerhaltende bzw. fördernde Maßnahmen
Ausschließen bei Familiengesprächen	Angehörigengespräche
Psychopharmaka	Stabile Bezugspersonen
»Fürsorgliche« Fixierung	Vertraute Umwelt

Tiefenpsychologisch kann der demenzielle Prozess mit dem Konzept der Regression beschrieben werden (Radebold 1994). Für Interventionen bei Angehörigen lassen sich regressionsfördernde und -hemmende Maßnahmen beschreiben, die Bestandteil von Beratung und Psychotherapie sein können (Tab. 28.2).

Eine tiefenpsychologisch orientierte Psychotherapie kann einzeln oder in der Gruppe durchgeführt werden. Insbesondere am Anfang der Behandlung sollte eine Bezugsperson bei den Sitzungen teilnehmen, um Ängste, Projektionen u. a. zu verringern. Die zeitliche Begrenzung der Behandlung sollte immer wieder thematisiert werden, um Autarkiebestrebungen zu fördern und realistische Zukunftsperspektiven zu bearbeiten. Themenschwerpunkte können sein:

- Bearbeitung der Trauer über zunehmende kognitive Verluste,
- Bearbeitung von realen und unbewussten Ängsten (aktiviert in der Beziehung Therapeut-Patient),
- Bezug der depressiven Symptome zur Lebensgeschichte und deren Bewältigung,
- Bearbeitung von Scham und Hilflosigkeit,
- Bearbeitung von bestehenden Konflikten, die eine Wiederholung früherer Traumata sind.

Der Bezug zwischen Gegenwart und früheren Konflikten fördert das Verstehen der derzeitigen Schwierigkeiten. Für den Therapeuten ist es wichtig, dass er Aspekte der Gegenübertragung immer wieder verbalisiert und gewährend

Übertragungsmomente zulässt, um eine tragende und haltende Behandlungssituation herstellen zu können, aus der dann einzelne, im Vordergrund stehende Konflikte bearbeitet werden können. Die tiefenpsychologische Sichtweise fördert das Interesse an der Eigenart des Einzelnen, die Neugierde an der Ursache von »anormalem« Verhalten und das Interesse, den Kranken nicht nur als Patienten mit Demenz zu sehen, sondern als Menschen mit verändertem Verhalten und andersartiger Denk- und Fühlweise.

28.5.3 Kognitiv-behavioristische Verfahren

Voraussetzung kognitiv-behavioristischer Interventionen ist eine patientenorientierte Verhaltensanalyse und Therapieplanung, die besonders auch die Beobachtungen von Bezugspersonen mit einbezieht.

Die Verhaltenstherapie verfügt über bewältigungsorientierte Verfahren, die Patienten mit Demenz eine Anpassung an verlorengegangene Fähigkeiten sowie eine Verringerung von nichtkognitiven Begleitsymptomen und Verhaltensproblemen ermöglichen soll.

Haupteinsatzpunkte der Verhaltenstherapie bei Demenzen (Ehrhardt u. Plattner 1999, Forstmeier u. Maercker 2008, Haupt 1993, Hirsch 1999, Junkers 1994)

- Modifikation von dysfunktionalen Kognitionen und Förderung von kognitiven Fähigkeiten (insbesondere bei beginnender Demenz)
- Aufbau und Stabilisierung von Alltagsaktivitäten, insbesondere angenehme
- Förderung emotionaler Bewältigung und Stresssituationen
- Modifikation von Verhaltensproblemen und Verhaltensstörungen
- Förderung und Stabilisierung von funktionalen Einbußen
- Förderung von Interessen und sozialen Fähigkeiten
- Förderung vorhandener Kompetenzen und Fähigkeiten
- Verringerung von depressiven Symptomen
- Umstrukturierung von suizidalem Verhalten und Wertlosigkeitsgefühlen
- Gezielte Umweltstrukturierung
- Gezielte externe Gedächtnis- und Orientierungshilfen

Um Verhaltensweisen zu verändern, werden im Frühstadium der Erkrankung eher kognitive Techniken (z. B. Selbstinstruktion, Selbstkontrolle, kognitive Depressionsbehandlung, Rollenspiel, kognitive Umstrukturierung) und Selbstsicherheitstrainings, in späteren Stadien hauptsächlich operante Methoden und Modelllernen eingesetzt. Allgemeine Prinzipien zur Modifikation von Verhaltensproblemen sind (Forstmeier u. Maercker 2008, Hirsch 1999):

- Stimuluskontrolle (Veränderung von Umweltbedingungen),
- operante Konditionierung,
- Beratung und Anleitung von Angehörigen und Pflegenden (z. B. auch lernen, Hilfe annehmen zu können),
- Einbeziehung und Nutzen von regionalen Hilfsangeboten.

Zur Modifikation einzelner Verhaltensweisen, wie z. B. selbstständiges Essen, Ankleiden, Waschen, Toilettengang u. ä. können Methoden wie positive verbale oder materielle Verstärkung eingesetzt werden (■ Tab. 28.3).

Manche Patienten mit Demenz haben einen erheblich gesteigerten Bewegungsdrang (»Weglauftendenz«) und sind hyperaktiv. Diese Verhaltensweisen lassen sich durch eine gezielte mehrschichtige Verhaltensmodifikation beeinflussen:

Verhaltensmodifikation bei verstärktem Bewegungsdrang und Hyperaktivität (nach Forstmeier u. Maercker 2008)

- Gegenstände mit Anreizcharakter, die Wohnung zu verlassen, entfernen (z. B. Mantel, Schirm, Hut)
- Tägliche Aktivitäten erweitern, Stimulation erhöhen (z. B. gemeinsame regelmäßige Spaziergänge), zu einfachen Aktivitäten je nach Biographie – Haus- und Gartenarbeit, einfache Bürotätigkeit, handwerkliche Tätigkeit – praktisch kontinuierlich anregen, diese unterstützen und in die Tagesstrukturierung einbeziehen
- Stimulierende Reize reduzieren, wenn Überstimulierung ursächlich für das Verhalten ist (z. B. Geräuschpegel vermindern, die Übersichtlichkeit des Raums verbessern)
- Sichere und geschützte barrierefreie Umgebung sowie ausreichende Lichtverhältnisse zum Gehen schaffen
- Einfache, gut sichtbare Orientierungshilfen anbringen ▼

Tab. 28.3 Verhaltensmodifikationen. (Mod. nach Hirsch 1999)

Symptom	Auffälliges Verhalten	Reaktion der Umwelt	Interventionsmöglicheiten
Zunehmende Vergesslichkeit	Verlegen von und Suchen nach Gegenständen, Fremdbeschuldigungen, Verwechslungen, Fehlantworten, Fehlhandlungen	Ungeduld, Ärger, Fehlinterpretation	Gedächtnishilfen (»Eselsbrücken«), Konzentrationsübungen, Tagesstrukturierung, beruhigende Interaktion, klare Umweltstrukturierung, Modelllernen
Orientierungsstörungen	Verlaufen, Nichterkennen oder Verwechseln von Bezugspersonen, Tageszeitverkennung, Fehleinschätzung der Situation	Angst, Besorgnis, »fürsorgliches« Fixieren, Einsperren, Einweisung in die Psychiatrie	Räumliche und lokale Orientierungshilfen, Realitätsorientierungstraining, soziales Training, Training, bestimmte Orte, Zimmer, Bett u. a. wiederzufinden, *shaping, chain*ing
Affektlabilität	Plötzliches Weinen, aggressives Verhalten (in Worten und Handlungen), Misstrauen	Sedierende Medikamente, Erwiderung der Aggressionen, Einsperren, Fixieren, Schuldgefühle	Beruhigendes Milieu, einfühlende Umgangsweisen, Ernstnehmen der Situation und nach Bewältigungsmöglichkeiten suchen, Entspannungstraining, beziehungsfördernde Maßnahmen
Verringerte Einsichts- und Kritikfähigkeit	Vertuschen von Fehlern, erhebliche Überschätzung der eigenen Fähigkeiten, ohne Grund Verweigerung von Hilfsangeboten	Ärger, Wut, Streitgespräche, Beweisen wollen, Besorgnis, Drohen oder Durchführung von Gewaltmaßnahmen	Emotional beruhigende Atmosphäre, Hinlenkung auf vorhandene Kompetenzen und deren Förderung (Modelllernen, *chaining, shaping, time-out*)

- Verbal und nonverbal freundlich ablenken und Hinweise auf andere Möglichkeiten geben (z. B. fragen, ob man helfen kann, ein Getränk anbieten, auf gekannte Gegenstände hinweisen)
- Beruhigen (z. B. durch leise, sanfte Musik; entspannende Maßnahmen wie sanfte Berührungen, in den Arm nehmen, streicheln, Massage, Snoezelen, rhythmische Bewegungen, angenehme Düfte)
- Ortswechsel, wenn situative Auslöser oder Personen für die Hyperaktivität die Ursachen sind
- Gefühle der Patienten frei äußern lassen, sie ernst nehmen und akzeptieren

Entscheidend ist, dass nach sorgfältiger Verhaltensanalyse eine gezielte Therapieplanung stattfindet. Maßvoll sollten die Interventionen sein und den Kranken nicht überfordern. Ein Zuviel schadet und führt eher zur Symptomintensivierung. Alle Beteiligten können so dem Kranken eine Stütze sein. Auch für immer wieder auftretende verbale oder tätliche Aggressionen von Patienten mit Demenz, denen häufig eine Fehlinterpretation von Gefühlen und Verhalten (beidseitig) zugrunde liegen und meist ein Ausdruck von Fehlhandlungen durch Hilflosigkeit und Angst sind, kann eine Verhaltensmodifikation zum Erfolg führen:

Verhaltensmodifikation bei aggressivem Verhalten (nach Forstmeier u. Maercker 2008)

Vermeiden von aggressivem Verhalten durch Ausschalten von Auslösern:

- Freundliches ruhiges Zugehen auf die Person, langsam und beruhigend sprechen, Augenkontakt halten, Kritik und Diskussionen vermeiden
- Nur eine Anforderung auf einmal erteilen, eine Aufgabe erst beenden, bevor zur nächsten übergegangen wird, Aktivitäten vereinfachen und in kleine Schritte aufteilen, wiederholen
- Pausen einlegen, um Ermüdung zu vermeiden
- Geräusche und andere Reize reduzieren
- Verstärken (Loben) von angemessenem Verhalten bei jedem Schritt ▼

Umgang mit aggressivem Verhalten:
- Beruhigende Worte sprechen, freundliche Zuwendung, Kritik und Auseinandersetzung vermeiden, keinen Zwang ausüben oder drohen
- Die Person aus der Situation behutsam wegführen
- Aggressionsauslösende Handlungen abbrechen (z. B. Waschen, Nahrung reichen, An- oder Ausziehen) und bei notwendigen Pflegehandlungen zu einem späteren Zeitpunkt bei Berücksichtigung von individuellen Tagesschwankungen erneut versuchen
- Ablenken: eine alternative Aktivität anbieten, welche die Person gerne ausführt (z. B. Musik hören), auf angenehme Reize hinweisen
- Wenn erforderlich: Unterstützung zur Lockerung oder Entzerrung holen

Gezielt kann so manche der Verhaltensstörungen, wenn auch zeitlich begrenzt, beeinflusst werden. Ähnlich der medikamentösen Behandlung ist eine funktionelle Psychotherapie, deren Methoden sich an den Patienten anpassen müssen, notwendig.

Für Patienten mit Alzheimer-Demenz im Frühstadium wurden in den letzten Jahren die folgenden beiden Verfahren entwickelt.

Verhaltenstherapeutisches Kompetenztraining

Das verhaltenstherapeutische Kompetenztraining (VKT, Ehrhardt u. Plattner 1999) ist für Einzelbehandlung und Kleingruppen konzipiert und setzt sich aus 6 Therapiemodulen zusammen:
1 Therapieplanung und Verhaltensanalyse,
2. Psychoedukation,
3. Stressmanagement,
4. Aktivitätenaufbau,
5. Förderung sozialer Kompetenz,
6. Modifikation depressiogener Kognitionen.

Dieses hat zum Ziel, den Patienten bei der Bewältigung der Belastungen, die sich aus der Erkrankung selbst sowie aus der Stellung der Diagnose ergeben, zu unterstützen. Vorhandene Ressourcen sollen mobilisiert werden, um eine frühzeitige – den neuropsychologischen Defiziten nicht entsprechende – Deaktivierung zu vermeiden. Zudem sollen depressive Symptome verringert werden. Die diesbezüglichen Untersuchungsergebnisse sind Erfolg versprechend.

Interpersonelle Psychotherapie in »Late-life-Form«

Die grundlegenden Arbeitstechniken der interpersonellen Psychotherapie in »Late-life-Form« (Bauer 1997) bestehen aus Exploration, Affektermunterung, Klärung, Kommunikationsanalyse und verhaltensmodifizierenden Techniken. Durch diese Behandlung soll ein »Prozess des Sich-selbst-Aufsuchens« in Gang gesetzt werden. Zudem wird untersucht, in welchen interpersonellen Situationen sich Unsicherheit und Nichtkönnen des Patienten verstärken bzw. durch welche Bedingungen Leistungen des Patienten begünstigt werden. Erste Erfahrungen zu diesem Verfahren sind ermutigend.

Mediatorzentrierte Interaktion

Da ein dementer Patient – je nach Schwerebild der Erkrankung – an beträchtlichen kognitiven Störungen leidet, sind Interventionen, die auf individuelle Lernvorgänge zugeschnitten sind, nur bedingt Erfolg versprechend. Vielmehr kommt es darauf an, Umwelt und Mitwelt des Kranken so zu gestalten, dass sie auf die krankheitsbedingten Veränderungen individuell zugeschnitten sind. Hierauf bezieht sich die »mediatorzentrierte Interaktionstherapie« (Haupt 1993). Sie kann bei jedem Patienten mit Demenz, gleich welcher Schwere der Erkrankung, eingesetzt werden, im Heim und in der häuslichen Umgebung. Das Prinzip dieser Therapie liegt darin, Emotionen des Kranken durch eine Verhaltensmodifikation der Bezugsperson zu reduzieren. Die Bezugsperson soll durch einen geeigneten – neu erlernten – Umgangsstil zu einer Verringerung der Verhaltensstörung beitragen. Diese verhaltenstherapeutische Intervention setzt nicht direkt am Kranken, sondern an dessen Bezugsperson an. Sie stellt eine Form von »Kontingenzmanagement in der natürlichen Umgebung« dar und zielt darauf ab, der Einschränkung der Kontinuität, der Kompetenz, der Kongruenz und der Kommunikation des Patienten mit Demenz entgegenzuwirken. Überwiegend kommen die operanten Methoden zum Einsatz.

Generell gilt: Gegen einen demenziellen Prozess »anzutrainieren« hilft wenig und deprimiert Patienten, Angehörige und Pflegepersonen sowie Therapeuten (Gutzmann 1997). Konnten auch z. T. sehr eindrucksvolle Ergebnisse durch die Anwendung von verhaltenstherapeutischen Methoden erzielt werden, so treten häufig schon kurze Zeit nach Beendigung der Behandlung die früheren Verhaltensmuster wieder auf, wenn nicht zumindest intervallmäßig weiterbehandelt wird.

28.6 Möglichkeiten der Psychotherapie für Angehörige

Angehörige von Patienten mit Demenz sehen sich häufig hilflos dem Geschehen ausgeliefert. Sie ziehen sich zurück und isolieren sich damit selbst. Durch die zunehmende Hilflosigkeit und Abhängigkeit des Patienten mit Demenz fühlen sie sich für ihn immer mehr verantwortlich, werden überfürsorglich und trauen sich dann kaum noch, ihn allein zu lassen. Nachts können sie z. T. wegen der nächtlichen Unruhe des Kranken nicht mehr schlafen. Wut, Verzweiflung, Angst vor der Zukunft, Unverstandensein von der Umwelt, völlige Überforderung, Hilflosigkeit, Trauer und Verlust, mangelnde soziale Unterstützung und physische Erschöpfung können zu einem Circulus vitiosus führen, aus welchem sich ein Angehöriger meist selbst nicht befreien kann. Die betreuenden Angehörigen leiden meist mehr als die Betroffenen selbst (Wettstein 2009). Sie zu stützen und bei auftretender Überbelastung, Reaktivierung von früheren Traumen, zunehmender Beziehungsstörung frühzeitig einer Psychotherapie zuzuführen, bedeutet auch für den Kranken eine Verbesserung seiner Situation.

Eine psychoedukative Gruppenarbeit mit pflegenden Angehörigen ist ein empirisch gut belegter Ansatz, um bei Patienten mit Demenz und ihren Angehörigen Behandlungseffekte erzielen zu können. Inhalt der Gruppenarbeit sind Aufklärung und Information über die Krankheit, Beseitigung von Unsicherheit und Motivation unter Einbeziehung verschiedener psychotherapeutischer, zumeist supportiver Techniken. Durch diese Gruppenarbeit können z. B. gedächtnisassoziierte Alltagsleistungen, motorische Unruhezustände und Angst bei Patienten mit Demenz nachweislich verringert werden (Haupt et al. 2000). Berichtet wird auch über Behandlungseffekte von Gruppen mit Patienten mit Demenz und ihren pflegenden Angehörigen (Haupt et al. 2000). Belegt wurde, dass durch diese Gruppenarbeit z. B. eine Konsolidierung des Funktionsniveaus des Kranken sowie eine Verbesserung des Kommunikationsverhaltens und eine deutliche Entlastung der pflegenden Angehörigen ermöglicht wurde.

Gibt es auch viele Stützen für Angehörige, so reichen diese oft nicht aus. Hinzu kommt, dass einige von ihnen neben körperlichen Erkrankungen selbst auch unter psychischen Störungen (Psychosomatosen, Neurosen u. a.) leiden, deren Symptome sich durch ihre Situation verstärken und/oder vermehren. Eine Psychotherapie ist daher bei manchen Angehörigen indiziert. In dieser Behandlung geht es dann primär nicht um den dementen Angehörigen, sondern um ihn selbst. Treten hierbei Fragen nach besseren Umgangsmöglichkeiten mit dem Patienten mit Demenz auf, so können sie zwar kurzzeitig Inhalt einer Behandlungsstunde sein, sollten aber nicht zu sehr thematisiert werden. Oft sind sie Verdrängung eigener Bedürfnisse. Ziel dieser Behandlung ist neben einer Verringerung der Symptomatik eine Förderung der Selbstsicherheit, der Ich-Funktionen, der Genussfähigkeit, der Trauerfähigkeit, des Kontaktvermögens, der Arbeitsfähigkeit und der Ausbalancierung von Nähe und Distanz zu dem dementen Patienten.

Folgende Indikationen für die Psychotherapie eines Angehörigen sind zu nennen:

Psychotherapie von Angehörigen: Indikationen

- Psychophysischer Erschöpfungszustand
- Nichtbewältigenkönnen der Trauerarbeit
- Reaktiv-depressive Symptomatik
- Wiederauftreten eigener früherer psychischer Störungen
- Auftreten eigener nichtbewältigter Konflikte
- Psychosomatische Störungen
- Narzisstische Krise durch Identifikation und Verschmelzung mit dem Kranken
- Angstzustände und Panikattacken, ausgelöst durch Überforderung in der Pflege

Je nach psychischer Störung ist das entsprechende psychotherapeutische Verfahren auszuwählen. Mit dem Patienten ist zunächst zu klären, ob die Störungen eher durch ein klärungsorientiertes (z. B. tiefenpsychologisch orientierte Psychotherapie) oder ein problembewältigungsorientiertes (kognitiv-behavioristisches) Vorgehen am besten behandelt werden können. Wichtig dabei ist, die bisherige Beziehung zwischen dem Patienten mit Demenz und

Angehörigem zu problematisieren, da hieraus wichtige Schlüsse für die Behandlung zu ziehen sind. Häufig bestehen – unabhängig von dem dementen Patienten – psychische Störungen beim Angehörigen, mit denen er bisher allein mehr oder weniger gut zurechtgekommen ist. Diese brechen unter den Belastungen hervor, die durch das Leben mit einem Patienten mit Demenz entstanden und für die keine Abwehrkräfte mehr vorhanden sind. Teil der Behandlung ist es, Möglichkeiten der Entlastung zu erarbeiten, eigene Bedürfnisse verwirklichen zu erlernen und einer sozialen Isolation entgegenzuarbeiten).

Psychotherapeutische Ziele für Angehörige zu einem adäquaten Umgang mit dementen Patienten (mod. nach Junkers 1994)

- Zugang zu dem scheinbar Unverständlichen der Äußerungen (verbal und nonverbal) des Kranken: Vermittlung des Regressionskonzepts
- Verstehen, dass affektives Erleben der Gegenwart Wurzeln in der Vergangenheit hat: Dieses öffnet den Zugang zum Hier und Jetzt
- Übernahme von Hilfs-Ich-Funktionen: Orientierende und strukturierende Reize von außen fördern die innere Sicherheit des Patienten mit Demenz und verringern sein inneres Chaos
- Erfassung und Verstärkung von früher entwickelten Gewohnheiten und Ritualen in Form von Handlungsabläufen: Diese vertrauten Umgangsweisen fördern die Selbstwertgefühle des Kranken
- Körperlicher Kontakt ist die früheste Ebene der Kommunikation. (»Das Ich ist primär ein Körperliches« sagt Freud): Diese Ur-Kommunikation schafft Vertrauen und verringert Angst und Panik

28.7 Ausblick

Eine Behandlung findet immer in Beziehungen statt. Sind diese auch zwischen Patienten mit Demenz und Therapeuten oft schwierig und anders als »normale« (Was ist »normal«?), so sind Resignation und Fatalismus nicht angebracht. Wer Patienten mit Demenz und deren Angehörige behandelt, erfährt, wie kompliziert, abstrakt und menschenfeindlich unsere Welt geworden ist. Notwendig ist es, den dementen Patienten nicht nur mit Defekten zu sehen, denn er verfügt noch über manche Ressourcen, die wir kaum erkennen. Er ist auf unsere therapeutische Hilfe angewiesen ist. Ein Vorteil der Psychotherapie ist es, den Menschen so zu erkennen, erfahren, erfühlen und wahrzunehmen, wie er ist, und ressourcenorientiert die salutogenetischen Anteile therapeutisch zu nutzen. Aufschrei eines Patienten mit Demenz, der gerade Ärzten und Psychotherapeuten gilt, verdeutlicht dies: *»Ich hoffe ja, dass mich jemand versteht. Denn ich leide so!«*

Literatur

Bauer J (1997) Möglichkeiten einer psychotherapeutischen Behandlung bei Alzheimer-Patienten im Frühstadium der Erkrankung. Nervenarzt 68: 421–424

Bernhardt T, Seidler A, Frölich L (2002) Der Einfluss von psychosozialen Faktoren auf das Demenzerkrankungsrisiko. Forschr Neurol Psychiat 70: 283–288

Cohen-Mansfield J (2001) Nonpharmacologic interventions for inappropriate behaviors in dementia. Br J Med.Psychol 9: 361–381

Diehl J, Kurz A (2004) Psychotherapeutische Strategien bei Demenz und anderen organisch bedingten psychischen Störungen des höheren Lebensalters. In: Leibing E, Hiller W, Sulz SKD (Hrsg) Lehrbuch der Psychotherapie, Bd 3 Verhaltenstherapie. CIP-Medien, München, S 169–177

Ehrhardt T, Plattner A (1999) Verhaltenstherapie bei Morbus Alzheimer. Hogrefe, Göttingen

Forstmeier S, Maercker A (2008) Problem des Alterns. Hogrefe, Göttingen

Gutzmann H (1997) Therapeutische Ansätze bei Demenzen. In Wächtler C (Hrsg) Demenzen. Thieme, Stuttgart, S 40–59

Gutzmann H, Zank S (2005) Dementielle Erkrankungen. Kohlhammer, Stuttgart

Haupt M (1993) Therapeutische Strategien gegen Angst und Aggression bei Demenz. Verhaltensmod Verhaltensmed 14: 325–339

Haupt M (2004) Psychotherapeutische und psychosoziale Maßnahmen. Psychoneuro 30(9): 475–480

Haupt M, Karger A, Baumgärtner D et al (2000) Verbesserung von Unruhezuständen und Angst bei Demenzkranken nach psychoedukativer Gruppenarbeit mit pflegenden Angehörigen. Fortschr Neurol Psychiatr 68: 216–223

Heuft G, Kruse A, Radebold H (2006) Lehrbuch der Gerontopsychosomatik und Alterspsychotherapie, 2. Aufl. Reinhardt, München

Hirsch RD (1991) Depressive werden wieder aktiv. Autogenes Training bei Alterspatienten. Ärztl Prax 43: 22–24

Hirsch RD (Hrsg) (1994) Psychotherapie bei Demenzen. Steinkopff, Darmstadt

Hirsch RD (1999) Lernen ist immer möglich. Verhaltenstherapie mit Älteren, 2. Aufl. Reinhardt, München

Hirsch RD (2001) Sozio- und Psychotherapie bei Alzheimerkranken. Z Gerontol Geriatr 34: 92–100

Hirsch RD (2009) Psychotherapie bei Menschen mit Demenz. Psychotherapie 14(2): 317–331

IQWIG (Institut für Qualität und Wirtschaftlichkeit im Gesundheitswesen) (2009) Nichtmedikamentöse Behandlung der Alzheimer Demenz. Abschlussbericht vom 17.03.2009, www.iqwig.de (aufgesucht: 28.05.2010)

Junkers G (1994) Psychotherapie bei Demenz? In: Hirsch RD (Hrsg) Psychotherapie bei Demenzen. Steinkopff, Darmstadt, S 93–106

Kitwood T (2000) Demenz. Der personenzentrierte Ansatz im Umgang mit verwirrten Menschen. Huber, Bern

Kropiunigg U, Sebek K, Leonhardsberger A et al (1999) Psychosoziale Risikofaktoren für die Alzheimer-Krankheit. Psychother Psychosom Med Psychol 49: 153–159

Maercker A (Hrsg) (2002) Alterspsychotherapie und klinische Gerontopsychologie. Springer, Berlin Heidelberg New York

Radebold H (1994) Das Konzept der Regression: Ein Zugang zu spezifischen, bei dementiellen Prozessen zu beobachtenden Phänomenen. In: Hirsch RD (Hrsg) Psychotherapie bei Demenzen. Steinkopff, Darmstadt, S 63–70

Stetter F, Stuhlmann W (1987) Autogenes Training bei gerontopsychiatrischen Patienten. Z Gerontol 20: 236–241

Strotzka H (1978) Was ist Psychotherapie? In: Strotzka H (Hrsg) Psychotherapie: Grundlagen, Verfahren, Indikationen, 2. Aufl. Urban & Schwarzenberg, München, S 3–6

Suhr J, Anderson S, Tranel D (1999) Progressive muscle relaxation in the management of behavioral disturbance in Alzheimer's disease. Neuropsychol Rehab 9: 31–44

Techtmann G (2008) Zur Effektivität der Versorgung und Therapie bei Demenz. VDM, Saarbrücken

Wächtler C, Feige A, Lange J, Zeidler M (2005) Psychotherapeutische Konzepte bei Demenz. Psychotherapie im Dialog 6(3): 295–303

Welden S, Yesavage JA (1982) Behavioral improvement with relaxation training in senile dementia. Clin Gerontol 1: 45–49

Wettstein A (2009) Demenz als Trauma. ZPPM 7 (2): 21-33

Sozialpädagogische Hilfen

Bettina Förtsch, Hans Förstl und Eva Gratzl-Pabst

Zum Thema

Erwachsene Personen, die aufgrund einer psychischen Erkrankung oder einer körperlichen, geistigen oder seelischen Behinderung nicht mehr in der Lage sind, ihre Angelegenheiten ganz oder teilweise zu regeln, können seit dem 1.1.1992 unter Betreuung des Vormundschaftsgerichts gestellt werden. Die Betroffenen bekommen dann für die Angelegenheiten, die sie nicht mehr selbst erledigen können, einen Betreuer als gesetzlichen Vertreter.

29.1 Rechtliche und finanzielle Fragen

29.1.1 Wozu dient eine Betreuung?

Welche Auswirkungen hat die Betreuung auf den Patienten?

Die Betreuung hat keine Auswirkungen auf die Geschäftsfähigkeit des Patienten. Bei Betreuten, die ihr Vermögen erheblich gefährden, kann das Vormundschaftsgericht einen Einwilligungsvorbehalt anordnen, der sie in der Ausübung von Rechtsgeschäften begrenzt. Sie können bei Geschäften ab einem gewissen Betrag dann nur mit Zustimmung des Betreuers rechtswirksame Willenserklärungen abgeben. Auf die Eheschließung oder die Errichtung eines Testaments können die Mitwirkung des Betreuers sowie der Einwilligungsvorbehalt allerdings nicht ausgeweitet werden.

> **Die Betreuung wird nur für erforderliche Aufgabenkreise errichtet.**

Die betroffene Person erhält nur in den Bereichen Unterstützung, die sie selbst nicht mehr bewältigen kann. Die einzurichtenden Bereiche nennt man **Aufgabenkreise** (s. unten, Übersicht). Ist der Betroffene z. B. nicht mehr in der Lage, Rechnungen zu begleichen, Geld von der Bank abzuheben oder anzulegen, wird nur der Aufgabenkreis **Verwaltung des Vermögens** eingerichtet, wenn er ansonsten noch alleine zurechtkommt. Die rechtliche Betreuung orientiert sich somit an bereits existierenden Defiziten beim Betroffenen und ist gleichermaßen das Gegenstück zur sogenannten Vorsorgevollmacht, mit der man »in guten Zeiten für schlechte Zeiten« in rechtlicher Hinsicht Vorsorge trifft, indem man einen anderen handlungsfähig macht, wenn man nicht mehr für sich selbst handeln kann.

Mögliche Aufgabenkreise einer Betreuung

- Fürsorge für ärztliche Heilbehandlung
- Bestimmung des Aufenthalts
- Organisation ambulanter Hilfen
- Wohnungsangelegenheiten
- Abschluss eines Heimvertrags
- Weitere Aufgabenkreise

Eine Betreuung kann nur eingerichtet werden, wenn alle anderen Maßnahmen oder Hilfen (z. B. Vollmachten, ambulante Hilfen) nicht mehr ausreichen. Sollte allerdings bei einem weglaufgefährdeten Patienten mit Alzheimer-Demenz eine geschlossene Unterbringung in einem Pflegeheim erforderlich werden, muss bei Fehlen einer entsprechenden Vorsorgevollmacht eine Betreuung angeregt werden. Darüber hinaus muss in jedem Fall die Zustimmung des Vormundschaftsgerichts zu der geschlossenen Unterbringung eingeholt werden.

Wer kann Betreuer werden?

In der Regel wird der Vormundschaftsrichter geeignete Angehörige, Freunde oder Bekannte als Betreuer bestellen. Sind keine geeigneten Angehörigen vorhanden, werden Berufsbetreuer für diese Aufgabe eingesetzt. Wünsche des Betroffenen nach einem bestimmten Betreuer müssen berücksichtigt werden, wenn die Person bereit und geeignet ist.

Wie wird eine Betreuung angeregt?

Die Anregung der Betreuung erfolgt beim Vormundschaftsgericht des zuständigen Amtsgerichts auf dort anzufordernden Formblättern. Der zuständige Richter muss ein umfassendes fachärztliches Gutachten einholen, den Betroffenen persönlich anhören und bei Bedarf einen Verfahrenspfleger hinzuziehen, bevor er einen Beschluss fasst. Besitzt der Betreute über 5000 € Vermögen, muss er die Kosten für das Verfahren ganz oder teilweise selbst bezahlen. Nach spätestens 5 Jahren muss das Gericht prüfen, ob eine Weiterführung der Betreuung oder eine Ausweitung der Aufgabenkreise erforderlich ist. Dafür ist ein neues Verfahren mit neuen Gutachten, Wiederholung der Anhörung etc. notwendig. Die Kosten für einen eventuell eingesetzten Berufsbetreuer müssen ab einem Vermögen von 2600 € vom Betreuten übernommen werden. Bei geringerem Vermögen werden die Kosten von der Staatskasse übernommen.

Das Eilverfahren

Ein Betreuungsverfahren ist oft eine langwierige Angelegenheit, die mehrere Monate in Anspruch nehmen kann. Dieses Verfahren kann beschleunigt werden, wenn es als Eilverfahren gekennzeichnet beim zuständigen Vormundschaftsrichter vorgelegt wird. In bestimmten Eilfällen hat der Richter die Möglichkeit, durch einstweilige Anordnungen einen vorläufigen Betreuer zu bestellen. Es müssen für diesen Fall dringende Gründe dafür sprechen, dass ein Aufschub der Betreuung mit Gefahr verbunden wäre. Außerdem muss ein ärztliches Zeugnis über den Zustand des Betroffenen vorliegen.

Die Aufgaben des Betreuers

Der Betreuer muss und darf den Betreuten nur in den Bereichen gesetzlich vertreten, die ihm vom Vormundschaftsgericht als Aufgabenkreise übertragen wurden. Er hat dabei die Wünsche und das Wohl des Betroffenen zu berücksichtigen. Der Betreuer muss einen persönlichen Kontakt zum Betreuten pflegen und die notwendigen Maßnahmen, soweit möglich, mit ihm besprechen. Der persönliche Lebensstil des Betroffenen muss berücksichtigt werden. So darf der Betreuer ihm nicht eine sparsame Lebensführung aufzwingen, wenn der Betreute über ein ausreichendes Vermögen verfügt.

Aufgaben bei der Fürsorge zu ärztlicher Heilbehandlung

Ärztliche Untersuchungen oder Behandlungen oder notwendige operative Eingriffe sind nur erlaubt, wenn der Patient seine Einwilligung dazu gibt. Es dürfen auch keine Behandlungen oder Operationen bei Personen vorgenommen werden, die aufgrund ihrer Erkrankung gar nicht mehr in der Lage sind, eine rechtswirksame Einwilligung abzugeben. Einwilligungsfähig ist nur, wer die Art, Bedeutung und Tragweite einer Maßnahme, nach ausführlicher ärztlicher Aufklärung und Beratung, zu erfassen und seinen Willen zu bestimmen vermag. Das heißt, es kann durchaus sein, dass ein dementer Patient für bestimmte ärztliche Behandlungen, z. B. bei grippalen Infekten oder einem Knochenbruch, noch einwilligungsfähig ist, für andere, komplizierte Eingriffe aber nicht mehr. Bei fehlender Einwilligungsfähigkeit muss der bestellte Betreuer stellvertretend für den Patienten in die notwendige Operation oder

Heilbehandlung einwilligen. Handelt es sich bei der ärztlichen Behandlung um einen lebensgefährlichen Eingriff oder besteht die Gefahr eines gesundheitlichen Schadens, muss der Betreuer dafür die Zustimmung des Vormundschaftsgerichts einholen.

Zustimmung zur ärztlichen Behandlung im Heim

Auch im Heim muss der Betreuer bei Untersuchungen oder Behandlungen seine Zustimmung geben. Wird dem Patienten in einem Pflegeheim ohne Zustimmung des Betreuers eine Magensonde oder ein Blasenkatheter gelegt, die Medikation ohne Rückfrage geändert, oder wird der Patient zwangsernährt, kann eine Anzeige wegen Körperverletzung erfolgen und ein Anspruch auf Schadenersatz oder Schmerzensgeld entstehen.

Zustimmung zu freiheitsentziehenden Maßnahmen im Heim

Manchmal werden im Heim freiheitsentziehende Maßnahmen, z. B. die Fixierung am Bett mit Gurten, das Anbringen von Bettgittern oder die Ruhigstellung mit Medikamenten, zeitweise unumgänglich. Sie sind nur dann zulässig, wenn sie zum Schutz des Patienten unbedingt erforderlich sind.

Auch diese Maßnahmen müssen, sofern sie nicht nur einmalig erfolgen, mit dem Betreuer abgesprochen und von ihm genehmigt werden. Zudem muss auch das Vormundschaftsgericht dazu seine Einwilligung geben. Alle freiheitsentziehenden Maßnahmen müssen vom Pflegepersonal dokumentiert werden. Der Betreuer hat das Recht, die Aufzeichnungen in der Pflegedokumentation einzusehen.

Aufgaben bei der Verwaltung des Vermögens

Wird der Aufgabenkreis **Verwaltung des Vermögens** eingerichtet, kann auch der Betreuer rechtswirksame Geschäfte für den Betreuten tätigen. Diese Ausweitung der Befugnisse bietet keinen Schutz vor finanziellem Schaden, wenn der Betreute sein Vermögen durch unnütze Käufe erheblich schädigt, da der Betreute auch weiterhin Geschäfte abschließen kann.

Erst ein vom Vormundschaftsgericht eingerichteter sog. Einwilligungsvorbehalt beschränkt den Betroffenen in der Möglichkeit, Geschäfte abzuschließen oder Geld abzuheben. Nach Einrichtung eines Einwilligungsvorbehalts können Geschäfte nur noch bis zu einem vom Richter festgesetzten Betrag getätigt werden. Wird dieser überschritten, muss der Betreuer seine Zustimmung geben, sonst ist das Geschäft unwirksam und kann nachträglich rückgängig gemacht werden. Der Betreuer ist verpflichtet, das Vermögen des Betreuten uneigennützig und möglichst gewinnbringend zu verwalten. Das heißt, es dürfen keine größeren Schenkungen oder risikoreiche Aktienspekulationen vom Geld des Betroffenen getätigt werden. Größere Freiheiten bei der Verwaltung des Vermögens sind gegeben, wenn rechtzeitig entsprechende Vollmachten erstellt wurden.

Vermögensverzeichnis und Rechnungslegung

Der Betreuer muss zu Beginn der Betreuung ein Verzeichnis über das gesamte Vermögen des Betreuten erstellen. Zusätzlich muss dem Vormundschaftsgericht jährlich eine Abrechnung über die Einnahmen und Ausgaben vorgelegt werden. Wenn Ehegatten, Lebenspartner, Eltern oder Kinder die Funktion des Betreuers erfüllen, können sie einen Antrag auf Befreiung von der Rechnungslegungspflicht stellen und müssen nicht für jeden ausgegebenen Euro Belege sammeln und diese dem Vormundschaftsgericht nachweisen. Es bleibt jedoch bei der jährlichen Berichtspflicht in Form eines aktuellen Vermögensverzeichnisses.

Das Aufenthaltsbestimmungsrecht

Wurde dem Betreuer der Aufgabenkreis Aufenthaltsbestimmung übertragen, hat er das Recht, den Betreuten nötigenfalls in einem Heim unterzubringen. Sollte allerdings eine geschlossene Unterbringung notwendig werden, muss dazu die Einwilligung des Vormundschaftsgerichts eingeholt werden. Wird dadurch eine Wohnungsauflösung notwendig, kann der Betreuer nur dann das Mietverhältnis kündigen und die Wohnung räumen, wenn ihm dieser Aufgabenkreis vom Vormundschaftsgericht übertragen wurde. Eine Wohnungsauflösung muss ebenfalls vom Vormundschaftsgericht genehmigt werden.

29.1.2 Wer haftet für Schäden, die ein dementer Patient verursacht?

Patienten mit Demenz haben aufgrund ihrer Symptome ein erhöhtes Risiko, sich oder andere zu schädigen. Es stellt sich die Frage, inwiefern demente Patienten bei verursachten Schäden zivil- oder strafrechtlich zur Verantwortung gezogen werden können.

Bei Schuldunfähigkeit besteht kein Schadenersatzanspruch.

Der Gesetzgeber regelt die zivilrechtliche Haftungsfrage in § 827 BGB folgendermaßen:

» Eine Person, die im Zustande der Bewusstlosigkeit oder in einem die freie Willensbestimmung ausschließenden Zustande krankhafter Störung der Geistestätigkeit einem anderen Schaden zufügt, ist für den Schaden nicht verantwortlich. «

Patienten mit einer Alzheimer-Demenz gehören zu diesem Personenkreis, wenn sie sich in einem solchen Zustand einer krankhaften Störung der Geistestätigkeit befinden, der die freie Willensbestimmung ausschließt. Es kann ihnen dann zivilrechtlich nichts vorgeworfen werden, und demente Patienten müssen deshalb für verursachte Schäden in der Regel auch nicht haften. Dies gilt nicht nur für die zivilrechtliche Haftung, sondern auch für eine eventuelle strafrechtliche Beurteilung. Eine Person, die nicht in der Lage ist, das Unrecht einer Tat einzusehen und nach dieser Einsicht zu handeln, ist strafrechtlich nicht schuldfähig. Kommt es zu einer Anzeige, z. B. wenn ein dementer Patient im Supermarkt etwas ohne zu bezahlen in die Tasche gesteckt hat oder blindlings auf die Straße läuft und einen Autounfall verursacht, würde von einer strafrechtlichen Verfolgung abgesehen und das Verfahren wegen Schuldunfähigkeit eingestellt werden.

Müssen Angehörige für vom Patienten verursachte Schäden haften?

Angehörige, z. B. Ehepartner, sind gegenseitig nicht für Schäden haftbar zu machen. Jeder erwachsene Mensch haftet nur dann für einen Schaden, wenn er ihn selbst schuldhaft, also vorsätzlich oder fahrlässig, verursacht hat. Die Tatsache, dass man mit dem Schadenverursacher verheiratet ist, führt nicht zu einer gemeinsamen zivilrechtlichen Verantwortlichkeit. Es besteht auch keine Haftungsverpflichtung für Angehörige wegen Verletzung der Aufsichtspflicht. Eheleute und volljährige Angehörige sind sich gegenseitig grundsätzlich nicht gesetzlich zur Aufsicht verpflichtet.

Der Haushaltsvorstand muss voraussehbare Gefahrenquellen beseitigen.

Wenn feststeht, dass ein dementer Patient, der einen Schaden verursacht hat, wegen Schuldunfähigkeit nicht haftet, muss damit gerechnet werden, dass der Geschädigte versuchen wird, Angehörige dafür verantwortlich zu machen. Er wird sich auf den Grundsatz berufen, dass der Haushaltsvorstand aufgrund seiner Stellung in der Familie verhindern muss, dass ein Mitglied seines Hausstandes oder sein Ehepartner einen Dritten verletzt oder schädigt. Ob er damit durchkommt, hängt von der Würdigung der Einzelumstände ab.

Abschluss einer Haftpflichtversicherung

Es ist in jedem Fall anzuraten, eine Haftpflichtversicherung abzuschließen, mit der die Ehepartner bzw. die ganze Familie vor Schadenersatzansprüchen geschützt werden. Allerdings ist wichtig, dass die Versicherung bei Abschluss des Vertrags ausdrücklich über das Bestehen der Alzheimer-Demenz informiert wird und dass sie sich ausdrücklich bereit erklärt, die Betroffenen bzw. den Betroffenen mitzuversichern. Ist dies der Fall, so haftet das Versicherungsunternehmen für die vertraglich versicherten Schäden. Bei einer bereits bestehenden Haftpflichtversicherung muss eine »nachträglich eingetretene Gefahrenerhöhung« wie die Alzheimer-Demenz der Versicherung gemeldet werden. Andernfalls kann das Versicherungsunternehmen im Schadenfall den Vertrag fristlos kündigen und die Leistung verweigern.

Haftung des gesetzlichen Betreuers

Betreuer können für schuldhafte Pflichtverletzung der ihnen übertragenen Aufgabenkreise haftbar gemacht werden. Zu diesen Aufgabenkreisen gehört die Aufsichtspflicht aber nur dann, wenn dem Betreuer die gesamte Personensorge übertragen wurde. Ehrenamtliche Betreuer sind z. B. in Bayern automatisch staatlich haftpflichtversichert, sodass bei fahrlässigen Handlungen Versicherungsschutz gegeben ist.

29.1.3 Kann der Patient Geschäfte abschließen und ein Testament errichten?

Demente Patienten können ihre Angelegenheiten, besonders bei Geldgeschäften, oft nicht mehr überblicken. Sie sind nicht mehr in der Lage, selbstständig Geld von der Bank abzuheben oder Einkäufe zu erledigen. Den Inhalt von

Schriftstücken und Schreiben von Behörden, die ihnen vorgelegt werden, können sie oft nicht mehr nachvollziehen. Daraus ergeben sich Konsequenzen für die Geschäfts- und Testierfähigkeit.

Wann ist der Patient geschäftsunfähig?

Im Bürgerlichen Gesetzbuch ist geregelt, dass

» Personen, die unter einer nicht nur vorübergehenden krankhaften Störung der Geistestätigkeit leiden, welche die freie Willensbestimmung ausschließt, geschäftsunfähig sind. Willenserklärungen, die in einem solchen Zustand abgegeben werden, sind nichtig. «

Demenzen sind meist den nicht nur vorübergehenden krankhaften Störungen der Geistestätigkeit zuzuordnen. Ob sie die freie Willensbestimmung ausschließen, muss im Einzelfall geprüft bzw. nachgewiesen werden.

Ist jeder demente Patient geschäftsunfähig?

Besonders im frühen und oft auch noch im mittleren Stadium der Krankheit besteht bei überschaubaren Geschäften, wie dem Kauf eines neuen Fernsehapparats, noch die Fähigkeit, eine gültige Willenserklärung abzugeben. Sollte der Patient aber einen komplizierten Pachtvertrag abschließen, der eine Fülle von Klauseln und Kleingedrucktem beinhaltet, wird wahrscheinlich keine Geschäftsfähigkeit mehr vorliegen. Die Geschäftsfähigkeit von dementen Patienten kann allerdings oft nicht eindeutig beurteilt werden, was durch den Wechsel von verwirrten und relativ klaren Tagen noch erschwert wird.

Was kann man tun, wenn ein dementer Patient sich durch unsinnige Geschäfte erheblich schädigt?

Raten Sie den Angehörigen, zu versuchen, das Geschäft zunächst auf dem Kulanzweg rückgängig zu machen. Viele Firmen sind bereit, ein Geschäft zu annullieren, wenn sie darum gebeten und über die Geschäftsunfähigkeit des Kunden informiert werden. Sollte das nicht ausreichen, muss dem Geschäftspartner ein ärztliches Attest vorgelegt werden, das die Geschäftsunfähigkeit für dieses Geschäft nachweist. Eine solche fachärztliche Bescheinigung sollte Aussagen darüber treffen, ob eine dauerhafte, krankhafte Störung der Geistestätigkeit vorliegt, die das Urteilsvermögen und die Willensbildung erheblich beeinträchtigt. Der Arzt wird sich ein Bild davon machen, inwiefern die Bedeutung des Rechtsgeschäfts erkannt wurde, nach dieser Erkenntnis gehandelt werden konnte und ob Entscheidungen nach vernünftigen Erwägungen getroffen werden konnten. Im Rahmen eines Attests muss außerdem geprüft werden, ob sich der Betroffene in krankhafter Weise von dem Willen eines anderen bezüglich des Rechtsgeschäfts beeinflussen ließ.

Die gesetzliche Betreuung hat keinen Einfluss auf die Geschäftsfähigkeit des Betreuten.

Dies gilt auch dann, wenn der Aufgabenkreis **Verwaltung des Vermögens** dem Betreuer übertragen wurde. Es besteht allerdings bei Bedarf die Möglichkeit, durch einen **Einwilligungsvorbehalt** den Betreuten bei der Durchführung von Rechtsgeschäften zu beschränken.

Vollmachtgeber müssen geschäftsfähig sein.

Vollmachten sollten rechtzeitig, im frühen Stadium der Demenz verfasst werden, da sie nur von voll geschäftsfähigen Personen erteilt werden können. Bei fraglicher Geschäftsfähigkeit ist es ratsam, einen Notar hinzuzuziehen, der die Geschäftsfähigkeit im Rahmen der Beurkundung überprüft.

Kann ein dementer Patient ein rechtsgültiges Testament errichten?

Ein wirksames Testament kann nur von testierfähigen Personen errichtet werden, und das setzt die volle Geschäftsfähigkeit voraus. Im Bürgerlichen Gesetzbuch wird bestimmt, dass

> » ein Testament nicht errichten kann, wer unter krankhafter Störung der Geistestätigkeit (…) nicht in der Lage ist, die von ihm abgegebene Willenserklärung einzusehen. «

Sollte die Testierfähigkeit fraglich sein, ist es wie bei der Erstellung einer Vollmacht sinnvoll, einen Notar hinzuzuziehen und das Testament notariell beurkunden zu lassen. Ist die Testierfähigkeit vom Notar nicht eindeutig einzuschätzen, sollte man ein fachärztliches Gutachten erstellen lassen. Im Rahmen dieses Attests muss sich der Arzt davon überzeugen, dass der Patient weiß, dass er ein Testament errichtet, den Inhalt des Testaments kennt und ihn mit eigenen Worten wiedergeben kann. Darüber hinaus muss überprüft werden, inwieweit der Patient in der Lage ist, sich ein klares Urteil darüber zu bilden, welche Auswirkungen das Testament auf die persönlichen und finanziellen Verhältnisse der betroffenen Person hat. Der Patient muss bei der Abfassung des Testaments frei von Einflüssen Dritter handeln können, d. h., er darf nicht dazu gedrängt oder genötigt worden sein.

Anfechtung eines Testaments

Sollte ein Angehöriger das Testament später gerichtlich anfechten, muss er nachweisen, dass die Person nicht mehr testierfähig war, als sie das Testament unterzeichnete. Dieser Nachweis ist ohne entsprechend zeitnahes ärztliches Gutachten im Nachhinein meistens sehr schwer zu erbringen, da die Anfechtung oft Jahre nach der Unterzeichnung des Testaments erfolgt und der Erblasser zu diesem Zeitpunkt oft schon verstorben ist.

29.1.4 Kann der Patient ein Kraftfahrzeug führen?

Schon im frühen Stadium kann ein Patient mit Demenz nicht mehr sicher mit dem Auto fahren. Durch die Erkrankung ist zum einen die Konzentration herabgesetzt, zum anderen ist die Einschätzung von Geschwindigkeiten und Entfernungen beeinträchtigt. Das kann in Situationen, in denen rasch und sicher reagiert werden muss, Gefahren für den Patienten und für andere Verkehrsteilnehmer verursachen.

Hindern Sie den Patienten daran, mit dem Auto zu fahren.

Behandelnde Ärzte und Angehörige müssen darauf bestehen, dass der Patient nicht mehr selbst fährt, um möglichen Gefahren für ihn und andere Verkehrsteilnehmer vorzubeugen. Da gerade männliche Patienten oft erhebliche Widerstände entwickeln, wenn das Fahren aufgegeben werden soll, sollte der Arzt den Patienten mit seiner ganzen Autorität und mit viel Fingerspitzengefühl über die bestehenden Einschränkungen der Fahrtauglichkeit informieren. Bei krankheitsuneinsichtigen Patienten helfen manchmal kleine »Tricks«, um das Fahren zu verhindern.

»Tricks«, mit denen der Verzicht auf das Autofahren erleichtert werden kann

Die Angehörigen erleichtern dem Patienten mit Behauptungen wie z. B. »Das Auto ist kaputt, die Reparatur vor dem TÜV wäre unglaublich teuer«, »Der Autoschlüssel ist verloren gegangen«, sich an ein Leben ohne Auto zu gewöhnen. Notfalls kann das Auto in einen fahruntüchtigen Zustand versetzt werden, indem die Batterie abgeklemmt wird. Manchmal ist es erforderlich, dass die Angehörigen die Autoschlüssel an einem sicheren Ort aufbewahren, der dem Patienten nicht zugänglich ist. Meist besteht dieses Problem nur im frühen Stadium der Demenz, und das Interesse am Autofahren lässt mit dem Fortschreiten der Krankheit nach.

29.2 Finanzielle Ansprüche

Bei der Pflege eines dementen Patienten können eine Reihe von finanziellen Ansprüchen geltend gemacht werden. Dazu gehören die Leistungen der Pflegeversicherung, bei Bedarf auch Leistungen der Sozialhilfe und der Rentenversicherung.

29.2.1 Pflegeversicherung

Patienten mit Demenz, die für die Verrichtungen des täglichen Lebens dauerhaft auf Hilfe und Betreuung für mindestens 90 Minuten täglich angewiesen sind, haben Anspruch auf Leistungen der Pflegeversicherung (◘ Tab. 29.1).

Eingeschränkte Alltagskompetenz, Pflegestufen und Härtefälle

Pflegestufe »0«: Per Definition sind Patienten mit einer Demenz in ihrer Alltagskompetenz erheblich eingeschränkt. Für den dadurch entstehenden erheblichen, allgemeinen Betreuungsbedarf kann seit dem 1.7.2008 eine Unterstützung zur Verfügung gestellt werden. Seit der Pflegereform können die Betroffenen durch diese Regelung bis zu 200 € im Monat erhalten, entweder zusätzlich zur festgestellten Pflegestufe, oder auch wenn keine Stufe 1–3 vorliegt.

Pflegestufe I – erhebliche Pflegebedürftigkeit liegt vor bei einem mindestens einmal täglich erforderlichen Hilfebedarf bei mindestens zwei Verrichtungen aus einem oder mehreren Bereichen der Grundpflege. Zusätzlich muss mehrfach wöchentlich Hilfe bei der hauswirtschaftlichen Versorgung benötigt werden. Der wöchentliche Zeitaufwand muss im Tagesdurchschnitt mindestens 90 Minuten betragen, und dabei müssen auf die Grundpflege mehr als 45 Minuten entfallen.

Pflegestufe II – Schwerpflegebedürftigkeit liegt vor bei einem mindestens dreimal täglich zu verschiedenen Zeiten erforderlichen Hilfebedarf bei der Grundpflege und bei zusätzlich notwendiger Hilfe in der hauswirtschaftlichen Versorgung. Im Tagesdurchschnitt muss der wöchentliche Zeitaufwand mindestens 3 Stunden betragen, davon mindestens 2 Stunden für die Grundpflege.

Pflegestufe III – Schwerstpflegebedürftigkeit liegt vor bei jederzeit, »rund um die Uhr« gegebenem Hilfebedarf und bei mehrfach wöchentlich notwendiger Hilfe in der hauswirtschaftlichen Versorgung. Im Schnitt muss der tägliche Hilfebedarf mindestens 5 Stunden betragen, davon 4 Stunden für die Grundpflege.

Härtefallregelung bei Pflegestufe III: Voraussetzungen für die Feststellung eines Härtefalls mit höheren Leistungen sind:

- Grundpflege mindestens 6-mal täglich, davon mindestens 3-mal nachts, oder
- Grundpflege kann tagsüber und nachts nur von mehreren Pflegekräften gleichzeitig und gemeinsam erbracht werden. Dabei muss mindestens einmal neben einer professionellen Pflegekraft eine weitere Pflegeperson notwendig sein.
- Bei der hauswirtschaftlichen Versorgung muss zusätzlich in jedem Fall ständige Hilfe notwendig sein.

Gewöhnliche und wiederkehrende Verrichtungen im Sinne des Gesetzes sind:

- Im Bereich der **Körperpflege**:
  - Waschen, Duschen, Baden, Kämmen, Rasieren, Zahnpflege und Darm- und Blasenentleerung.
  - Im Bereich der **Ernährung**:
  - Mundgerechtes Zubereiten der Nahrung, Hilfe bei der Nahrungsaufnahme.
- Im Bereich der **Mobilität**:
  - Aufstehen, Zu-Bett-Gehen und Umlagern, An- und Auskleiden, Gehen, Stehen, Treppensteigen, Verlassen und Wiederaufsuchen der Wohnung, Begleitung zum Arzt und zu ärztlich verordneten Therapien.

Der Antrag auf Leistungen der Pflegeversicherung muss förmlich bei der Pflegeversicherung gestellt werden. Die Antragsformulare erhält man von der

Tab. 29.1 Leistungen der Pflegeversicherung im Überblick (Stand: 1. Juli 2008; Bundesgesundheitsministerium 2008)

Leistungsart	Zeitraum	Pflegestufe I Erheblich Pflegebedürftige	Pflegestufe II Schwerpflegebedürftige	Pflegestufe III Schwerstpflegebedürftige	(In Härtefällen)
Häusliche Pflege	Pflegesachleistung bis zu … € monatlich	384,–	921,–	1432,–	(1918,–)
	ab 01.07.2008	420,–	980,–	1470,–	(1918,–)
	ab 01.01.2010	440,–	1040,–	1510,–	(1918,–)
	ab 01.01.2012	450,–	1100,–	1550,–	(1918,–)
	Pflegegeld … € monatlich	205,–	410,–	665,–	
	ab 01.07.2008	215,–	420,–	675,–	
	ab 01.01.2010	225,–	430,–	685,–	
	ab 01.01.2012	235,–	440,–	700,–	
Pflegevertretung	Pflegeaufwendungen bis zu 4 Wochen				
Durch nahe Angehörige	Im Kalenderjahr bis zu … €	205,–[a]	410,–[a]	665,–[a]	
Durch sonstige Personen		1432,–	1432,–	1432,–	
Durch nahe Angehörige	ab 01.07.2008	215,–[a]	420,–[a]	675,–[a]	
Durch sonstige Personen		1470,–	1470,–	1470,–	

Tab. 29.1 Fortsetzung

Leistungsart	Zeitraum	Pflegestufe I Erheblich Pflegebedürftige	Pflegestufe II Schwerpflegebedürftige	Pflegestufe III Schwerstpflegebedürftige	(In Härtefällen)
Durch nahe Angehörige	ab 01.01.2010	225,–[a]	430,–[a]	685,–[a]	
Durch sonstige Personen		1510,–	1510,–	1510,–	
Durch nahe Angehörige	ab 01.01.2012	235,–[a]	440,–[a]	700,–[a]	
Durch sonstige Personen		1550,–	1550,–	1550,–	
Kurzzeitpflege	Pflegeaufwendungen bis zu … € im Jahr	1432,–	1432,–	1432,–	
	ab 01.07.2008	1470,–	1470,–	1470,–	
	ab 01.01.2010	1510,–	1510,–	1510,–	

[a] Auf Nachweis werden den nahen Angehörigen notwendige Aufwendungen (Verdienstausfall, Fahrtkosten etc.) bis zum Gesamtbetrag von 1432,– € erstattet.

Krankenkasse. Dem Antrag sollte unbedingt ein aussagekräftiges ärztliches Attest beifügt werden, das neben dem Befund auch auf den Hilfebedarf des Patienten bei den o. g. Verrichtungen des täglichen Lebens in den Bereichen Körperpflege, Ernährung, Mobilität und hauswirtschaftliche Versorgung eingeht. Der Medizinische Dienst der Krankenkasse (MdK) schickt nach einer Terminvereinbarung einen Gutachter, der den Patienten zu Hause untersucht und in die Pflegestufe eingruppiert. Die Angehörigen sollten dem Gutachter bei seinem Besuch detailliert vom Umfang der Pflege berichten können. Dazu ist es zweckmäßig, ein Pflegeprotokoll anzufertigen, das aufzeigt, wie viel Zeit für die einzelnen Pflegemaßnahmen täglich aufgewendet werden muss. Pflegeprotokolle sind ebenfalls bei der Krankenkasse erhältlich. Wenn im Beisein des Patienten nicht offen über den Hilfebedarf gesprochen werden kann, kann man ein zusätzliches Gespräch ohne den Betroffenen mit dem Gutachter verlangen, in dem die entsprechenden Angaben gemacht werden können.

Pflegebedürftigkeit – Empfehlungen des Bundesgesundheitsministeriums (2008)

1. Setzen Sie sich mit Ihrer Kranken-/Pflegekasse in Verbindung. Selbstverständlich kann das auch ein Familienangehöriger, Nachbar oder guter Bekannter für Sie übernehmen, wenn Sie ihn dazu bevollmächtigen.
2. Wenn Sie einen Antrag bei Ihrer Pflegekasse gestellt haben, beauftragt diese den Medizinischen Dienst der Krankenversicherung (MDK) mit der Begutachtung zur Feststellung Ihrer Pflegebedürftigkeit.
3. Führen Sie ein Pflegetagebuch darüber, bei welchen Verrichtungen geholfen werden muss (z. B. Waschen, Anziehen, Essen), und wie viel Zeit die Hilfe in Anspruch nimmt. Diese Angaben sind wichtig für die Begutachtung durch den MDK.
4. Bitten Sie Ihre Pflegeperson, bei der Begutachtung durch den MDK anwesend zu sein.
5. Sofern Sie es bereits einschätzen können, teilen Sie Ihrer Pflegekasse bei der Antragstellung mit, ob Sie zu Hause oder in einem Pflegeheim gepflegt werden möchten.
6. Versuchen Sie einzuschätzen, ob die Pflege längerfristig durch Ihre Angehörigen durchgeführt werden kann und ob Sie ergänzend ▶

oder ausschließlich auf die Hilfe eines ambulanten Pflegedienstes zurückgreifen müssen.
7. Ist Ihre Pflege zu Hause nicht möglich, so können Sie sich von Ihrer Pflegekasse über geeignete stationäre Pflegeeinrichtungen informieren und beraten lassen.
8. Bitten Sie Ihre Pflegekasse, Ihnen zum Kostenvergleich eine Liste der zugelassenen ambulanten Pflegedienste bzw. stationären Pflegeeinrichtungen zu geben und Sie über niederschwellige Angebote zur Entlastung bei der Versorgung zu informieren und zu beraten.
9. Sollten Sie weitere Informationen benötigen, so können Sie sich an den Pflegestützpunkt in Ihrer Nähe oder an die Pflegeberatung Ihrer Pflegekasse wenden. Informationen erhalten Sie auch über das Bürgertelefon des Bundesministeriums für Gesundheit unter 01805-9966-03 (Festpreis 14ct/Minute, abweichende Preise aus den Mobilfunknetzen möglich).
   Privat Versicherte können sich an das Versicherungsunternehmen wenden, bei dem sie versichert sind, oder an den Verband der privaten Krankenversicherung e. V., Bayenthalgürtel 26, 50968 Köln.

Anerkannte Formen der Hilfe

Die Hilfe bei einer »Verrichtung des täglichen Lebens« kann in unterschiedlicher Form erbracht werden. So wird neben der teilweisen oder vollständigen Übernahme einer Verrichtung sowie der Unterstützung bei einer Pflegeverrichtung auch die Anleitung und Beaufsichtigung als Hilfsform gesetzlich anerkannt. Hält sich der Pflegende während der gesamten Verrichtung direkt beim dementen Patienten (d. h. im selben Raum) auf, wird diese Pflegezeit als Hilfebedarf angerechnet. Oft ist eine geeignete Anleitung für den Pflegenden eine langwierigere Tätigkeit als die rasche Übernahme, es lässt sich jedoch die Selbstständigkeit des Pflegebedürftigen dadurch länger erhalten, was im Sinne der »aktivierenden Pflege« gesetzlich gefördert wird.

Leistungen der Pflegeversicherung für die häusliche Pflege

Die Pflegeversicherung sieht für die Anspruchsberechtigten **Geld- oder Sachleistungen** vor (▣ Tab. 29.2 und ▣ Tab. 29.3). Geldleistungen sind zu erhalten, wenn die Familie oder andere Personen die Pflege des Patienten selbst über-

Tab. 29.2 Pflegegeld (Bundesgesundheitsministerium 2008)

Pflegestufe (Angaben in €)	2008	2010	2012
Stufe I	215,–	225,–	235,–
Stufe II	420,–	430,–	440,–
Stufe III	675,–	685,–	700,–

Tab. 29.3 Ambulante Sachleistungen (Pflegehilfe) (Bundesgesundheitsministerium 2008)

Pflegestufe (Angaben in €)	2008	2010	2012
Stufe I	420,–	440,–	450,–
Stufe II	980,–	1040,–	1100,–
Stufe III[a]	1470,–	1510,–	1550,–

[a] Die Stufe III für Härtefälle im ambulanten Bereich in Höhe von 1918 € monatlich bleibt unverändert.

nehmen können. Die höheren Sachleistungen können in Anspruch genommen werden, wenn ein Pflegedienst, der einen Versorgungsvertrag mit der Krankenkasse abgeschlossen hat, die Pflege übernehmen soll oder der Betroffene z. B. eine Tagespflegeeinrichtung besucht. Es ist aber auch möglich, sowohl Geld- als auch Sachleistungen als sog. Kombinationsleistungen zu beanspruchen. Da man sich schon vorab für eine Leistungsform entscheiden muss, sollten sich Angehörige bei der Alzheimer-Gesellschaft oder der Pflegekasse über die für sie günstigste Leistungsart beraten lassen, wobei eine Änderung der beantragten Leistungsform bei allen Kassen grundsätzlich möglich ist.

Verhinderungspflege

Bei Verhinderung der Pflegeperson durch Krankheit oder einen notwendigen Erholungsurlaub sollten die Betroffenen über einen bestehenden Anspruch auf »Verhinderungspflege« informiert werden. Diese Leistung kann zu Hause, in einer anderen Wohnung oder in einer Einrichtung, z. B. einem Pflegeheim, durchgeführt werden. Die entstehenden Kosten in Höhe von bis zu 1470 €, ab 2010 1510 € und ab 2012 1550 € im Jahr werden mit den ambulanten Diensten bzw. den erwerbsmäßig tätigen Pflegepersonen direkt abgerechnet.

Kurzzeitpflege

Zusätzlich zur Verhinderungspflege kann einmal im Jahr für maximal 4 Wochen Kurzzeitpflege beansprucht werden. Auch dafür zahlt die Pflegekasse jährlich 1470 €. Die Kurzzeitpflege muss allerdings in einer stationären Einrichtung durchgeführt werden.

Die Leistungen nach dem »Pflegeleistungs-Ergänzungsgesetz«

Diese gibt es seit dem 1.7.2008 nicht mehr, sie wurden durch Pflegestufe 0 ersetzt (► 29.2.1).

Weitere Leistungen

Darüber hinaus gibt es noch Leistungen der Pflegeversicherung für Pflegehilfsmittel, technische Hilfsmittel und Kostenerstattung für behindertengerechte Umbaumaßnahmen der Wohnung bis zu 2557 €. Angehörige, die einen dementen Patienten mindestens 14 Stunden wöchentlich pflegen und nicht mehr als 30 Stunden in der Woche erwerbstätig sind, können zudem Beiträge in die Rentenversicherung beanspruchen. Außerdem sind sie kostenlos gesetzlich unfallversichert. Der Versicherungsschutz muss in beiden Fällen gesondert bei der Pflegekasse beantragt werden.

Leistungen zur stationären Pflege im Heim

Für die Kosten der Pflege im Heim können ebenfalls Leistungen von der Pflegeversicherung beantragt werden. Auch die Höhe der zu beanspruchenden Leistungen im Heim richten sich nach der Höhe der Pflegestufe, die der MdK nach Begutachtung festlegt (◘ Tab. 29.4).

29.2.2 Sozialhilfe für die häusliche Pflege

Jede Person, die durch Krankheit oder Behinderung in Not gerät und die notwendige Pflege nicht selbst finanzieren kann, hat Anspruch auf Sozialhilfe.

Tab. 29.4 Leistungen der Pflegeversicherung im Überblick (Stand: 1. Juli 2008; Bundesgesundheitsministerium 2008)

Leistungsart	Zeitraum	Pflegestufe I Erheblich Pflegebedürftige	Pflegestufe II Schwerpflegebedürftige	Pflegestufe III Schwerstpflegebedürftige	(In Härtefällen)
Teilstationäre Tages- und Nachtpflege	Pflegeaufwendungen bis zu … € monatlich	384,–	921,–	1432,–	
	ab 01.07.2008	420,–[a]	980,–[a]	1470,–[a]	
	ab 01.01.2010	440,–[a]	1040,–[a]	1510,–[a]	
	ab 01.01.2012	450,–[a]	1100,–[a]	1550,–[a]	
Ergänzende Leistungen für Pflegebedürftige mit erheblichem allgemeinem Betreuungsbedarf	Leistungsbetrag bis zu … € jährlich	460,–	460,–	460,–	
	ab 01.07.2008	2400,–[b]	2400,–[b]	2400,–[b]	
Vollstationäre Pflege	Pflegeaufwendungen pauschal € monatlich	1023,–	1279,–	1432,–	(1688,–)
	ab 01.07.2008	1023,–	1279,–	1432,–	(1750,–)
	ab 01.01.2010	1023,–	1279,–	1432,–	(1825,–)
	ab 01.01.2012	1023,–	1279,–	1432,–	(1918,–)
Pflege in vollstationären Einrichtungen der Hilfe für behinderte Menschen	**Pflegeaufwendungen in Höhe von 10% des Heimentgelts, höchstens € 265,– monatlich**				
Hilfsmittel, die zum Verbrauch bestimmt sind	Aufwendungen bis zu € 31,–monatlich				

Tab. 29.4 Fortsetzung

Leistungsart	Zeitraum	Pflegestufe I Erheblich Pflegebedürftige	Pflegestufe II Schwerpflegebedürftige	Pflegestufe III Schwerstpflegebedürftige	(In Härtefällen)
Technische Hilfsmittel	Aufwendungen in Höhe von 90% der Kosten, unter Berücksichtigung von höchstens € 25,– Eigenbeteiligung je Hilfsmittel				
Maßnahnen zur Verbesserung des Wohnumfeldes	Aufwendungen in Höhe von bis zu € 2557,– je Maßnahme unter Berücksichtigung einer angemessenen Eigenbeteiligung				
Zahlung von Rentenversicherungsbeiträgen für Pflegepersonen	Je nach Umfang der Pflegetätigkeit bis zu … € monatlich	131,87[c]	263,74[c]	395,61[c]	
	(Beitrittsgebiet)	**(111,44)**	**(222,88)**	**(334,32)**	
Zahlung von Beiträgen zur Arbeitslosenversicherung für Pflegepersonen bei Pflegezeit	ab 01.07.2008 … € monatlich	8,20			
	(Beitrittsgebiet)	**(6,93)**			
Zuschüsse zur Kranken- und Pflegeversicherung für Pflegepersonen bei Pflegezeit	ab 01.07.2008 monatlich durchschnittlich ca. € 140,–				

[a] Neben dem Anspruch auf Tagespflege bleibt ein hälftiger Anspruch auf die jeweilige ambulante Pflegesachleistung oder das Pflegegeld erhalten.

[b] Abhängig von der persönlichen Pflegesituation auf der Grundlage der dauerhaften und regelmäßigen Schädigungen oder Fähigkeitsstörungen nach § 45a Abs. 2 Satz 1 Nr. 1–9 SGB XI werden künftig bis zu 1200 € (Grundbetrag) bzw. bis zu 2400 € (erhöhter Betrag) gewährt.

[c] Bei wenigstens 14 Stunden Pflegetätigkeit pro Woche, wenn die Pflegeperson keiner Beschäftigung von über 30 Stunden nachgeht und sie noch keine Vollrente wegen Alters bezieht.

Das heißt, dass auch materiell bedürftige Menschen ein Recht auf häusliche Pflege haben oder nicht unterversorgt zu Hause leben müssen. Nach dem sog. Subsidiaritätsprinzip, das die Nachrangigkeit staatlicher Hilfen verlangt, gibt es diese Unterstützung aber nur, wenn der Hilfebedürftige sich nicht selbst helfen kann und alle anderen Leistungen, auf die ein Anspruch besteht, ausgeschöpft sind. Dazu gehören Leistungen der Kranken- und Pflegekassen, der Beihilfe und der Rentenversicherungsträger. Auch Unterhaltsansprüche gegenüber Familienmitgliedern müssen geltend gemacht werden, bevor ein Anspruch entsteht.

Wer hat Anspruch auf Hilfe zur Pflege durch das Sozialamt?

Personen, die wegen Krankheit oder Behinderung für die gewöhnlichen und regelmäßig wiederkehrenden Verrichtungen im Ablauf des täglichen Lebens auf fremde Hilfe angewiesen sind, haben Anspruch auf Hilfe zur Pflege. Der Anspruch entsteht allerdings nur, wenn die Leistungen der Pflegeversicherung nicht ausreichen (oder noch gar kein Anspruch besteht), um den tatsächlichen Pflegebedarf abzudecken. Als behandelnder Arzt sollten Sie, im Falle einer finanziellen Notlage eines Patienten, den Allgemeinen Sozialdienst (ASD) der Stadt oder Gemeinde informieren. Der zuständige Sozialarbeiter ist verpflichtet, auf Ihre Meldung zu reagieren und wird sich selbst, im Rahmen eines Hausbesuchs, ein Bild von der Versorgungslage des Patienten machen. Er informiert die Betroffenen ausführlich und individuell über die möglichen Hilfen und wird dann gemeinsam mit den Betroffenen die zu beanspruchenden Leistungen beim örtlichen Sozialhilfeträger beantragen.

Eigenes Einkommen und Vermögen zur Finanzierung der Pflegekosten muss eingebracht werden.

Zunächst muss das eigene Einkommen und Vermögen zur Finanzierung der Pflegekosten eingebracht werden.

Das Sozialamt zahlt erst dann, wenn die Ersparnisse bis auf ein Schonvermögen verbraucht sind. Ein selbst bewohntes Einfamilienhaus gehört ebenfalls zum Schonvermögen und muss nicht verkauft werden, um die Pflege mit dem Erlös zu finanzieren.

Unterhaltspflicht durch Verwandte in gerader Linie

Kinder sind ihren in Not geratenen Eltern gegenüber zum Unterhalt verpflichtet. Da ihnen beim Einsatz des Vermögens ein hoher Freibetrag eingeräumt wird, sollte aber auf keinen Fall auf einen Sozialhilfeantrag verzichtet werden. Seit dem 1.1.2003 gilt zudem das sogenannte Grundsicherungsgesetz. Nach diesem Gesetz können bei entsprechender Bedürftigkeit eigenständige soziale Leistungen unter weitestgehendem Verzicht auf Unterhaltsansprüche gegenüber Angehörigen in Anspruch genommen werden.

Welche Leistungen können beansprucht werden?

Die Kosten für die notwendige Pflege durch einen ambulanten Dienst werden vom Sozialamt übernommen, wenn die Leistungen der Pflegeversicherung ausgeschöpft sind. Allerdings dürfen gegenüber einer Heimunterbringung keine unverhältnismäßigen Mehrkosten entstehen.

Finanzierung von Haushaltshilfen

Wenn keine weiteren Angehörigen im Haushalt leben, die in der Lage sind, die Hausarbeit zu verrichten, können die anfallenden Kosten für eine Haushaltshilfe übernommen werden. Das gilt aber ebenfalls nur, wenn die Leistungen der Pflegeversicherung bereits ausgeschöpft sind.

Finanzierung von Tagespflegeeinrichtungen

Eine notwendige teilstationäre Pflege in einer Tagespflegeeinrichtung kann über die Sozialhilfe finanziert werden, wenn die Leistungen der Pflegeversicherung dafür nicht ausreichen. Darüber hinaus können auch anfallende Fahrtkosten, wie der Hol- und Bringdienst, beantragt werden.

Finanzierung von Kurzzeitpflegeeinrichtungen

Wenn für pflegende Angehörige ein Kur- oder Krankenhausaufenthalt für ihre Gesundheit notwendig wird, können die Kosten für die vorübergehende Unterbringung des Patienten in einer Kurzzeitpflegeeinrichtung von der Sozialhilfe übernommen werden.

Wie wird Sozialhilfe beantragt?

Sozialhilfe muss förmlich, d. h. mit Formblättern des Sozialamts, beantragt werden. Die Sozialhilfe setzt erst dann ein, wenn das Sozialamt von der Notlage einer Person erfährt. Örtlich zuständig ist das Sozialamt, in dessen Bereich sich der Hilfesuchende tatsächlich aufhält. Das Sozialamt verlangt Nachweise über die Einkommensverhältnisse und das Vermögen des Hilfesuchenden und der Personen oder Familienangehörigen, die mit ihm im gleichen

Haushalt leben. Zudem müssen auch die unterhaltspflichtigen Angehörigen, wie Kinder, Nachweise über ihr Einkommen und Vermögen erbringen. Der Antragsteller ist zur Mitwirkung bei diesem Antragsverfahren verpflichtet, d. h., dass alle Bescheinigungen, die das Sozialamt verlangt, beschafft und vorgelegt werden müssen.

29.2.3 Sozialhilfe für die Pflege im Heim

Wenn die Angehörigen der Belastung durch die Pflege zu Hause nicht mehr gewachsen sind, wird meist eine Unterbringung des Patienten in einem Pflegeheim erforderlich. Die Übernahme der Kosten für das Heim kann beim überörtlichen Sozialhilfeträger beantragt werden, wenn der Betroffene die anfallenden Kosten nicht selbst tragen kann.

Wann kann man Kosten für die Pflege im Heim von der Sozialhilfe beantragen?

Der Betroffene muss zunächst das eigene Einkommen und Vermögen für die Finanzierung der Pflegeheimkosten verbrauchen. Zudem müssen Unterhaltsansprüche gegenüber Verwandten in gerader Linie und die Leistungen der Pflegeversicherung ausgeschöpft sein, bevor der Sozialhilfeträger die Heimkosten finanziert.

Muss der Betroffene sein gesamtes Einkommen und Vermögen für die Heimfinanzierung aufbrauchen?

Das eigene Einkommen und Vermögen muss bis auf ein verbraucht sein, bevor der Sozialhilfeträger die Kosten übernimmt. Verbleibt der Ehepartner des Betroffenen zu Hause in einem eigenen Einfamilienhaus, muss das Haus nicht verkauft werden, um von dem Erlös die Kosten für das Heim zu finanzieren. Der notwendige Lebensunterhalt des zu Hause lebenden Ehepartners wird anhand der laufenden Kosten, z. B. für Miete, errechnet und bleibt erhalten.

Wer ist unterhaltspflichtig?

Verwandte in gerader Linie (Kinder, Eltern) und Ehepartner sind gegenseitig zum Unterhalt verpflichtet und werden zur Heimfinanzierung herangezogen, wenn sie dazu in der Lage sind. Die Ehepartner der Unterhaltspflichtigen, Enkelkinder und geschiedene Ehepartner werden nicht zu Zahlungen herangezogen.

Müssen Kinder ihr Vermögen zur Heimfinanzierung einbringen?

Kinder müssen, wenn sie sehr wohlhabend sind, von ihrem Teil des Vermögens einen Beitrag in Form einer Zuzahlung zu den Heimkosten erbringen. Kinder sind, im Gegensatz zu den Ehepartnern, nicht gesteigert unterhaltspflichtig, und es wird ihnen somit ein wesentlich höherer Freibetrag beim Vermögen zugestanden. Auch hier zählen ein selbstbewohntes Einfamilienhaus oder eine selbstbewohnte Eigentumswohnung zum Schonvermögen, und diese werden nicht zum Vermögen gerechnet.

Schenkungen müssen zurückgegeben werden.

Hat der Betroffene oder sein Ehepartner sein Vermögen verschenkt und ist dann selbst sozialhilfebedürftig geworden, muss er eine bis zu 10 Jahre zurückliegende Schenkung rückgängig machen. Wurde ein Haus in den letzten 10 Jahren an die Kinder überschrieben, sind diese verpflichtet, so lange die Kosten für das Pflegeheim zu übernehmen, bis der geschätzte damalige Verkehrswert des Hauses aufgebraucht ist.

Das Bankgeheimnis bleibt unangetastet.

Der Sozialhilfeträger verlangt eine Offenlegung der Einkünfte und des Vermögens des Antragstellers und seiner Angehörigen. Das Bankgeheimnis darf aber nicht angetastet werden. Sieht das Sozialamt jedoch berechtigte Gründe, dass die vorgelegten Belege unvollständig sind, kann es sich eine Erklärung vom Antragsteller unterzeichnen lassen, nach der die Bank von ihrem Bankgeheimnis entbunden wird und die vom Sozialamt direkt geforderten Auskünfte geben muss. Die Angaben zum Vermögen werden anhand der vorgelegten Konten über einen Zeitraum von bis zu 10 Jahren überprüft.

29.2.4 Rentenversicherung

Demente Patienten sind häufig schon im frühen Stadium der Krankheit den Anforderungen im Berufsleben nicht mehr gewachsen. Um Überforderungen und Kränkungen am Arbeitsplatz zu vermeiden, sollte man ihnen einen rechtzeitigen und würdevollen Ausstieg aus dem Berufsleben ermöglichen.

Unter welchen Umständen können sich demente Patienten vorzeitig berenten lassen?

Wenn ein dementer Patient aus gesundheitlichen Gründen nicht mehr in der Lage ist, seinen Beruf auszuüben, da er höchstens noch einer Tätigkeit in einem Umfang von täglich maximal 3 Stunden nachgehen kann, ist er oder sie erwerbsgemindert und kann eine Rente wegen Erwerbsminderung beantragen.

Für die Gewährung einer Erwerbsminderungsrente gelten folgende Voraussetzungen:

- der Rentenversicherungsträger (BfA oder LVA) hat die Erwerbsunfähigkeit festgestellt,
- die Wartezeit (= Mindestversicherungszeit) von 5 Jahren ist erfüllt,
- während der letzten 5 Jahre bestand mindestens 3 Jahre lang ein versicherungspflichtiges Arbeitsverhältnis.

Ein Hinzuverdienst zur Rente ist nur auf Geringfügigkeitsbasis möglich. Der Antrag auf Erwerbsminderungsrente wird förmlich beim Rentenversicherungsträger gestellt. Das Verfahren kann mehrere Monate dauern. Als behandelnder Arzt sollten Sie den Patienten also rechtzeitig auffordern, vor dem Ablaufen des Krankengeldes (Laufzeit maximal 18 Monate) einen Rentenantrag zu stellen. Versichertenälteste helfen dem Patienten kostenlos beim Ausfüllen der Anträge und beraten über die Höhe der zu erwartenden Erwerbsminderungsrente. Eine Adressenliste der Versichertenältesten in der Nähe kann beim Rentenversicherungsträger angefordert werden.

Besonders im frühen Stadium der Demenz besteht die Gefahr, dass die ärztlichen Gutachter der Rentenversicherung die berufliche Leistungsfähigkeit des Patienten überschätzen und den Rentenantrag ablehnen. Teilweise wird den Betroffenen empfohlen, firmenintern an eine Stelle mit geringerer Leistungsanforderung zu wechseln. Da bei dementen Patienten ja gerade das Neueinspeichern von Informationen gestört ist, wirkt sich ein solcher Stellenwechsel in jedem Fall kontraproduktiv aus. In diesem Fall sollte unbedingt rechtzeitig Widerspruch eingelegt werden. Erstellen Sie als behandelnder Arzt ein aussagekräftiges ärztliches Attest, das dem Widerspruchsschreiben beigelegt wird. In Zusammenarbeit mit dem Vorgesetzten des Patienten und/oder dem Betriebsarzt sollten die kognitiven Defizite, Fehlleistungen bei der Erledigung der beruflichen Tätigkeit und die Überforderungssituationen im Attest möglichst konkret und beispielhaft beschrieben werden.

29.3 Schwerbehindertenausweis

29.3.1 Welche Vorteile bietet ein Schwerbehindertenausweis?

Eine Demenz wird ab einem gewissen Schweregrad als Schwerbehinderung anerkannt. Durch die Anerkennung als Schwerbehinderter entsteht ein Anspruch auf einen Schwerbehindertenausweis mit den entsprechenden Nachteilsausgleichen. Als Behinderung wird eine Erkrankung angesehen, die dauerhaft zu Funktionsbeeinträchtigungen in allen Lebensbereichen führt. Dieser Zustand muss für mindestens 6 Monate bestehen. Demenzerkrankungen werden im Allgemeinen als »chronische Leiden, die nicht zu heilen sind und zu Beeinträchtigungen in allen Bereichen des Lebens führen« als Behinderung anerkannt. Schwerbehinderte sind Personen mit einem Grad der Behinderung (GdB) von mindestens 50 von 100.

Ein Schwerbehindertenausweis kann eine Reihe von steuerlichen und nichtsteuerlichen »Nachteilsausgleichen« bringen. Die wichtigsten davon sind:

- Kraftfahrzeugsteuerbefreiung oder -ermäßigung,
- Freibetrag bei der Lohn- und Einkommensteuer,
- Freifahrten mit öffentlichen Verkehrsmitteln und Freifahrten für Begleitpersonen,
- Ermäßigung/Befreiung bei Rundfunk- und Telefongebühren,
- Zuschüsse zur Wohnraumanpassung.

29.3.2 Wie wird ein Schwerbehindertenausweis beantragt?

Anträge auf Anerkennung als Schwerbehinderter müssen beim Versorgungsamt gestellt werden. Im Antrag sollten alle vorliegenden Behinderungen aufgelistet und alle Ärzte, Krankenhäuser und Rehabilitationskliniken angegeben werden, die Atteste oder Gutachten zur Behinderung des Patienten erstellen können. Der Patient muss die behandelnden Ärzte von der Schweigepflicht entbinden, sonst dürfen sie Diagnosen und Befunde nicht weiterreichen. Dafür gibt es entsprechende Vordrucke, die dem Antrag beiliegen. Es dauert oft mehrere Monate, bis das Verfahren abgeschlossen ist und bis die Betroffenen einen Schwerbehindertenausweis erhalten, der den Grad der Behinderung und die anerkannten Merkzeichen enthält. Letztere müssen dem Antrag eigens angeführt werden. Für Patienten mit Alzheimer-Demenz kommen die vier Merkzeichen **H** (für Hilflosigkeit), **G** (für Gehbehinderung aufgrund örtlicher Desorientierung), **B** (für die erforderliche Begleitung) und **RF** (Befreiung von Rundfunkgebühren, wenn aufgrund von krankheitsbedingtem störendem Verhalten wie Bewegungsunruhe, Aggressivität oder lautem Sprechen nicht mehr an öffentlichen Veranstaltungen teilgenommen werden kann) infrage.

29.4 Welche Vorausverfügungen sollte der Patient treffen?

Patienten, die an einer Demenz im frühen Stadium leiden, sollten rechtzeitig durch Vollmachten und Verfügungen Vorsorge für die Zukunft treffen. Im frühen Stadium der Demenz sind die Betroffenen noch in der Lage, zu bestimmen, wer in Zukunft ihre Behördenangelegenheiten regeln und ihr Vermögen verwalten soll, wie im Falle der Pflegebedürftigkeit die medizinische Behandlung auszusehen hat und wen sie sich ggf. als gesetzlichen Betreuer wünschen. Ganz besonders für alleinstehende Erkrankte ist eine solche Regelung ihrer wichtigsten Lebensbereiche in rechtzeitiger, möglichst weitgehender Eigenbestimmung von Bedeutung, da sie nicht auf die diesbezüglichen Ressourcen von Angehörigen zurückgreifen können. Als behandelnder Arzt sollten Sie den Patienten und ggf. seine Familie nachdrücklich auf die Notwendigkeit der frühzeitigen Errichtung von Willenserklärungen zur Vorsorge hinweisen.

Es gibt dafür verschiedene Möglichkeiten. Die wichtigsten sind:

- Vorsorgevollmacht,
- Patientenverfügung,
- Betreuungsverfügung.

29.4.1 Vorsorgevollmacht

Eine Vorsorgevollmacht ist eine schriftliche Willenserklärung, durch die eine oder mehrere Personen für die in der Vollmacht genannten Aufgaben zu einem späteren Zeitpunkt für den Vollmachtgeber handeln können. Eine Vorsorgevollmacht befugt den Bevollmächtigten also nicht sofort zu rechtswirksamem Handeln, sondern erst zu dem Zeitpunkt, der in der Vollmacht bestimmt wurde. Der Patient sollte ärztlicherseits dahingehend beraten werden, rechtzeitig einer Person seines Vertrauens eine Vorsorgevollmacht auszustellen, die den Bevollmächtigten befugt, im Krankheitsfall für den Patienten Bankgeschäfte zu erledigen, bei Behörden oder Versicherungen Anträge zu stellen und die Post zu öffnen. Nur voll geschäftsfähige Personen können rechtsgültige Vollmachten erteilen. Eine Vollmacht wird nicht wie eine gesetzliche Betreuung von staatlicher Seite kontrolliert.

Warum ist eine Vorsorgevollmacht sinnvoll?

Viele Banken weigern sich, ohne Vollmacht an Angehörige Geld auszugeben, und bei Behörden müssen oft Unterschriften vor Ort geleistet werden, was ohne Vollmacht nur der Betroffene selbst tun kann. Weiterhin spricht für eine Vollmacht, dass Angelegenheiten, die durch Vollmachten geregelt werden, später nicht zum Gegenstand eines gerichtlichen Betreuungsverfahrens gemacht werden müssen. Das aufwändige und bürokratische Verfahren einer rechtlichen Betreuung erübrigt sich beim Vorliegen einer entsprechenden Vollmacht oft gänzlich. Manche Banken akzeptieren Vollmachten nur dann, wenn sie vor Ort auf förmlichen Anträgen der Bank unterschrieben werden.

Vollmachten werden staatlicherseits nicht kontrolliert. Es besteht also kein Schutz vor Missbrauch. Der Patient sollte deshalb nur eine absolut zuverlässige Vertrauensperson bevollmächtigen, von der er sich sicher ist, dass sie später im beabsichtigten Sinn handeln wird.

Was soll eine Vorsorgevollmacht beinhalten?

In der Vorsorgevollmacht können Wünsche über den späteren Lebensstil, die Verwaltung des Vermögens, die Zustimmung zu ärztlicher Heilbehandlung und die Auswahl des Alten- und Pflegeheims aufgenommen werden. Die Willenserklärungen des Patienten sollten möglichst konkret formuliert werden, um spätere Missverständnisse zu vermeiden. Die städtischen Betreuungsstellen stellen oft Musterdokumente zur Verfügung, die bei der Formulierung der Vollmacht helfen können. Die Betroffenen können sich aber auch bei der Alzheimer-Gesellschaft beraten lassen. In Bayern steht eine vom Bayerischen Justizministerium herausgegebene Broschüre zur Vorsorge für Unfall, Krankheit [u]nd Alter zu Verfügung, in der sich die festzulegenden Bereiche der Vollmacht an den Aufgabenbereichen der rechtlichen Betreuung orientieren.

Muss die Vorsorgevollmacht durch einen Notar beurkundet werden?

Vorsorgevollmachten müssen nur notariell beurkundet oder beglaubigt werden, wenn sie auch Immobiliengeschäfte beinhalten. Größere Sicherheit bietet aber immer eine notarielle Beurkundung oder Beglaubigung. Wenn eine Vorsorgevollmacht schon gut ausgearbeitet ist, kostet das nicht viel. Die Kosten des Notars für diese Tätigkeit richten sich nach der Höhe des Vermögens. Für die Beurkundung einer Vollmacht wird derzeit bei einem Vermögen von 50.000 € eine Gebühr von 70 € zuzüglich Mehrwertsteuer in Rechnung gestellt.

Kann die Vollmacht zu Hause aufbewahrt werden?

Die Vollmacht ist nur als Original rechtsgültig. Deshalb sollte sie unbedingt an einem sicheren Ort aufbewahrt werden, um Missbrauch vorzubeugen. Die Vollmacht kann der Patient zu Hause oder bei der Bank hinterlegen. Natürlich ist es wichtig, dass sie im Ernstfall auch gefunden wird. Größere Sicherheit bietet aber die Aufbewahrung bei einem Notar. Eine Kopie der Vorsorgevollmacht sollte der Patient zu Hause haben. Sie kann dann jederzeit nachgelesen und ggf. der Inhalt verändert werden. Der Bevollmächtigte sollte über den Aufbewahrungsort der Vollmacht natürlich auch informiert sein, um später handeln zu können.

29.4.2 Betreuungsverfügung

Mit einer Betreuungsverfügung kann der Patient frühzeitig einen Betreuer bestimmen, der im Falle späterer Hilflosigkeit vom Vormundschaftsgericht als gesetzlicher Vertreter eingesetzt werden soll. Darüber hinaus kann geregelt werden, wie die Verwaltung des Vermögens und die spätere Lebensgestaltung aussehen soll, um dem späteren Betreuer zu ermöglichen, in seinem Sinne zu handeln. Eine Betreuungsverfügung kann auch noch von nicht mehr geschäftsfähigen Patienten verfasst werden.

Soll die Betreuungsverfügung zu Hause aufbewahrt werden?

Die Betreuungsverfügung sollte beim Amtsgericht, Abteilung Vormundschaftsgericht, hinterlegt werden. Wird die Betreuungsverfügung mit ein

Vorsorgevollmacht und einer Patientenverfügung kombiniert, kann man sie gemeinsam beim Amtsgericht hinterlegen.

29.4.3 Patientenverfügung

Durch eine Patientenverfügung kann der Patient für die Zeit möglicher späterer Hilflosigkeit Wünsche zur medizinischen und ärztlichen Behandlung formulieren. Dabei hat er die Möglichkeit, seine Wünsche bezüglich der medikamentösen Behandlung, des Einsatzes von medizinischen Apparaten zu äußern und zu bestimmen, ob er im finalen Stadium der Krankheit lebensverlängernde Maßnahmen wünscht oder nicht. Es ist sowohl für den behandelnden Arzt als auch für die Angehörigen sinnvoll, Wünsche an die spätere Behandlung möglichst genau zu formulieren. Es sollten die Umstände, die Grunderkrankung und der körperliche und geistige Zustand beschrieben werden, bei deren Eintreten beispielsweise keine lebensverlängernden Maßnahmen ergriffen werden sollen, um eine spätere Entscheidung zu erleichtern.

Sind die formulierten Wünsche bindend für den Arzt?

Wenn möglich, sollten Sie als behandelnder Arzt die in der Patientenverfügung formulierten Wünsche des Patienten beachten. Eine ärztliche Behandlung darf nicht gegen den Willen des Patienten erfolgen. Das Problem ist aber, dass der geäußerte Wille nicht immer auf die praktische Situation angewendet werden kann. Bei akut auftretendem Handlungsbedarf können sich Ärzte auf die Verpflichtung zu ärztlicher Notfallbehandlung berufen. Es ist ebenfalls zu berücksichtigen, dass sich der medizinische Kenntnisstand fortwährend ändert und zum Zeitpunkt der Behandlung ein Wissen vorliegen kann, dass dem Patienten zum Zeitpunkt seiner Willenserklärung nicht zugänglich war. Auch ist die rechtliche Würdigung auftretender Schwierigkeiten und Grenzsituationen auf diesem Gebiet nicht abschließend geklärt.

Wo sollte die Patientenverfügung aufbewahrt werden?

Eine Patientenverfügung kann wie die Vorsorgevollmacht beim Notar oder einer Person des Vertrauens hinterlegt werden. Im Betreuungsfall wird sie dem Vormundschaftsgericht vorgelegt. Auch der Hausarzt sollte eine Kopie der Patientenverfügung erhalten.

29.5 Versorgung für Demente: ambulante, teilstationäre und stationäre Versorgungseinrichtungen

29.5.1 Ambulante Pflegedienste

Welche Art der Unterstützungsmöglichkeiten für den Patienten sinnvoll ist, hängt vom Stadium der Demenz ab. Im frühen Stadium kommen ambulante Hilfen in Betracht, z. B. Nachbarschaftshilfen, Kreise ehrenamtlicher Helfer oder Sozialstationen. Im mittleren Krankheitsstadium braucht die Familie möglicherweise eine wirksamere Entlastung; hierfür kommen neben ambulanten Hilfen Tagesstätten oder Einrichtungen der Kurzzeitpflege in Betracht. Im fortgeschrittenen Stadium kann die Pflegebedürftigkeit des Patienten einen Grad annehmen, dass die Pflege zu Hause nicht mehr zu leisten ist und der Patient in ein Pflegeheim oder in eine gerontopsychiatrische Abteilung eines Krankenhauses gebracht werden muss.

Bei der Auswahl eines ambulanten Pflegedienstes ist folgendes zu beachten: Das Pflegepersonal sollte über profunde Kenntnisse über Pflegemodelle für demente Patienten und die Erstellung von Pflegeanamnesen und Pflegeplanung verfügen. Überfürsorge fördert die Regression und somit die Hilfebedürftigkeit des Erkrankten. Aus diesem Grund sollten die Pflegedienste nach dem Prinzip der Hilfe zur Selbsthilfe, der sog. aktivierenden Pflege arbeiten. »Bezugspflege« mit einem möglichst geringen Wechsel der Pflegepersonen ist für demente Patienten besonders wichtig.

Es gibt vier Leistungen, die durch die ambulante Pflege in Anspruch genommen werden können:

- Grundpflege umfasst die Hilfe beim Anziehen, beim Waschen und der Zahnpflege, das Lagern und Betten.
- Behandlungspflege umfasst das Wechseln von Verbänden, die Medikamentenabgabe, Geh- und Bewegungsübungen, Einreibungen, Blutdruckmessungen usw. Sie kann vom Arzt als »häusliche Krankenpflege« verordnet werden und wird dann von der Krankenkasse finanziert.
- Hauswirtschaftliche Versorgung umfasst das Reinigen der Wohnung, die Reinigung von Wäsche und Kleidung und das Einkaufen und Kochen.
- Psychosoziale Betreuung umfasst die Begleitung bei Gängen außer Haus, z. B. bei Einkäufen und Besuchen kultureller Veranstaltungen, das Strukturieren des Tages durch geeignete Beschäftigungsangebote und die Beaufsichtigung zu Hause zum Schutz vor Gefahren.

Zu den ambulanten Pflegediensten zählen

- Nachbarschaftshilfe,
- Sozialstation,
- private Pflegedienste,
- ehrenamtliche Helfer,
- Betreuungsgruppen,
- Essen auf Rädern,
- Haushaltshilfen.

Nachbarschaftshilfe

Die Laienhelfer der Nachbarschaftshilfe leisten vorwiegend Besuchs- und Einkaufsdienste. Sie helfen bei kleineren Hausarbeiten und bieten persönliche Ansprache und Zuwendung, um einer Vereinsamung entgegenzuwirken. Pflege leisten sie nur in Ausnahmefällen. Nachbarschaftshilfen werden meistens von Kirchengemeinden oder den Wohlfahrtsverbänden getragen und können v. a. alleinstehende Erkrankte unterstützen, aber auch pflegenden Angehörigen dann Entlastung bieten, wenn einmal ein paar Stunden Ruhe oder Zeit für andere Beschäftigungen gebraucht werden.

Ehrenamtliche Helfer

Einige Vereine, Initiativgruppen und Helferdienste vermitteln ehrenamtliche Laienhelfer, die wie die Helfer der Nachbarschaftshilfe Patienten besuchen, um einer Isolierung vorzubeugen. Zudem wird bei kleineren Hausarbeiten geholfen, auch die körperliche Aktivierung durch Spaziergänge, Wandern oder Sport kann zu ihren Aufgaben gehören. Den pflegenden Angehörigen verschaffen sie ein gewisses Maß an Entlastung und persönlichem Freiraum. Ehrenamtliche Helfer erhalten in der Regel eine überschaubare stundenweise Vergütung, die im Rahmen des Pflegeleistungsergänzungsgesetzes von der Pflegekasse erstattet wird, sofern eine Einstufung erfolgt ist.

Sozialstationen, Pflegevereine

Die qualifizierten Alten- oder Krankenpflegekräfte der Sozialstationen oder Pflegevereine leisten vorwiegend Grund- und Behandlungspflege und hauswirtschaftliche Versorgung. Für Betreuung, wie ausführliche Gespräche oder Begleitung außer Haus, fehlt ihnen meist die Zeit. Träger sind die freien Wohlfahrtsverbände (Arbeiterwohlfahrt, Caritas, Diakonie, Paritätischer Wohlfahrtsverband) oder die Gemeinden.

Private Pflegedienste

Die ebenfalls qualifizierten Pflegekräfte der privat-gewerblichen Pflegedienste leisten in der Regel jede Art von Pflege, die man anfordert. Neben der Grund- und Behandlungspflege, der hauswirtschaftlichen Versorgung und psychosozialen Betreuung, werden Tag- und Nachtwachen und Rund-um-die-Uhr-Pflege (auch am Wochenende) angeboten. Die meisten privaten Pflegedienste rechnen mit den Kranken- und Pflegekassen ab. Oft übersteigen die Kosten für solche Leistungen aber sehr rasch den finanziellen Rahmen der Pflegeversicherung, sodass der Restbetrag von den Betroffenen selbst übernommen werden muss. Bei der Auswahl eines Pflegedienstes sollte man darauf achten, dass die Einrichtung über Erfahrungen mit gerontopsychiatrischen Erkrankungen verfügt, entsprechend qualifizierte Alten- oder Krankenpfleger einsetzen kann und ihren Sitz möglichst in der Nähe des Patienten hat.

Betreuungsgruppen

Viele regionale Alzheimer-Gesellschaften organisieren Betreuungsgruppen für demente Patienten, um pflegende Angehörige stundenweise zu entlasten. Die kleinen Patientengruppen treffen sich meist einmal in der Woche ganz- oder halbtags zum gemeinsamen Singen, Kaffeetrinken, Basteln und Gestalten oder für kleine Ausflüge. Betreut werden sie in der Regel von einer Fachkraft und mehreren Laienhelfern. Der günstige Personalschlüssel in solchen Gruppen lässt es zu, die Eigenständigkeit der Patienten zu fördern, ihre Orientierungsfähigkeit aufrechtzuerhalten oder sogar zu verbessern, Beschäftigungsimpulse zu geben und soziale Kontakte zu beleben. Auch hier können die anfallenden Kosten über die Pflegeversicherung rückerstattet werden.

Essen auf Rädern

Die verschiedenen Wohlfahrtsverbände bieten Essen auf Rädern an, das fertig zubereitet oder als Tiefkühlkost ins Haus gebracht wird. Es wird meist auch Diabetikerkost angeboten.

Haushaltshilfen

Haushaltshilfen werden von den Sozialstationen, Pflegevereinen und den privaten Pflegediensten vermittelt. Häufig übernehmen Zivildienstleistende gegen Entgelt das Reinigen der Wohnung, das Einkaufen und Kochen. Der Patient kann sich auch privat eine Reinigungskraft oder Haushaltshilfe suchen.

29.5.2 Teilstationäre Einrichtungen

Zu den teilstationären Einrichtungen zählen
- Tagesstätten,
- Tagespflege und
- Tageskliniken.

Tagesstätten

Demente Patienten, die noch kaum auf Betreuung und Pflege angewiesen sind, profitieren von Tagesstätten für ältere oder psychisch kranke Menschen. Die Besucher verpflichten sich nicht zum regelmäßigen Besuch und können diese Einrichtungen kostenlos nutzen. Angeboten werden gemeinsame Unternehmungen, kreatives Gestalten, Bewegungsangebote und gemütliches Zusammensein. Manche Tagesstätten bieten den Besuchern auch ein Frühstück und einen Mittagstisch an. Fahrdienste gibt es in der Regel nicht. Tagesstätten werden vorwiegend von Wohlfahrtsverbänden, Kommunen oder gemeinnützigen Vereinen getragen.

Tagespflege

In Tagespflegeeinrichtungen werden feste Patientengruppen tagsüber von montags bis freitags von Altenpflegern betreut. Die Tagespflege kann auch nur an einzelnen Tagen in Anspruch genommen werden. Einige Einrichtungen haben sich auf die Pflege und Betreuung von dementen Patienten spezialisiert. Sie bieten neben dem Frühstück und einem Mittagessen vielfältige Angebote, die den Tag strukturieren. Beschäftigungen können sein: Gymnastik, kreatives Gestalten, Singen und kleine Ausflüge oder Spaziergänge. Einige Tagespflegen leisten gelegentlich Hilfe bei der Grundpflege, z. B. beim Duschen. Die Medikamente werden den Patienten bei Bedarf verabreicht. Die meisten haben einen Fahrdienst, der die Besucher abholt und nach Hause bringt. Sie sind häufig an Alten- und Pflegeheime angeschlossen. Die Kosten für die Tagespflege können bei Vorliegen einer Pflegestufe direkt mit der Pflegeversicherung abgerechnet werden.

Tageskliniken

Tageskliniken sind häufig an psychiatrische Krankenhäuser oder gerontopsychiatrische Zentren angeschlossen. Manche diagnostizieren und behandeln auch demente Patienten. Die Patienten besuchen die Tagesklinik tagsüber von montags bis freitags. Die Versorgung in der übrigen Zeit muss gewährleistet sein. Viele Tageskliniken verfügen über einen Fahrdienst. Die Aufenthaltsdauer ist auf die Zeit der notwendigen Behandlung begrenzt und stellt keine längerfristige Lösung zu Betreuung dar.

29.5.3 Stationäre Einrichtungen

Dazu zählen
- Pflegeheime,
- gerontopsychiatrische Wohngruppen/Hausgemeinschaften
- gerontopsychiatrische Krankenhausabteilungen,
- Kurzzeitpflege,
- Wohngemeinschaften für Patienten mit Demenz,
- Alzheimer-Therapiezentrum Bad Aibling.

Pflegeheime

Häufig werden die Hausärzte von Angehörigen befragt, wann der demente Patient in einem Heim untergebracht werden soll und welches Haus für die Pflege dieser Patienten geeignet ist. Grundsätzlich sind demente Patienten am besten in der häuslichen Umgebung orientiert. Durch die beeinträchtigte Fähigkeit, neue Informationen im Gedächtnis einzuspeichern, wirkt sich jeder Umgebungswechsel sehr negativ auf die Orientierung und somit auf die Befindlichkeit des Patienten aus. Durch die Organisation engmaschiger ambulanter oder teilstationärer Hilfen können die Patienten oft erstaunlich lange zu Hause versorgt werden.

Muss ein dementer Patient in einem Pflegeheim untergebracht werden, sollte ein Heim empfohlen werden, das konzeptionell auf diese Patientengruppe eingerichtet ist. Heime, die »betreutes Wohnen« anbieten, sind für demente Patienten ebenso ungeeignet wie Altenwohnstifte oder die Unterbringung im Wohnbereich von Altenheimen. Die Betreuungsmöglichkeiten dort werden den Bedürfnissen der Dementen nach Tagesstrukturierung, Orientierungshilfe und geeigneten Beschäftigungs- und Bewegungsangeboten nicht gerecht. Mehrgliedrige Alten- und Pflegeheime bieten ein abgestuftes Angebot von Wohnbereichen und offenen und beschützenden (geschlossenen) Pflegebereichen an. Damit kann der Bewohner je nach Pflegebedarf in die erforderlichen Abteilungen des Hauses wechseln. Daneben gibt es geschlossene Pflegeheime, die speziell auf verwirrte oder psychisch kranke Menschen eingerichtet sind.

Bei der Auswahl eines geeigneten Pflegeheims, für das eine Anmeldung aufgrund der langen Wartelisten möglichst frühzeitig erfolgen sollte, empfiehlt es sich, folgende Gesichtspunkte baulicher und organisatorischer Art mit zu berücksichtigen: begrenzte Größe, Offenheit nach außen in Bezug auf Mahlzeiten und Aktivitäten, Verteilung der Pflegestufen, Einbettzimmer als Standard, Wegflächen zum Ausleben des Bewegungsdrangs, Vorhandensein von Gemeinschaftsräumen, Garten oder Veranda, Orientierungshilfen und Vorkehrungen gegen Sturzgefahr, ausreichender Personalschlüssel, aktivierende Grundhaltung, feste, aber elastische Tagesstruktur, reichhaltige Beschäftigungsmöglichkeiten, Einbeziehung der Angehörigen.

Gerontopsychiatrische Wohngruppen/Hausgemeinschaften

Manche Pflegeheime bieten für verwirrte oder psychisch kranke Patienten gerontopsychiatrische Wohngruppen oder sog. Hausgemeinschaften an. Die Bewohner werden dort in familienähnlichen kleinen Gruppen gepflegt und betreut. Im Vordergrund steht die Strukturierung des Tages mit an der der Biographie des Bewohners orientierten Beschäftigungsangeboten. Es wird versucht, ein möglichst hohes Maß an Normalität in den Alltag zu bringen. Die Bewohner können sich an hauswirtschaftlichen Tätigkeiten beteiligen, wie Kochen, Tisch decken oder Blumen gießen. Die Wohngruppen stellen oft eine bessere personelle Ausstattung als Pflegeheime und ein multiprofessionelles Team bereit.

Gerontopsychiatrische Krankenhausabteilungen

Bei akuter Verschlechterung des Krankheitsbildes, die mit starken Verhaltensauffälligkeiten wie Aggressivität oder ausgeprägten Weglauftendenzen verbunden sind, können demente Patienten in gerontopsychiatrischen Krankenhäusern untergebracht werden. Diese sind meist an psychiatrische Kliniken oder gerontopsychiatrische Zentren angeschlossen. Dort können die Patienten so lange bleiben, bis die Untersuchungen und Behandlungen abgeschlossen sind. Bei geschlossener Unterbringung, die vom Hausarzt initiiert werden kann, muss die Klinik die Unterbringung vom Vormundschaftsgericht genehmigen lassen.

Kurzzeitpflege

Der Patient kann vorübergehend in einer Kurzzeitpflegeeinrichtung untergebracht werden, wenn der pflegende Angehörige wegen Krankheit oder Urlaub ausfällt. Nicht selten sind diese Einrichtungen strukturell mit Pflegeheimen verbunden, und die Patienten werden rund um die Uhr von Fachpersonal gepflegt und betreut. Die meisten Kurzzeitpflegeeinrichtungen sind offen und können somit keine weglaufgefährdeten Personen aufnehmen. Eine Kurzzeitpflege kommt zudem in Frage, wenn der Patient dauerhaft in einem Pflegeheim untergebracht werden soll, aber, bei akuter Verschlechterung des Krankheitsbildes, kurzfristig kein geeigneter Heimplatz gefunden werden kann.

Wohngemeinschaften für Patienten mit Demenz

Gerontopsychiatrische Wohngemeinschaften für Patienten mit Demenz stellen eine Alternative zum konventionellen Pflegeheim dar. Der Grundgedanke solcher Wohnformen besteht darin, für 6–7 ältere demente Patienten eine familienähnliche Wohn- und Lebensform zu schaffen. Diese lehnt sich eng an die üblichen Anforderungen des täglichen Lebens an, sodass die negativen Auswirkungen eines institutionellen Milieus weitgehend vermieden werden. Wohngemeinschaften für an Patienten mit Demenz lassen sich in gewöhnlichen Wohnhäusern einrichten. Jeder Bewohner hat sein eigenes Zimmer mit seinen persönlichen Möbeln, zum Gemeinschaftbereich gehören Speisezimmer, Küche und Bad. Im Mittelpunkt steht die Gestaltung des normalen Alltags, wobei jeder Bewohner in die Lage versetzt werden soll, je nach den persönlichen Fähigkeiten und Gewohnheiten seinen Alltag gestalten zu können. Betreut wird die Wohngemeinschaft rund um die Uhr von einem Team, das von einem ambulanten Pflegedienst oder anderen Einrichtungen zur Verfügung gestellt wird.

In Deutschland wurden mit dieser Wohnform z. B. in Bielefeld, Berlin und München bereits Erfahrungen gesammelt, die viel versprechend sind und darauf hoffen lassen, dass es darüber hinaus auch in anderen Städten weitere Angebote geben wird.

Literatur

Alzheimer Europe (Hrsg) (2005) Handbuch der Betreuung und Pflege von Alzheimer-Patienten, 2. Aufl. Thieme, Stuttgart

Bundesgesundheitsministerium (2008) Ratgeber Pflege. Anzufordern über Tel. 01805-778090 oder E-mail publikationen@bundesregierung.de

Gratzl E, Bernet M, Kurz A (2003) Ratgeber in rechtlichen und finanziellen Fragen, 3. Aufl. Deutsche Alzheimer-Gesellschaft e. V. (Hrsg)

Schwarz G (2004) Leitfaden zur Pflegeversicherung, 5. Aufl. Deutsche Alzheimer-Gesellschaft e. V. (Hrsg)

Anhang

Geriatrisches Screening

(modifiziert nach Siegel)

Problem		Untersuchung	Pathologisches Resultat	
1.	**Sehen**	Fingerzahl mit Brille in 2 m Entfernung erkennen Nahvisus oder Lesen einer Überschrift Frage: Hat sich Ihre Sehfähigkeit in letzter Zeit verschlechtert?	Kein korrektes Erkennen bzw. Lesen möglich oder die Frage mit JA beantwortet	☐
2.	**Hören**	Flüstern der folgenden Zahlen in ca. 50 cm Entfernung nach Ausatmung in das angegebene Ohr, während das andere zugehalten wird: 6 1 9 – linkes Ohr 2 7 3 – rechtes Ohr	Mehr als eine Zahl wird falsch erkannt	☐
3.	**Arme**	Bitten Sie den Patienten: 1. beide Hände hinter den Kopf zu legen und 2. einen Kugelschreiber von Tisch/Bettdecke aufzuheben	Mindestens eine Aufgabe wird nicht gelöst	☐
4.	**Beine**	Bitten Sie den Patienten: aufzustehen, einige Schritte zu gehen und sich wieder zu setzen	Patient ist nicht in der Lage, eine dieser Tätigkeiten selbstständig auszuführen	☐
5.	**Blasenkontinenz**	Frage: Konnten Sie in letzter Zeit den Urin versehentlich nicht halten?	Antwort des Patienten: JA	☐
6.	**Stuhlkontinenz**	Frage: Konnten Sie in letzter Zeit den Stuhl versehentlich nicht halten?	Antwort des Patienten: JA	☐
7.	**Ernährung**	Schätzen Sie das Patientengewicht		☐
8a.	**Kognitiver Status**	Nennen Sie dem Patienten die folgenden Begriffe, und bitten Sie ihn, sie sich zu merken: Apfel – Pfennig – Tisch Bitten Sie den Patienten, die Begriffe zu wiederholen.		☐

Problem		Untersuchung	Pathologisches Resultat	
9.	**Aktivität**	Fragen Sie den Patienten: Können Sie sich selbst anziehen? Können Sie mindestens eine Treppe steigen? Können Sie selbst einkaufen gehen?	Eine oder mehr Frage(n) mit NEIN beantwortet	☐
10.	**Depression**	Fragen Sie den Patienten: Fühlen Sie sich oft traurig oder niedergeschlagen?	Bei Antwort JA oder ggf. Eindruck des Arztes	☐
8b.	**Kognitiver Status**	Fragen Sie die Begriffe aus 8a ab: Apfel – Pfennig – Tisch	Einen oder mehrere Begriffe vergessen	☐
11.	**Soziale Unterstützung**	Frage: Haben Sie Personen, auf die Sie sich verlassen und die Ihnen zu Hause regelmäßig helfen können?	Bei Antwort des Patienten: NEIN	☐
12.	**Allgemeine Risikofaktoren**	Frage: Wann waren Sie zum letzten Mal im Krankenhaus?	Vor weniger als 3 Monaten (ungeplant)	☐
13.	**Allgemeine Risikofaktoren**	Sind Sie in den letzten 3 Monaten gestürzt?	Antwort: JA	☐
14.	**Allgemeine Risikofaktoren**	Nehmen Sie regelmäßig mehr als 5 verschiedene Medikamente?	Antwort: JA	☐
15.	**Allgemeine Risikofaktoren**	Leiden Sie häufig unter Schmerzen?	Antwort: JA	☐

Kommentar zum Interview:

Akuter Verwirrtheitszustand: _______ Aphasie: _______ Verweigerung: _______

Andere:

Bemerkungen:

Barthel-Index

(modifiziert nach Siegel)

Name: ______________________________ Geb. Datum: ______________

	Punkte	Erst-befund	Zwischen-befund	End-befund
Essen				
Unabhängig, isst selbstständig, benutzt Geschirr und Besteck	10			
Braucht etwas Hilfe, z. B. Fleisch oder Brot zu schneiden	5			
Nicht selbstständig, auch wenn o. g. Hilfe gewährt wird	0			
Bett/(Roll-)Stuhltransfer				
Unabhängig in allen Phasen der Tätigkeit	15			
Geringe Hilfen oder Beaufsichtigung erforderlich	10			
Erhebliche Hilfe beim Transfer, Lagewechsel, Liegen/Sitz selbstständig	5			
Nicht selbstständig, auch wenn o. g. Hilfe gewährt wird	0			
Waschen				
Unabhängig beim Waschen von Gesicht, Händen; Kämmen, Zähnepflege	5			
Nicht selbständig bei o. g. Tätigkeit	0			
Toilettenbenutzung				
Unabhängig in allen Phasen der Tätigkeit (inkl. Reinigung)	10			
Benötigt Hilfe, z. B. wegen unzureichendem Gleichgewicht oder Kleidung/Reinigung	5			
Nicht selbstständig, auch wenn o. g. Hilfe gewährt wird	0			
Baden				
Unabhängig bei Voll- und Duschbad in allen Phasen der Tätigkeit	5			
Nicht selbstständig bei o. g. Tätigkeit	0			

	Punkte	Erst-befund	Zwischen-befund	End-befund
Gehen auf Flurebene bzw. Rollstuhlfahren				
Unabhängig beim Gehen über 50 m, Hilfsmittel erlaubt, nicht aber Gehwagen	15			
Geringe Hilfe oder Überwachung erforderlich, kann mit	10			
Hilfsmittel 50 m gehen				
Nicht selbstständig beim Gehen, kann aber Rollstuhl selbstständig bedienen, auch um Ecken herum und an einen Tisch heranfahren, Strecke mindestens 50 m	5			
Nicht selbstständig beim Gehen oder Rollstuhlfahren	0			
Treppensteigen				
Unabhängig bei der Bewältigung einer Treppe (mehrere Stufen)	10			
Benötigt Hilfe oder Überwachung beim Treppensteigen	5			
Nicht selbstständig, auch wenn o. g. Hilfe gewährt wird	0			
An- und Auskleiden				
Unabhängig beim An- und Auskleiden (ggf. auch Korsett)	10			
Benötigt Hilfe, kann aber 50% der Tätigkeit selbst erledigen	5			
Nicht selbstständig, auch wenn o. g. Hilfe gewährt wird	0			
Stuhlkontrolle				
Ständig kontinent	10			
Gelegentlich inkontinent, maximal einmal pro Woche	5			
Häufiger/ständig inkontinent	0			

	Punkte	Erst-befund	Zwischen-befund	End-befund
Urinkontrolle				
Ständig kontinent, ggf. unabhängig bei Versorgung mit DK/Cystofix	10			
Gelegentlich inkontinent, maximal einmal proTag, Hilfe bei externer Harnableitung	5			
Häufiger/ständig inkontinent	0			
Summe:				

Mini-Mental-State-Test

(modifiziert nach Siegel)

Max. Punkte	Parameter	
	1.	**Orientierung**
5		Welches Jahr, Jahreszeit, Monat, Wochentag, Datum von heute?
5		Wo sind wir? (Land, Bundesland, Ort, Praxis/Klinik, Arztname)
	2.	**Aufnahmefähigkeit**
3		Nachsprechen: Drei Worte: Zitrone – Schlüssel – Ball (Ein Wort pro Sekunde)
	3.	**Aufmerksamkeit und Rechnen**
5		Von 100 jeweils 7 subtrahieren (93/86/79/72/65) (Jede richtige Antwort: Ein Punkt; nach 5 Antworten aufhören)
	4.	**Gedächtnis**
3		Frage nach den oben nachgesprochenen Worten (Pro Wort ein Punkt)
	5.	**Sprache**
1		Benennen: Was ist das? (Bleistift)
1		Was ist das? (Uhr)
1		Nachsprechen: »Wie Du mir, so ich Dir.«
	6.	**Ausführen eines dreiteiligen Befehls**
3		»Nehmen Sie das Blatt in die rechte Hand, falten Sie es in der Mitte und legen Sie es auf den Boden.« (Jeder Teil ein Punkt)
	7.	**Lesen und Ausführen (auf separatem Blatt vorbereiten)**
1		»Schließen Sie Ihre Augen.« (1 Punkt nur für beides)
	8.	**Schreiben: Einen x-beliebigen Satz schreiben lassen**
1		(nicht diktieren/muss spontan geschrieben werden)
	9.	**Kopieren (konstruktive Praxis)**
1		Sich überschneidende fünfeckige Figur nachzeichnen lassen (Extrablatt vorlegen)

Uhren-Test

(modifiziert nach Siegel)

Der Uhren-Test

Anweisungen zur Durchführung:

1. Geben Sie dem Patienten ein Blatt Papier mit einem vorgezeichneten Kreis. Zeigen Sie ihm, wo oben und unten ist.
2. Geben Sie dem Patienten folgende Anweisung: Dies soll eine Uhr sein. Ich bitte Sie, in diese Uhr die fehlenden Ziffern zu schreiben. Zeichnen Sie danach die Uhrzeit 10 nach 11 ein.
3. Machen Sie sich Notizen zur Ausführung der gestellten Aufgabe (Reihenfolge, Korrekturen etc.).
4. Bewerten Sie die angefertigte Zeichnung gemäß der unten stehenden Kriterien. Notieren Sie den Score zusammen mit Datum und Namen des Patienten auf dem Zeichenblatt.
5. Der validierte Cut-Off zur Unterscheidung zwischen Normalbefund einerseits und kognitiver Beeinträchtigung im Sinne einer evtl. vorliegenden Demenz andererseits liegt zwischen 2 und 3. Anders ausgedrückt: Ein Score von 3 Punkten ist als pathologisch anzusehen.

Bewertung (1 = ohne Fehler, 6 = keine Uhr erkennbar)

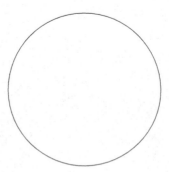

Score	Beschreibung	Beispiele
1	**»Perfekt«** – Ziffern 1–12 richtig eingesetzt – Zwei Zeiger, die die richtige Uhrzeit (11:10 Uhr) anzeigen	
2	**Leichte visuell-räumliche Fehler** – Abstände zwischen Ziffern nicht gleichmäßig – Ziffern außerhalb des Kreises – Blatt wird gedreht, sodass Ziffern auf dem Kopf stehen – Pat. verwendet Linien (»Speichen«) zur Orientierung	
3	**Fehlerhafte Uhrzeit bei erhaltener visuell-räumlicher Darstellung der Uhr** – Nur ein Zeiger – »10 nach 11« (o. ä.) als Text hingeschrieben – Keine Uhrzeit eingezeichnet	
4	**Mittelgradige visuell-räumliche Desorganisation, sodass ein korrektes Einzeichnen der Uhrzeit unmöglich wird** – Unregelmäßige Zwischenräume – Ziffern vergessen – Perserveration: wiederholt den Kreis, Ziffern jenseits der 12 – Rechts-Links-Umkehr (Ziffern gegen den Uhrzeigersinn) – Dysgraphie – keine lesbare Darstellung der Ziffern	
5	**Schwergradige visuell-räumliche Desorganisation** wie unter (4) beschreiben, aber stärker ausgeprägt	
6	**Keine Darstellung einer Uhr (cave: Ausschluss Depression/Delir!)** – Kein wie auch immer gearteter Versuch, eine Uhr zu zeichnen – Keine entfernte Ähnlichkeit mit einer Uhr – Pat. schreibt Wort oder Name	

SIDAM für ICD-10

I. Leistungsteil

O. Orientierung, Rechnen, Abzeichnen

1. Welches **Jahr** haben wir? [?] [0] [1] → ●
2. Welche **Jahreszeit** haben wir? [?] [0] [1] → ●
3. Welches **Datum** haben wir? [?] [0] [1] → ●
4. Welcher **Wochentag** ist heute? [?] [0] [1] → ●
5. Welchen **Monat** haben wir? [?] [0] [1] → ●
6. Ich werde Ihnen jetzt **drei Dinge** nennen und möchte, dass Sie diese Begriffe wiederholen: APFEL – TISCH – PFENNIG (kodiere den ersten Versuch)

   a) Apfel [?] [0] [1] → ●

   b) Tisch [?] [0] [1] → ●

   c) Pfennig [?] [0] [1] → ●

   (Lasse so oft wiederholen, bis alle drei Dinge erinnert werden).

   Versuchen Sie, sich diese Begriffe zu merken, weil ich Sie in einigen Minuten nochmals danach fragen werde.

7. Können Sie mir sagen, in welchem **Staat** wir uns befinden? [?] [0] [1] → ●
8. In welchem **Bundesland**? [?] [0] [1] → ●
9. In welcher **Stadt**? [?] [0] [1] → ●
10. In welchem **Stockwerk** befinden wir uns momentan? [?] [0] [1] → ●
11. Wie lautet der Name dieser **Klinik/Institution**? [?] [0] [1] → ●

[0]	nicht zutreffend, falsch	[1]	zutreffend, richtig
[?]	nicht beurteilbar, unklar	●	*Mini-Mental State* (MMS)

12. Würden Sie jetzt bitte von 100 **sieben abziehen**; vom Rest ziehen Sie bitte nochmals sieben ab und ebenso vom Ergebnis, das Sie dann erhalten. Fahren Sie bitte fort, bis ich Sie bitte, aufzuhören.

Falls ein Rechenfehler gemacht wird und die darauffolgenden Ergebnisse konsequent verschoben sind (ein Siebener-Schritt), so wird nur **ein** Fehler kodiert.

a) 93 ? 0 1 →

b) 86 ? 0 1 →

c) 79 ? 0 1 →

d) 72 ? 0 1 →

e) 65 ? 0 1 →

13. Als nächstes werde ich Ihnen ein Wort **buchstabieren**. Sie sollen dasselbe Wort rückwärts buchstabieren.

Das Wort ist V-O-G-E-L.

Buchstabieren Sie nun bitte das Wort »Vogel« rückwärts, also mit dem letzten Buchstaben beginnend! (Falls notwendig, nochmals vorwärts buchstabieren.) ? 0 1 →

14. Schreiben Sie nun bitte irgendeinen **vollständigen Satz** auf dieses Blatt. Der Satz sollte zumindest ein Subjekt und ein Verb haben, und Sinn ergeben. ? 0 1 →

(Rechtschreib- und Grammatikfehler bleiben unberücksichtigt.)

15. Sie sehen hier eine **geometrische Figur**. Zeichnen Sie bitte diese Figur auf das Blatt, das ich Ihnen gebe.

(Blatt 1 zeigen und ein leeres Blatt reichen – Richtig, wenn die Schnittfläche der beiden fünfeckigen Figuren eine viereckige Figur ergibt.)

Bitte merken Sie sich die Figur. Ich werde Sie bitten, die Figur in ein paar Minuten nochmals zu zeichnen. ? 0 1 →

A. Gedächtnis

16. Kommen wir nun zu den **drei Begriffen** zurück, die sie sich merken sollten. Wir lauten diese drei Begriffe?

a) Apfel ? 0 1 →

b) Tisch ? 0 1 →

c) Pfennig ? 0 1 →

17. Ich werde Ihnen nun einen **Namen** und eine **Adresse** nennen, die Sie sich bitte merken sollen.

Ich werde Sie jetzt anschließend und dann noch einmal in wenigen Minuten nach dieser Adresse fragen.

MAX MÜLLER – DORFSTRASSE 10 – MÜNCHEN

Wiederholen Sie bitte die Adresse mit Namen.

(Die Adresse kann maximal fünfmal vom Interviewer wiederholt werden, bis sie korrekt wiedergegeben wird.)

Kodiere die Anzahl der notwendigen Vorgaben durch den Interviewer, bis der Befragte sie korrekt wiedergegeben hat.

1 – 2 – 3 – 4 – 5 ? 0 1 →

18. Welchen **Schulabschluss** haben Sie? ? 0 1 →

19. In welchem Jahr haben Sie die **Schule beendet**? ? 0 1 →

20. Wie heißt der **derzeitige Bundeskanzler**? ? 0 1 →

21. Wie hieß der **erste Bundeskanzler** nach dem 2. Weltkrieg? ? 0 1 →

22. Wann war der **1. Weltkrieg**? ? 0 1 →

23. Wann war der **2. Weltkrieg**? ? 0 1 →

24. Wo lebt der **Papst**? ? 0 1 →

25. Jetzt sage ich Ihnen einige Ziffern, und wenn ich fertig bin, sollen Sie mir die Ziffern **wiederholen**:

6 1 9 4 7 3

Wiedergabe: .... ? 0 1 →

26. Jetzt sage ich Ihnen wieder einige **Ziffern**, aber Sie sollen die Ziffern in **umgekehrter Reihenfolge** wiederholen.

Wenn ich z.B. sage »1 9 5«, sollen Sie (Pause) »5 9 1« sagen:

3 2 7 9

Wiedergabe: .... ? 0 1 →

27. Erinnern Sie sich bitte an die **Zeichnung** (Blatt 1), die Sie vorher gemacht haben (machen sollten). Könnten Sie diese nochmals aus dem **Gedächtnis** zeichnen?

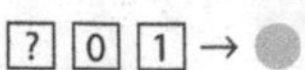

28. Können Sie sich an den **Namen** und die **Adresse** erinnern, die ich Ihnen genannt habe?

a) MAX ? 0 1 →

b) MÜLLER ? 0 1 →

c) DORFSTRASSE 10 ? 0 1 →

d) MÜNCHEN ? 0 1 →

B. Intellektuelle/kognitive Fähigkeiten und Persönlichkeit

B.1. Beeinträchtigung des abstrakten Denkens

29. Als nächstes werde ich Ihnen **zwei Begriffe** nennen.

Erklären Sie mir bitte den Unterschied zwischen den beiden Begriffen

a) FLUSS – SEE

Antwort: .... ? 0 1 →

b) LEITER – TREPPE

Antwort: .... ? 0 1 →

30. Kennen Sie das Sprichwort:
»Der Apfel fällt nicht weit vom Stamm?« – Können Sie mir die übertragene Bedeutung dieses Sprichwortes erklären?

Antwort: .... ? 0 1 →

B.2. Beeinträchtigtes Urteilsvermögen

31. Ich werde Ihnen jetzt eine **Frage** stellen:
»Ein Maurer fiel vom Gerüst und brach sich beide Beine. Um sofort ärztlich behandelt zu werden, lief er ins nächste Krankenhaus.«

Finden Sie das richtig?

Antwort: .... ? 0 1 →

32. Was **passiert** auf diesem Bild?

(Luria-Figur Blatt 2 zeigen)

Antwort: .... ? 0 1 →

B.3. Andere Beeinträchtungen höherer kortikaler Funktionen wie z. B. Aphasie, Apraxie, Agnosie

33. Und nun **zeichnen** Sie bitte diesen **Würfel** ab! (Blatt 3) ? 0 1 →

34. Bitte **zeichnen** Sie als nächstes diese **Figur** ab! (Bild 4) ? 0 1 → ●

35. (Interviewer: Zeige dem Patienten eine Armbanduhr!)

a) Was ist das?

Antwort: .... ? 0 1 → ●

(Interviewer: Zeige dem Patienten einen Bleistift/Kugelschreiber!)

b) Was ist das?

Antwort: .... ? 0 1 → ●

36. (Interviewer: Zeige dem Patienten das Blatt 5!)

Bitte **lesen** Sie, was auf dem Blatt steht, und **führen** Sie dies dann aus!

(Richtig, wenn Patient die Augen schließt) ? 0 1 → ●

37. Nun möchte ich, dass Sie mir einen Satz **nachsprechen**, und zwar: »Ich kaufe mir einen verschließbaren Fernsehapparat.«

(Nur ein Versuch ist erlaubt. Kodiere »1« nur bei richtig artikulierter Wiederholung) ? 0 1 → ●

38. (Zeige dem Patienten das Blatt 6!)

Bitte **lesen** Sie, was auf dem Blatt steht, und **führen** Sie dies dann aus!

(Rechter Zeigefinger an das linke Ohr.) ? 0 1 → ●

39. (Zeige dem Patienten Deine Fingerknöchel und frage:)

Wie nennt man das?

Antwort: .... ? 0 1 → ●

40. (Lies folgende Anweisung vor und reiche dem Patienten ein leeres Blatt Papier; die nun folgende Anweisung darf nicht wiederholt werden, und es darf dem Patienten nicht geholfen werden)

»Ich gebe Ihnen jetzt ein **Blatt Papier**.«

Bitte nehmen Sie dieses Blatt in die **rechte Hand**, falten Sie es mit beiden Händen **in der Mitte**, und legen Sie es in Ihren Schoß!«

a) nimmt Blatt in rechte Hand ? 0 1 → ●

b) faltet es in der Mitte ? 0 1 → ●

c) legt es in seinen Schoß ? 0 1 → ●

II. Klinische Beurteilung

B.4. Personlichkeitsveränderung (wenn möglich, fremdanamnestische Angaben berücksichtigen!)

41. Der Patient scheint **wesensverändert** (z. B. er reagiert leicht zornig, entrüstet und aggressiv, und/oder weint oder lacht bei geringfügigem Anlass im Sinne von Affektinkontinenz, er ist nicht mehr »er selbst«, völlig anders geworden, frühere Persönlichkeitszüge können überspitzt/karikiert sein) [?] [0] [1] → ●

42. Es besteht eine deutliche Beeinträchtigung des **Sozialverhaltens** als Folge einer Persönlichkeitsveränderung [?] [0] [1] → ●

(z. B. ist der Patient taktlos, enthemmt, vernachlässigt die Kleidung und Hygiene, fällt durch derbe und verletzende Sprache auf, generelle Missachtung der konventionellen Regeln sozialen Verhaltens) [?] [0] [1] → ●

43. Der Patient erscheint im **Antrieb vermindert**, wirkt interesselos, apathisch, motivationsarm und wenig spontan [?] [0] [1] → ●

Geriatric Depression Scale (GDS)

(Nach Sheikh und Yesavage 1986)

		Ja	Nein
1.	Sind Sie grundsätzlich mit Ihrem Leben zufrieden?	○	□
2.	Haben Sie viele von Ihren Tätigkeiten und Interessen aufgegeben?	□	○
3.	Haben Sie das Gefühl, Ihr Leben sei leer?	□	○
4.	Ist Ihnen oft langweilig?	□	○
5.	Sind Sie meistens guter Laune?	○	□
6.	Befürchten Sie, dass Ihnen etwas Schlechtes zustoßen wird?	□	○
7.	Sind Sie meistens zufrieden?	○	□
8.	Fühlen Sie sich oft hilflos?	□	○
9.	Sind Sie lieber zu Hause, statt auszugehen und etwas zu unternehmen?	□	○
10.	Glauben Sie, dass Sie mit dem Gedächtnis mehr Schwierigkeiten haben als andere Leute?	□	○
11.	Finden Sie, es sei wunderbar, jetzt zu leben?	○	□
12.	Fühlen Sie sich so, wie Sie jetzt sind eher wertlos?	□	○
13.	Fühlen Sie sich energiegeladen?	○	□
	Finden Sie, Ihre Lage sei hoffnungslos?	□	○
15.	Glauben Sie, die meisten anderen Leute haben es besser als Sie?	□	○

0– 5 Punkte: unauffällig
5–10 Punkte: leichte bis mäßige Depression
11–15 Punkte: schwere Depression

Total GDS ____________

Adressen von Alzheimer-Gesellschaften und Links zu weiteren Internet-Informationsangeboten in Deutschland, Österreich und der Schweiz

1 International

Alzheimer Europe
145 Route de Thionville
L-2611 Luxembourg
Tel. +352–297970
Fax +352–297972
info@alzheimer-europe.org
http://www.alzheimer-europe.org

Alzheimer's Disease International (ADI)
64 Great Suffolk Street
London SE1 0BL
Tel. +44–20–7981–0880
Fax +44–20–79282357
info@alz.co.uk
http://www.alz.co.uk

2 Deutschland

Deutsche Alzheimer Gesellschaft e.V.
Friedrichstraße 236
10969 Berlin
Tel. +49–(0)30–315057–33
Fax +49–(0)30–315057–35
deutsche.alzheimer.ges@t-online.de
http://www.deutsche-alzheimer.ges.de
Dort können alle weiteren wichtigen Informationen erfragt werden.
Auf der Internet-Seite der Deutschen Alzheimer Gesellschaft e.V. sind zu finden:

- die Adressen der regionalen Gesellschaften sowie sonstiger Angehörigen- und Selbsthilfegruppen,
- die Adressen von Gedächtnissprechstunden, Gedächtnisambulanzen und Memory-Kliniken,
- Internetadressen, die Unterstützungsangebote für Demenzkranke und Pflegebedürftige regional oder bundesweit auflisten,
- zahlreiche weitere interessante Links zum Thema Demenz,
- Informationsmaterialien.

Alzheimer-Telefon
01803–171017 (9 Ct pro Minute aus dem deutschen Festnetz)
oder 030–259379514
Beratung für Angehörige, Betroffene, aber auch professionelle Helfer
(Mo–Do 9–18, Fr 9–15 Uhr)
Terminvereinbarung möglich unter *info@deutsche-alzheimer.de*.

Alzheimer Angehörigen Initiative e.V.
info@alzheimerforum.de
http://www.alzheimerforum.de

Alzheimer Forschung Initiative e.V.
info@alzheimer-forschung.de
http://www.alzheimer-forschung.de

Alzheimer Online Informations Service
info@pfizer.de
http://www.alois.de

3 Österreich

Österreichische Alzheimer Gesellschaft
Neurologische Universitätsklinik Graz
Kontaktperson: Univ.-Prof. Dr. Reinhold Schmidt
Auenbruggerplatz 22
A-8036 Graz
Tel. +43–(0)316–385–83397
Fax +43–(0)316–325520
reinhold.schmidt@uni-graz.at
http://www.alzheimer-gesellschaft.at

Österreichische Alzheimer-Liga
Sozialmedizinisches Zentrum Baumgartner Höhe
Otto Wagner Spital mit Pflegezentrum – Psychiatrisches Zentrum
Kontaktperson: Dr. Marion Eleonore Kalousek
Baumgartner Höhe 1
A-1145 Wien
Tel. +43–(0)1–9106011–301
Fax +43–(0)1–9106011–309
Marion.Kalousek@wienkav.at
http://www.alzheimer-liga.at
Nationale Organisationen, Beratungsstellen, Gedächtnisambulanzen, Angehörigengruppen in Österreich und weitere Informationen für Patienten und Angehörige können dort abgerufen werden.

Alzheimer Angehörige Austria
alzheimeraustria@aon.at
http://www.alzheimer-selbsthilfe.at

4 Schweiz

Schweizerische Alzheimervereinigung
Rue des Pêcheurs 8 E
CH-1400 Yverdon-les-Bains
Tel. +41–(0)24–426–2000
info@alz.ch
http://www.alz.ch
Die Adressen der kantonalen Sektionen und weitere Informationen können dort abgerufen werden.

Alzheimer-Telefon
+41–(0)24–426–0606
(Mo–Fr 8–12 und 14–17 Uhr)

Stichwortverzeichnis

A

B

C

D

E

F

G

H

I

K

L

M

O

P

Q

R

S

V

W

Z

States